Gran Atlas del Bonsai

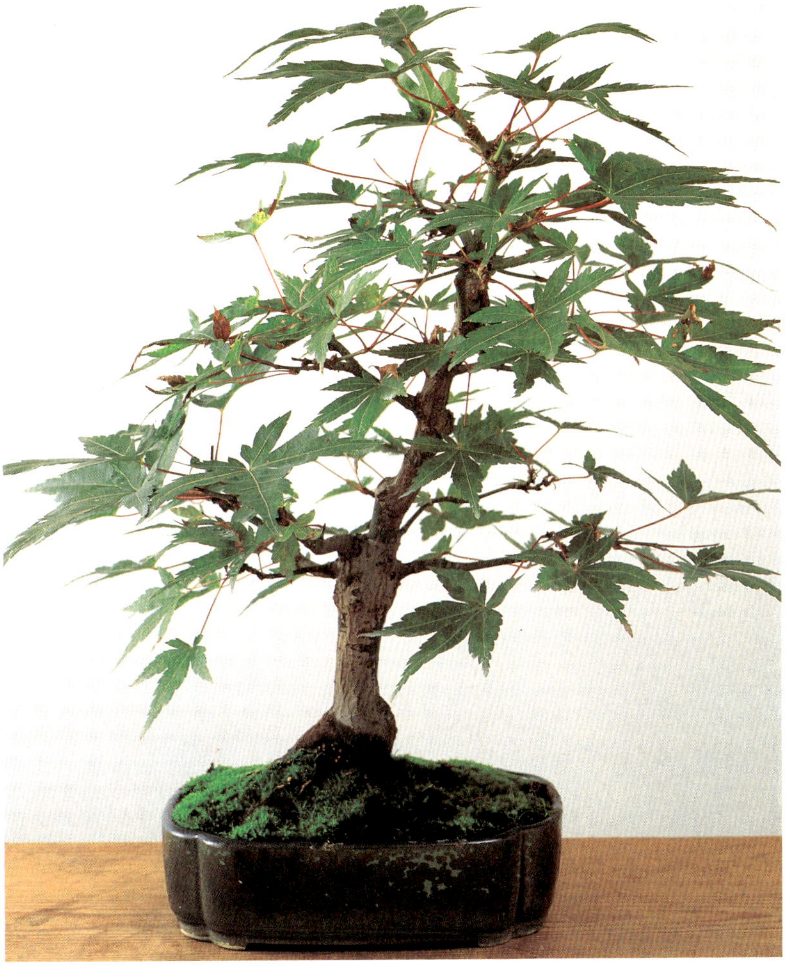

LIBSA

C/ San Rafael, 4
28108 Alcobendas (Madrid)
Tel.: (34) 91 657 25 80
Fax: (34) 91 657 25 83
e-mail: libsa@libsa.redestb.es

I.S.B.N.: 84-7630-790-X
Depósito Legal: M-23923-1999

Coordinación de obra y fotografía: Producción Gráfica, Grupo 7 Editorial S.L.
Autor: Francisco Javier Alonso de la Paz
Diseño: Carlos González-Amezúa
Dibujos: Antonio Perera Sarmiento

Impreso en España/*Printed in Spain*

Gracias a la inestimable ayuda que nos han prestado para la realización de fotografías, poniendo a nuestra disposición la oportunidad de plasmar tan bellos ejemplares, ha sido posible la realización de este libro.

El Museo del Bonsai de Alcobendas queda reflejado en las fotos, entre otras, de las páginas 7 superior, 9 inferior, 11 superior, 15 inferior derecha, 19 inferior, 23 y 43.

El Mundo del Bonsai ha contribuido con los ejemplares de las páginas 7 inferior, 19 superior, 22, 25 derecha, 27, 31, 41 y 45.

Asura Bonsai nos ha facilitado realizar fotos de la colección personal de Don Federico Ramos que figuran en las páginas 17 inferior, 18, 24 inferior, 39 y 47.

Indice general

Bonsai. Manual del Aficionado

ABC de los Bonsais

Bonsai

Manual del aficionado

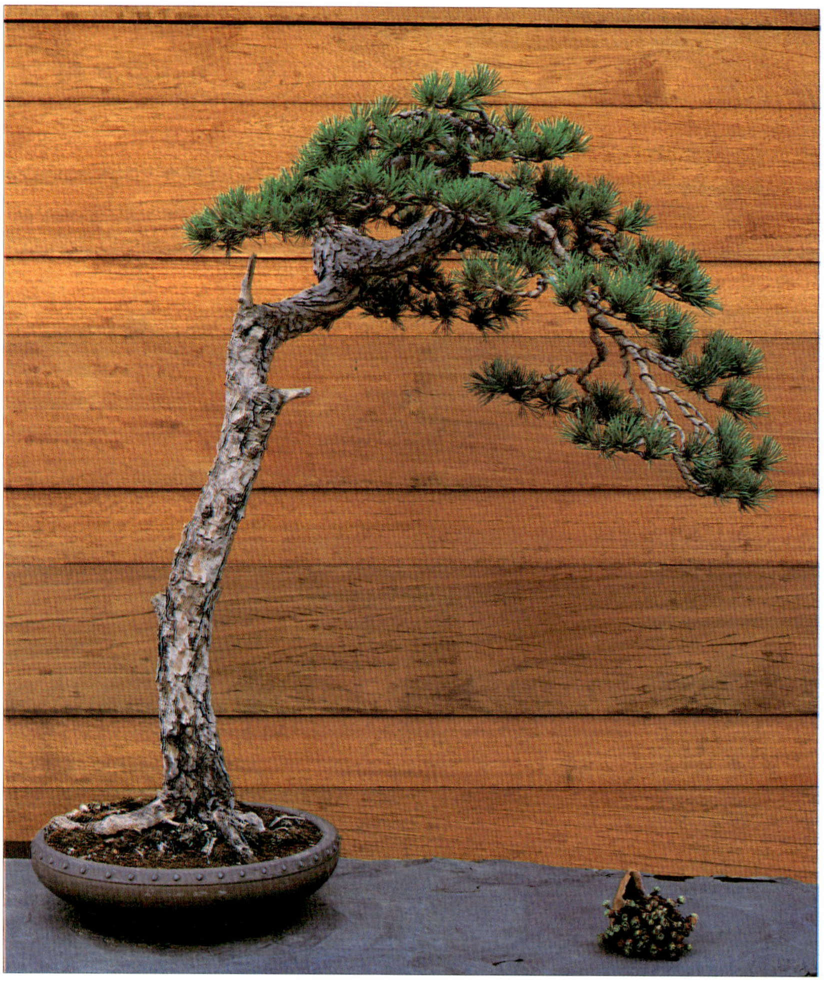

Técnicas y mantenimiento

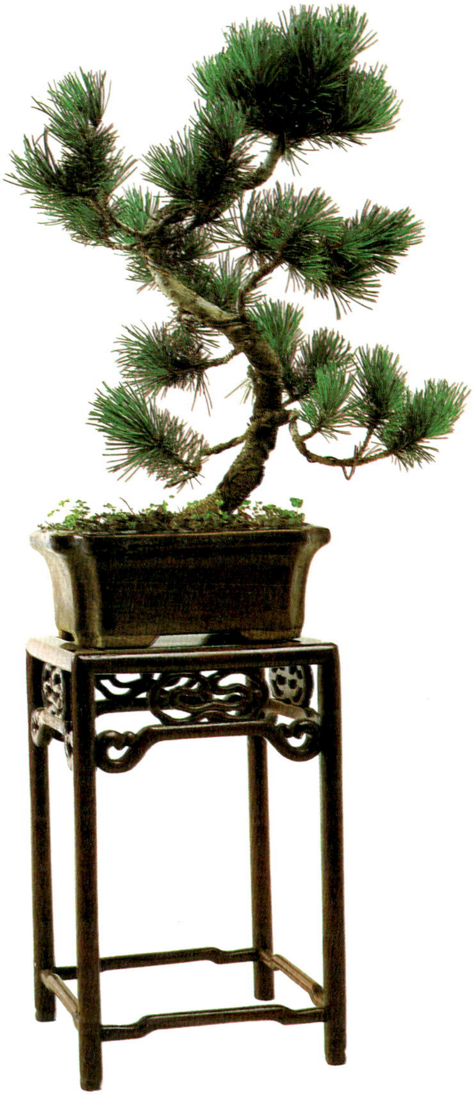

Introducción

Si contamos con cierta base y unos conocimientos mínimos sobre el cultivo de plantas ornamentales, donde los trasplantes, el riego y el abonado son tareas obligatorias, y en ocasiones también somos capaces de realizar labores de poda y mantenimiento estético, el camino hacia el cultivo de los bonsais resulta mucho más sencillo.

Sólo es preciso añadir a nuestro cariño hacia estos seres vivos un poco más de paciencia y la inquietud por vislumbrar los secretos que entraña la relación entre la naturaleza y las plantas, para transformar los ejemplares más llamativos en originales y preciosas miniaturas.

Como consejo de gran utilidad, es conveniente comenzar poniendo en práctica las técnicas y los métodos más sencillos, para ir aumentando la complejidad de forma paulatina, e incluso recurrir a los especímenes del jardín a fin de adquirir experiencia en labores de poda, alambrado o cualquier otro sistema de modelado y cambio de dirección.

En la aplicación de cualquier técnica de cultivo, es imprescindible tener presente y saber vislumbrar el fin estético que producirá a largo plazo. Para ello, debemos conocer el resultado que produce cada método y técnica, algo que se aprende con la teoría pero que sólo es capaz de fijar la memoria con la práctica. Además, hemos de imaginarnos el ejemplar al cabo de varios años; adelantándonos al tiempo con nuestra imaginación para escoger la labor más adecuada.

Con el paso del tiempo y el buen hacer de sus manos, algún día en las bandejas de cultivo existentes en el jardín o el interior de su casa se podrán observar originales bosques de hayas o enebros, o bien composiciones de ejemplares creciendo en las grietas de una roca, ofreciendo logros estéticos dignos de admiración.

El origen de los bonsais

En un primer momento, los bonsais eran ejemplares enanos extraídos del medio para nutrir la espiritualidad de los monjes budistas. Una búsqueda de la verdad, un modo de conocer las enseñanzas y las reglas de la naturaleza para fundirse con ella. Los orientales ven en las plantas el nexo de unión entre el cielo y la tierra, el punto de equilibrio entre todas las fuerzas que rigen el espacio vital que nos envuelve.

En el universo vegetal podemos encontrar formas enanas de árboles y arbustos, debido a determinadas condiciones ambientales que impiden la evolución normal de la planta.

La observación de estos ejemplares, llevó al hombre oriental a desarrollar una serie de técnicas capaces de conseguir, de forma artificial, el mismo resultado. De esta manera aparecen los bonsais, plantas de maceta que evocan naturalidad e intentan restablecer la armonía perdida entre el hombre y la naturaleza.

En Extremo Oriente el cultivo del bonsai está inmerso en la propia cultura, mantenido por manos sabias desde los tiempos más remotos. Los primeros datos de los cuales se tiene constancia escrita referida al inicio de este arte, proceden de China, y se remontan al período Tang (siglos VIII-X), donde queda reflejada por primera vez en una pintura mural la presencia de un *p'en-tsai*, planta modelada en la naturaleza y replantada en una maceta. Estos singulares y caprichosos ejemplares, eran cultivados por los monjes budistas posiblemente desde algunos siglos antes de nuestra era, pasando con posterioridad a convertirse en una de las ocupaciones y entretenimientos de la nobleza.

A partir del siglo XII, las formas de estas plantas comienzan a ser trabajadas por el hombre, dando lugar a lo que hoy conocemos como árbol en miniatura y, paralelamente, las técnicas y los conocimientos referentes a este arte empiezan a expandirse. Surgen las composiciones de paisajes creadas por varios ejemplares *p'en-tsing*; la nobleza ya no es el único estrato social que mantiene la exclusividad de su cultivo, y en Japón encontramos las primeras referencias al *bonsai.*

Paulatinamente, se intenta imitar también el entorno natural en que se desarrolla cada especie, incorporando elementos que tratan de copiar las montañas, los ríos, el suelo, etcétera. Así, las piedras, la arena y las especies vegetales, como el musgo o los helechos, que crecen sobre la superficie ocupada por las raíces, se incluyen en las bandejas de cultivo, ensalzando aún más el encanto de estas plantas.

En el país nipón, los monjes budistas fueron también los precursores de tan original cultivo, asentándose de forma definitiva en el período Kamakura, entre los siglos XII y XIV. El proceso de expansión se produce de igual forma que en el gran país vecino.

Primero fue la nobleza y más tarde las

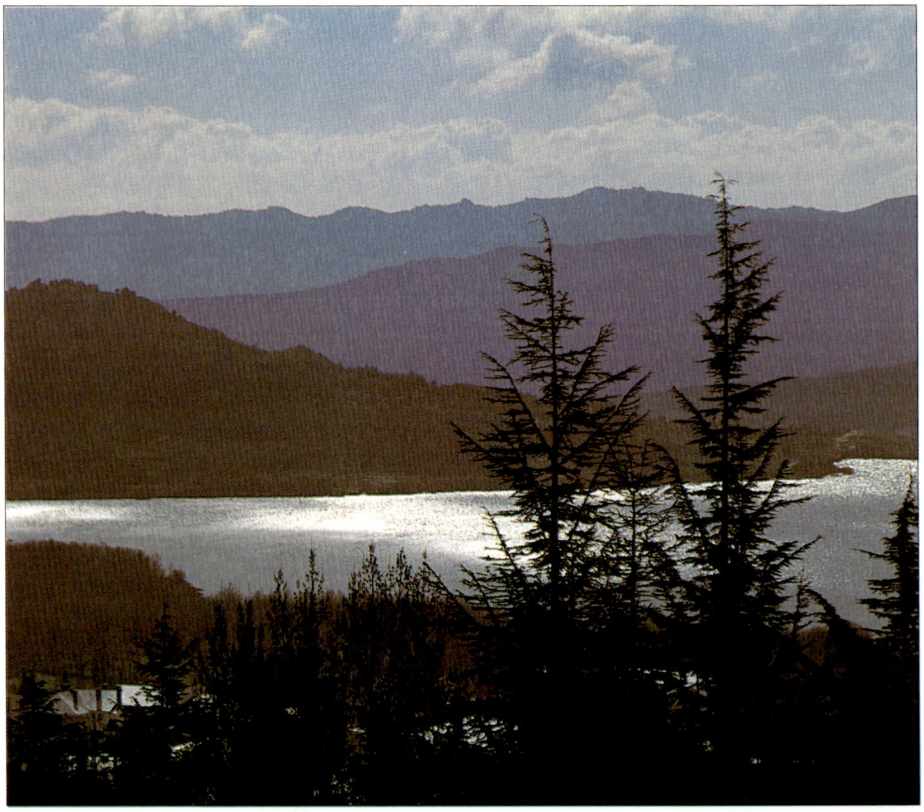

El origen de este arte nace a partir de la observación de los detalles y las peculiaridades mostrados por la naturaleza.

La belleza de los bonsais ha sido objeto de veneración por diferentes culturas desde tiempos inmemoriales.

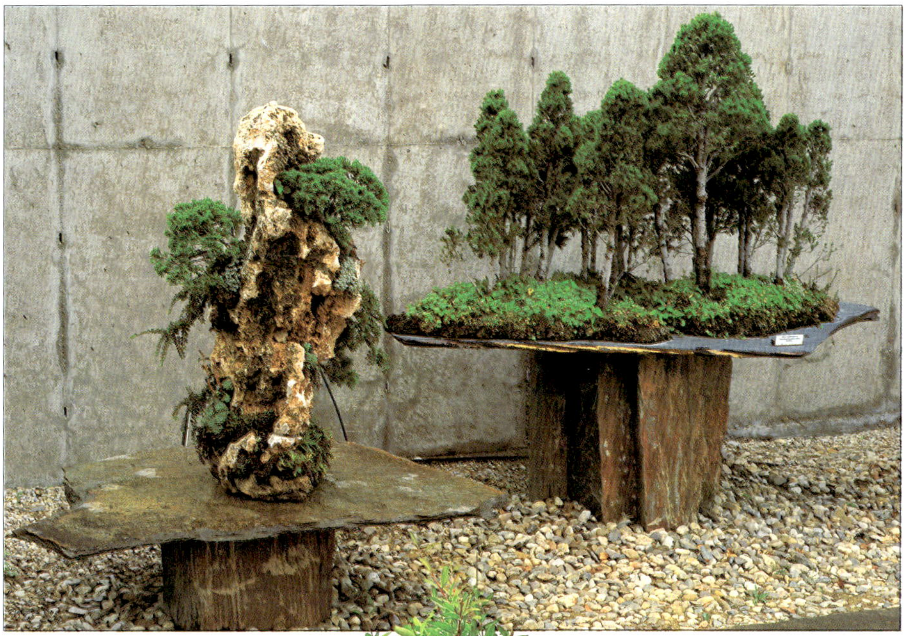

clases sociales inferiores quienes impusieron la cultura del bonsai. Aquí también se dieron dos modalidades: la que mantiene un único ejemplar como elemento individual, y otra, el *bonkei*, que es una bandeja compuesta por un grupo de ejemplares cultivados en armonía, a fin de recrear paisajes naturales.

Estas técnicas llegaron a occidente a finales del siglo pasado, cuando empezó a desarrollarse un profundo interés por todo lo oriental. La fascinación por sus culturas invadió los distintos ámbitos de la vida e, inevitablemente, la jardinería sucumbió a tan original modo de entender el cultivo de especies vegetales.

Con períodos de mayor o menor aceptación, los bonsais han logrado mantenerse en la cultura occidental a base de asociaciones y de la organización de aquellos que han conseguido incorporarlos al incontrolable ritmo de vida que llevamos. Su evolución y desarrollo se ha producido más lentamente, pero cada vez son más las personas que emplean su paciencia y tiempo en moldear y mimar un joven árbol para transformarlo en un bonsai. El vocablo es de origen japonés, *bon-sai*, y significa árbol sobre bandeja. Con estas dos palabras, aunque parezca una definición muy básica de lo que representa un ejemplar de tales características, queda resumida la esencia de este arte. Al emplazar en un diminuto recipiente la imponente y emblemática figura del árbol, el cultivador se convierte de forma implícita en el sustituto de las fuerzas de la naturaleza, con la enorme responsabilidad que ello conlleva. Se trata de buscar un equilibrio entre las necesidades de la planta para su desarrollo y las condiciones específicas que impiden que éste se produzca en la forma habitual.

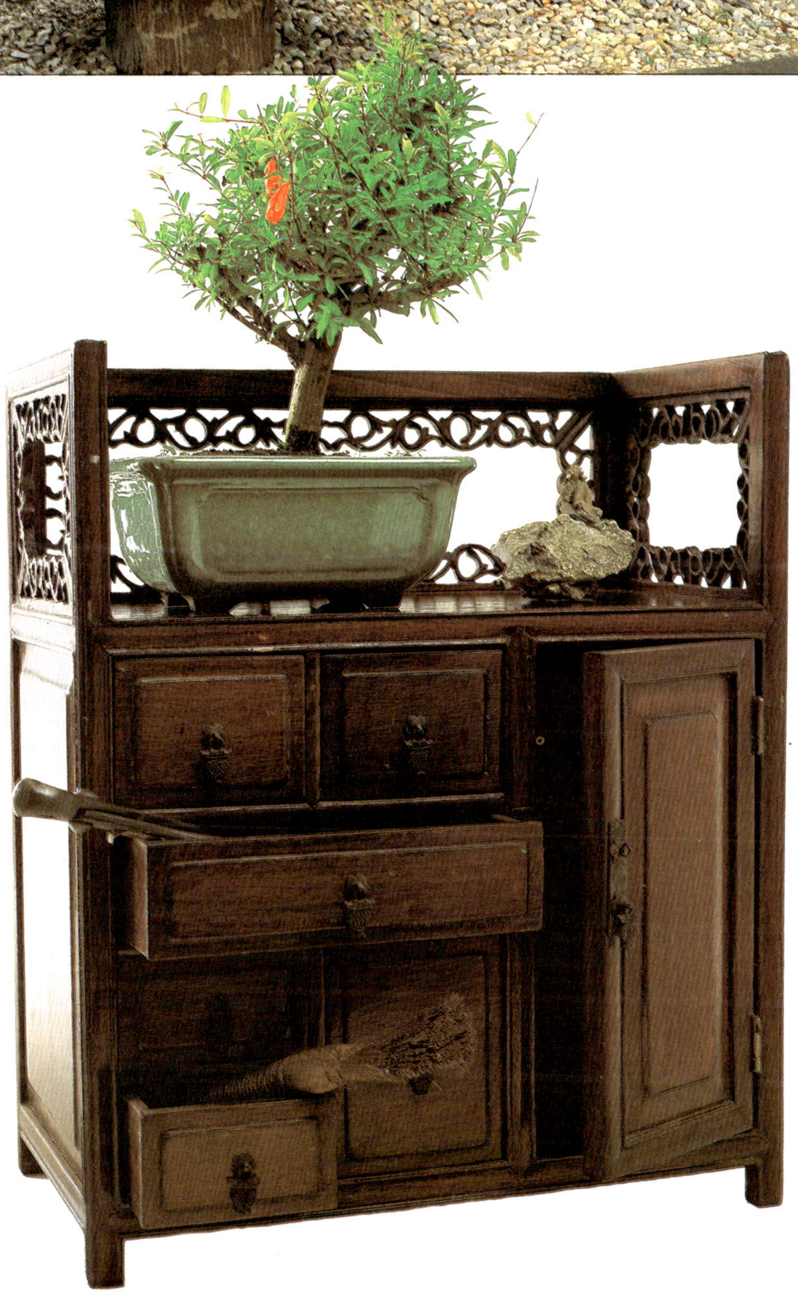

Aunque estos pequeños ejemplares suponen un adorno inigualable en el interior de nuestras casas, en la mayoría de los casos se trata de especies que sólo pueden ser cultivadas en el exterior.

Útiles y herramientas básicas

Las propias plantas y el ambiente que rodea al maravilloso mundo de los bonsais parecen extraídos de la imaginación, de un sueño hecho realidad. Las dimensiones se reducen hasta convertirlo todo en diminuto y las técnicas de cultivo han de ajustarse a tales circunstancias.

El cultivo del bonsai no es posible desempeñarlo si no lo realizamos a través del apoyo y la ayuda de un número mínimo de herramientas básicas. Algunas, perfectamente podrían extraerse de las que de forma habitual empleamos en nuestro jardín, como son las tijeras de podar. En otros casos, y por cuestión de tamaño, pueden resultar de gran utilidad determinados accesorios de aseo personal, como ocurre con los cepillos de dientes, las pinzas y las tijeras de pequeñas dimensiones.

Del mismo modo, la cocina y la caja de herramientas suponen una fuente inconmensurable de elementos útiles para el cultivo del bonsai. Los casos más representativos los encontramos en las navajas, los tenedores, cucharas, coladores, brochas, alambres de aluminio o cobre, tenazas y un largo etcétera, con el que se puede completar un *kit* de jardinería miniaturizado al alcance de todo el mundo.

Respecto a los cuidados y las técnicas de cultivo que necesitan los bonsais para mantenerse sanos, mostrando un aspecto inmejorable, podemos crear dos grupos principales de útiles y herramientas. Por un lado, figuran todos aquellos que precisamos para cultivar ejemplares jóvenes, sobre los que no se pretende llevar a cabo grandes modificaciones, sino satisfacer los requerimientos esenciales para su mantenimiento y supervivencia. Por otro, aparecen los específicos para labores estéticas; es decir, todos los elementos de apoyo que faciliten la puesta en práctica de labores tales como la poda y el modelaje.

La iniciación en el cultivo de los bonsais suele comenzar a partir de la afición por la jardinería e, indudablemente, por la atracción que provoca el encantador aspecto que presentan estas singulares plantas.

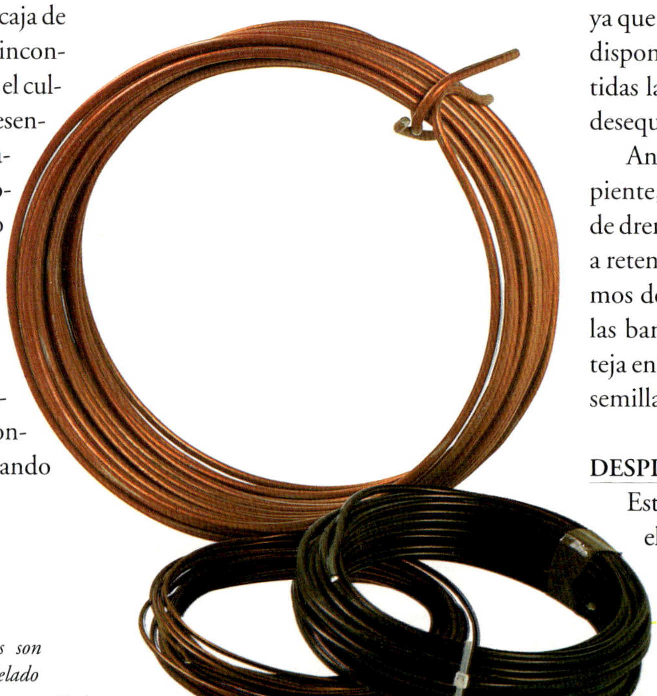

Los alambres de diferentes grosores y tamaños son piezas fundamentales en las técnicas de modelado utilizadas sobre los bonsais.

Las técnicas de cultivo básicas para el mantenimiento vegetativo de un bonsai, son las que cualquier otro tipo de planta podría demandar. Resultan necesarias para cubrir requerimientos esenciales, tales como la demanda de agua y nutrientes, la eliminación de plagas o enfermedades, y la preparación del substrato para llevar a cabo los trasplantes. Para ello, necesitamos herramientas un tanto peculiares, pero que podemos conseguir en nuestra propia casa, empleando objetos del entorno cotidiano que se encuentran en desuso.

ALAMBRE Y MALLA DE PLÁSTICO

El alambre de cobre supone una gran ayuda para sujetar el cepellón de raíces a la maceta, manteniéndolo en la posición más adecuada y evitando su desprendimiento, ya que debido a la escasa cantidad de suelo disponible y la poda a la que están sometidas las raíces, el peso de la copa crea un desequilibrio importante.

Antes de incorporar la tierra en el recipiente, es preciso situar sobre los agujeros de drenaje algún elemento que contribuya a retener el substrato. Por dicha causa, hemos de contar con malla de plástico para las bandejas de cultivo, o bien trozos de teja en los casos en que vayamos a sembrar semillas o plantar esquejes.

DESPLANTADOR

Esta herramienta nos permite manejar el substrato durante el trasplante y llevar a cabo la preparación de recipientes, a fin de cultivar y obtener nuevos ejemplares mediante el empleo de semillas y esquejes. Conviene que tenga un tamaño reducido y que acabe en punta, pues de este modo trabajaremos con mayor comodidad, ya que los volúmenes y las superficies sobre los que vamos a emplearlo así lo precisan.

PINZAS

Las utilizaremos para retirar los nuevos brotes que contribuyen a incrementar la frondosidad de la planta, pues pueden llegar a descompensar la armonía del conjunto, al tiempo que reducen el crecimiento de las principales ramas seleccionadas. Es conveniente que presenten una punta afilada y no roma, para cortar con eficacia a ras de base. Del mismo modo, son de gran ayuda para eliminar los parásitos descubiertos sobre las ramas y las hojas, especialmente en las primeras fases de su desarrollo y cuando el número permita este tipo de control tan selectivo. Después de utilizarlas, conviene limpiarlas en agua y jabón en caso de trabajar sobre brotes, o

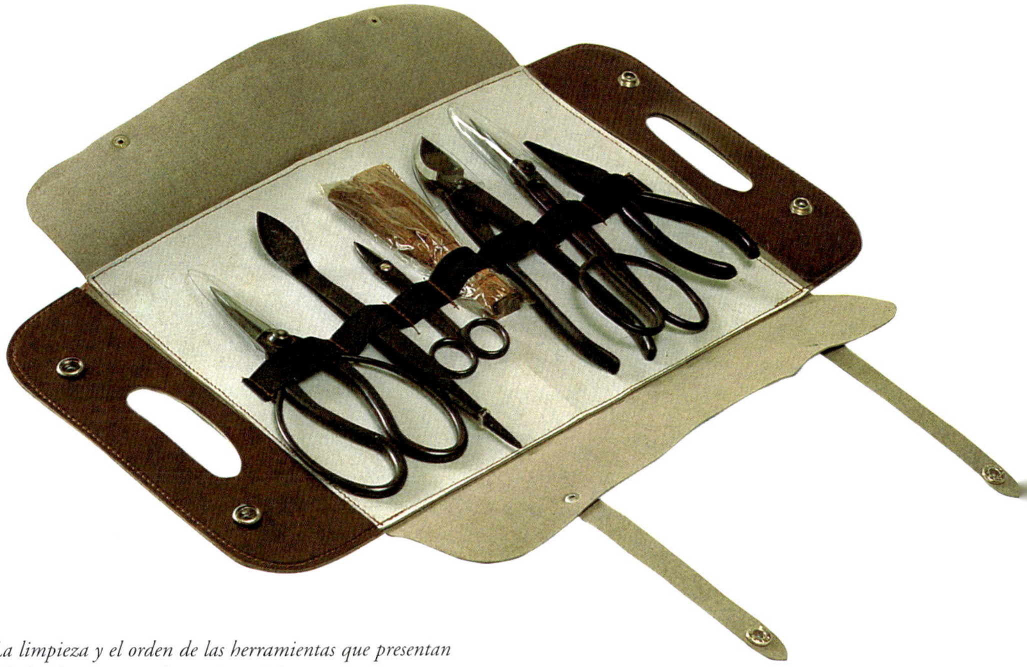

La limpieza y el orden de las herramientas que presentan filo ha de ser escrupuloso y sistemático.

Con cierta paciencia y los utensilios adecuados, es posible lograr las composiciones más llamativas y originales.

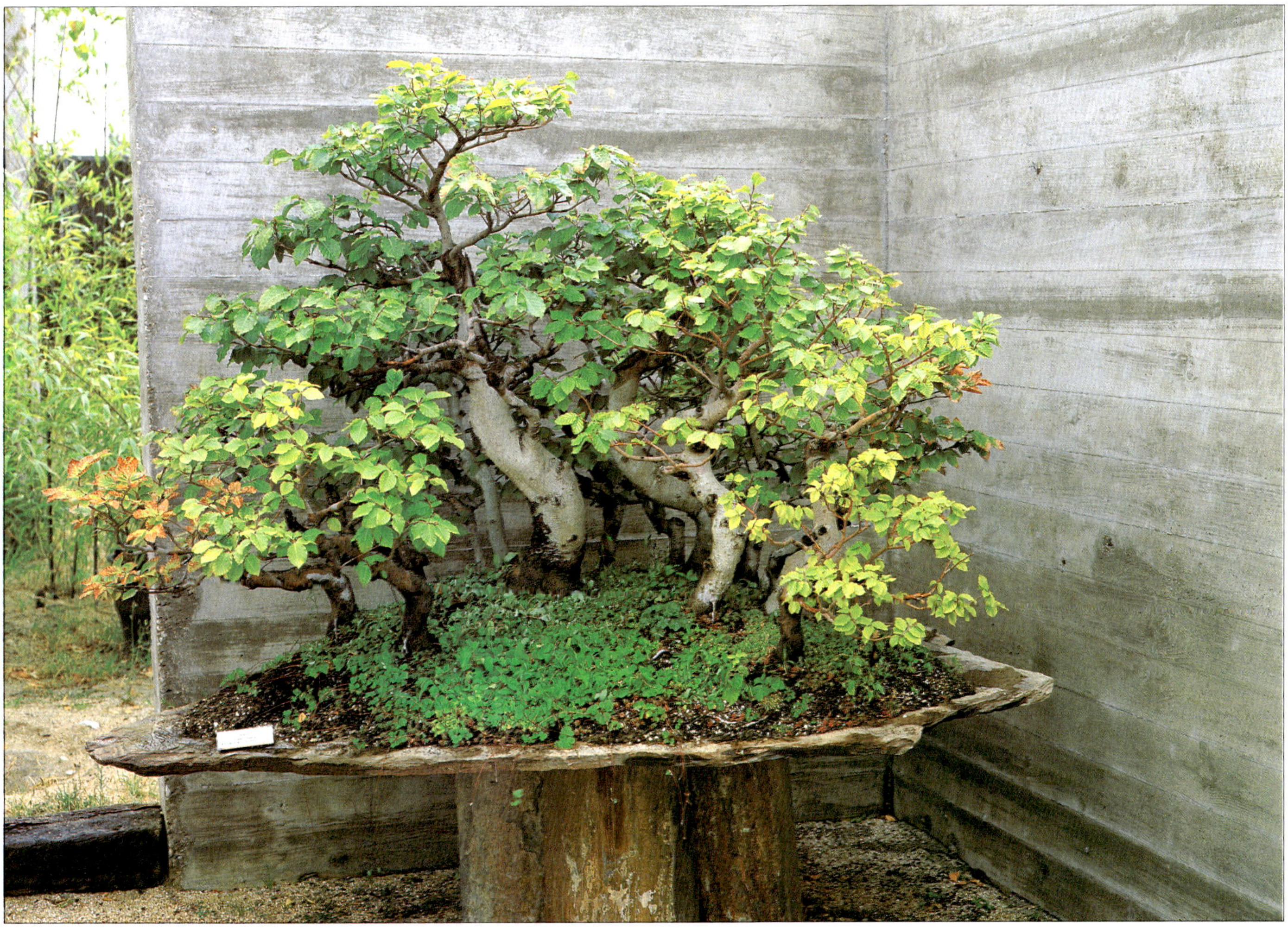

bien con alcohol si se trata de organismos patógenos.

REGADERA Y PULVERIZADOR

Ambos elementos resultan indispensables para proporcionar agua a las raíces del bonsai. La regadera ha de tener un tamaño reducido para que sea más manejable, y disponer de un orificio de salida alargado que permita llegar a la base del tronco, pero no demasiado grueso a fin de evitar que al efectuar el riego podamos arrastrar la tierra situada en las capas superficiales.

El pulverizador es de gran utilidad para suministrar agua a bonsais cultivados en suelos muy poco profundos y de reducidas dimensiones, especialmente a aquellos emplazados sobre rocas y en los que no existe la protección de un manto de musgo. Asimismo, podemos emplearlo para proporcionar una atmósfera húmeda alrededor de las ramas y las hojas de los ejemplares que lo precisen, o simplemente cuando las condiciones ambientales resulten demasiado secas.

Las labores de limpieza y el control de plagas o enfermedades también han de realizarse sirviéndonos del pulverizador. En el primer caso, es útil para eliminar el polvo que se acumula sobre las hojas y perjudica la transpiración y la respiración de la planta. En el segundo, se emplea con objeto de incluir plaguicidas y fungicidas diluidos en agua, con los cuales rociar las partes afectadas. Resulta de vital importancia disponer de dos recipientes diferentes a fin de no mezclar o confundir estos productos con el agua de riego, por lo que es preciso etiquetar ambos pulverizadores, señalando en especial el que contiene sustancias nocivas.

En el mantenimiento estético de estos peculiares árboles, hemos de realizar labores de limpieza y aquellas que contribuyan a mejorar el aspecto y la forma del bonsai. Todas ellas resultan algo más delicadas, tanto por el modo de efectuarlas como por las herramientas necesarias para ponerlas en práctica.

ALAMBRES Y CUERDAS

En las primeras etapas de desarrollo de los bonsais, es muy sencillo dirigir el sentido de crecimiento del tronco y las ramas, debido a la gran flexibilidad de sus tejidos y al escaso grosor que presentan. Gracias a ello, podemos aprovechar para crear tensiones con alambres y cuerdas en aquellas partes que deseemos modificar. Los alambres pueden ser de aluminio o cobre, mientras que la cuerda ha de estar confeccionada con esparto o rafia. Como complemento, es recomendable disponer de parches de cuero o caucho, que sirvan de protección a la corteza, sobre todo al optar por el uso de cuerdas que ejerzan tensión sobre las ramas.

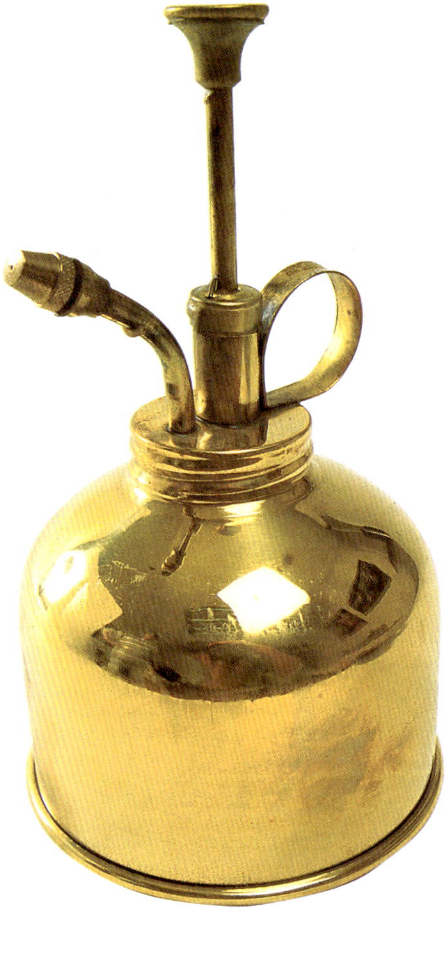

Las regaderas y los pulverizadores pueden ser convencionales o verdaderas obras de arte.

ESCOBILLA Y CEPILLO

La limpieza con la eliminación de restos vegetales de la superficie en que se asienta el bonsai es siempre necesaria, pues el mantenimiento de la estética del conjunto forma parte del ambiente que envuelve su existencia. Por otra parte, contribuye indirectamente a evitar la proliferación de agentes patógenos que pudieran infectar o perjudicar a la planta.

Con la escobilla retiramos las acículas de los pinos, los cedros y los enebros, procurando no llevarnos la tierra de la capa superficial al cepillar. Las más comunes están confeccionadas con fibras naturales, como rafia, esparto, etcétera, aunque cualquiera que no resulte demasiado rígida puede servirnos de igual modo. Por ejemplo, las brochas de barnizar elaboradas con pelo de cerda son perfectamente válidas.

En el caso del cepillo, sí conviene que presente cierta dureza, ya que su utilidad consiste en retirar los restos de suciedad y mohosidad que puedan quedar adheridos a la superficie de la base del tronco e incluso de algunas ramas. El cepillado ha de ser efectivo pero sin llegar a dañar la corteza. Una de las opciones más apropiadas pasa por emplear un cepillo de dientes, debido a que sus dimensiones y la posición en que se encuentran las cerdas lo convierte en una herramienta manejable y práctica.

PASTA CICATRIZANTE Y PROTECTORES

Una vez terminados los cortes de poda de cierto grosor, el ataque de los hongos puede ser inmediato. Para evitarlo, hemos

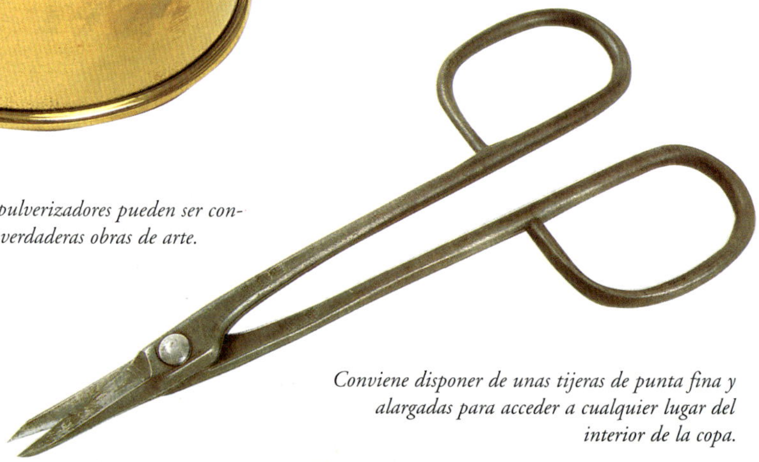

Conviene disponer de unas tijeras de punta fina y alargadas para acceder a cualquier lugar del interior de la copa.

de contar con productos aislantes que los protejan, entre los que destaca la pasta o resina cicatrizante, imprescindible en tales casos.

Por otro lado, también necesitamos mantener protegidas del exterior las zonas seleccionadas para realizar el acodo aéreo. En este supuesto no se trata de controlar una infección, sino de evitar la desecación de las nuevas raíces en crecimiento, a cuyo fin debemos utilizar trozos de plástico agujereado o lona, opacos y de contorno rectangular.

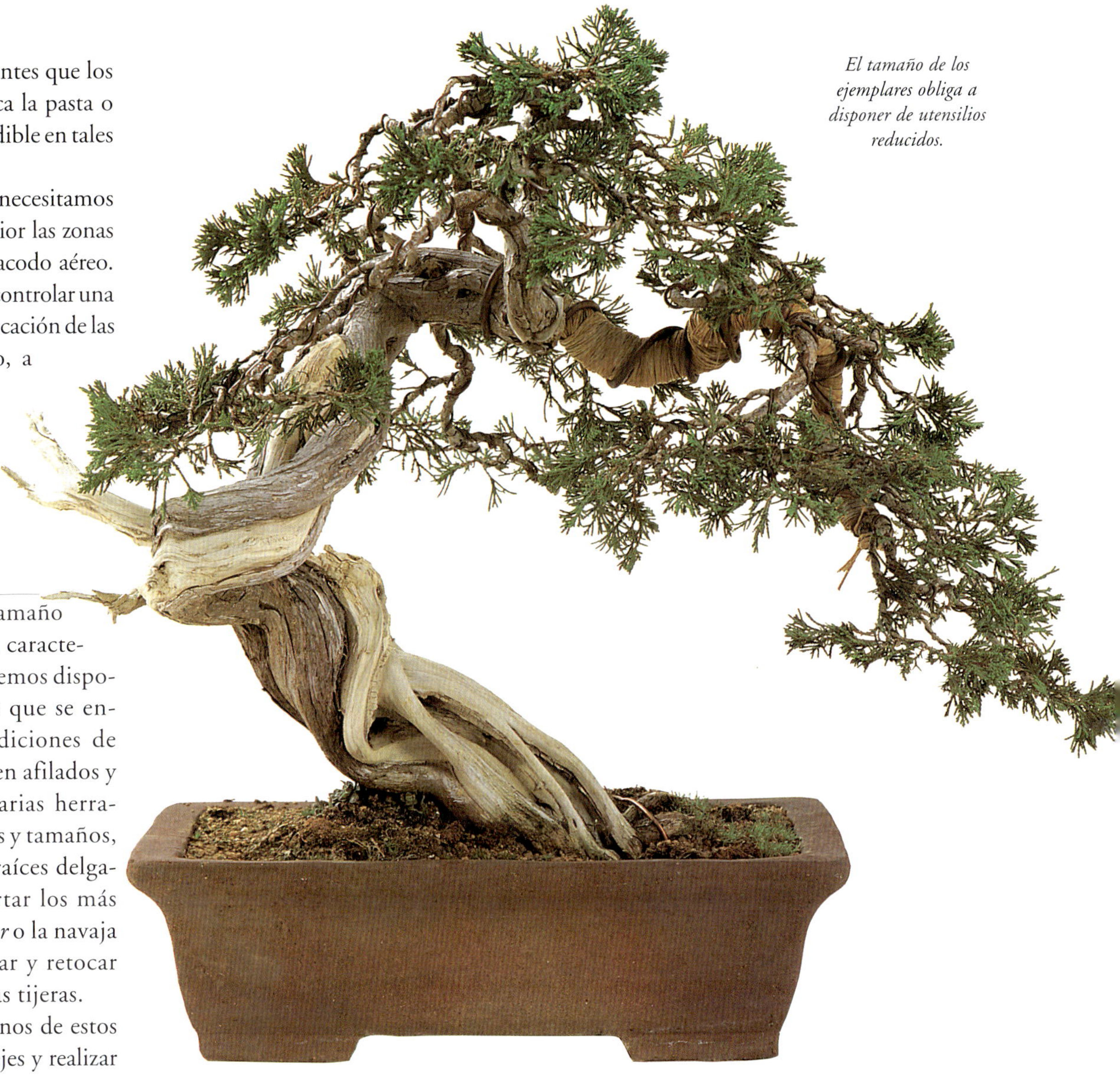

El tamaño de los ejemplares obliga a disponer de utensilios reducidos.

TIJERAS, CUCHILLAS Y PODADORAS

Para lograr el reducido tamaño de ramas, hojas y raíces tan característicos de estas plantas, debemos disponer de accesorios cortantes que se encuentren en perfectas condiciones de mantenimiento; es decir, bien afilados y limpios. Conviene tener varias herramientas en distintas medidas y tamaños, al menos una para tallos y raíces delgados y otra que permita cortar los más gruesos. La cuchilla, el *cutter* o la navaja son necesarios para terminar y retocar los cortes practicados con las tijeras.

También podemos servirnos de estos utensilios para obtener esquejes y realizar los cortes precisos a la hora de poner en práctica la técnica del acodo aéreo.

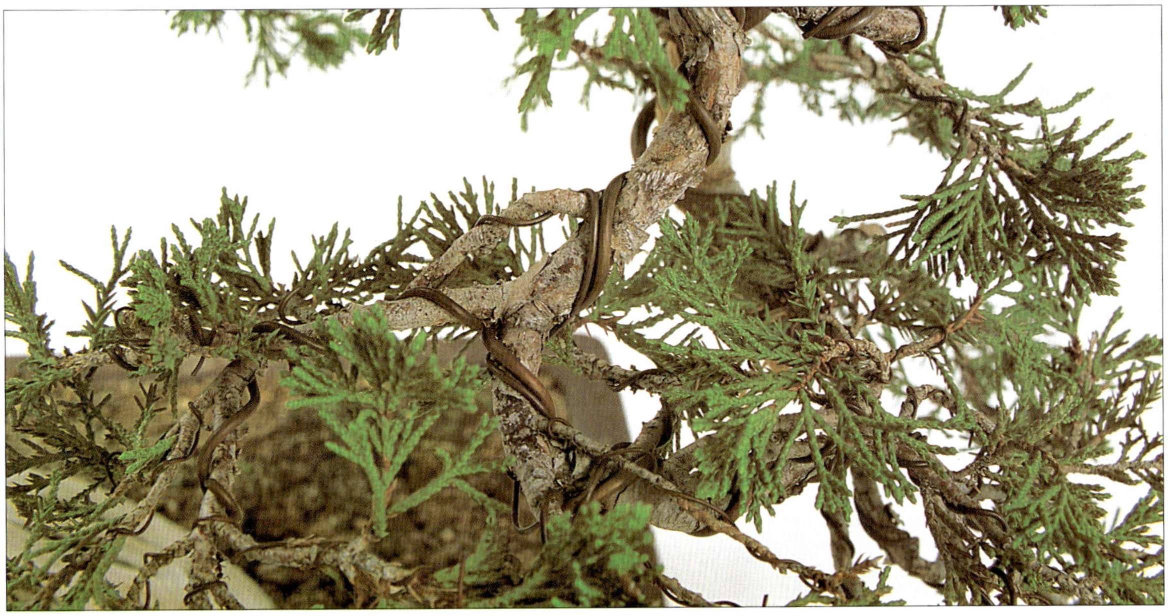

El conocimiento de las técnicas apropiadas para manejar todas las herramientas y accesorios es básico.

Superficies de sujeción: suelo, rocas y musgo

Toda planta que es separada de su medio natural, sólo puede subsistir si mantiene consigo una porción del terreno cuyas cualidades hicieron posible su nacimiento y posterior desarrollo. Aunque pueda parecer sorprendente por las increíbles condiciones de cultivo a que están sometidos, en ocasiones cultivados sobre las grietas de una roca o apoyados directamente en una porción de pizarra, los bonsais no son la excepción que confirma la regla.

Cuando preparemos el substrato, hemos de intentar reproducir el ambiente original en que vive el ejemplar de forma silvestre. La tierra, las rocas y otras formas de vida vegetal, como el musgo, resultan los principales elementos que proporcionan sujeción y, al tiempo, encanto al cepellón de raíces del bonsai. No obstante, no podemos olvidar algo muy importante y que no queda a la vista del observador, como son los elementos que contribuyen a drenar el substrato o a mantener la posición escogida para su cultivo y, por consiguiente, proporcionarle inmejorables condiciones de desarrollo.

EL SUBSTRATO Y LOS ELEMENTOS DE DRENAJE

Para que cualquier tipo de vegetal subsista fuera de su medio natural, precisa disponer de un substrato donde sus raíces puedan adherirse y extraer los nutrientes necesarios para soportar la parte aérea. Independientemente, esta superficie ha de proporcionar las condiciones ambientales idóneas a cada tipo de bonsai, teniendo en cuenta que los niveles de agua, los componentes nutritivos y la oxigenación demandados son variables de unas especies a otras.

En cualquier caso, todos los recipientes de cultivo deben contar con un sistema efectivo de drenaje, junto con el que se prepara un mecanismo de sujeción del cepellón de raíces. Para ello, hemos de disponer de alambre, malla de plástico y grava fina, que incluimos en el interior de la maceta como primer estrato.

Comenzamos situando dos trozos de malla de plástico en cada agujero de drenaje y, pasando un alambre desde la parte externa de la base de la maceta, los sujetamos, dejando las dos puntas libres en el interior de la misma, pues con ellas fijaremos posteriormente el cepellón de raíces. A continuación, esparcimos la grava, creando una fina lámina de un centímetro de grosor a lo sumo, y sobre ella incorporamos la mezcla de tierra más aconsejable para cada especie, siendo la arcilla (akadama, kanuma, kiryu, etcétera) empleada la base fundamental del substrato, pues conviene que contribuya a mantener de forma efectiva un conjunto poroso y compacto.

El tipo de suelo que precisan los bonsais está clasificado en función de los grupos principales que forman estas plantas, establecidos según sus cualidades más representativas, como son los bonsais de hoja caduca, que guardan un período de descanso durante buena parte del año, las coníferas, perennes y resistentes, los frutales, con una gran demanda de nutrientes en el período estival, y los bonsais de interior, que mantienen un crecimiento más o menos uniforme a lo largo del año.

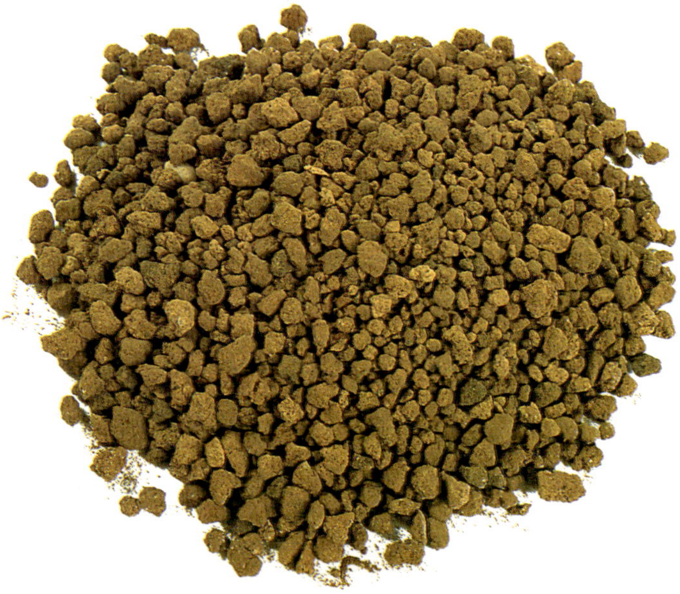

La arcilla es un componente básico en la elaboración del substrato sobre el que sustentar el cepellón de raíces.

Para realizar la plantación es preciso contar con dos preparados de tierra, uno de grano medio sin tamizar en exceso y otro formado por partículas muy finas, pues de este modo facilitamos el desarrollo homogéneo de las raíces y la compactación del cepellón que van a crear. Encima de la grava hemos de disponer un estrato de tierra de grano medio y otro de grano fino, sobre el que descansará el cepellón de raíces, rellenando hasta alcanzar el margen superior con la tierra más fina, teniendo siempre la precaución de dejar un espacio mínimo libre para poder completarlo con musgo, pequeñas plantas o adornos de piedra.

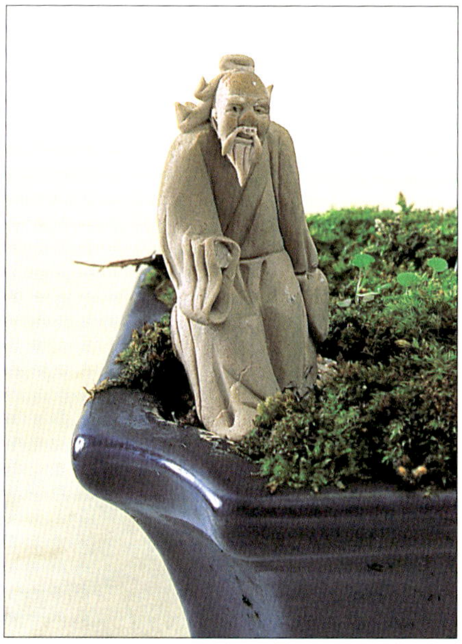

Originales figuras de cerámica proporcionan un llamativo contraste en las praderas de musgo que rodean al bonsai.

En el grupo de los bonsais caducifolios, la tierra, como norma general, ha de contar con una mezcla al cincuenta por ciento de mezcla de arena de río y arcilla, y compost de origen vegetal. En el caso de las coníferas, mantendremos la proporción de compost vegetal, aumentando la cantidad de arcilla en detrimento de la arena de río. Para los frutales y aquellas especies de intensa floración, será necesario contar con una mezcla en que el compost sea la parte mayoritaria, complementada con arcilla y una pequeña porción de arena. Por último, las plantas de interior precisan un substrato elaborado a partes iguales entre arena de río y arcilla, manteniendo una alta proporción de compost de origen vegetal.

Aunque estos son los componentes básicos a partir de los cuales es posible llevar a cabo el cultivo de cualquier especie de bonsai, también existen otros tipos de substratos, pensados para reproducir con el mayor grado de semejanza las condiciones en que los ejemplares a tamaño real se desarrollan en la naturaleza. Así, podemos utilizar diferentes tipos de grava, más o menos porosa y de mayor o menor grosor, incluso extraída de distintos tipos de piedra. El compost de origen vegetal también puede ser variable, destacando el conocido como compost de brezo, con un alto grado de acidez e ideal para coníferas, ericáceas y determinados ejemplares de interior. En

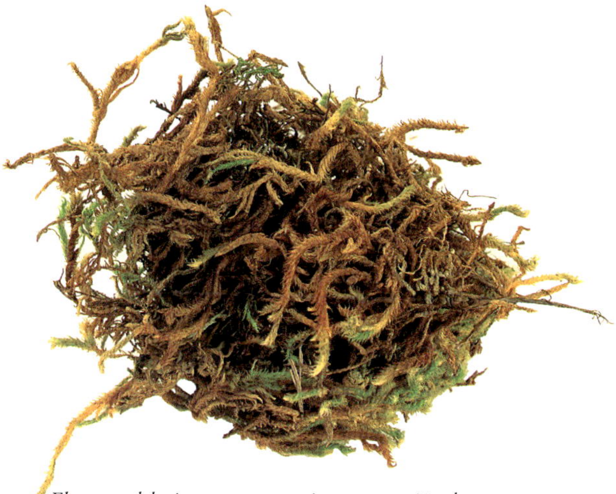

El musgo debe incorporar una cierta proporción de substrato, para hacer mas fácil su adaptación a la maceta de cultivo.

cuanto a las tierras de origen calizo; es decir, básicas, como ocurre con la marga y algunas arcillas, su uso debe quedar restringido a aquellas especies que viven exclusivamente en este tipo de substratos. En cualquier caso, es recomendable informarse siempre con exactitud de las condiciones particulares de cada especie, pues si con las mezclas anteriormente expuestas se desarrollan de forma adecuada, al acondicionar el suelo con el tipo que más se ajuste a las necesidades de cada bonsai, los resultados serán óptimos.

LAS ROCAS

Para conseguir la ambientación de los bonsais podemos contar con varios ele-

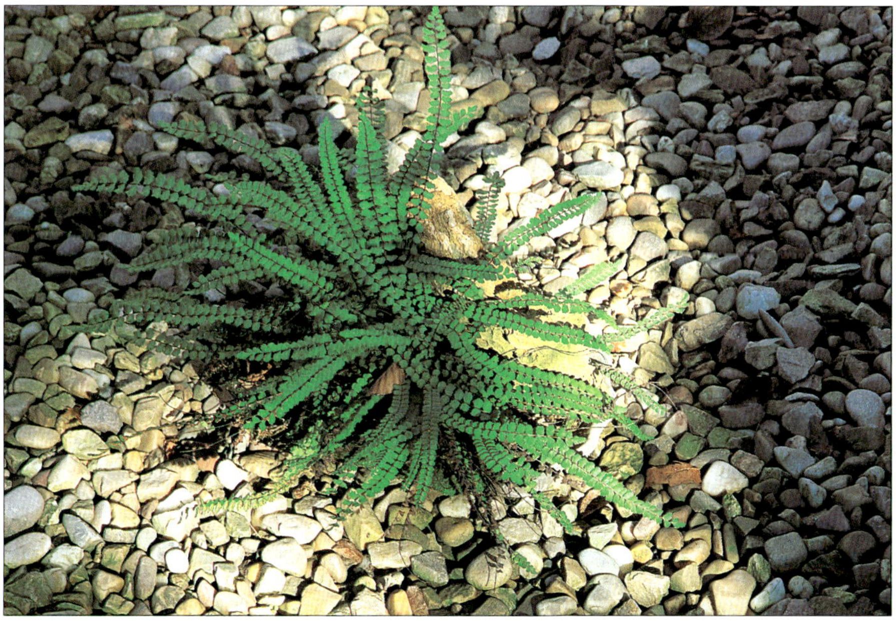

Los pequeños ejemplares de plantas de porte herbáceo contribuyen a mejorar el aspecto de la superficie de cultivo.

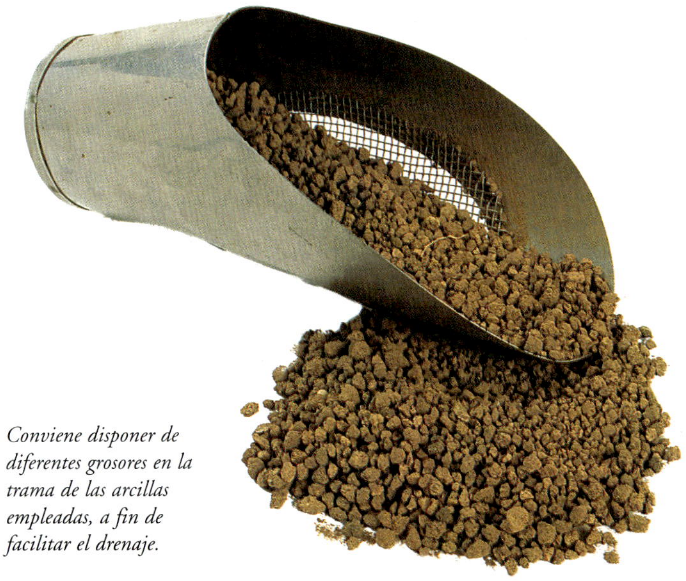

Conviene disponer de diferentes grosores en la trama de las arcillas empleadas, a fin de facilitar el drenaje.

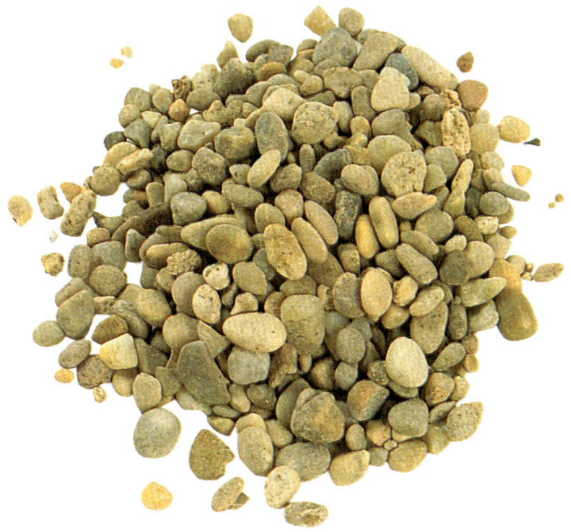

La grava resulta indispensable para contribuir a la eliminación del exceso de agua en la bandeja de cultivo.

mentos accesorios, destacando el enorme valor ornamental añadido que supone la incorporación de rocas y piedras de diferentes tamaños y formas.

El empleo de estos complementos tiene dos posibilidades. La más sencilla y habitual es la de escoger rocas de pequeño y mediano tamaño, que formarán parte del paisaje pero sin llegar a entrar en contacto con el bonsai, contribuyendo sólo a crear irregularidades en el suelo para reproducir ambientes pedregosos. Debido a las reducidas dimensiones de la maceta, en la mayoría de los casos no serán más que minúsculas cantidades de grava o algunas pequeñas piedras de cierto valor estético. Por otro lado, existe la opción de emplear las de mayor tamaño como parte básica en las condiciones de cultivo. La referencia resulta evidente a los bonsais que crecen sobre roca, ya sea con raíces vistas o incluidas en alguna de sus oquedades.

Si recurrimos a esta última posibilidad, conviene escoger la roca prestando mucha atención tanto a los elementos que la componen como a su valor estético. Su aspecto ha de ser llamativo en forma y color, seleccionando una en que las aristas no queden demasiado pronunciadas ni descompensadas. Si presenta poros o cavidades, es preciso que sean lo más pequeños posibles, con objeto de que mantenga una mínima relación de proporciones con el ejemplar. Es preferible que se trate de una piedra envejecida de forma natural, antes que disgregar una de mayor tamaño. En resumidas cuentas, conviene que presente musgo y líquenes (especies vegetales con aspecto de costra o lámina que crecen en el suelo, la corteza de los árboles y las rocas, habitualmente de color gris, verde o amarillento) en su superficie, reproduciendo parte de una montaña viva y cubierta de vegetales. Como el color de la roca lo proporcionan sus propios componentes y la acción de los agentes ambientales que han actuado sobre ellos, es posible encontrar zonas oxidadas, variaciones de tonalidad de unas partes a otras, o porciones con diferentes minerales, lo que confiere una irregularidad muy vistosa.

Las más adecuadas, empleadas respecto a las características anteriormente citadas, son las rocas calizas llenas de cavidades e irregularidades, sobre las que disponer el cepellón de raíces al completo o ajustar algunas raíces principales que discurran por sus paredes. Encontramos también una buena elección en los diferentes tipos de pizarras, provistas de grietas y distintos niveles de altura, ideales para ubicar ejemplares de raíces desnudas.

EL MUSGO Y LAS HERBÁCEAS

Con estos dos complementos, se busca la elaboración de un estrato superficial que proporcione protección contra la desecación excesiva, retenga las partículas del suelo al llevar a cabo el riego y aumente el valor ornamental de todo el conjunto, reproduciendo el ambiente natural en que se desarrolla nuestro bonsai.

Existen muchas especies de musgo que crecen en bosques, montañas y roquedos, con formas y tamaños muy variables. Como es de suponer, hemos de escoger siempre aquellas cuyas dimensiones no resulten desproporcionadas, procurando seleccionar las mismas que conviven con los ejemplares silvestres, formando parte del paisaje en el entorno natural. Si el bonsai crece sobre una roca, conviene aprovechar las que ya hayan desarrollado este tipo de vida en su superficie, completándolo en la mayoría de las ocasiones con especies de líquenes, lo que contribuye a evitar el proceso de fijación artificial de los mismos.

El modo de incorporar el musgo al substrato no presenta demasiados inconvenientes, aunque hemos de tener la precaución de realizar el trasplante del medio natural a la maceta tan rápido como sea posible, intentando por todos los medios que las almohadillas de musgo tengan incorporada una mínima capa de substrato, a fin de facilitar y acelerar su aclimatación.

Debido a que son muy vulnerables a la falta de agua en el ambiente, el mantenimiento ha de realizarse con un pulverizador, llevándolo a cabo con frecuencia, pues su requerimiento hídrico es considerable.

En cuanto a las plantas herbáceas que admiten ser incluidas en el paisaje, es preciso seleccionar las que resulten proporcionales al grosor del tronco, tanto en envergadura como en el tamaño de las hojas. Su uso está prácticamente restringido a los bonsais cultivados en rocas, sobre las que encontramos diferentes oquedades que pueden ser ocupadas por estos nuevos ejemplares. En cualquier caso, debemos partir de una regla estética, que aconseja que a medida que las herbáceas ocupen posiciones más altas en la roca, su tamaño ha de ir reduciéndose proporcionalmente. Por último, hemos de tener siempre presente que el aporte de agua, tanto a los musgos como a estas plantas, no debe influir en las condiciones de cultivo del bonsai, realizándolo con preferencia mediante un pulverizador.

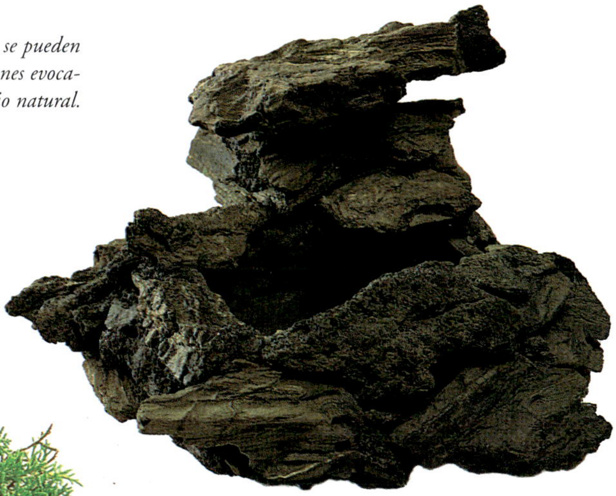

Con las piedras, se pueden lograr composiciones evocadoras del medio natural.

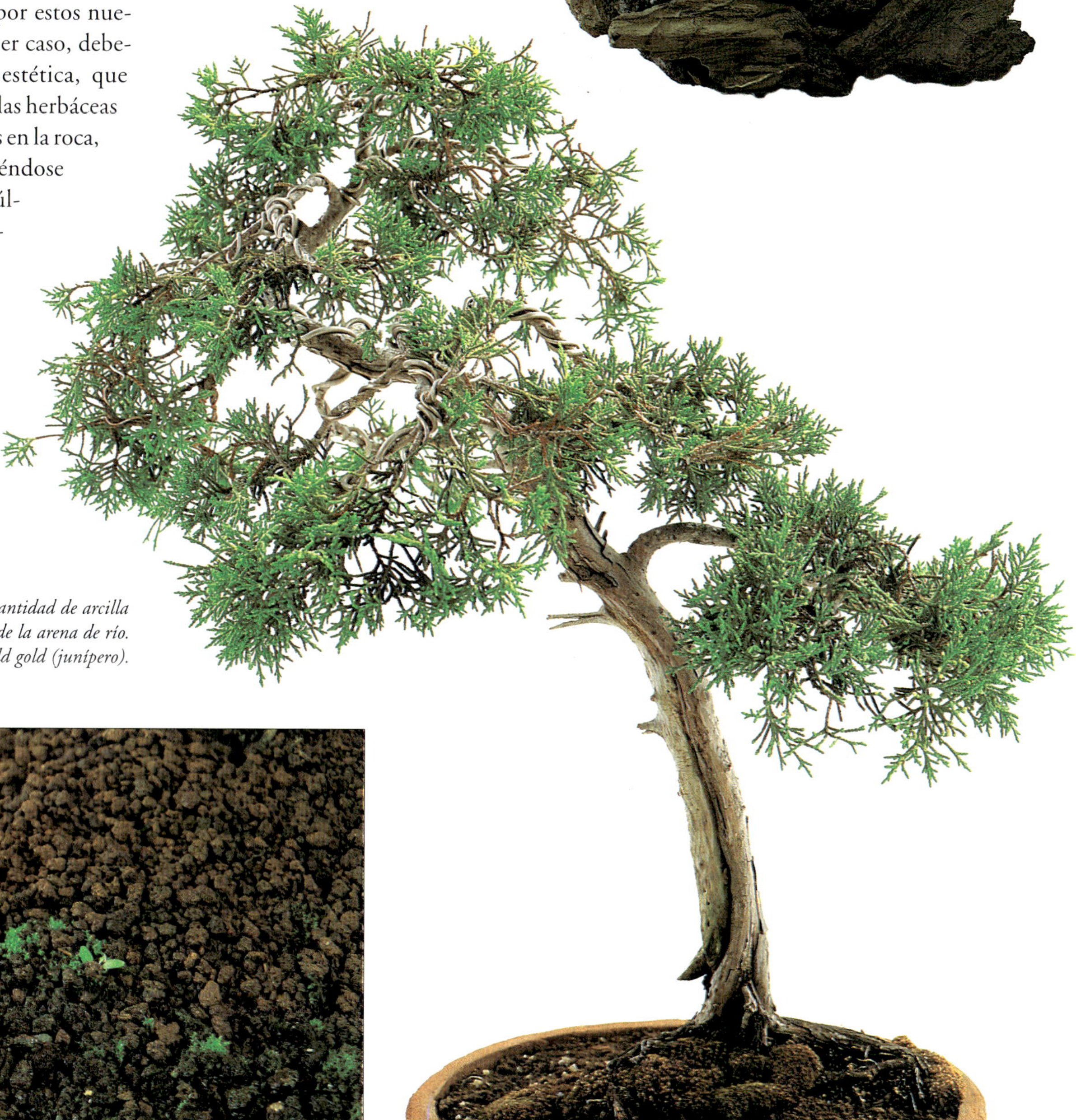

En el grupo de las coníferas, la cantidad de arcilla en suelo aumenta en detrimento de la arena de río. Ejemplar de Juniperus chinensis, old gold (junípero).

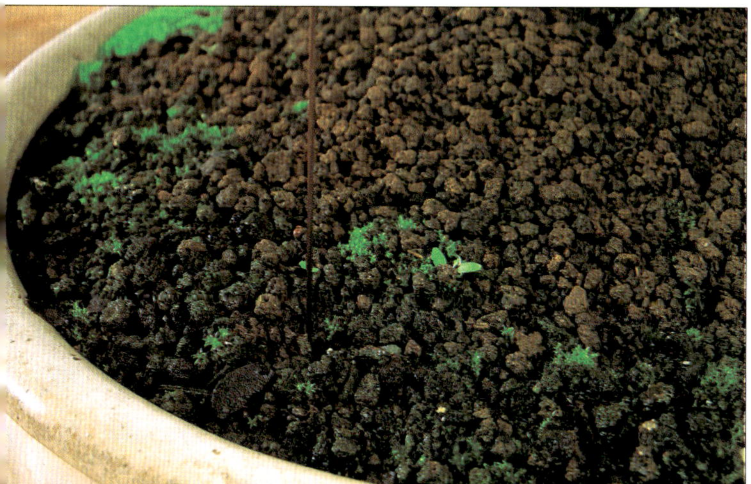

Para evitar que durante el riego la capa superficial de substrato sea arrastrada, es preciso no alcanzar el margen de la maceta y dejar crecer pequeñas matitas de musgo.

Los recipientes

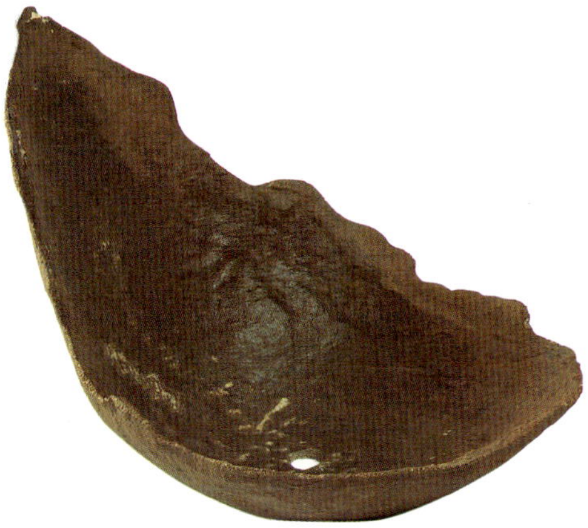

Rompiendo con el corte clásico de la mayoría de los recipientes utilizados en el cultivo de bonsais, existen algunos realmente singulares.

No se trata sólo de simples elementos de soporte, ya que contribuyen a incrementar el valor estético del ejemplar o ejemplares cultivados. En consecuencia, en el momento de escoger la bandeja de cultivo debemos comprobar el tamaño y el sistema de drenaje, al igual que la forma, el color y los adornos que presente su superficie.

Los materiales en que han de estar fabricados los recipientes de cultivo para bonsai conviene que sean cerámicos (arcilla cocida), provistos de agujeros de drenaje a través de los cuales pueda ser eliminado el exceso de agua del riego sin problemas. Dentro de una misma calidad, escogeremos los de menor peso, excepto en aquellos casos en que sea necesario para mantener estable la posición de un ejemplar en cascada o semicascada. El valor de este material reside en su superficie porosa, que permite retener la humedad del suelo, al tiempo que facilita la transpiración. Los fabricados en plástico han de ser desechados.

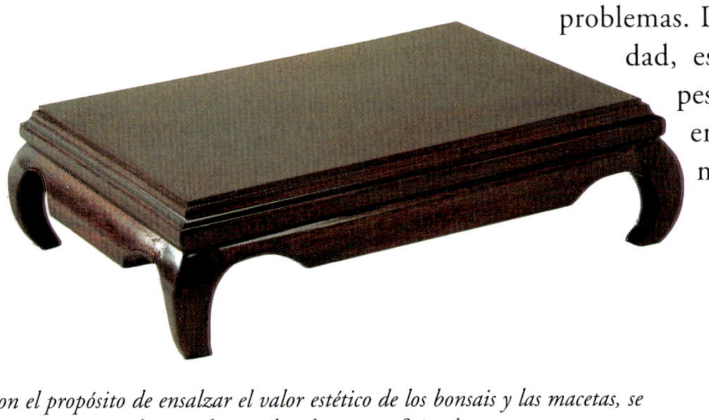

Con el propósito de ensalzar el valor estético de los bonsais y las macetas, se pueden emplear pedestales y superficies de apoyo.

En el caso de cultivadores más expertos, el empleo de una piedra más o menos plana para mantener los ejemplares más resistentes y adaptables es otra de las opciones. La cerámica esmaltada puede emplearse siempre y cuando la superficie interna no presente esta capa, pues sella totalmente el poro.

En cuanto al tamaño y las proporciones de la maceta, es muy importante sopesar sus dimensiones en relación al ejemplar que soportan, ya que tamaños excesivos perjudican estéticamente el conjunto al no existir correlación entre el volumen de ambas partes, además de no ofrecer las condiciones adecuadas para las raíces. Esto viene motivado porque, durante el riego, la cantidad de agua presente en el substrato es superior a la que pueden absorber las raíces, llegando a producirse la formación de mohosidad en la base del tronco y, en ocasiones, podredumbre en las mismas. Si por el contrario resultara pequeño, apreciaremos sensación de inestabilidad, impediremos el normal desarrollo de las raíces y el substrato estará sobreexplotado.

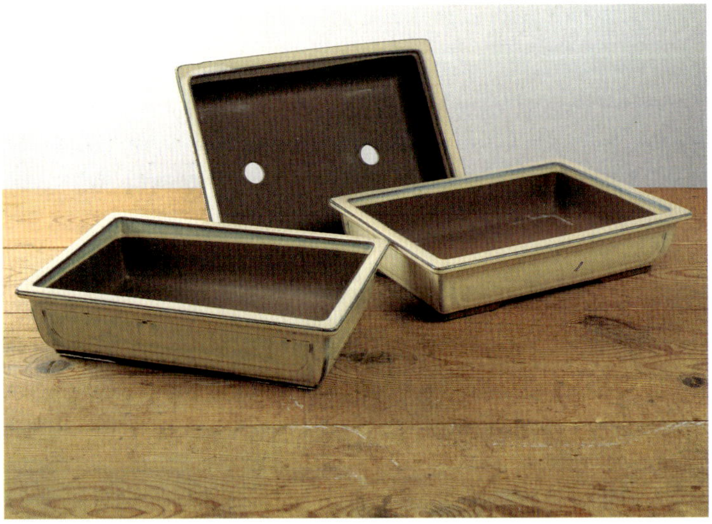

Si bien resultan aceptables los esmaltados en la superficie externa de las bandejas, el interior ha de mantenerse poroso.

Como norma general, la profundidad de la bandeja de cultivo ha de presentar el mismo grosor que el tronco en su parte basal, exceptuando, claro está, las composiciones con varios ejemplares y los bonsais tipo cascada o semicascada, en los que será algo mayor. La anchura lateral en aquellas copas que ofrezcan un plano de simetría frontal, será algo menor que la envergadura alcanzada por las ramas más sobresalientes. La anchura frontal depende también del tipo de bonsai cultivado; si es un ejemplar más ancho que alto, no conviene que supere las dos terceras partes de la longitud de las ramas más desarrolladas, pero si es un espécimen más alto que ancho, seguiremos las mismas proporciones, aunque tomando como referencia la longitud del tronco.

También hemos de tener en cuenta que en los bonsais jóvenes es preciso incrementar paulatinamente las dimensiones del recipiente, hasta que el tronco haya alcanzado la longitud máxima y las ramas la envergadura definitiva. A partir de ese momento, mantendremos la misma maceta tras realizar los trasplantes.

El criterio de selección estético de los recipientes se establece según la forma y el color. De este modo, debemos buscar macetas que no rompan con el aspecto del bonsai. Si disponemos de un tronco robusto y una copa achaparrada, conviene emplear un recipiente ovalado y profundo, mientras que los de perfiles simétricos pueden ser cultivados en macetas cuadradas, hexagonales o redondas. En los casos de bonsais sobre roca, formaciones de bosque o ejemplares esbeltos y estilizados, es preferible ubicarlos en recipientes de contorno suave, que pasen casi desapercibidos. Las formas retorcidas y sinuosas del tronco y las ramas requieren macetas con adornos en relieve y mayor valor ornamental.

El color también entra a formar parte importante en la selección de la maceta pues, si no ponemos cuidado, puede llegar a suponer el centro de atención de todas las miradas, efecto totalmente contrario al pretendido.

El modo más aconsejable de evitar equivocaciones es escoger colores neutros que no puedan desentonar en ningún caso, aunque cuando se trata de ejemplares que en determinadas etapas de su desarrollo cambian la tonalidad de las hojas, dan flores o fructifican, estaríamos desaprovechando una ocasión óptima para conseguir un conjunto verdaderamente llamativo, ya que los colores brillantes y vivos, siempre por debajo de los que de forma natural tiene el árbol, aumentan el valor ornamental del bonsai.Las especies en que mayor cuidado debemos poner son en las coníferas; debido a la austeridad de sus formas y colores, las macetas han de pasar totalmente desapercibidas.

En contraposición al tamaño y las dimensiones de estos accesorios, mucho más definidos, en la elección de la forma y el color influye la opinión del cultivador, que siempre ha de tener presente la idea fundamental de no romper la armonía del conjunto, buscando en todo momento la discreción por encima de la innovación.

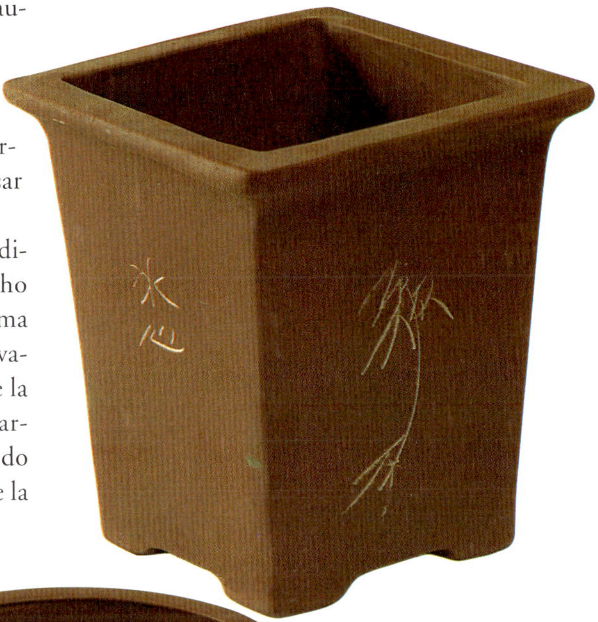

El cultivo de ejemplares en cascada o semicascada precisa de recipientes que ejerzan de contrapeso.

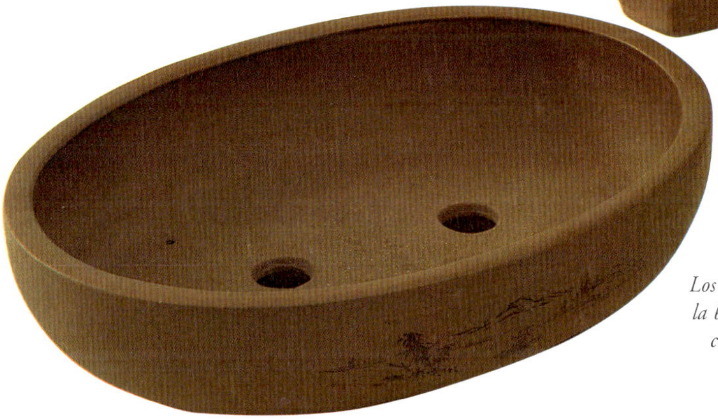

Los agujeros de drenaje en la base de las bandejas de cultivo son condición indispensable.

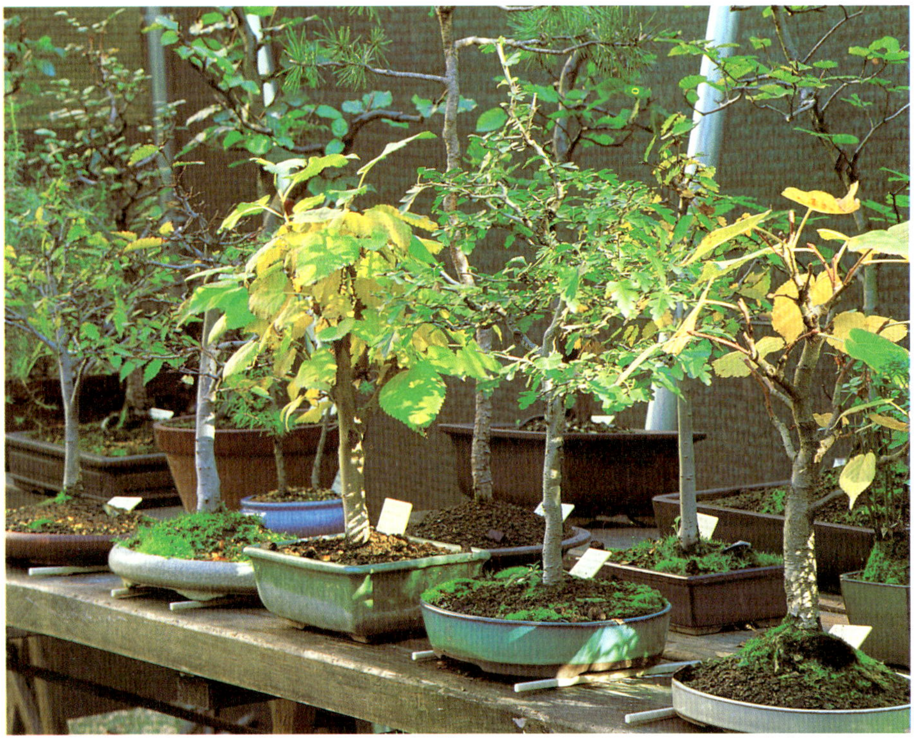

Es preciso escoger la bandeja de cultivo en función de las cualidades estéticas del árbol que va a soportar.

Las variedades de bonsai

Dentro del conjunto de especies vegetales que pueden ser cultivadas y transformadas en bonsai, existen varias subdivisiones, destacando dos grupos principales: los bonsais de exterior y los de interior. Estos han sido creados en función de unas condiciones climáticas muy concretas, reflejadas en que las especies de exterior están habituadas a ambientes templados o fríos, donde existe cierta estacionalidad entre las diferentes épocas del año, mientras que las de interior provienen de regiones más cálidas, en las que la temperatura no sufre demasiadas variaciones a lo largo del año.

En el grupo de los bonsais de exterior, vamos a encontrar la mayoría de las especies de árboles cultivados en bandeja, desde plantas que presentan un porte más o menos arbustivo hasta especímenes que en la naturaleza adquieren gran talla. En él vuelven a crearse nuevas subdivisiones, motivadas, principalmente, por las cualidades biológicas y morfológicas de las especies que lo componen. Así, podemos citar los bonsais de fruto, los de floración, las coníferas y los ejemplares de hoja caduca o caducifolios.

La ubicación para realizar su cultivo, como bien indica su nombre, ha de ser en el exterior, aunque por las singulares cualidades de estos ejemplares resulta preciso evitar exposiciones y situaciones extremas, al tiempo que conferir una protección adicional contra el efecto de todo tipo de inclemencias climáticas, como puede ser el hielo, la nieve, el granizo, etcétera.

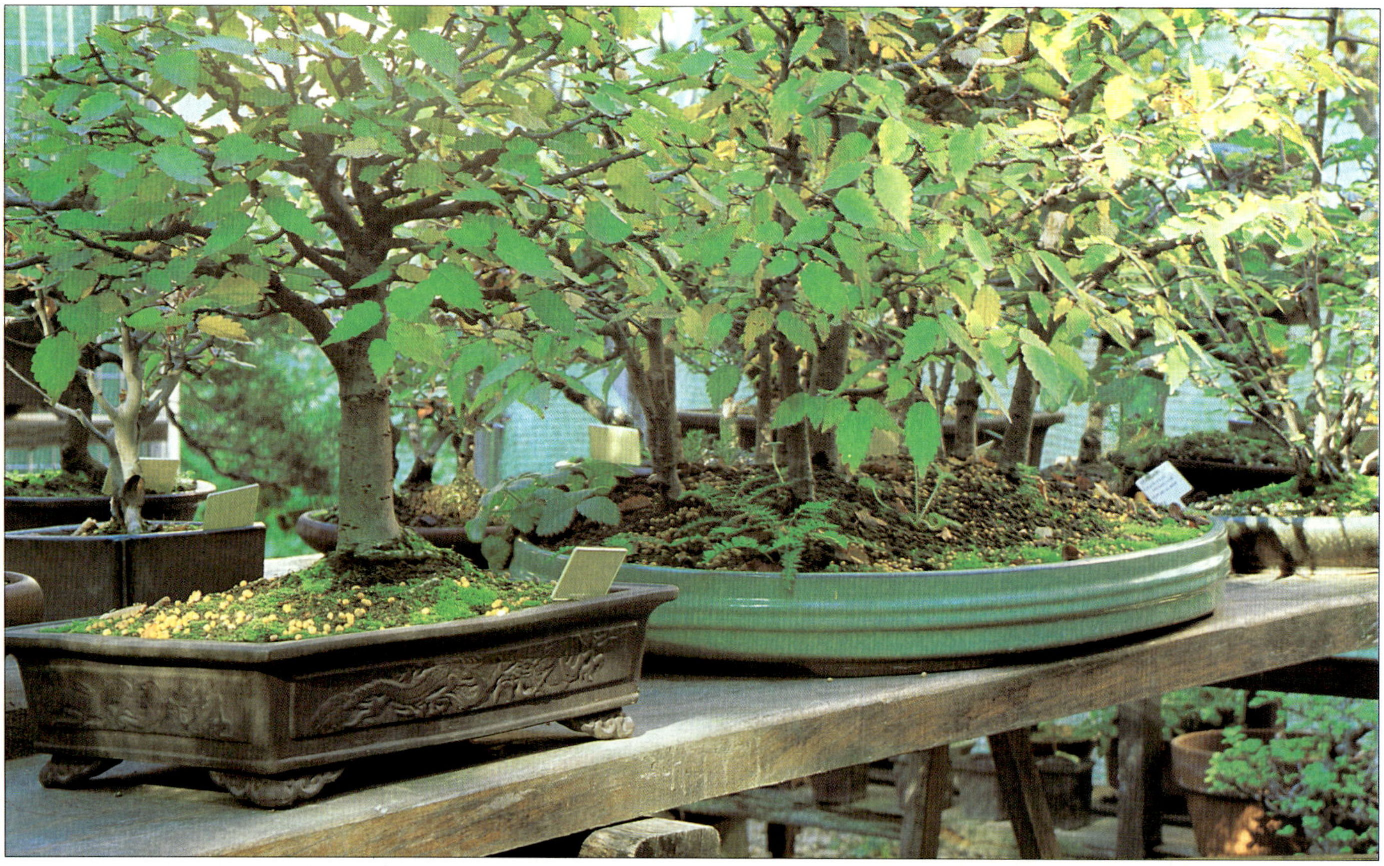

La intensa tonalidad verde que presentan los ejemplares caducifolios, se convierte en colores rojizos y pardos a la llegada del otoño.

LOS BONSAIS FRUTALES

Aquí quedan englobadas las especies que producen frutos vistosos y de dimensiones considerables, y que en la mayoría de los casos son cultivadas por su agradable y excelente valor culinario. Los ejemplos más representativos los encontramos en los ejemplares de almendros (*Prunus amygdalus*), manzanos (*Malus domestica*), granados (*Punica granatum*), etcétera, en los que el atractivo ornamental se ve incrementado durante la época de floración, pues resulta muy vistosa.

Sus necesidades respecto al abonado y el trasplante suelen ser mayores que las del resto, debido al esfuerzo adicional que supone para la planta tener que producir frutos cargados con componentes de enorme valor energético. Los trasplantes suelen realizarse cada uno o

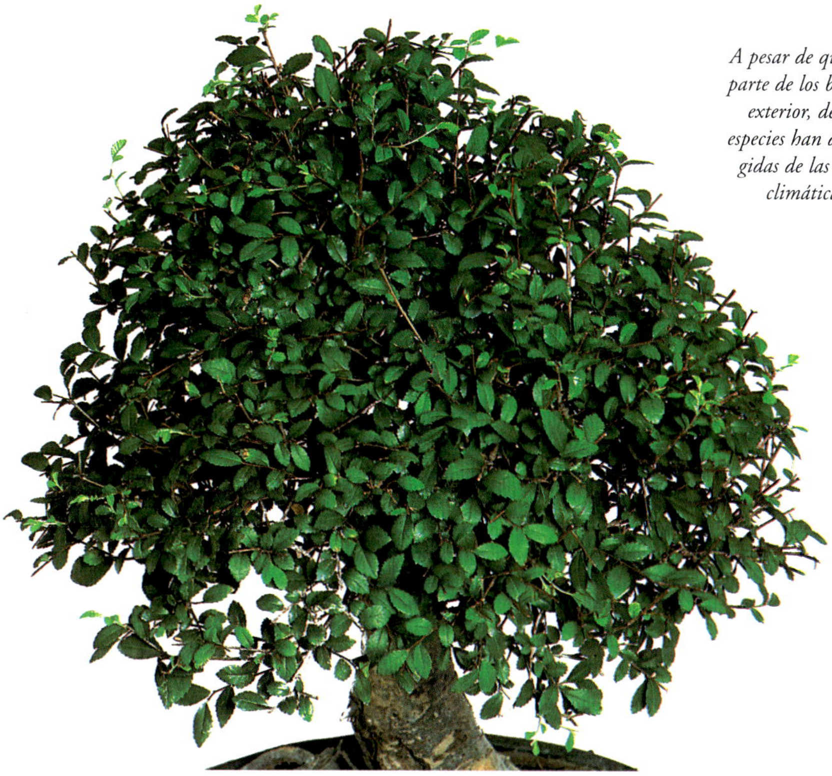

A pesar de que la mayor parte de los bonsais es de exterior, determinadas especies han de ser protegidas de las condiciones climáticas extremas.

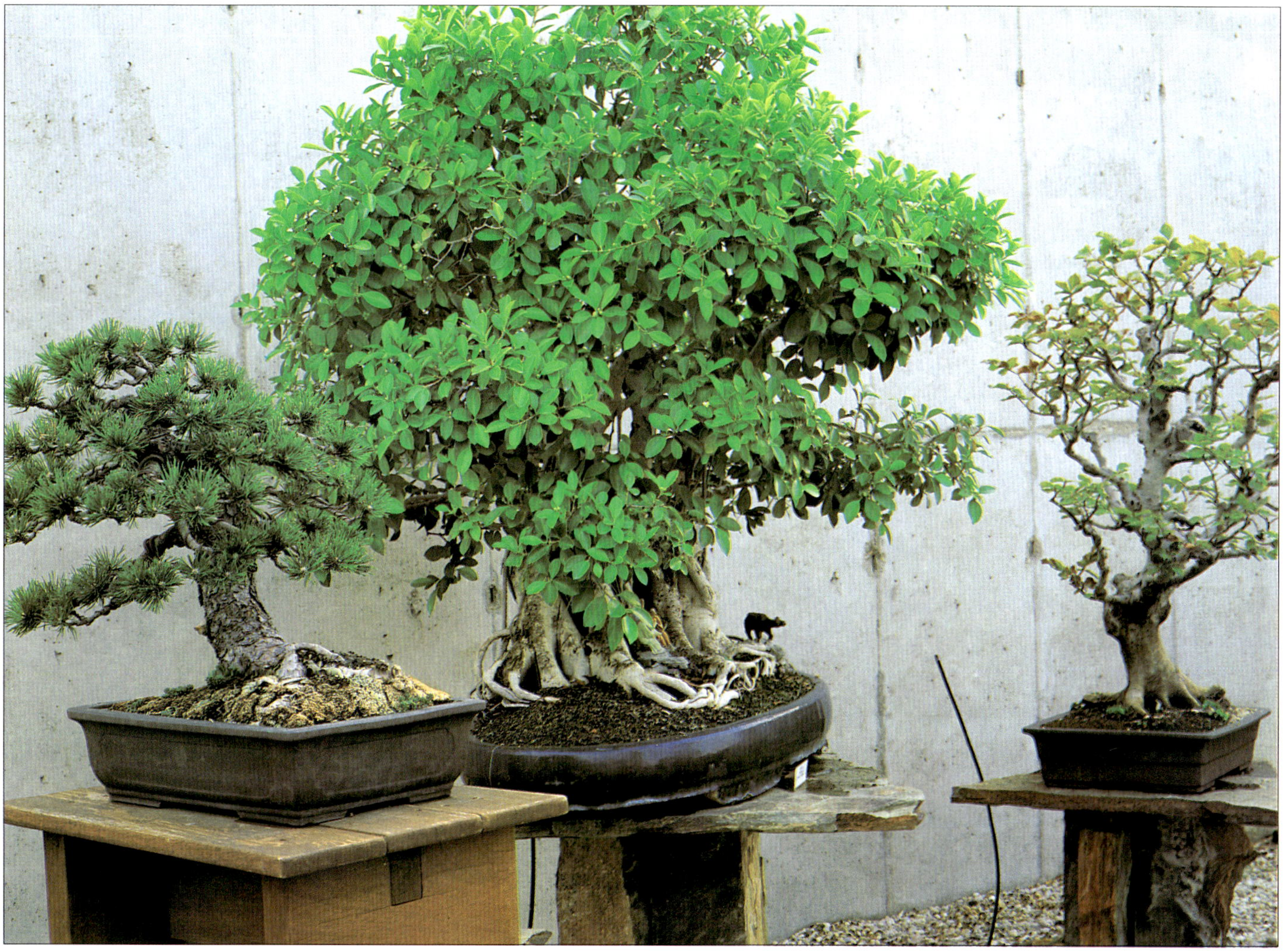

Especies de hoja caduca y perenne pueden convivir en la misma zona de cultivo, lo que incrementa su valor ornamental.

dos años, ya que la floración y la fructificación provocan un agotamiento casi anual de los nutrientes existentes en la superficie de cultivo, motivo por el que también resulta imprescindible aumentar las dosis de abono, especialmente en los períodos de mayor apogeo.

LOS BONSAIS DE FLORACIÓN

Aunque en este grupo también tendrían cabida muchas especies de frutales, ya que en la época de floración pueden llegar a resultar realmente llamativos, el criterio que vamos a seguir va a ser el de reunir todas aquellas plantas que presenten como principal característica la producción de flores, siendo éste el utilizado para su selección en la jardinería convencional. De esta forma, encontramos ejemplares de glicinias (*Wisteria sp.*), lilos (*Syringa vulgaris*), rododendros (*Rhododendron sp.*), jazmines (*Jasminum sp.*), camelias (*Camelia japonica*), etcétera, tan apreciados y habituales en los jardines de las regiones más dispares de nuestro planeta.

Cabe destacar como esenciales las labores de poda, habitualmente realizadas después de la floración, y el abonado, imprescindibles para mantener y aumentar el vigor o la vistosidad de sus flores. Los trasplantes suelen realizarse una vez al año o al cabo de dos, debido a su rápido crecimiento y al enorme gasto que realizan de los componentes orgánicos y minerales del substrato durante la época de floración.

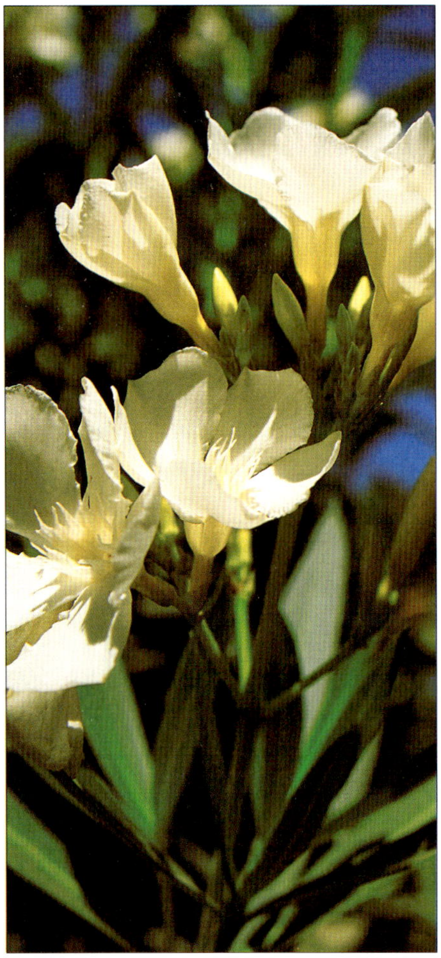

La reducción de las flores de algunos ejemplares silvestres, es una tarea que a veces no puede realizarse.

La anécdota más llamativa del grupo está representada por la glicinia (*Wisteria sp.*), pues en esta especie no ha sido posible conseguir la reducción del tamaño de sus flores, uno de los múltiples secretos de la naturaleza que aún no ha sido posible desvelar.

LOS BONSAIS CADUCIFOLIOS

La presencia de hojas en los tallos y las ramas de los árboles planifolios, es uno de los caracteres que más llama la atención en buena parte del conjunto de especies destinadas a este tipo de cultivo. La frondosidad, el cambio de tonalidad entre las diferentes estaciones y la pérdida de las mismas con la llegada del otoño, conforman el rosario de cualidades que dan nombre al grupo de los bonsais caducifolios. Los olmos (*Ulmus sp.*), los robles (*Quercus sp.*), los arces (*Acer sp.*) o las hayas (*Fagus sp.*), son algunos de los ejemplos más emblemáticos, aunque la lista es amplia y

Algunos bonsais de flor y fruto y sus requerimientos

GRUPO	NOMBRE LATINO	NOMBRE	RIEGO	ABONADO	TRASPLANTE	PODA DE BROTES	PODA DE RAMAS
De flor	Jasminum sp.	Jazmín	Abundante	Primavera-otoño	Otoño-invierno	Primavera-verano	Otoño
De flor	Rhododendron sp.	Rododendro	Abundante	Primavera-otoño	Otoño	Primavera	Otoño
De flor	Syringa vulgaris	Lilo	Abundante	Primavera-otoño	Primavera	Primavera	Otoño
Frutales	Malus domestica	Manzano	Moderado	Primavera-otoño	Invierno-primavera	Primavera	Invierno-primavera
Frutales	Punica granatum	Granado	Abundante	Primavera-otoño	Primavera	Primavera	Otoño
Frutales	Prunus amygdalus	Almendro	Abundante	Primavera-otoño	Invierno	Primavera	Otoño

Algunos bonsais de hoja caduca y perenne y sus requerimientos

GRUPO	NOMBRE LATINO	NOMBRE	RIEGO	ABONADO	TRASPLANTE	PODA BROTES	PODA RAMAS
Caducifolios	Acer palmatum	Arce palmado	Moderado	Primavera-otoño	Invierno-primavera	Primavera-verano	Primavera-verano
Caducifolios	Fagus sp.	Haya	Abundante	Primavera-otoño	Final invierno	Primavera	Primavera
Caducifolios	Ginkgo biloba	Ginkgo	Abundante	Primavera-otoño	Final invierno	Primavera	Primavera
Caducifolios	Ulmus sp.	Olmo	Abundante	Primavera-otoño	Primavera	Primavera-verano	Primavera-verano
Coníferas	Cedrus sp.	Cedro	Moderado	Primavera-otoño	Invierno-primavera	Primavera-verano	Primavera-otoño
Coníferas	Chamaecyparis sp.	Falso ciprés	Abundante	Primavera-otoño	Invierno-primavera	Primavera-verano	Primavera-otoño
Coníferas	Juniperus squamata	Enebro	Moderado	Primavera-otoño	Final invierno	Primavera-otoño	Primavera
Coníferas	Pinus pentaphylla	Pino de 5 agujas	Moderado	Primavera-otoño	Invierno-primavera	Primavera	Otoño
Coníferas	Taxus baccata	Tejo	Moderado	Primavera-otoño	Final invierno	Primavera-otoño	Primavera- otoño

variada. La mayoría de las labores de cultivo se concentran en los períodos del año favorables, comenzando al final del invierno, cuando los nuevos brotes y las hojas devuelven la vida a los ejemplares aletargados, manteniéndose hasta la llegada del otoño. La labor principal es la poda, ya que las nuevas ramas no tardan en alcanzar un desarrollo considerable, difuminando los rasgos característicos de cada bonsai. Los trasplantes se realizan en un tiempo medio, lo que supone cada dos o tres años, pues aunque no tienen un crecimiento rápido, la pérdida y la renovación de todo el follaje representa un enorme esfuerzo.

LOS BONSAIS CONÍFERAS

Estamos ante uno de los grupos de vegetales más peculiares, capaces de soportar las extenuantes condiciones ambientales del invierno sin necesidad de perder sus singulares hojas. En unos casos encontramos especies con hojas en forma de aguja, denominadas acículas, como sucede con los pinos (*Pinus sp.*), los cedros (*Cedrus sp.*), los alerces (*Larix sp.*) o los abetos (*Betula sp.*).

En otros, se han transformado en escamas de pequeño tamaño que crecen pegadas a los tallos, como por ejemplo algunas especies de enebros (*Juniperus sp.*) y los falsos cipreses (*Chamaecyparis sp.*), o incluso pueden tener la forma habitual de una hoja, como sucede con el tejo (*Taxus baccata*), que es larga y plana. Su porte y aspecto resulta muy vistoso en cualquier época del año, siendo las labores de poda uno de los requerimientos más importantes para el mantenimiento. Los trasplantes suelen realizarse en períodos que oscilan entre tres y cinco años, motivado principalmente por la reducida velocidad de crecimiento que mantienen, así como por su capacidad para enraizar y desarrollarse incluso entre las grietas de las rocas.

Dentro del apartado de bonsais de interior no encontraremos subdivisiones, debido a la homogeneidad que ofrecen este tipo de especies en relación a sus requerimientos y métodos de cultivo, aún cuando los caracteres morfológicos que presentan resultan verdaderamente dispares. Todas las especies que lo conforman proceden de climas benignos, donde predominan unas condiciones más o menos estables durante todo el año. Los criterios de selección de estos ejemplares están basados en los caracteres más dispares, como puede ser la belleza de sus flores, como ocurre con las buganvillas (*Bougainvillea sp.*) o las gardenias (*Gardenia sp.*). En otros casos, se tienen en cuenta los perfiles del conjunto que proporcionan agradables formas al entorno, como sucede con crásula (*Crassula sp.*) o araucaria (*Araucaria sp.*), mientras que en la mayoría de las especies prevalecen las formas que presentan las hojas o el conjunto del follaje como carácter que las convierte en objeto de admiración, como ocurre, por ejemplo, en aralia (*Aralia sp.*), sageretia (*Sageretia sp.*) o ficus (*Ficus sp.*).

El mantenimiento de estas plantas se realiza siguiendo un planteamiento semejante al del resto de bonsais, aunque con la diferencia implícita de ubicarlas bajo techo y en unas condiciones térmicas más o menos estables. Aunque la primavera sigue siendo una de las estaciones más laboriosas, bien es cierto que los cuidados se realizan de forma menos intermitente, pues la estacionalidad, aún dentro de un invernadero o en la propia casa, también se deja notar.

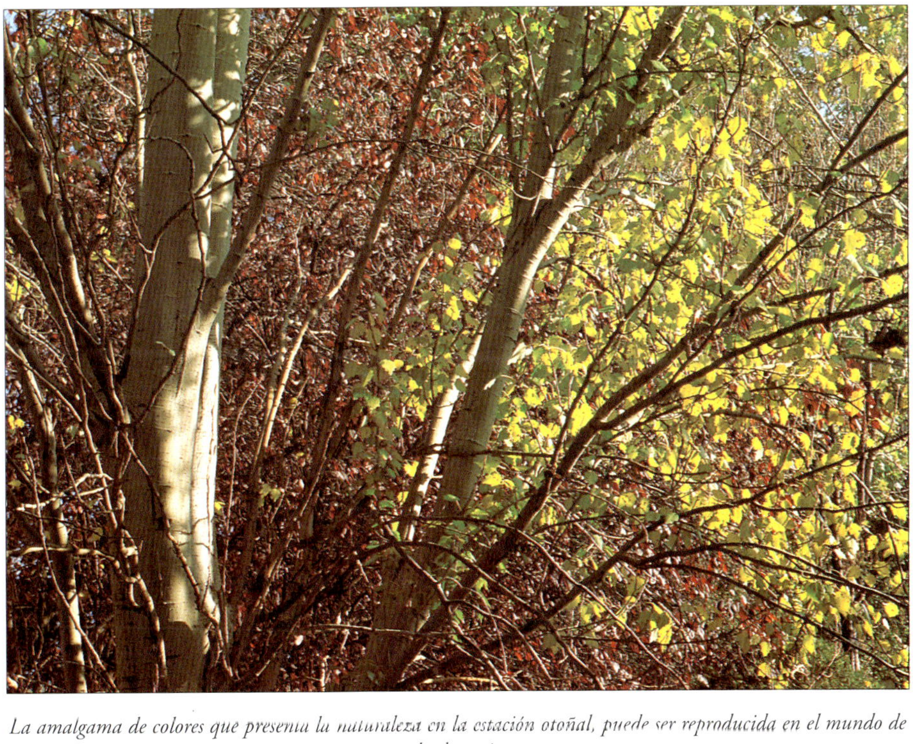

La amalgama de colores que presenta la naturaleza en la estación otoñal, puede ser reproducida en el mundo de los bonsais.

Algunos bonsais de interior y sus requerimientos

NOMBRE LATINO	NOMBRE	RIEGO	ABONADO	TRASPLANTE	PODA DE BROTES	PODA DE RAMAS
Aralia elegantissima	*Aralia*	*Abundante*	*Primavera-otoño*	*Primavera*	*Primavera*	*Primavera-verano*
Crassula arborescens	*Crásula*	*Escaso*	*Primavera*	*Primavera*	*Primavera-verano*	*Primavera-otoño*
Ficus retusa	*Ficus*	*Moderado*	*Primavera-otoño*	*Primavera*	*Primavera*	*Invierno*
Sageretia theezans	*Sageretia*	*Abundante*	*Primavera-otoño*	*Final invierno*	*Primavera*	*Final invierno*

Obtención y selección de un bonsai

En sus orígenes, los bonsais entraban a formar parte de las plantas cultivadas en los jardines a partir de ejemplares silvestres seleccionados por sus peculiares características. La mayoría eran recolectados en zonas montañosas, cuyas condiciones climáticas adversas propiciaban su singular desarrollo.

Cualquier ejemplar puede ser convertido en un bonsai, pudiendo escoger entre perennifolios y caducifolios, árboles frutales, coníferas o plantas de interior, a pesar de que existen determinadas especies cuyas cualidades y características favorecen la puesta en práctica de estos singulares métodos de cultivo originarios de oriente.

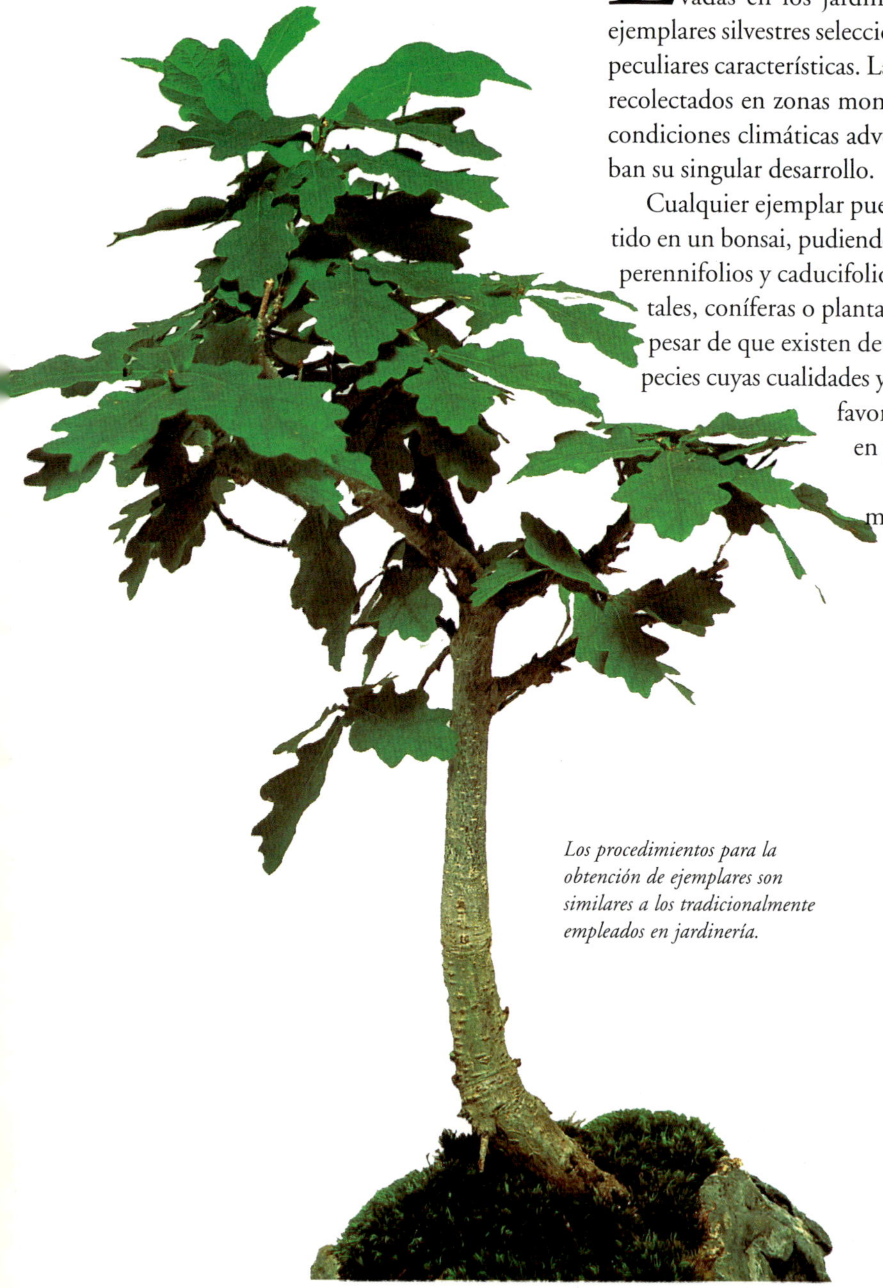

Los procedimientos para la obtención de ejemplares son similares a los tradicionalmente empleados en jardinería.

Si en algo se significan las culturas orientales, es en el carácter ritual y meticuloso con que desarrollan la mayor parte de sus actividades, y en este caso, la sustracción de uno de los elementos constituyentes del medio natural, no podía ser menos. La obtención de un bonsai resultaba todo un arte que duraba años, pues la separación de las raíces se realizaba sólo en una estación y de forma progresiva. El bonsai era tratado como un árbol de origen sagrado.

En la actualidad está totalmente prohibido arrancar ejemplares silvestres del entorno natural, debido a la situación precaria por la que pasan numerosas especies en peligro de extinción, ya esté provocada por los cambios climáticos o bien por la acción directa del hombre. Por tal motivo, si deseamos cultivar nuestro propio bonsai, debemos recurrir a sistemas que no perjudiquen el medio ambiente ni causen daño alguno a los seres vivos que forman parte de él.

En aquellos ejemplares que logremos mantener a partir de la siembra de semillas, el esquejado de tallos o el acodo de ramas, podremos asegurar que se tratan de recién nacidos, tendremos una referencia exacta de la edad real del bonsai, y quién sabe si lograrán pasar por varias generaciones de nuestra descendencia.

Estos métodos proporcionan una situación inmejorable para cultivar la especie que más nos agrade de nuestro entorno, o bien aquella otra sobre la que hayamos observado la acción del clima propio de la zona en que vivimos, tratando de imitarlo siguiendo las pautas que marca la naturaleza que nos rodea y desviándonos ligeramente del camino marcado por la tradición oriental.

Para llevarlo a cabo, es preciso contar con las técnicas reseñadas en los libros, pero apartándonos algo de la rigurosidad que caracteriza a los diferentes estilos, aún cuando con ello no se trata de crear una línea de separación o romper con la esencia y la pureza de sus métodos. Al contrario, sólo se busca un mayor respeto por la naturaleza, sirviéndonos de las enseñanzas y la sabiduría de oriente para conocerla mejor, así como de comprender los mecanismos de acción que ejerce sobre todos los seres vivos. A través de este método de cultivo, lo que debemos buscar es el significado, la esencia del ser vivo y su relación con la naturaleza, la comprensión del entorno y los dispositivos que lo rigen.

Los métodos a partir de los que es posible obtener ejemplares de árboles para su cultivo en maceta son semejantes a los empleados en la jardinería convencional, como ocurre con la siembra de semillas o la plantación de esquejes y plantones jóvenes, siguiendo la técnica del acodo o la puesta en práctica del injerto. En todos los casos, hemos de seleccionar ejemplares sanos con llamativas cualidades, así como realizar las diferentes técnicas con los materiales idóneos y bajo las condiciones óptimas en que pueda obtenerse el mayor rendimiento. Por ejemplo, conviene sembrar en primavera, trabajar con esquejes y plantones al final del invierno, e injertar y acodar en el momento en que empiece a fluir la savia y aparezcan los primeros brotes.

En la mayoría de las ocasiones, los bonsais que llegan hasta nuestras manos proceden de ejemplares jóvenes cultivados y acondicionados en viveros especializados, pero para elegir bien debemos conocer unos criterios de selección básicos, a fin de evitar desagradables sorpresas o adquirir ejemplares cuyo valor no se corresponde con el que señala su etiqueta.

La selección se basa en unos puntales esenciales: las condiciones de salud así como el aspecto en que se encuentra el bonsai, y nuestro propio gusto y criterio.

Tomando como punto de partida las raíces, debe presentar un cepellón compacto y bien ramificado, asentado perfectamente en el substrato. Si existiesen algunas superficiales, éstas han de ser proporcionales al grosor del tronco; es decir, ni muy gruesas ni demasiado delgadas.

En referencia al tronco, conviene comprobar la cicatrización de los cortes de poda, asegurándonos de que no presenta síntomas de putrefacción o daños que pudieran provocarla. El aspecto general debe ser semejante al de un ejemplar a tamaño natural de

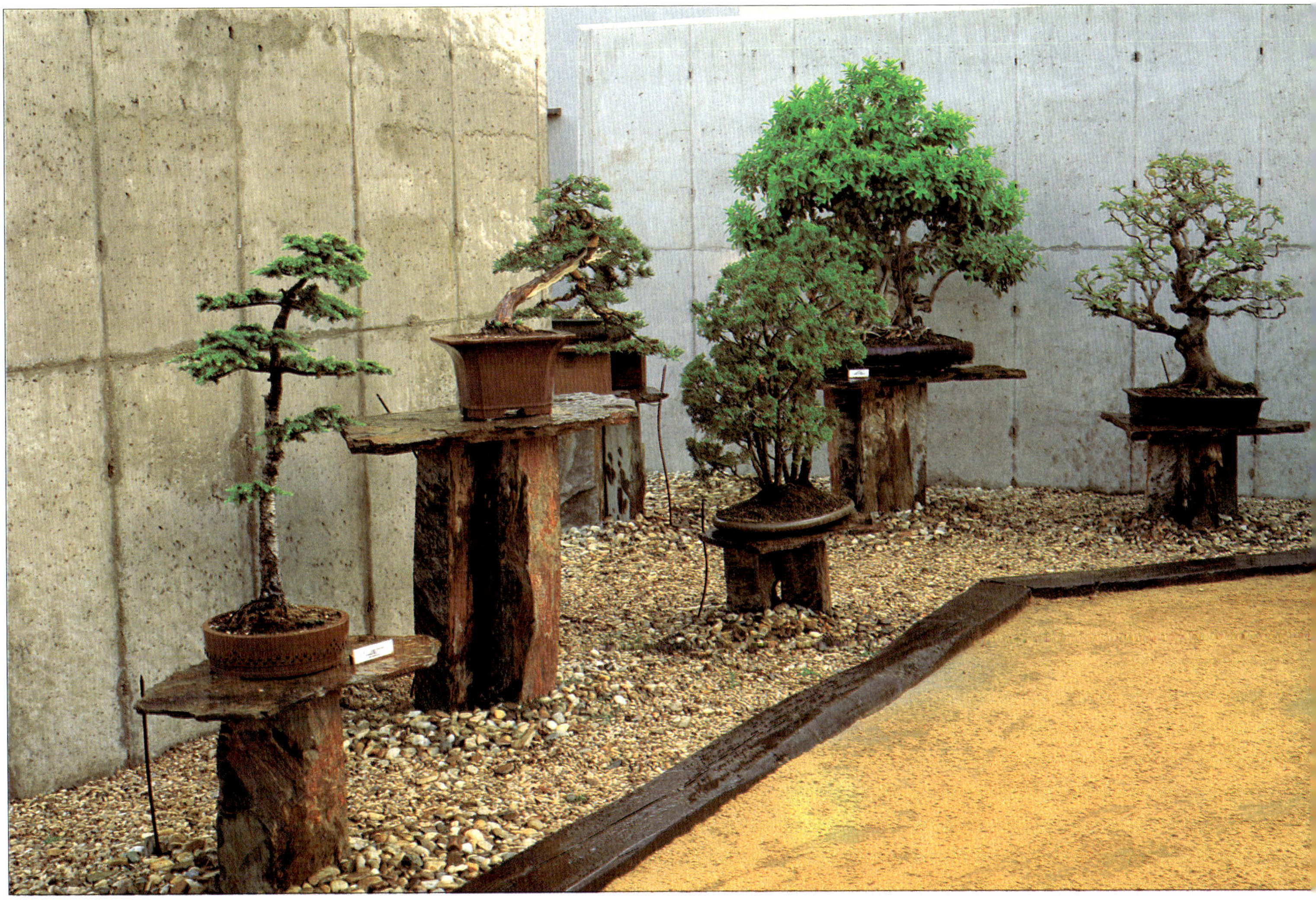

Cualquier especie resulta sencilla de reproducir conociendo los mecanismos naturales que posee para ello.

la misma especie y edad, con una corteza del espesor adecuado y líneas y perfiles suaves, no forzados. Es muy importante cerciorarse de que el alambre con que ha sido modelado no ha impedido el normal crecimiento en grosor, pues un descuido puede causar cicatrices y señales en la superficie.

Las ramas han de estar dispuestas de forma compensada, creando una copa de contorno regular y con grosores progresivamente más reducidos desde la base hasta el ápice, de forma que no queden entrecruzadas, así como presentar una corteza que no haya sufrido daños durante las tareas de poda y modelado. También tenemos que comprobar cual es el frente del ejemplar, la armonía del conjunto y su firmeza respecto al tronco.

El siguiente punto a tener en cuenta son las hojas, fijándonos en que no estén parasitadas ni afectadas por ninguna enfermedad. Su tamaño ha de ser reducido, en consonancia con el porte del resto, formando densas agrupaciones en las ramas y ofreciendo un vigor y colorido semejante al de los ejemplares a tamaño natural. En el caso de las especies de hoja caduca, es preferible esperar a la llegada de la estación otoñal, momento en que podremos comprobar el aspecto del follaje, y tras un corto período de espera, la disposición de las ramas una vez despobladas.

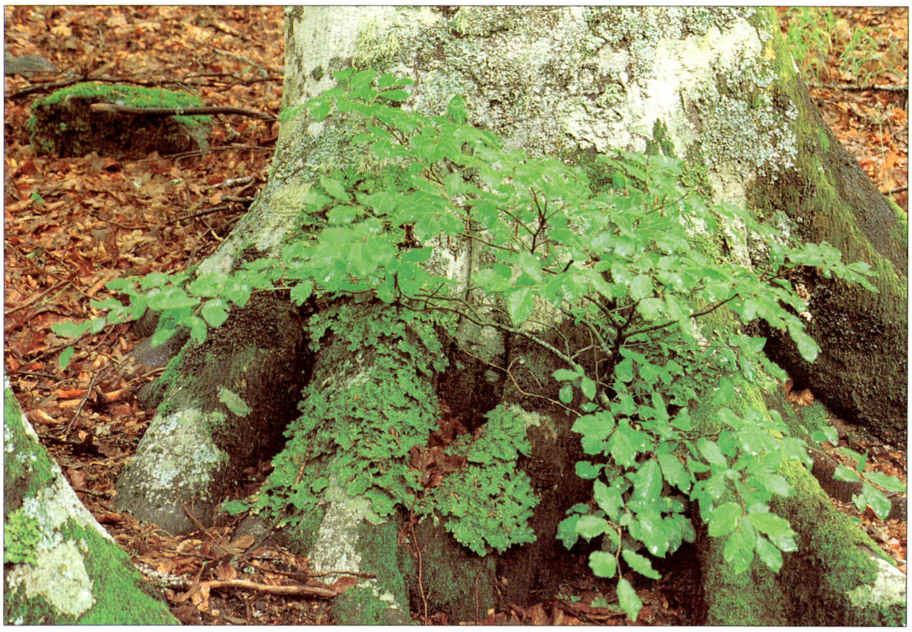

Algunos plantones presentan cualidades de gran valor estético desde los primeros momentos de su crecimiento.

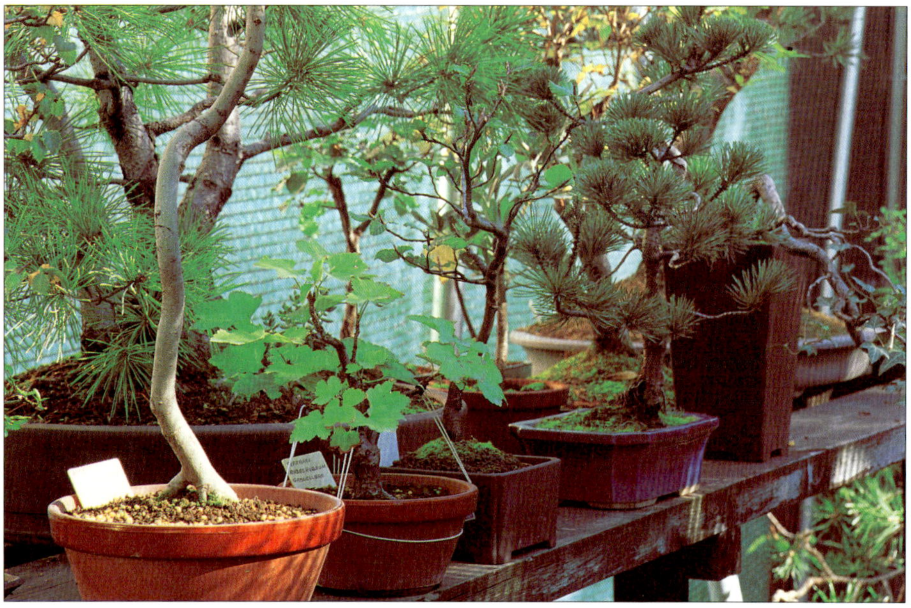

Los recipientes de cultivo empleados para mantener los nuevos ejemplares, suelen ser más profundos y contener una mezcla de suelo diferente.

En época de floración o fructificación obtendremos más datos, lo que nos permitirá cerciorarnos de que los tamaños siguen siendo proporcionales en relación al conjunto y, correlativamente, comprobar si el mantenimiento ha sido llevado de forma correcta, ya que unas malas condiciones de riego y abonado impiden el normal desarrollo de tales eventos.

A fin de conocer el estado general del bonsai, hemos de fijarnos en el substrato y la base del tronco, para asegurarnos de si el trasplante se ha realizado recientemente. En este caso, la tierra no estará muy compactada, aparecerá mullida y oscura, llegando incluso a mancharnos si desgranamos una pizca en nuestros dedos. Si tocamos el tronco ligeramente, el suelo cederá en torno al mismo, no formando un bloque único. Tampoco se habrán asentado por completo los musgos y los elementos decorativos incorporados a la bandeja, como pueden ser pequeñas piedras, y la base del tronco y las raíces superficiales no tendrán una capa de verdín en prolongación con el suelo.

En tales circunstancias, hemos de considerar que el bonsai es más vulnerable, pues el mismo trasplante supone una modificación de sus condiciones, y el período de tiempo posterior se convierte en un momento delicado de reajuste.

También es importante fijarse en la maceta, en sus dimensiones respecto a la altura y la envergadura del ejemplar que soporta, y en que los agujeros de drenaje realicen su función a la perfección.

En los casos en que la elección realizada se trate de un ejemplar cultivado sobre una roca, resulta imprescindible que esté bien asentada en la superficie, siguiendo el contorno irregular del perfil, soportando el tronco con firmeza y, al tiempo, equilibrio. La roca, junto con el suelo y los elementos vegetales accesorios

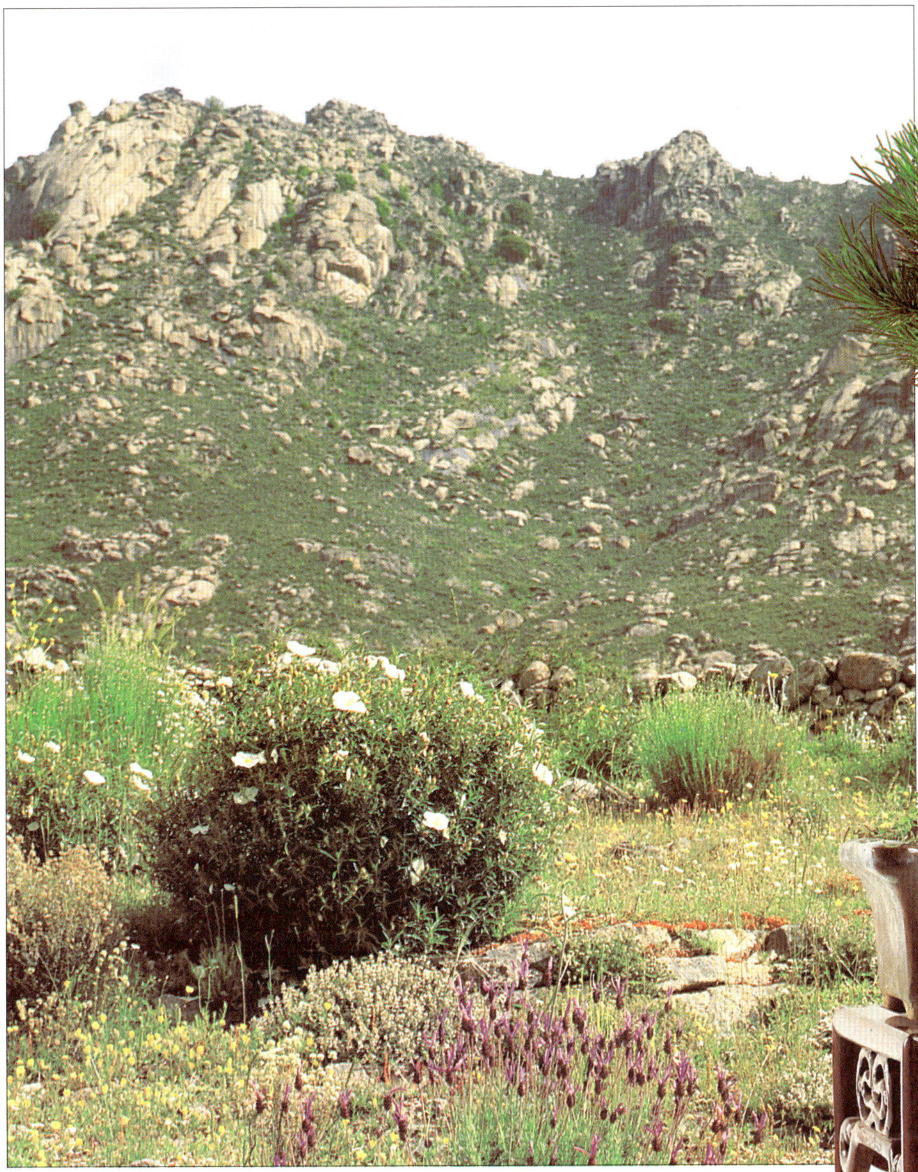

Extraer ejemplares directamente del entorno natural, es una práctica que puede provocar daños considerables al medio ambiente.

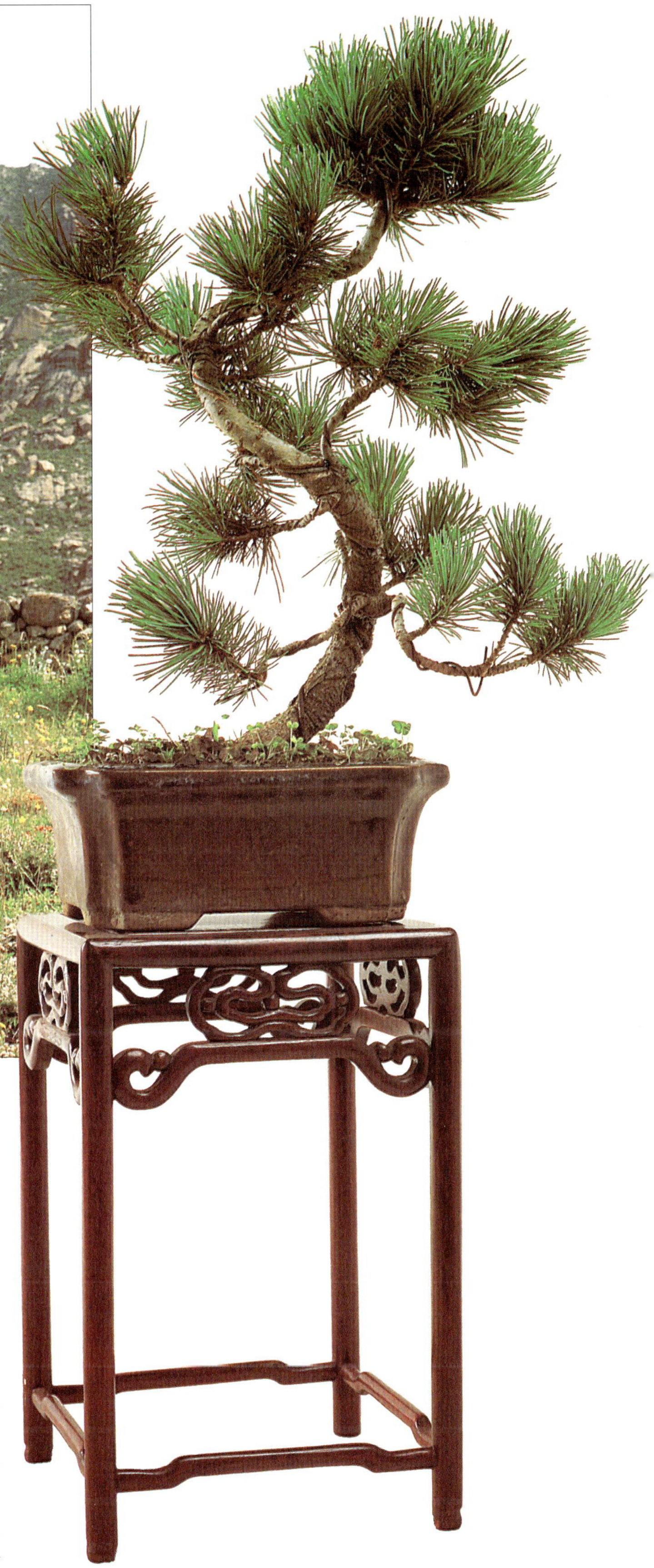

que cubren la bandeja, ha de formar una masa compacta, creando un grupo estéticamente compensado, en que los volúmenes vayan de mayor a menor en altura, proporcionando estabilidad al bonsai. La situación se complica algo más si nos decidimos por un paisaje formado por varios ejemplares, ya que tendremos que comprobar cada pie uno a uno y la composición estética creada por el conjunto. Así, los troncos han de alzarse en armonía entre sí, no pudiendo entrecruzarse los pies ni las ramas. Si existe algo de inclinación, ésta debe ser igual en todos ellos, y si las dimensiones no son las mismas, seguir una proporción y progresión equilibrada, desde fuera hacia dentro o de un lado al otro.

La mejor época para adquirirlos es sin duda el final del invierno, cuando los primeros brotes están a punto de hacer acto de presencia, o bien esperar algo más para constatar sus buenas condiciones mediante la forma de despuntar. Antes de que llegue ese momento, conviene tener en mente cuáles son las labores de mantenimiento y cultivo que precisa la especie elegida, adelantándonos a posibles sorpresas y previniendo situaciones incontroladas.

Muchos ejemplares de pino pueden reproducirse a partir de sus semillas, como es el caso de Pinus pentaphyla (pino de cinco agujas).

Bonsais a partir de semillas

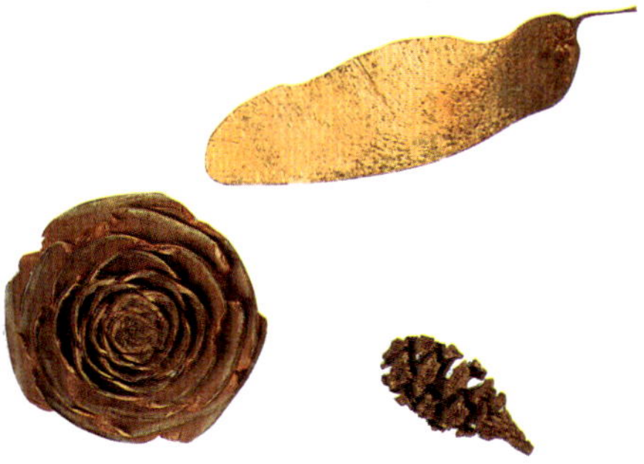

Los frutos a partir de los cuales se obtienen las semillas, presentan formas y tamaños muy dispares.

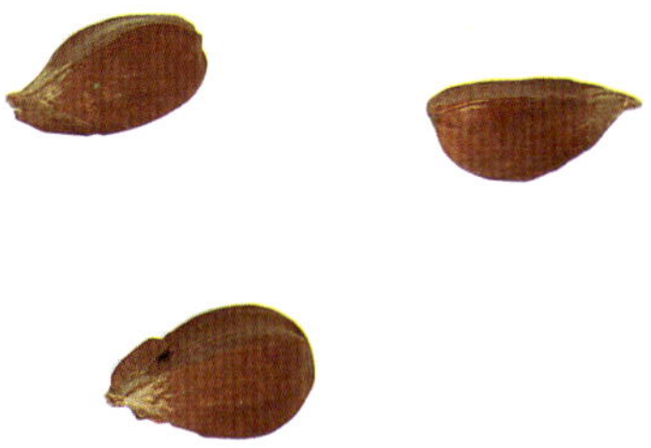

Algunas cubiertas que protegen las semillas, requieren ser retiradas antes de la siembra.

La imagen de la germinación de una semilla, parece ligada de forma inseparable a la presencia de agua y tierra, y a pesar de que en la mayoría de las especies sucede así, la idea no resulta del todo cierta, especialmente dentro del amplio grupo de las plantas que ofrecen porte arbóreo.

No todas las semillas son capaces de germinar del mismo modo, pues existen casos en que el fuego, las bacterias, el efecto de las bajas temperaturas o la actuación de los jugos gástricos presentes en el tubo digestivo de determinados animales, resultan indispensables para que la vida aparezca en forma de nuevos y delicados brotes de color verde.

Algunas especies tienen la capacidad de producir semillas que nada más desprenderse de la planta madre están dispuestas a germinar, mientras que otras precisan de un período de reposo o estar sometidas a un ciclo estacional, donde resultan imprescindibles los cambios de temperatura y la luminosidad.

Como norma general, las semillas que presenten cubiertas rígidas y leñosas han de ser eliminadas, pues son estructuras de protección que retardan considerablemente la germinación.

No debemos sembrar bajo ningún concepto semillas pertenecientes a ejemplares de diferente especie, ya que sus requerimientos de agua, temperatura y luz pueden ser muy distintos, siendo imposible compaginarlos en un mismo recipiente.

El tipo de suelo a emplear ha de ser siempre nuevo y asegurar que el aporte de nutrientes no va a convertirse en un factor limitante. A fin de no encontrarnos con sorpresas inesperadas, podemos preparar una mezcla equilibrada tanto en sustancias minerales como en materia orgánica, que obtendremos combinando tres cuartas partes de turba o compost de origen vegetal y una parte de arcilla. Antes de dar por concluida la elaboración, conviene tamizarla con objeto de retirar los posibles guijarros, así como desmenuzar los terrones más gruesos, dejando una mezcla esponjosa, aireada y suelta, necesaria para favorecer el desarrollo de las primeras raíces. Además de estos dos componentes, es preciso disponer de algunos trozos de teja y de un montoncito de arena para preparar un fino estrato de drenaje en el fondo de la maceta.

La mejor época para efectuar la siembra es la primavera, aunque el otoño también supone un momento propicio para

Algunos bonsais frutales obtenidos a partir de semillas

NOMBRE LATINO	NOMBRE	RECOLECCIÓN	PREGERMINACIÓN	SIEMBRA
Malus domestica	*Manzano*	*Verano-otoño*	*No precisa*	*Final invierno*
Olea europaea	*Olivo*	*Otoño-invierno*	*Eliminar cubierta leñosa*	*Invierno*
Prunus amygdalus	*Almendro*	*Otoño*	*Eliminar cubierta leñosa*	*Invierno*
Punica granatum	*Granado*	*Verano*	*Estratificación seca invernal*	*Final invierno*

llevarla a cabo, sobre todo en el caso de las especies perennes que mantienen las hojas todo el año y, por tanto, sus funciones vitales de modo ininterrumpido. Al mismo tiempo, debemos seleccionar un lugar que ofrezca condiciones ambientales óptimas, que no provoquen la extenuación de los nuevos ejemplares. Si la siembra se realizó al final del invierno, hemos de asegurarnos de que las bajas temperaturas no puedan influir negativamente, amortiguando la acción de las heladas, la nieve, el granizo y el viento, ya sea emplazándolo en el interior de un invernadero o acondicionando una zona del jardín o la terraza con un parapeto o eventual tejado, orientado hacia el sur. En el caso de que los ejemplares recién nacidos tengan que soportar altos niveles de calor y elevada radiación solar durante el estío, la protección estará enfocada a mantener una temperatura y humedad estable durante las horas más cálidas del día, escogiendo un lugar sombreado y fresco que permita la llegada de los rayos solares a primera hora de la mañana y a última de la tarde.

Las semillas recolectadas pueden ser plantadas directamente sin tratamiento previo, aunque existen algunos casos en que resulta aconsejable mantenerlas en un recipiente con agua durante tres o cuatro horas, posibilitando de este modo una germinación más rápida y homogénea. Independientemente de la especie seleccionada, es fundamental emplear un mínimo de tres semillas en el proceso, pues en ocasiones el árbol genera semillas estériles que nunca llegan a germinar, con lo que si plantamos una sola, podríamos estar esperando de forma inútil.

El proceso se inicia preparando la bandeja o la maceta donde van a ser sembradas, mediante la disposición de un efectivo sistema de drenaje en la base. Para ello, situamos unos trozos de teja en los agujeros, empleamos grava para crear un delgado estrato que los cubra, y ponemos una nueva capa de arena de río a fin de ocupar los resquicios y las oquedades existentes entre las pequeñas piedrecillas. A continuación, incorporamos la mezcla que va a convertirse en el suelo en el interior de un recipiente no demasiado grande, pero que posibilite la distribución de las semillas de modo que exista un mínimo de separación entre ellas. Si sólo pretendemos hacer que germinen, para luego cambiarlas y cultivarlas en recipientes individuales, es suficiente dejar uno o dos centímetros de distancia, pero si tenemos la intención de mantener los ejemplares reunidos hasta el momento del primer trasplante, el espacio ha de ser más amplio con objeto de impedir que los nuevos brotes interfieran entre sí. En cualquier caso, debemos procurar no realizar presión sobre la tierra, pues si queda demasiado compacta el desarrollo de las primeras raíces se verá ligeramente afectado. Es importante que no lleguemos a cubrir el borde, dejando un mínimo de dos o tres centímetros y una superficie tan horizontal como sea posible.

Preparado el suelo, situamos las semillas en la posición que más nos convenga, siem pre tumbadas, procurando que la yema germinal quede dirigida hacia un lado, nunca en vertical, e incorporamos una fina capa de la misma mezcla elaborada con anterioridad, presionando con suavidad para que queden cubiertas por completo.

Finalmente, ponemos un trozo de papel de filtro o secante, ajustando su contorno al de la maceta y regamos. Esta protección es precisa para impedir que las semillas queden descubiertas al realizar el aporte de agua. Debemos mantener el suelo húmedo pero no encharcado, hasta comprobar que los primeros tallos y las hojas surgen de la tierra, momento en que hemos de retirar el papel protector y ajustar el aporte de agua a los requerimientos específicos de cada ejemplar.

Debido al enorme crecimiento que tiene la raíz principal de algunas especies, resulta necesario controlar su longitud, lo que favorece al mismo tiempo el crecimiento en

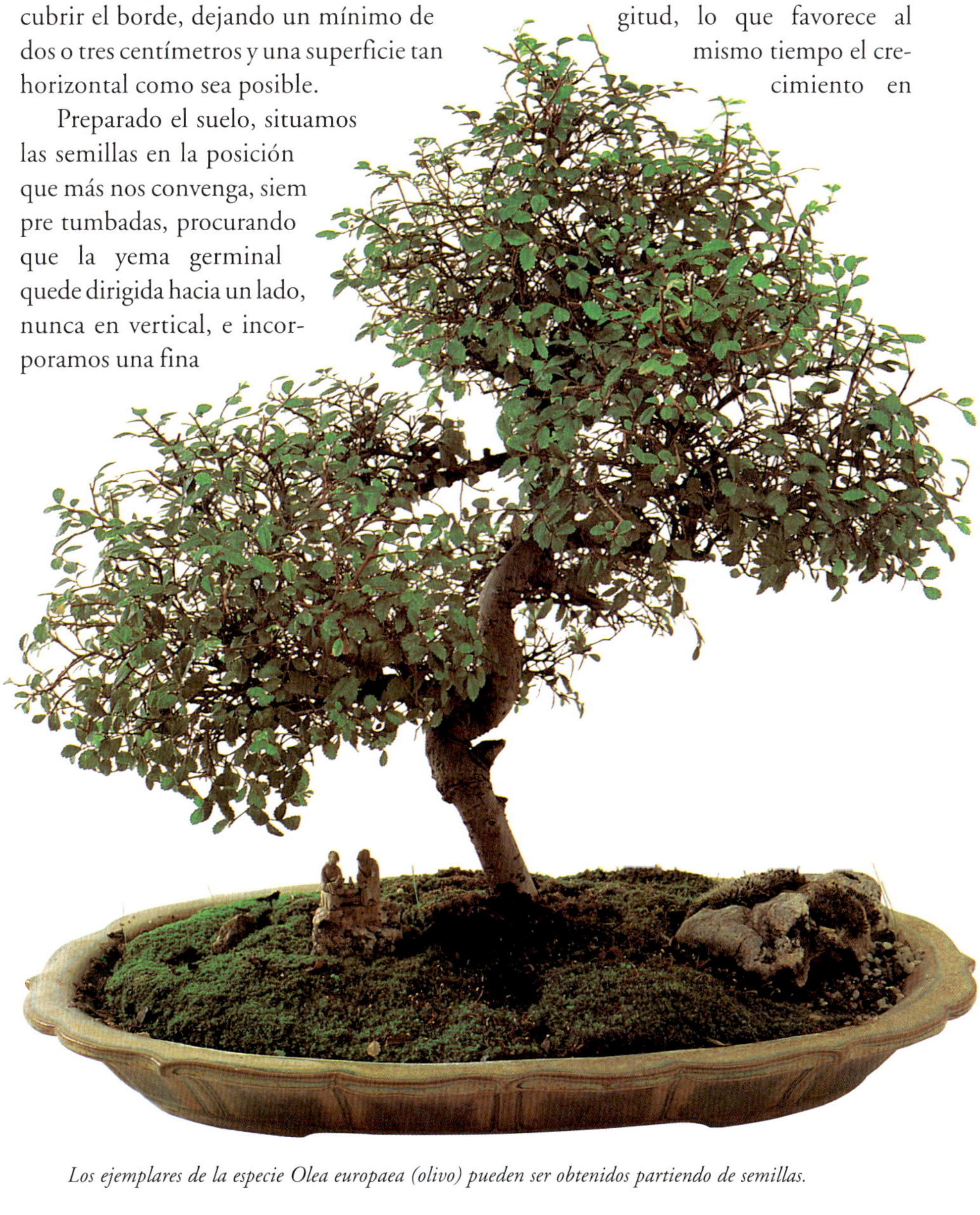

Los ejemplares de la especie Olea europaea (olivo) pueden ser obtenidos partiendo de semillas.

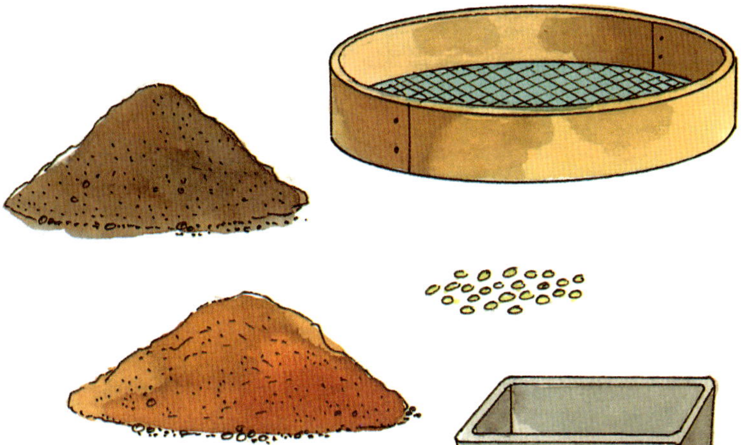
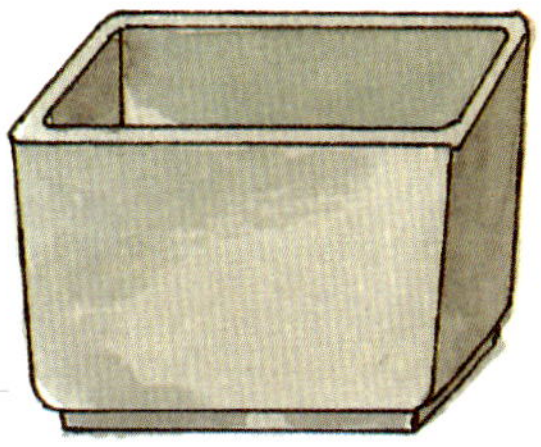

Una vez seleccionadas las semillas, debe prepararse un recipiente de tamaño adecuado, compost de origen vegetal, arcilla y un tamiz.

Elaborada la mezcla de substrato, ha de rellenarse el recipiente hasta media altura.

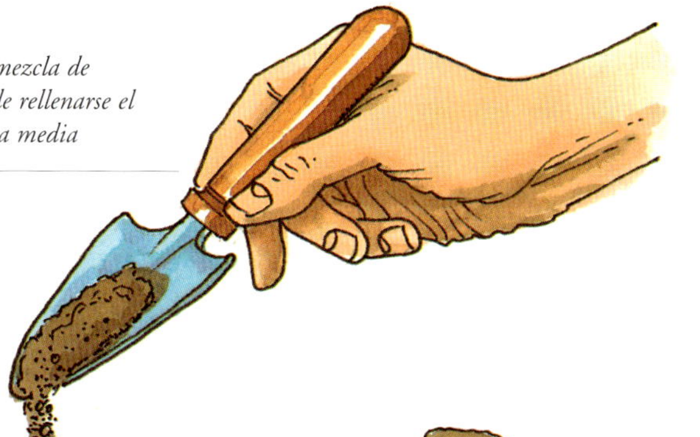
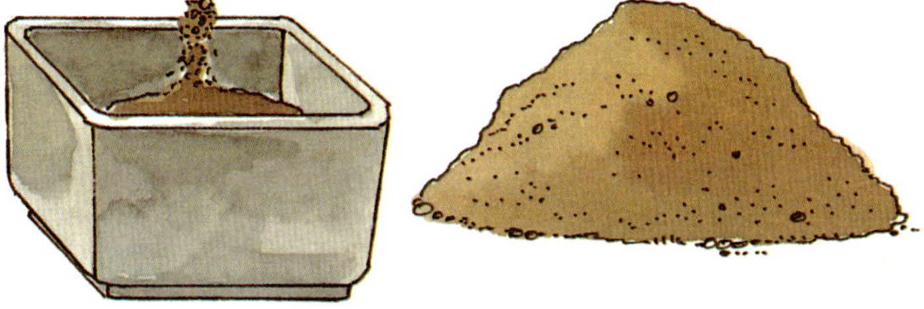

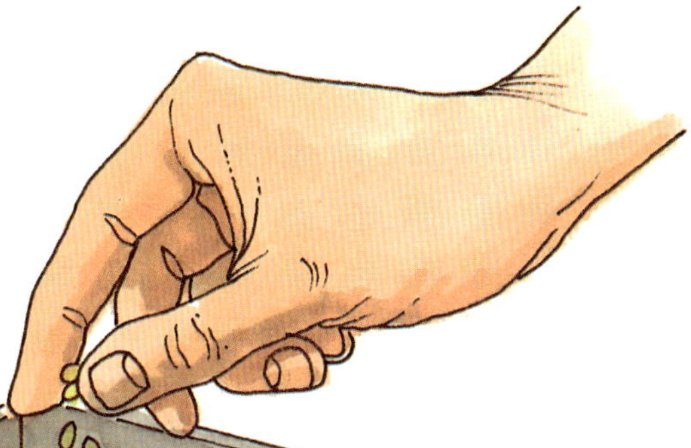
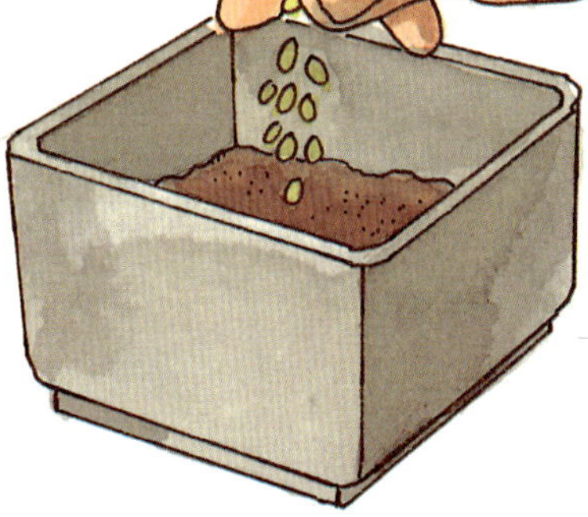

Las semillas tienen que distribuirse separadas entre sí y dispuestas en horizontal.

Tras ello, hay que incorporar una nueva capa de substrato a fin de cubrir las semillas.

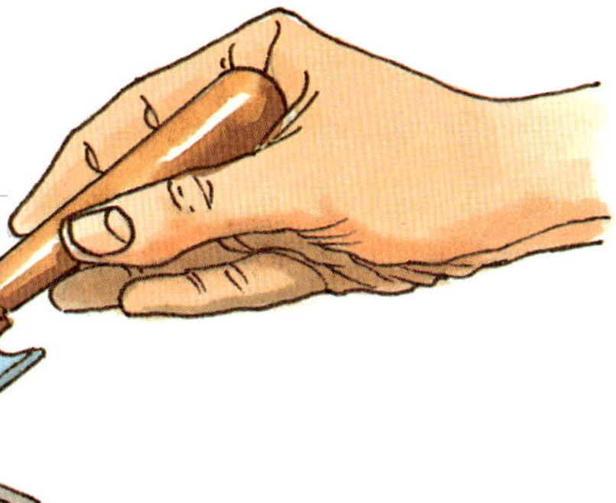
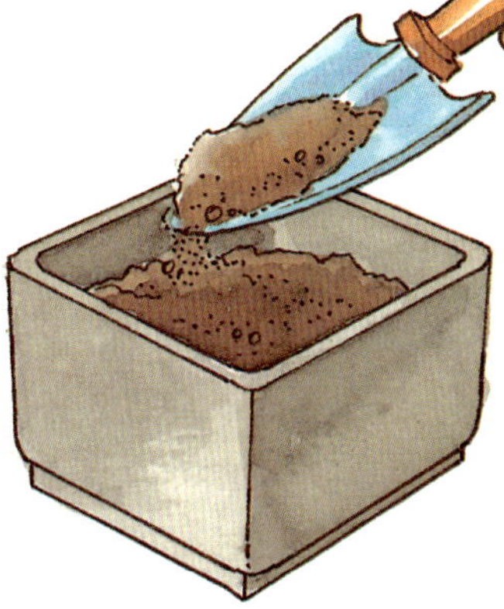

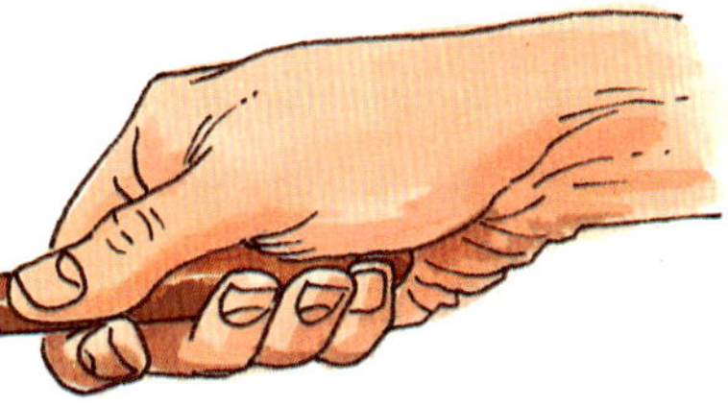
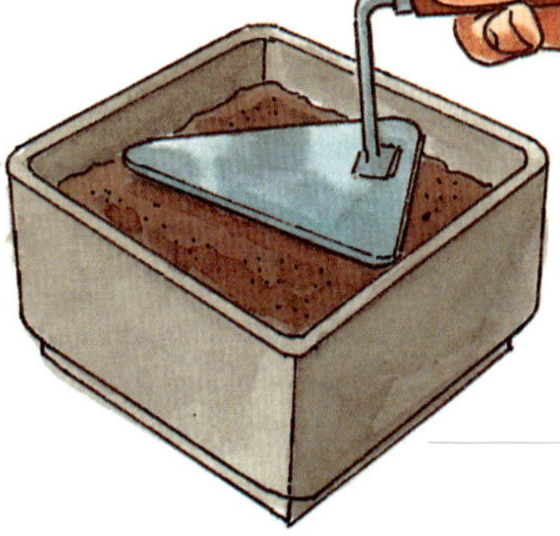

Conviene presionar ligeramente la superficie, para que las semillas queden asentadas entre ambas capas.

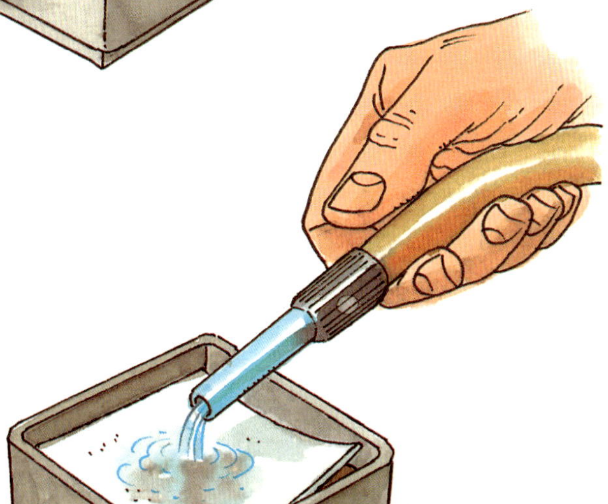
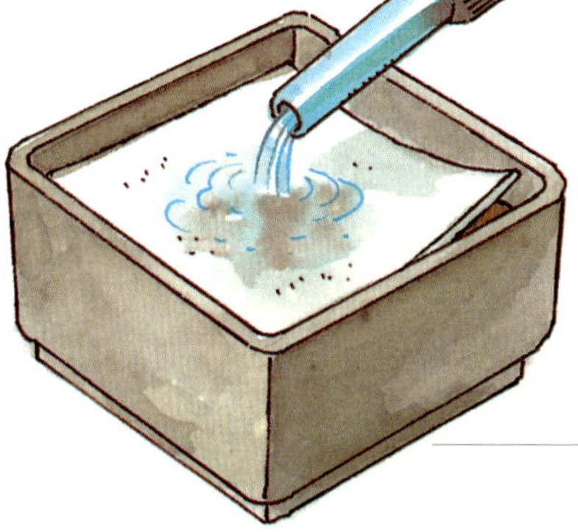

Antes de regar, es preciso proteger el substrato con una lámina de papel secante.

grosor y la aparición de numerosas raíces secundarias que formen un cepellón compacto. Para ello, recortaremos el fondo del recipiente en que ha sido sembrada la semilla (si ponemos en práctica este sistema, es muy práctico emplear botellas de plástico, briks de cartón o cualquier otro tipo de recipiente que pueda ser desechado), sustituyéndolo por una malla de plástico flexible que soporte el peso de la tierra, al tiempo que permita la penetración de la luz. Entonces, lo colocamos suspendido y sujeto con firmeza, llevando a cabo el riego correspondiente y comprobando cómo empiezan a aflorar pequeñas y numerosas raicillas, que paran su crecimiento al encontrar la luz.

Un buen número de especies de bonsai producen frutos cuyas semillas presentan una protección adicional de gran dureza y consistencia, que en la mayoría de las ocasiones ha de pudrirse para que pueda producirse la germinación. Encontramos ejemplos muy representativos en numerosas coníferas, como son los pinos (*Pinus sp.*), los enebros (*Juniperus sp.*), etcétera, en frutales, como ocurre con los albaricoqueros (*Prunus armeniaca*) los almendros (*Prunus amygdalus*), y un sinfín de casos más. Por tal motivo, conviene eliminar esta envuelta para, de esta forma, acelerar considerablemente el proceso de germinación. El uso de unas tenazas cascanueces para los casos más difíciles, o el filo de una navaja, cuando la protección no sea demasiado gruesa, son las opciones más prácticas, teniendo siempre en cuenta que la semilla no debe sufrir ningún daño, para evitar irregularidades en los primeros momentos del desarrollo e impedir el ataque de los hongos que conviven en la zona de cultivo.

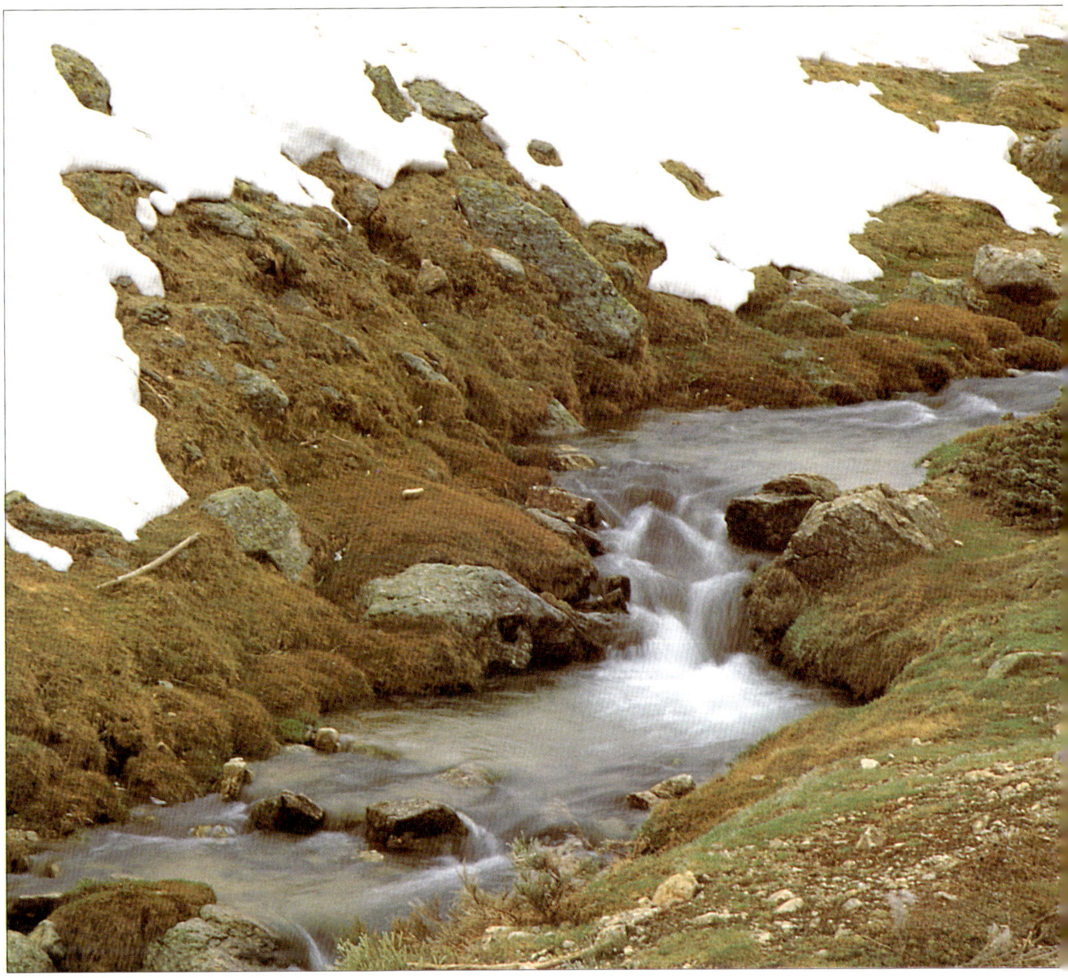

Determinados ejemplares producen semillas que han de sufrir las inclemencias del tiempo para su posterior germinación.

Algunos bonsais caducifolios obtenidos a partir de semillas

NOMBRE LATINO	NOMBRE	RECOLECCIÓN	PREGERMINACIÓN	SIEMBRA
Acer palmatum	*Arce palmado*	*Primavera*	*Estratificación húmeda*	*Final invierno*
Fagus sp.	*Haya*	*Otoño*	*No precisa*	*Otoño-primavera*
Quercus sp.	*Roble*	*Otoño*	*Estratificación húmeda*	*Principio primavera*
Ulmus sp.	*Olmo*	*Primavera otoño*	*No precisa o estratificación seca invernal*	*Primavera*

Algunos bonsais perennes obtenidos a partir de semillas

NOMBRE LATINO	NOMBRE	RECOLECCIÓN	PREGERMINACIÓN	SIEMBRA
Cedrus deodara	*Cedro*	*Otoño*	*Remojo*	*Primavera*
Chamaecyparis sp.	*Falso ciprés*	*Otoño*	*Estratificación seca invernal*	*Primavera*
Pinus sp.	*Pino*	*Otoño*	*Eliminar cubierta leñosa/estratificación seca invernal*	*Invierno*
Picea glauca	*Picea*	*Otoño/Invierno*	*Estratificación húmeda*	*Primavera*

Bonsais de esqueje y plantón

Podemos obtener nuevos ejemplares a partir de tallos, ramas o brotes ya formados y presentes en ejemplares adultos, ya sean bonsais o plantas convencionales. El proceso es rápido y sencillo, pues sólo tenemos que procurar al futuro bonsai las condiciones adecuadas para que forme sus propias raíces. Del mismo modo, es posible elegir plantones jóvenes de vivero que, tras unas cuantas atenciones, se transformarán en candidatos ideales para convertirse en venerables bonsais.

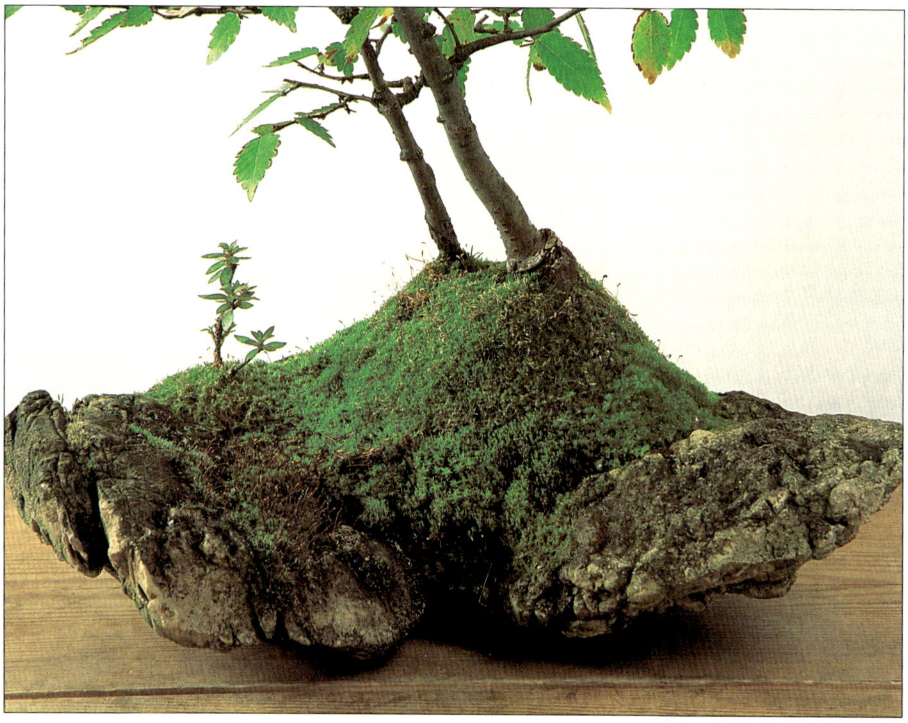

La mayoría de los esquejes son empleados para obtener nuevos ejemplares, aunque en algunos casos resultan un complemento ideal.

En cualquier caso, hemos de tener siempre especial cuidado en buscar las condiciones de mantenimiento precisas, para que estas delicadas estructuras puedan ajustarse a lo que será su espacio vital durante el resto de su vida. La inexistencia de raíces o la presencia de unas débiles y frágiles, obliga al cultivador a proteger las partes aéreas de los esquejes y los plantones, aislándolos de una excesiva radiación solar, la sequedad y el frío, mientras que la parte enterrada en el substrato ha de permanecer constantemente húmeda, pues el sistema radicular y los escasos mecanismos de protección del nuevo ejemplar no soportarían la falta de agua.

LOS ESQUEJES

Tanto en el ámbito de las plantas de interior como de exterior, un buen número de especies brindan la posibilidad de crear nuevos ejemplares a partir de determinadas ramas, tallos o brotes de un adulto, que por sus cualidades y características nos gustaría reproducir.

La elección del esqueje puede realizarse sobre un ejemplar cultivado en el jardín o bien aprovechando las ramas podadas de un bonsai. En este último caso no existe

Bonsais de flor y fruto obtenidos a partir de esquejes o plantón

GRUPO	NOMBRE LATINO	NOMBRE	PLANTACIÓN	TRASPLANTE	PLANTÓN
De flor	*Jasminum sp.*	*Jazmín*	*Final invierno*	*Otoño o final próximo invierno*	*Si*
De flor	*Rhododendron sp.*	*Rododendro*	*Primavera*	*Otoño o próxima primavera*	*Si*
De flor	*Syringa vulgaris*	*Lilo*	*Final invierno*	*Final próximo invierno*	*No*
Frutales	*Malus domestica.*	*Manzano*	*Invierno*	*Principio próxima primavera*	*No*
Frutales	*Prunus amygdalus*	*Almendro*	*Principio invierno*	*Principio próximo invierno*	*No*
Frutales	*Punica granatum*	*Granado*	*Primavera*	*Principio próxima primavera*	*No*

posibilidad alguna de seleccionar el esqueje, pues simplemente aprovecharemos la parte que sea preciso eliminar. Pero si disponemos de una planta adulta repleta de tallos y ramas, escogeremos el que más convenga, buscando una determinada forma y, lo que es más importante, las mejores características en cuanto a salud y facilidad para emitir raíces.

Existen varios criterios de selección que debemos considerar a la hora de cortar un esqueje. Como primera medida, debemos asegurarnos de que la planta no se encuentra afectada por una enfermedad de origen fúngico o está parasitada interiormente por algún organismo patógeno o sus larvas. También hemos de valorar la inexistencia de heridas, grietas en la corteza o malformaciones, que pudieran perjudicar el aspecto general del nuevo ejemplar. Del mismo modo, prestaremos especial atención a su valor estético, como es la presencia en el esqueje de un eje principal y algunas ramificaciones o yemas, situadas en posiciones alternas y armoniosas. Cuando nos encontremos con dos o más ramas seleccionadas como posibles candidatas, siempre es preferible imponer el criterio de mayor juventud, debido a que un tallo joven presenta una capacidad superior para enraizar que uno viejo. Ante la duda de si podrá emitir raíces o no, conviene impregnar la base en hormonas de enraizamiento, pues con ellas garantizamos el éxito de la operación.

Los pasos a seguir en la preparación del esqueje y la obtención de un nuevo ejemplar son muy sencillos, pero han de ser practicados correctamente para asegurar el perfecto desarrollo del proceso.

Comenzamos preparando el substrato a partir de una mezcla con el cincuenta por ciento de turba o compost de origen vegetal, y la mitad restante a partes iguales entre arcilla y arena de río, que cribamos a fin de retirar los terrones más gruesos y los guijarros que pudiera tener. Hasta que el esqueje arraigue adecuadamente y pueda ser trasplantado para convertirse en un verda-

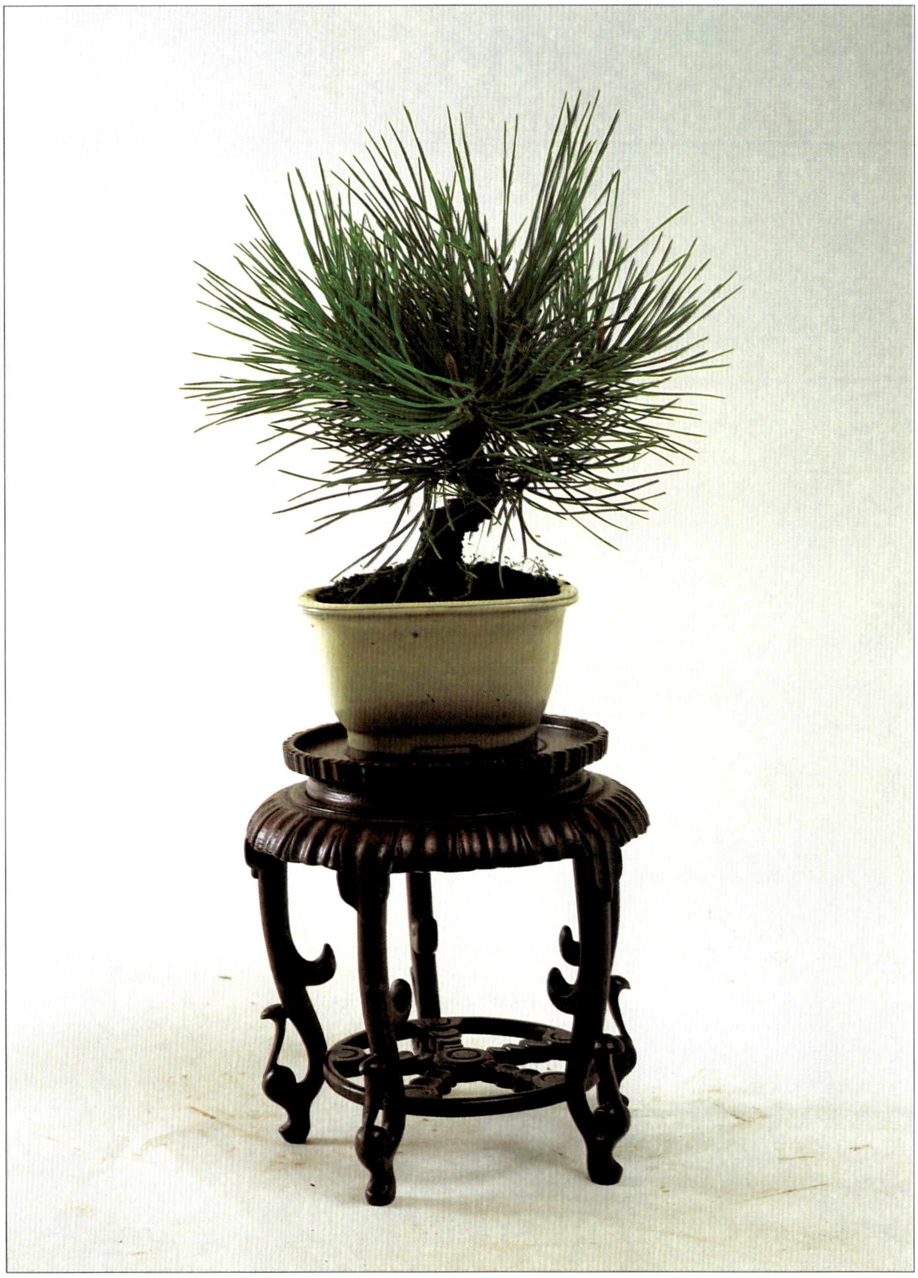

La reducción de los tamaños y el logro de las formas, ha de iniciarse nada más ser trasplantado el nuevo bonsai. Ejemplar de Pinus thunbergii (pino).

Bonsais caducifolios y perennes obtenidos a partir de esquejes o plantón

GRUPO	NOMBRE LATINO	NOMBRE	PLANTACIÓN	TRASPLANTE	PLANTÓN
Caducifolios	*Acer palmatum*	*Arce palmado*	*Verano*	*Próxima primavera*	*Si*
Caducifolios	*Ulmus sp.*	*Olmo*	*Verano*	*Principio próxima primavera*	*Si*
Perennes	*Cedrus sp.*	*Cedro*	*Primavera u otoño*	*Principio próxima primavera*	*No*
Perennes	*Chamaecyparis sp.*	*Falso ciprés*	*Verano*	*Próxima primavera*	*Si*
Perennes	*Juniperus squamata*	*Enebro*	*Verano*	*Principio próxima primavera*	*Si*

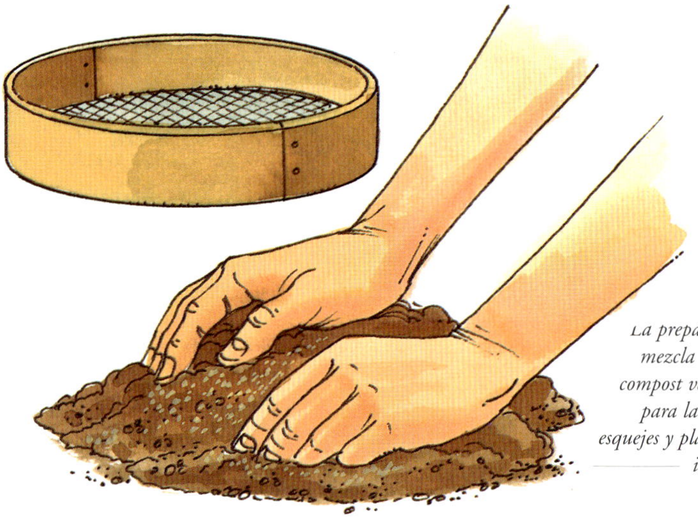

La preparación de una mezcla homogénea de compost vegetal y arcilla para la plantación de esquejes y plantones resulta imprescindible.

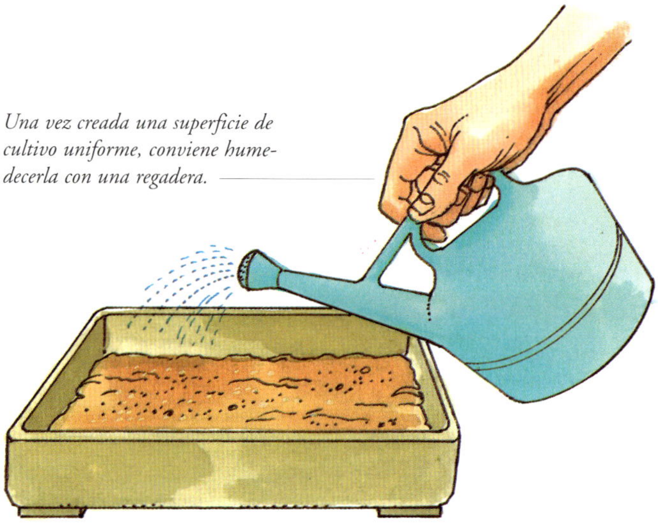

Una vez creada una superficie de cultivo uniforme, conviene humedecerla con una regadera.

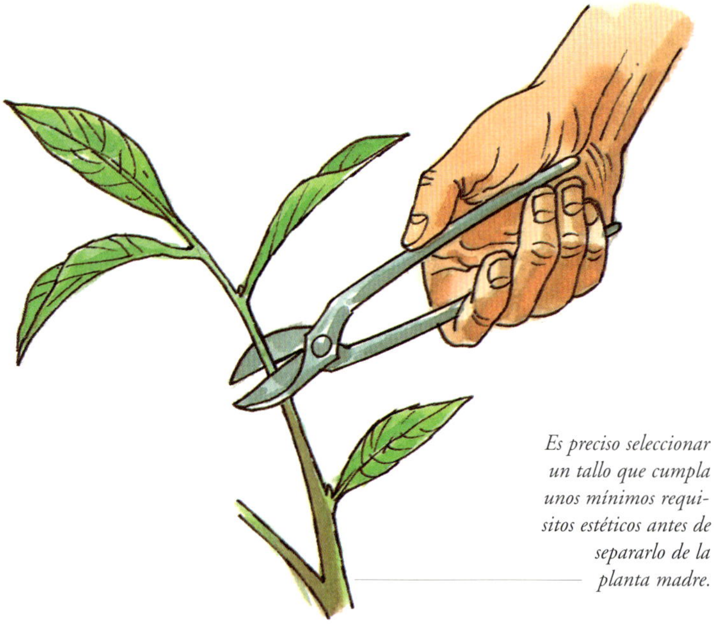

Es preciso seleccionar un tallo que cumpla unos mínimos requisitos estéticos antes de separarlo de la planta madre.

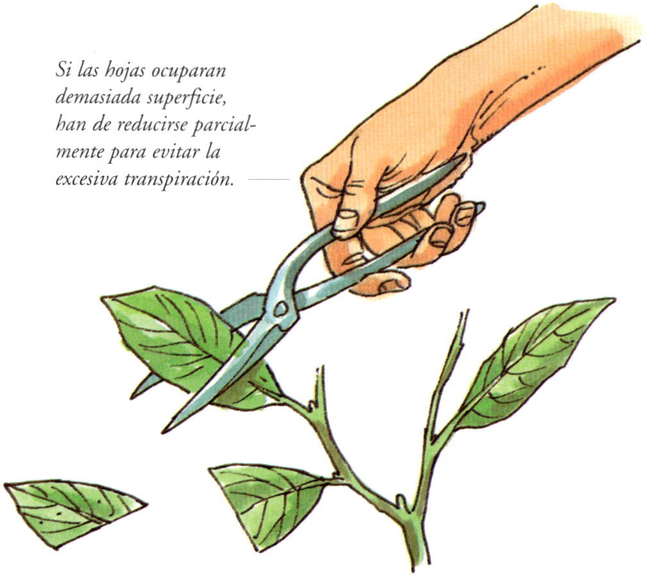

Si las hojas ocuparan demasiada superficie, han de reducirse parcialmente para evitar la excesiva transpiración.

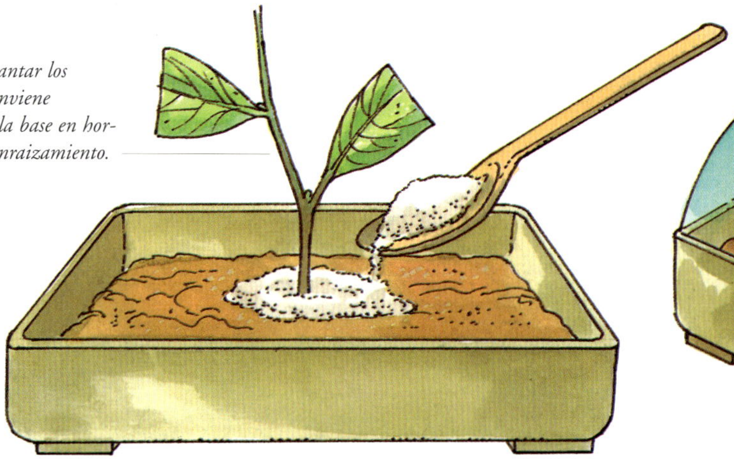

Antes de plantar los esquejes, conviene impregnar la base en hormonas de enraizamiento.

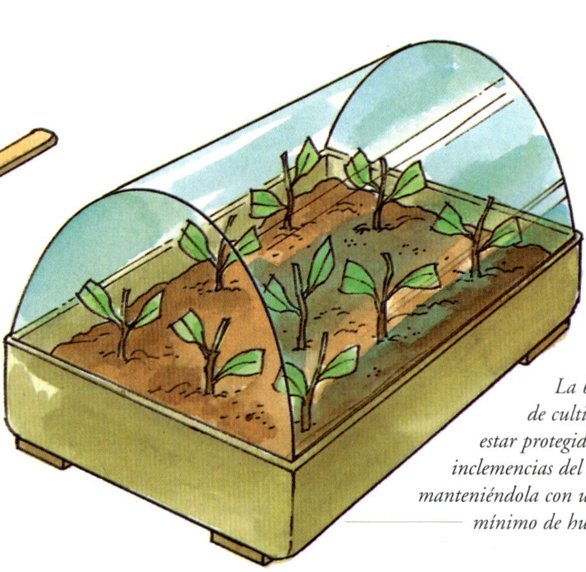

La bandeja de cultivo debe estar protegida de las inclemencias del tiempo, manteniéndola con un nivel mínimo de humedad.

dero bonsai, lo ubicamos en un tiesto convencional de dimensiones reducidas, entre diez y quince centímetros de diámetro y la misma medida de profundidad, en el cual ponemos unos trozos de teja a fin de evitar la pérdida de tierra por los agujeros de drenaje, que cubrimos luego con una fina capa de tierra de río. Antes de incorporar los esquejes, terminamos de rellenar con la mezcla de substrato hasta alcanzar el borde, sin presionar para evitar que la tierra se apelmace, procurando que no esté demasiado seca. Si fuese preciso, la humedecemos sin encharcar antes de introducirla en los recipientes.

Seleccionamos los tallos más apropiados según los criterios anteriormente expuestos, y practicamos un corte oblicuo en la base, ampliando de esta forma la superficie interna por donde tendrán que surgir las nuevas raíces. Si es factible, hemos de hacer coincidir, el margen con el mayor número de yemas posible, teniendo la precaución de no dañarlas con el filo de la cuchilla o la podadora.

Una vez realizado, comprobamos el estado de las yemas, verificando si aún no han despuntado, que sería la situación ideal, coincidente en la mayoría de los casos con el final del invierno, o si por el contrario las hojas están totalmente desarrolladas. En el segundo supuesto, debemos conocer las cualidades de la especie que deseamos reproducir, ya que si las hojas no presentan mecanismos de regulación de la transpiración, su marchitamiento sería inevitable de incorporarlas directamente a la maceta. En este caso disponemos de dos opciones; por un lado, reducir la superficie de transpiración mediante la eliminación de algunas hojas, o cortarlas por la mitad y, al tiempo, impregnar la base con hormonas de enraizamiento que aceleren su aparición, manteniendo húmedo de forma ininterrumpida el substrato donde sea plantado.

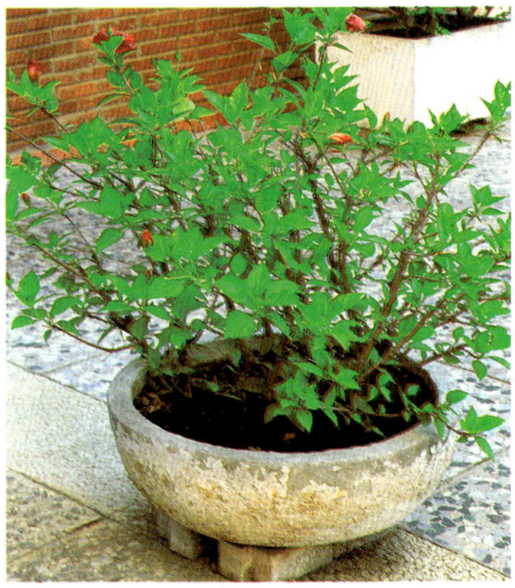

Muchos plantones son extraídos a partir de los ejemplares que ofrecen los viveros convencionales.

Por otro, podemos sumergir la parte basal del esqueje en un recipiente con agua, preferiblemente que no permita la entrada de la luz en el interior, pues de esta forma su aparición será más rápida. Lo mantenemos hasta comprobar que las primeras raíces comienzan a desarrollarse, momento que aprovechamos para realizar la plantación en la maceta acondicionada a tal fin.

En la primera etapa del período de adaptación y arraigue del esqueje en el recipiente de cultivo, conviene protegerlo del exterior, especialmente si se dan condiciones de frío, exceso de calor o variaciones bruscas de temperatura. Siempre que sea factible, lo emplazaremos en un invernadero o una terraza acristalada, donde el ambiente sea más o menos homogéneo y fresco y exista luminosidad, sin que los rayos solares incidan de forma directa. Cuando esté debidamente instalado, vigilaremos con cierta frecuencia el estado de las hojas, ya que es la parte de la planta que muestra con mayor rapidez los efectos de unas inadecuadas condiciones de cultivo.

Alcanzado este grado de desarrollo mínimo, hemos de procurarle las atenciones precisas para que se mantenga en las mejores condiciones de salud y vigor posibles hasta el momento del primer trasplante.

LOS PLANTONES

Todos los pasos anteriormente descritos, tanto en la obtención de bonsais a partir de semillas como de esquejes, tienen en común que al final del proceso lo que vamos a obtener es un ejemplar juvenil provisto de una parte subterránea, formada por un cepellón de raíces, y una parte aérea, capacitada para realizar las funciones vitales básicas. Estas características son las que definen a los plantones, obtenidos en muchas ocasiones del mismo modo en que lo estamos haciendo nosotros.

Los plantones están disponibles en los viveros como ejemplares que, si no se les impide el crecimiento y mantienen unas condiciones adecuadas de cultivo, alcanzarían la talla normal, como la de cualquier planta cultivada en un jardín. En nuestro caso, tras aplicar las técnicas de cultivo correctas, los convertiremos en llamativos y diminutos bonsais.

Es preferible adquirirlos en la época más propicia para su trasplante, pues de esta forma, tras llevar a cabo la poda de su sistema radicular, reduciéndolo a una tercera parte de su tamaño, podremos ponerlos en un recipiente no demasiado reducido, realizando las tareas de poda que arreglen y marquen las primeras líneas estéticas que vamos a imponer al tronco y las ramas. Si el tronco supera la longitud máxima, lo despuntaremos, eliminaremos las ramas que surjan a pie de mata y pondremos en práctica las técnicas iniciales encaminadas a proporcionar la forma y el diseño definitivo del nuevo bonsai.

Bonsais de interior obtenidos a partir de esquejes o plantón

NOMBRE LATINO	NOMBRE	PLANTACIÓN	TRASPLANTE	PLANTÓN
Aralia elegantissima	*Aralia*	*Primavera-verano*	*Principio primavera*	*Sí*
Crassula arborescens	*Crásula*	*Primavera-verano*	*Principio próxima primavera*	*Sí*
Ficus retusa	*Ficus*	*Primavera-verano*	*Principios próxima primavera*	*Sí*
Pelargonium rhodanthum	*Geranio*	*Principios primavera*	*Principios próxima primavera*	*Sí*

Bonsais de acodo

Resulta un método muy limpio y efectivo para obtener nuevos ejemplares a partir de una planta madre. Su enorme éxito radica en que durante la formación de las raíces por parte del futuro bonsai, éste no deja de recibir nutrientes gracias a que, a diferencia de lo que ocurre con los esquejes, sigue manteniendo un lazo de unión con el ejemplar adulto elegido para la reproducción.

En realidad el acodo simple y el acodo aéreo son dos modos de nombrar una misma técnica, pues las únicas diferencias que separan a ambos son las posibilidades y las condiciones que proporciona y posee la propia planta para hacerlo efectivo.

El método de multiplicación consiste en utilizar una o varias ramas o tallos de la planta madre para, sin llegar a seccionarlos y separarlos de ella, conseguir que emitan raíces, favoreciendo de esta forma un trasplante en el que se garantiza el éxito al cien por cien.

Debido a las escasas dimensiones que presentan los bonsais y el daño estético que causaría este tipo de operación en cualquiera de sus ramas, esta no es una técnica aconsejable para utilizarla con ellos; más bien está pensada para ser realizada sobre ejemplares adultos de nuestro jardín convencional.

Como norma general, debemos elegir tallos sanos, jóvenes y, preferiblemente, que presenten una ramificación vistosa, compensada y provista del mayor número de brotes posible.

ACODO SIMPLE

Este tipo de acodadura consiste en ocultar bajo tierra una porción de tallo, a fin de obligar a los brotes que se encuentran en la superficie a que emitan raíces y, de este modo, provocar la aparición de un nuevo ejemplar. Es aplicada en las especies que cuentan con ramas o tallos de gran flexibilidad, como es el caso de aralia (*Aralia elegantissima*) o ficus (*Ficus sp.*), cercanos al pie de mata, a pocos centímetros de la superficie de tierra. Para acondicionar mejor la zona de suelo donde vamos a llevar a cabo el acodo, ponemos un montón de compost de origen vegetal, ya que la esponjosidad y el alto valor nutritivo de sus componentes resultan ideales para crear unas condiciones de enraizamiento óptimas. En caso de estar obligados a emplear un ejemplar cultivado en maceta, y si no disponemos de suelo libre para practicar el acodo, hemos de utilizar un tiesto de plástico, que situaremos a la altura que quede más cómoda para la rama.

Comenzamos retirando las hojas del espacio escogido para realizar la acodadura, practicamos un corte oblicuo con una cuchilla justo debajo de una yema, llegando

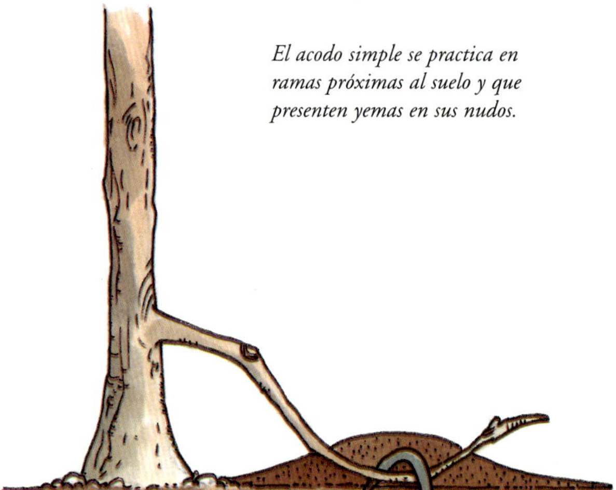

El acodo simple se practica en ramas próximas al suelo y que presenten yemas en sus nudos.

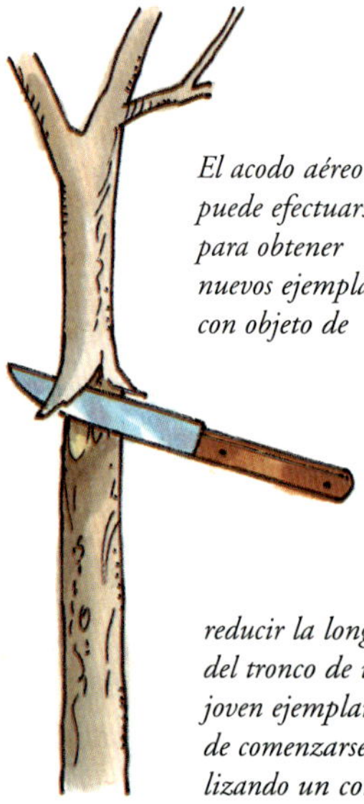

El acodo aéreo puede efectuarse para obtener nuevos ejemplares o con objeto de reducir la longitud del tronco de un joven ejemplar. Ha de comenzarse realizando un corte oblicuo e incompleto en la corteza.

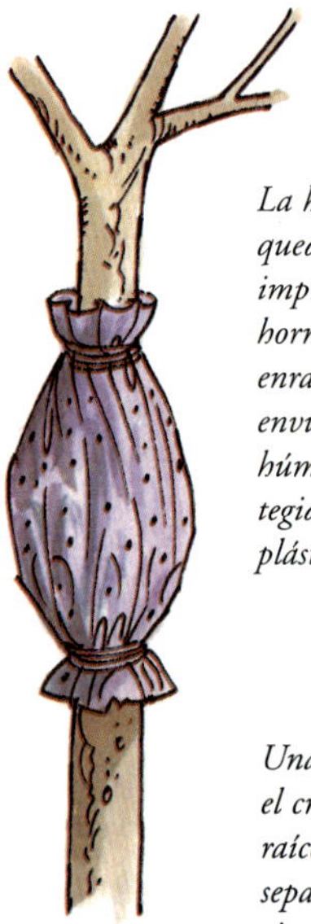

La herida debe quedar impregnada en hormonas de enraizamiento, envuelta en musgo húmedo y protegida con lona o plástico opaco.

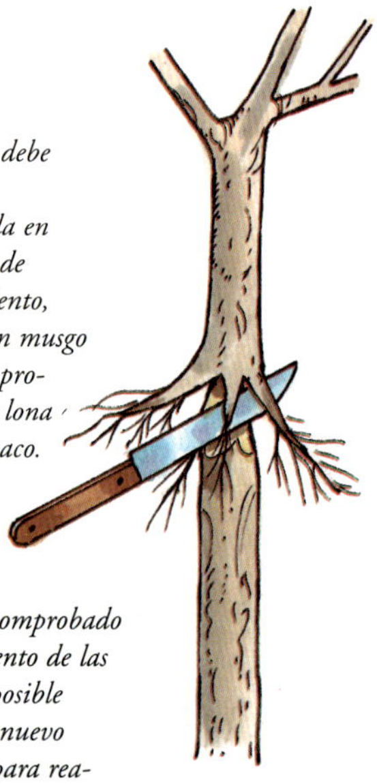

Una vez comprobado el crecimiento de las raíces, es posible separar el nuevo ejemplar para realizar su trasplante.

sólo hasta la mitad del tallo, y lo introducimos en el compost preparado, curvando ligeramente la zona seccionada. En algunas ocasiones necesitaremos impregnar el corte con hormonas de enraizamiento, sobre todo cuando se trate de especies de tallo leñoso o de ramas que no posean yemas en la posición adecuada. Luego, lo cubrimos añadiendo más compost y lo sujetamos mediante una grapa de alambre de acero, colocando algo de peso encima si la rama ofreciese cierta resistencia. Cuando esté instalado, tan sólo nos resta regar de forma periódica para mantener siempre húmeda la zona, hasta comprobar que surgen las nuevas raíces.

A partir de entonces, procedemos a su traslado, separándolo de la planta madre y llevándolo a una maceta hasta dejar que forme un cepellón que ofrezca unas mínimas garantías de viabilidad al futuro bonsai, antes de trasplantarlo de forma definitiva a la bandeja de cultivo.

ACODO AÉREO

Cuando disponemos de ejemplares como crásula (*Crassula arborescens*) o rododendro (*Rhododendron sp.*), cuyas ramas se encuentran muy alejadas del suelo o su rigidez impide la práctica del acodo simple, nos veremos obligados a utilizar el método del acodo aéreo. La explicación es sencilla: si la rama no puede alcanzar el suelo, acercamos el suelo a la rama.

Para practicarlo, tras seleccionar el tallo, realizamos un corte oblicuo bajo una de sus yemas, prolongándolo ligeramente en vertical justo por el centro de la misma. A continuación, humedecemos la zona e impregnamos la herida con hormonas de enraizamiento, dejando en su interior un trozo de palillo para mantenerla abierta. Después, atamos a unos centímetros por debajo del corte un plástico agujereado o lona, cubrimos la zona con musgo empapado y, levantando la protección, lo envolvemos junto con un poco de compost de origen vegetal, fijándolo pegado al tallo y atando el extremo superior para evitar que pueda caer el contenido.

Debemos pulverizar la acodadura cada cierto tiempo, hasta que al cabo de algunos días la planta emita raíces. Entonces, retiramos la protección, separamos ambas partes realizando un corte que sanee la zona, y lo plantamos en un recipiente para asegurar la formación del cepellón.

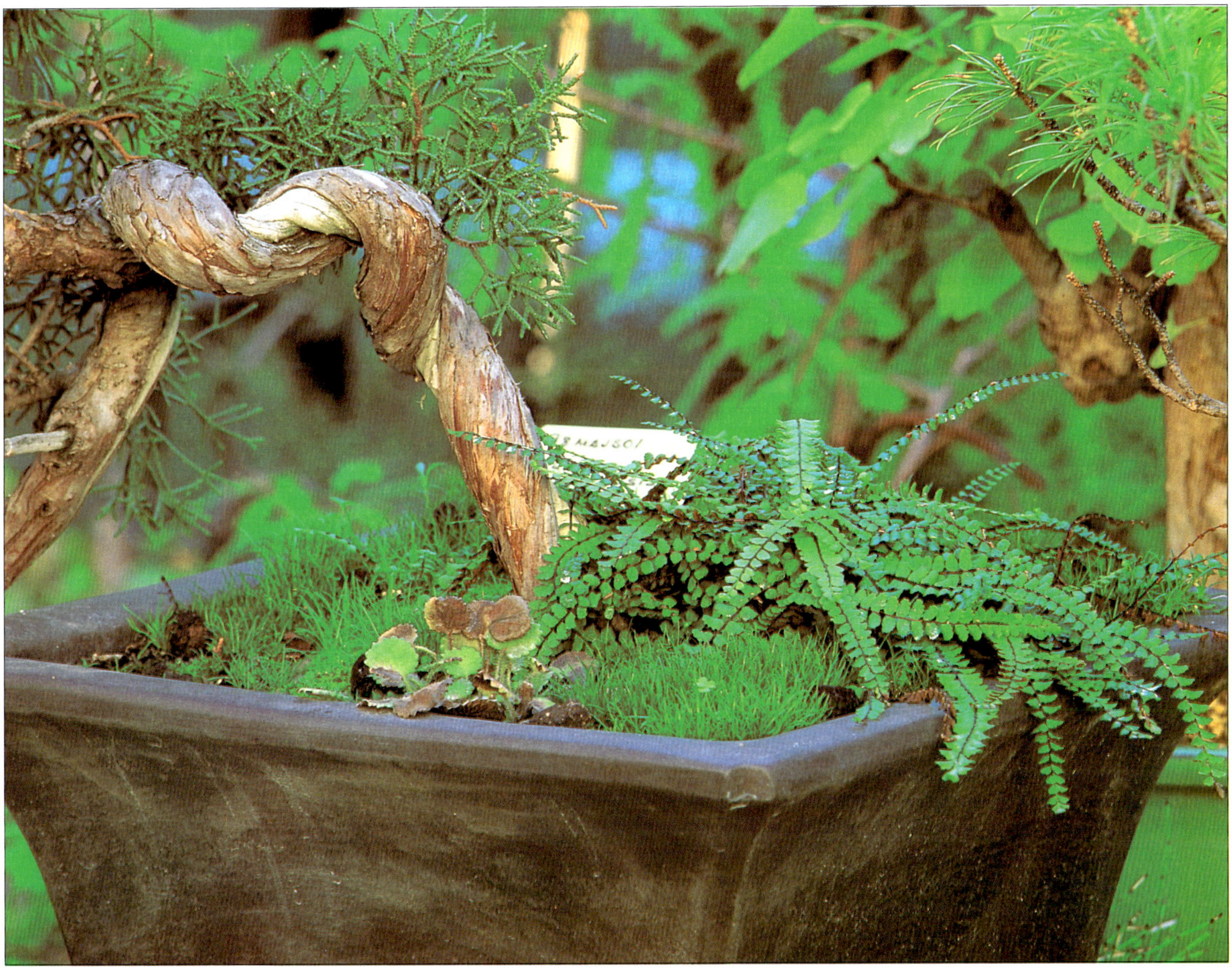

No todas las ramas próximas a la superficie de cultivo pueden ser empleadas para obtener un acodo simple.

Las necesidades de un bonsai

Para la creación y el mantenimiento de un bonsai, es necesario considerar dos puntos de vista esenciales. De una parte, los requerimientos nutritivos y ambientales que precisa, pues un bonsai en definitiva es una planta y como tal debe disponer de una superficie mínima de terreno sobre la que asentar sus raíces, así como de agua y de abono para realizar las funciones vitales básicas, en un ambiente externo que se ajuste a sus propias características morfológicas y fisiológicas. De otra, nos encontramos ante una serie de condicionantes estéticos que demandan cierto tipo de cuidados, más el conocimiento de las técnicas que deben dominarse en relación a la dificultad que entraña el planteamiento del resultado final.

Cada vez es mayor el número de adeptos al cultivo del bonsai. En un tiempo, surgía la afición como una decisión propia, buscando satisfacción personal y una ocupación relajante y gratificante. Actualmente, debido a lo asequibles que resultan los ejemplares jóvenes, a la enorme variedad de especies que han sido introducidas en el mercado, y por la ingente cantidad de información que recibimos referente a sus cualidades, es más que probable que uno de estos singulares árboles llegue a sus manos como un original obsequio o envuelto en forma de regalo de cumpleaños. En cualquier caso, no tiene por qué preocuparse, pues su mantenimiento no resulta muy distinto del que precisan algunas plantas cultivadas en maceta, salvando, claro está, ciertas excepciones, sobre todo en el ámbito del diseño estético.

En primer lugar, trataremos las necesidades básicas de las plantas, como es el aporte de agua, las condiciones ambientales y la fertilización. Luego, haremos unas breves referencias a las tareas que resultan algo más delicadas, aunque no por ello complicadas, tales como las labores de trasplante, que suelen ir parejas a la realización de poda de raíces, y el despunte de brotes.

MANTENIMIENTO VEGETATIVO

El riego, el abonado, el trasplante y la protección ambiental, son los requerimientos básicos que precisan todas las plantas cultivadas en maceta para mantenerse durante años con garantías de su-

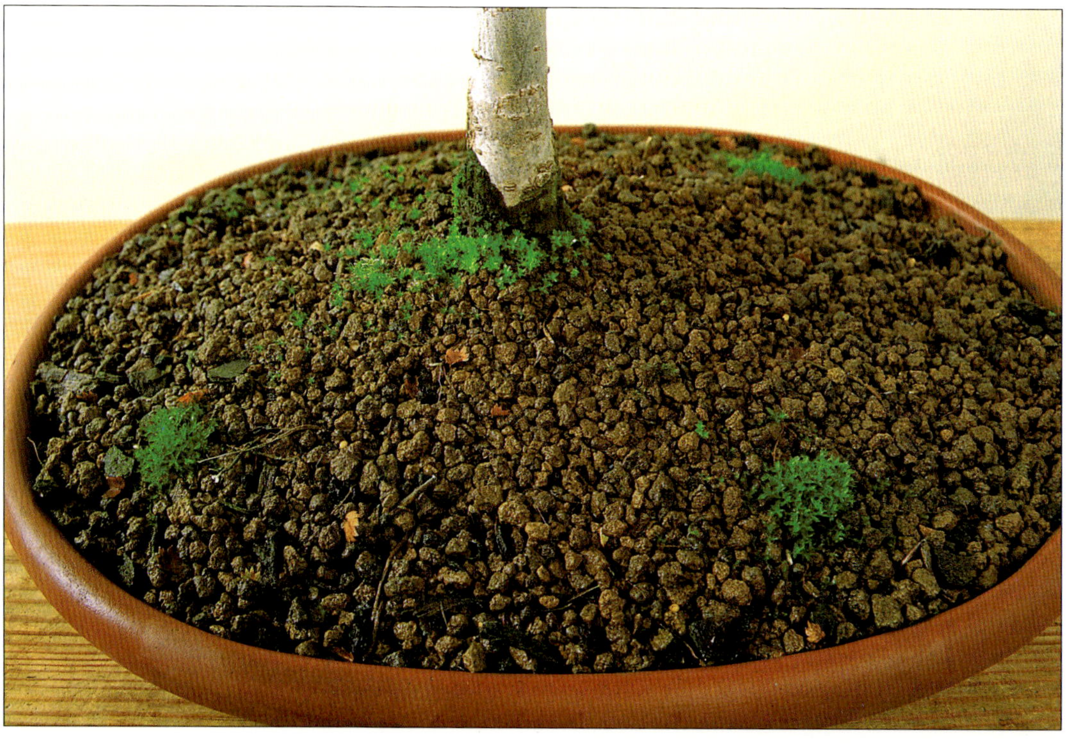

Una vez concluido el trasplante, la superficie del suelo ha de quedar homogénea y suelta.

pervivencia, siendo el trasplante una tarea un tanto peculiar en el caso concreto de los bonsais, ya que además de estar encaminada a renovar la tierra, también se emplea para modelar y cultivar el aspecto del ejemplar.

Para proporcionar el agua suficiente a un bonsai, hay que conocer los requerimientos hídricos del mismo, teniendo la precaución de no emplear nunca agua rica en cal, a cuyo objeto convendría aprovechar la recogida durante la lluvia o servirnos de agua mineral, utilizándola siempre a temperatura ambiente. En caso de tomarla directamente del grifo, es preciso dejar que repose para facilitar la evaporación del cloro empleado en su tratamiento. En épocas calurosas, debemos vigilar que el suelo no quede seco por completo, manteniendo un mínimo de humedad constante. Esta última consideración tiene especial relevancia en el caso de las macetas con escasa profundidad, ya que la evaporación suele ser un condicionante muy a tener en cuenta.

En cuanto a las necesidades nutritivas, el abonado resulta imprescindible, debido a las reducidas dimensiones del suelo en relación a la demanda del cepellón de raíces. Los fertilizantes han de suministrarse en pequeñas dosis pero de forma periódica, preferiblemente en polvo o en forma de comprimidos de tipo orgánico-mineral, efectivos a largo plazo.

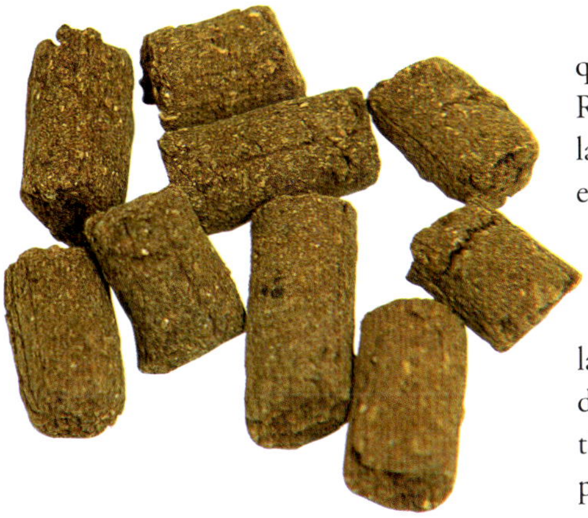

El abonado controlado es una tarea que contribuye a facilitar el desarrollo del pequeño árbol.

La combinación del riego y el abonado mantiene en ocasiones una estrecha relación, en especial cuando se emplean fertilizantes líquidos y por el modo en que los sólidos se difunden en el suelo, pues si no son disueltos por el agua de riego, no desprenden las partículas nutritivas precisas para facilitar su absorción por parte de las raíces.

Respecto a lograr unas condiciones ambientales satisfactorias, debemos contribuir a mantener cierta estabilidad en torno al desarrollo de los bonsais, impidiendo que sean sometidos a situaciones extremas. Resulta preciso evitar el efecto erosivo de las precipitaciones, así como procurar que en la zona de cultivo no se produzcan cambios bruscos de temperatura que pudieran bloquear el desarrollo.

La frecuencia con que debe cambiarse la maceta y la tierra depende de la especie, de la edad y del estado de la planta. La sustitución de la tierra y las labores de trasplante deben realizarse al final del invierno y principio de la primavera, respetando los períodos de tiempo necesarios para que el ejemplar alcance el tamaño máximo en función de la calidad del substrato y de las dimensiones de la maceta disponible.

Para llevarlo a cabo se emplean tres componentes básicos, la arcilla, la turba o el compost de origen vegetal y la arena, combinándolos en proporciones variables, según los requerimientos de cada especie.

Los ejemplares se replantan por dos motivos principales: debido a las dimensiones alcanzadas, en especial las del cepellón de raíces, que hace necesario utilizar una bandeja más amplia (aproximadamente uno o dos centímetros mayor de diámetro o lados), o por un agotamiento y pérdida de calidad del suelo.

MANTENIMIENTO ESTÉTICO

Aunque existen muchos métodos de modelar la parte aérea de los bonsais, en este apartado sólo citaremos las técnicas básicas de mantenimiento, imprescindibles para que cualquier persona, aún sin amplios conocimientos en esta campo, pueda cuidar e incluso mejorar el aspecto de sus ejemplares.

Con las pautas que figuran a continuación, su bonsai podrá acompañarle durante muchos años, pero si tiene un poco de osadía y unas manos dispuestas a trabajar con precisión, puede comenzar a coquetear con las técnicas de modelaje más sencillas para, poco a poco, ir profundizando en ellas hasta convertirse, sin lugar a dudas, en un experto cultivador de bonsais.

Como hemos indicado anteriormente, el cambio de maceta, además de estar ligado a la sustitución del suelo, también lo está a la poda de las raíces. A fin de reali-

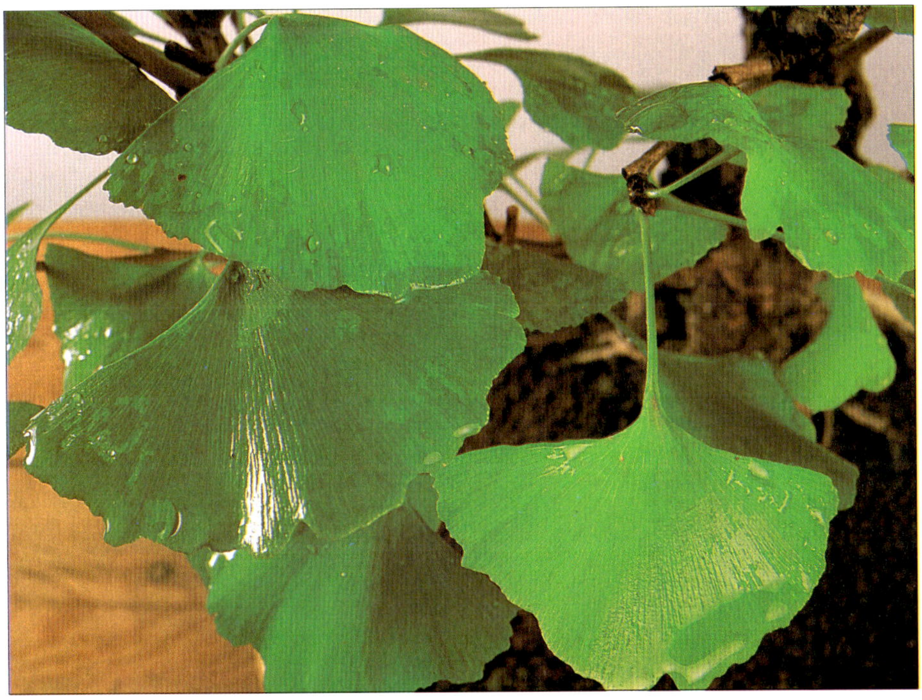

A fin de mantener un ambiente húmedo en torno a las ramas y las hojas del ejemplar, hay que pulverizarlas.

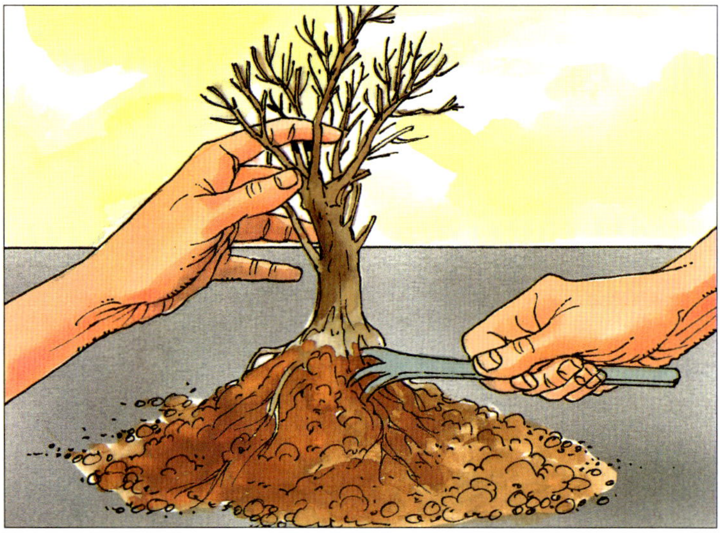

Escogido el momento oportuno para llevar a cabo el trasplante, se desentierra el ejemplar, retirando la tierra adherida al cepellón.

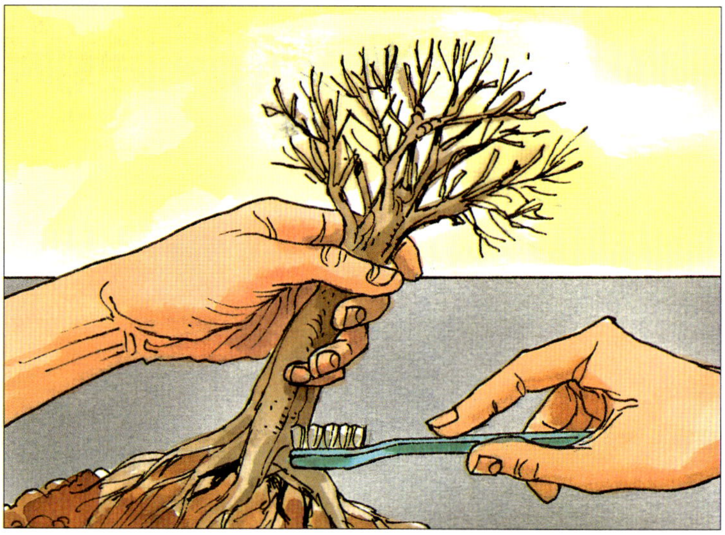

Antes de realizar la poda de las mismas, conviene limpiar la base del tronco y las raíces que quedan a la vista con un cepillo de cerdas.

zarlo de forma correcta, en primer lugar hemos de extraer la planta y desprender con cuidado la tierra adherida a las raíces, hasta llegar a la masa compacta central. Luego, con unas tijeras de podar pequeñas pero resistentes al contacto con la tierra, las recortaremos, retirando una tercera parte de su longitud inicial.

Para evitar la descompensación en el desarrollo de las ramas y los tallos, debemos proceder al despunte de los nuevos brotes en la época de resurgimiento de las yemas, manteniendo un criterio de selección estudiado y diseñado, lo que implica favorecer unas líneas de crecimiento en de-

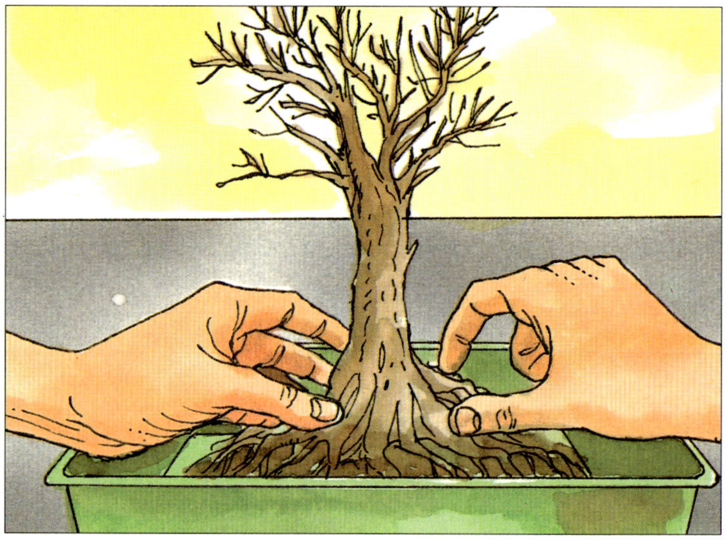

Cuando esté extendida la capa de drenaje y una fina de substrato, hay que asentar el cepellón centrándolo en la nueva maceta.

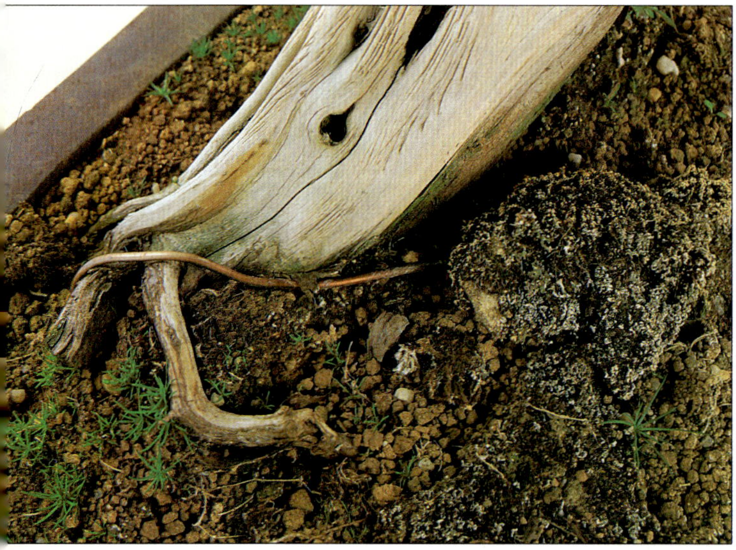

El modo de evitar que el bonsai quede inestable tras el cambio de maceta, consiste en sujetarlo con alambre.

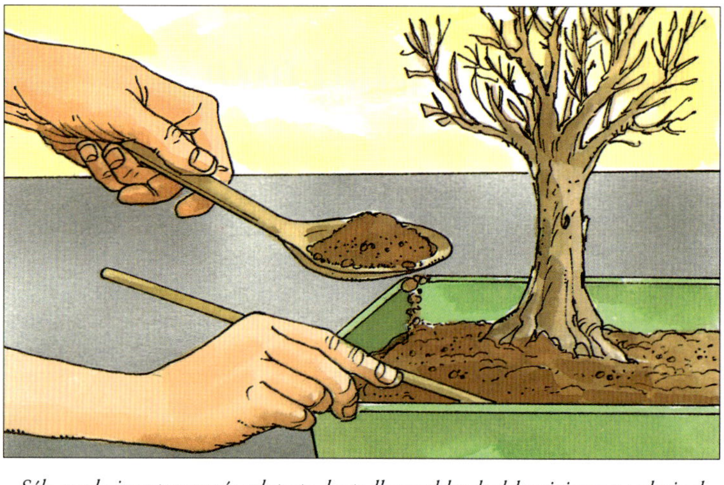

Sólo queda incorporar más substrato, hasta llegar al borde del recipiente, y reducir el grosor de la mezcla en la superficie, procurando que las raíces queden perfectamente incluidas en el suelo.

trimento de otras. Adicionalmente, la poda de estas partes aún poco desarrolladas evitará la presencia de grandes cicatrices, que pueden empeorar el aspecto y la salud de nuestro querido bonsai.

A través de la poda es posible modificar la estética general, aunque para ello también contamos con el alambrado, el modelado con pesas o la aplicación de fuerzas de tensión con cuerdas, torniquetes y cuñas. En cualquier caso, es necesario tener un mínimo de experiencia y el conocimiento de la técnica en cuestión, pues podríamos causar daños innecesarios a los ejemplares. Del mismo modo, es muy importante establecer una referencia clara de las necesidades de la especie que tenemos en nuestras manos, debido a que cada una presenta ciertas peculiaridades en su crecimiento y desarrollo que conviene conocer. Es relativamente sencillo cultivar bonsais, pero debido a la enorme delicadeza que presentan cuando las condiciones no son las adecuadas, los descuidos graves o cualquier irregularidad en la puesta en práctica de las técnicas de cultivo se traduce, en la mayoría de las ocasiones, en la pérdida del ejemplar.

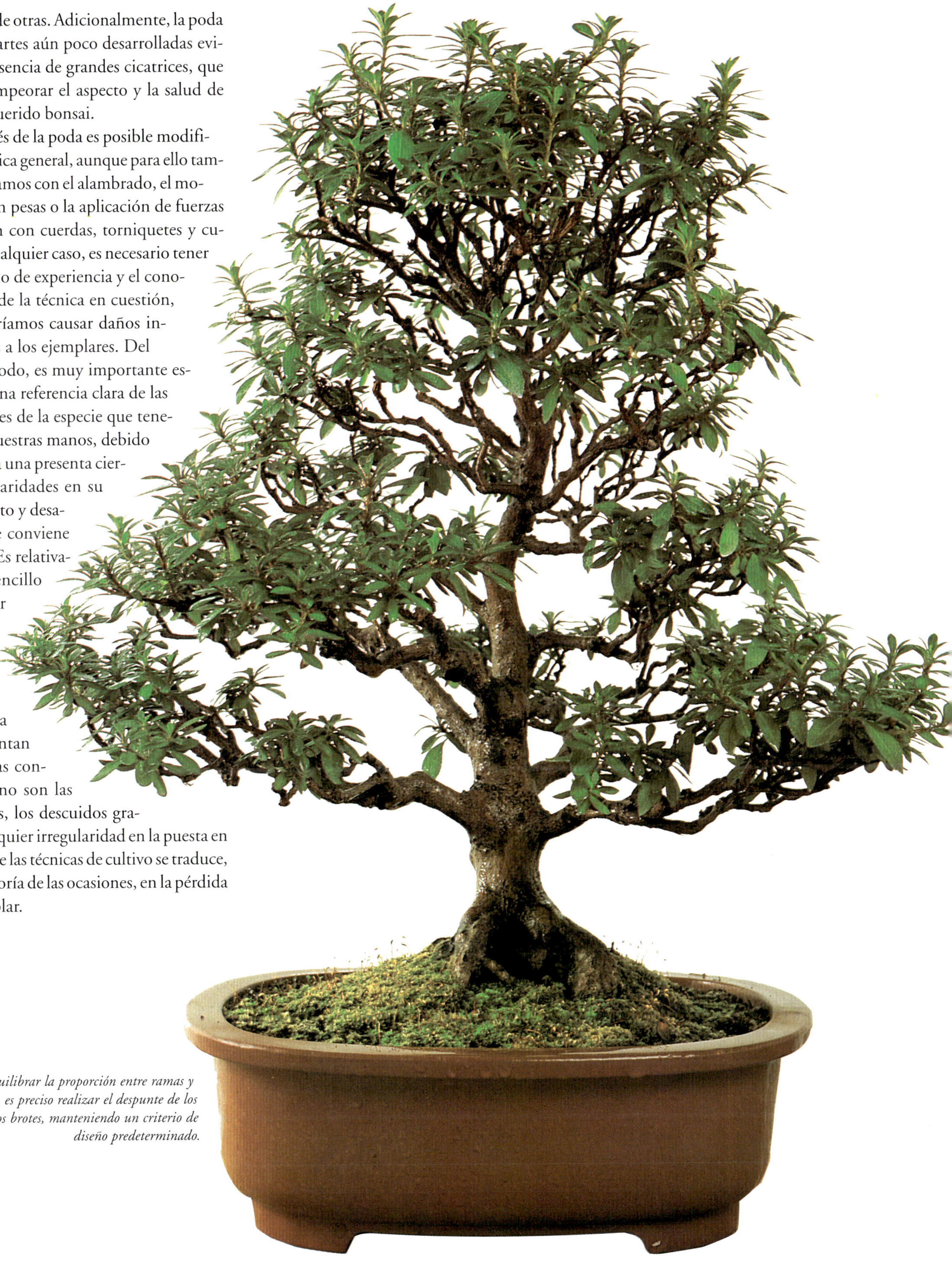

Para equilibrar la proporción entre ramas y tallos, es preciso realizar el despunte de los nuevos brotes, manteniendo un criterio de diseño predeterminado.

Los organismos perjudiciales

Al igual que ocurre con el resto de plantas cultivadas, ya sean de interior o de exterior, también a los bonsais les afecta la acción de determinados organismos especializados en aprovechar las valiosas sustancias que fluyen en su interior. El control y la erradicación de los más perjudiciales son tareas necesarias para su mantenimiento, resultando imprescindible evitar que la proliferación de cualquier clase de organismo patógeno se convierta en una plaga o enfermedad incontrolable.

Algunos de ellos son específicos, pues se trata de los mismos parásitos que atacan a los ejemplares silvestres existentes en la naturaleza. En otras ocasiones, las condiciones del propio cultivo y el consiguiente deterioro de sus defensas, posibilitan la acción de los más oportunistas, como son ácaros, pulgones y determinadas enfermedades de origen fúngico. Para combatirlos existen en el mercado productos de triple acción, fungicida, acaricida e insecticida, aunque quizá ésta sea una solución poco práctica, ya que para erradicar una enfermedad o plaga concreta aplicamos un tratamiento adicional sobre otras que no tiene. En consecuencia, resulta más recomendable utilizar los productos empleados en jardinería convencional para cada patógeno en particular, teniendo siempre la precaución de reducir las dosis, ajustándolas a las delicadas circunstancias de cada bonsai, en especial cuando se trata de plaguicidas sistémicos incorporados directamente en el suelo.

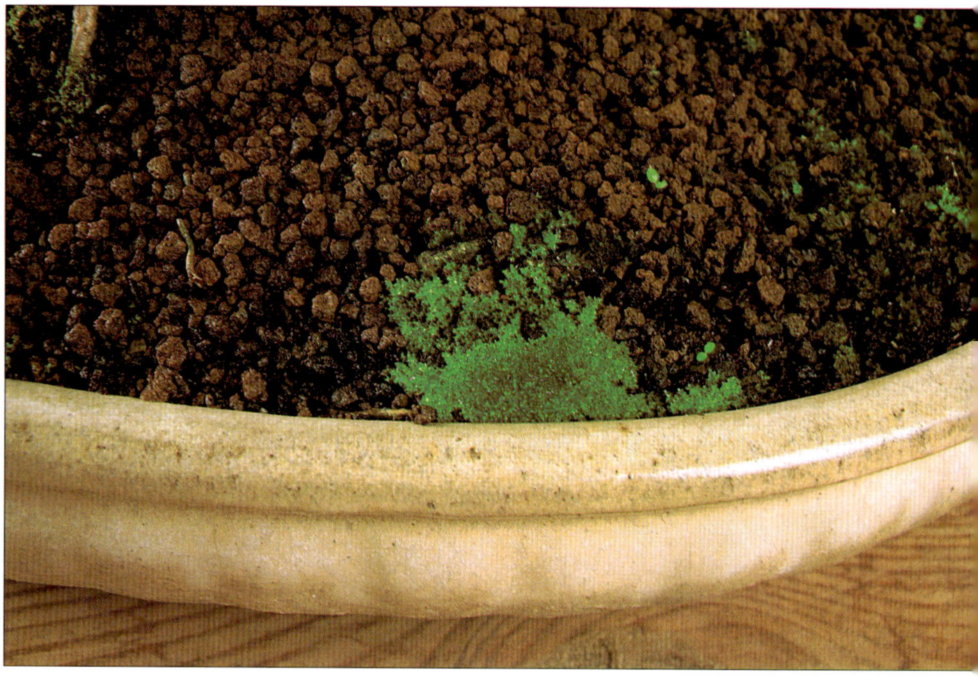

El drenaje de la maceta ha de ser perfecto para impedir que el bonsai sufra durante su cultivo y que no sea atacado por enfermedades ni parásitos.

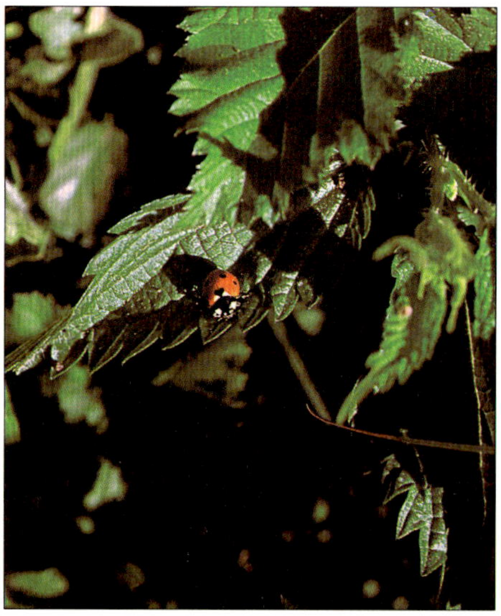

Algunos insectos que crecen en el jardín, pueden entrar en contacto directo con nuestros queridos bonsais.

ENFERMEDADES

Para mantener limpio el propio ejemplar y todo aquello que le rodea, es preciso seguir con detenimiento las pautas de actuación más adecuadas en cada caso.

Comenzaremos por el perfecto mantenimiento de los útiles de cultivo, en especial de todos aquellos objetos cortantes, pues suponen un eficaz vector de propagación de enfermedades, máxime con las de origen fúngico. Para ello, los lavaremos con agua y jabón siempre que hayamos practicado cortes en zonas infectadas y, como norma general, después de cada uso retiraremos los restos de savia, tierra o agua que pudieran presentar, repasando el filo con un algodón impreg-

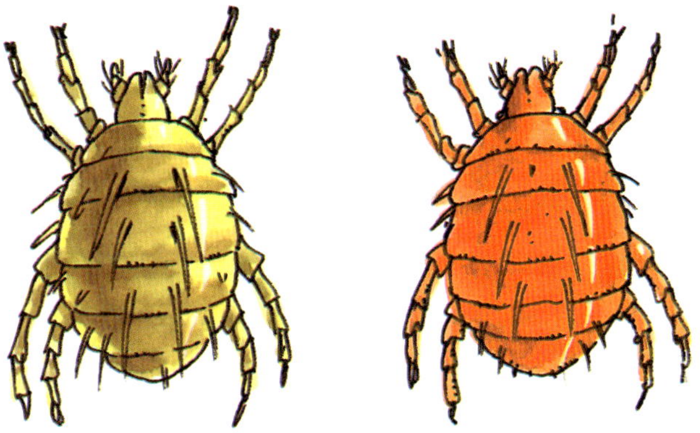

Diferentes tipos de ácaros son habituales inquilinos de las ramas y las hojas de los bonsais.

Clorosis

En determinadas ocasiones, la pérdida de color verde en las hojas no parece tener respuesta en la acción de ningún parásito, hasta que descubrimos que el origen no es otro que el de estar sometiendo el bonsai a unas condiciones inadecuadas de cultivo.

nado en alcohol y dejando que sequen por completo antes de guardarlos de forma definitiva.

Del mismo modo, los recipientes en que ubiquemos el suelo han de ser lavados con agua caliente y jabón, frotando con un cepillo de raíces si existiesen restos de raíces o tierra. Si se hubiera producido una enfermedad en el ejemplar o existieran indicios de presencia de larvas o esporas en el suelo, espolvorearemos tras el lavado un producto desinfectante que asegure la total eliminación de cualquier resto de gérmenes.

Durante las tareas de poda suelen producirse ataques por parte de microorganimos como hongos y bacterias, ya que en ese momento el bonsai se encuentra debilitado y las heridas causadas en su corteza suponen una vía de acceso directa para consumar el ataque. Al objeto de evitarlo, los cortes de poda deben ser trabajados con la finalidad de facilitar su cicatrización, cubriéndolos nada más terminar con ceras o resinas especialmente indicadas para tales situaciones. Bajo ningún concepto podremos llevar a cabo estas labores si el ejemplar se encontrase enfermo o debilitado, pues contribuiríamos a propagar el desarrollo del mal.

La mayoría de las enfermedades están producidas por hongos, como puede ser el oidio, la roya, etcétera, aunque las bacterias y los virus también son potenciales patógenos para estos diminutos especímenes. También debemos tener en cuenta que no todos los cambios en el aspecto del bonsai están motivados por agentes infecciosos, ya que unas condiciones de cultivo inadecuadas contribuyen a provocar deficiencias en su desarrollo.

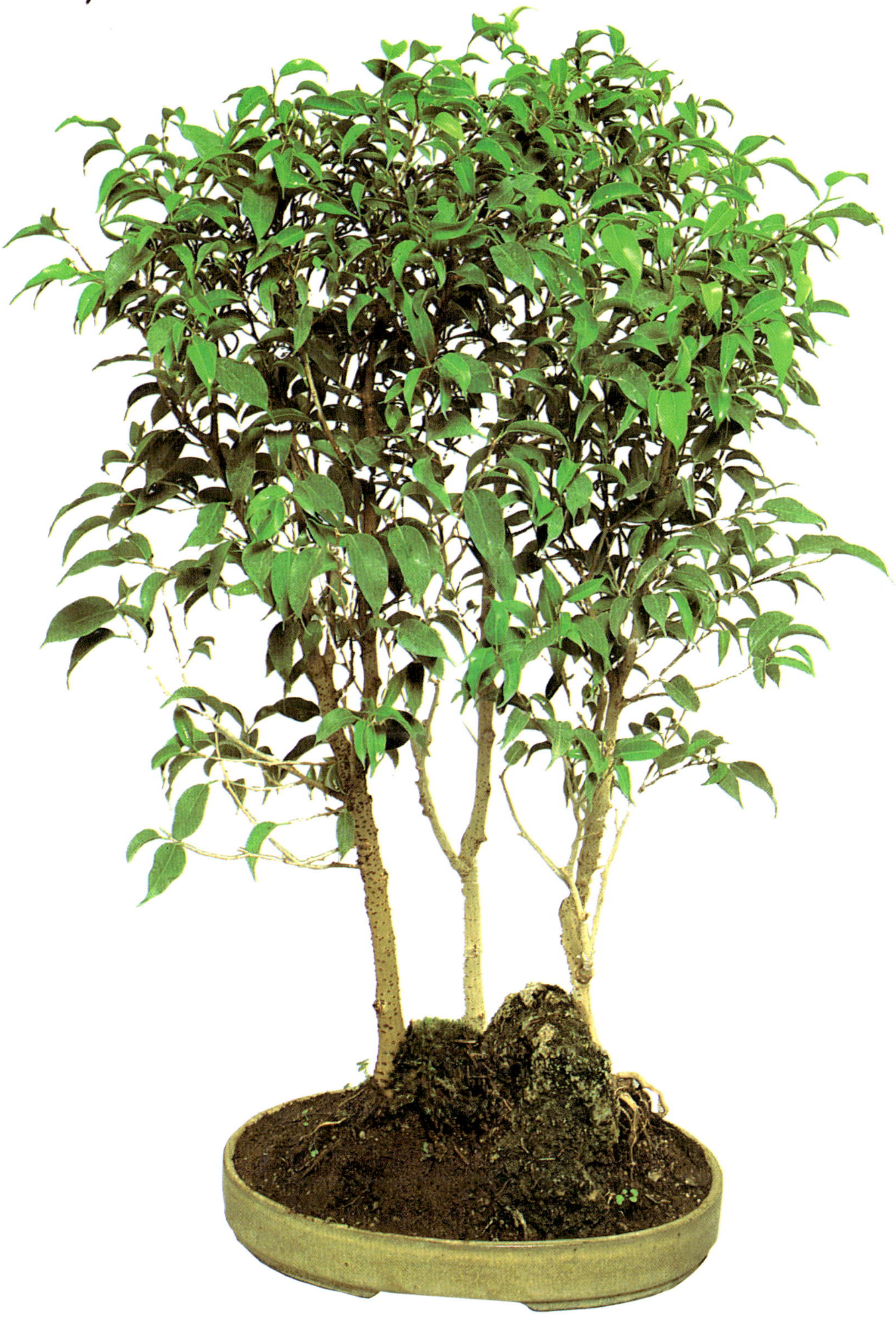

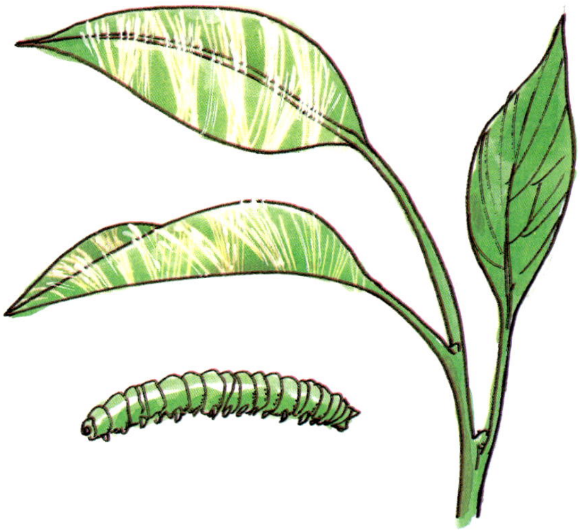

Las orugas enrolladoras son fácilmente identificables por el hilo de seda que envuelve las hojas casi en su totalidad.

La falta de luz o el agotamiento de los nutrientes en el suelo suelen ser las causas más comunes.

Síntomas y agentes patógenos:

Con este nombre se engloban todas aquellas deficiencias que provocan un amarilleamiento paulatino en el follaje del ejemplar afectado, pudiendo llegar, si no tomamos las medidas oportunas, a provocar la pérdida.

Tratamiento:

Descubierto el origen del mal y seguros de que no existe ningún organismo patógeno que lo provoque, hemos de poner inmediato remedio, ya sea situando el bonsai en un lugar más soleado o incorporando abono.

Mal blanco de las raíces

Este mal es muy semejante a la podredumbre de las raíces, pero no viene provocado por la falta de oxígeno en las mismas, sino por la presencia de un hongo que las invade.

Síntomas y agentes patógenos:

La pérdida de las hojas y el empeoramiento general del bonsai, son los síntomas externos de la enfermedad. Al desenterrar las raíces descubriremos que su corteza está blanda y presenta un color muy oscuro, y si las separamos observaremos como el interior está prácticamente deshecho con una tonalidad blanquecina muy característica.

Tratamiento:

El ataque se detecta normalmente cuando la enfermedad está muy avanzada, pero si se descubre a tiempo, debemos podar las raíces afectadas y espolvorear un fungicida sobre ellas, cambiando el suelo y la maceta.

Mildiu

Estamos ante uno de los hongos más comunes en el ámbito de las plantas cultivadas, pues afecta tanto a especies de porte herbáceo como a arbustos y árboles, de cuya lista no escapan los bonsais.

Síntomas y agentes patógenos:

Las características externas de la enfermedad suelen hacerse visibles a través de las hojas, en cuyo envés se observan manchas amarillas de diferente tamaño y contorno irregular, con la parte interna ocupada por acumulaciones de fibras de aspecto algodonoso, blanquecinas o grises. Al avanzar la enfermedad, la superficie afectada aumenta considerablemente y el color de las manchas se oscurece hacia tonos pardos, sufriendo primero la pérdida de las hojas y luego del ejemplar.

Tratamiento:

Como norma general, hemos de retirar todas las hojas que se encuentren infectadas, quemándolas antes de que propaguen la enfermedad aún más, y desinfectar las tijeras o la navaja con que hayamos trabajado. Tras ello, debemos pulverizar con fungicida la copa del bonsai y separarlo de la proximidad de otros ejemplares de la misma especie o afines a la misma. La prevención resulta la medida más apropiada, especialmente cuando su presencia ha sido detectada por primera vez en el grupo de bonsais o plantas ornamentales cultivado en una misma zona del jardín o en los aledaños.

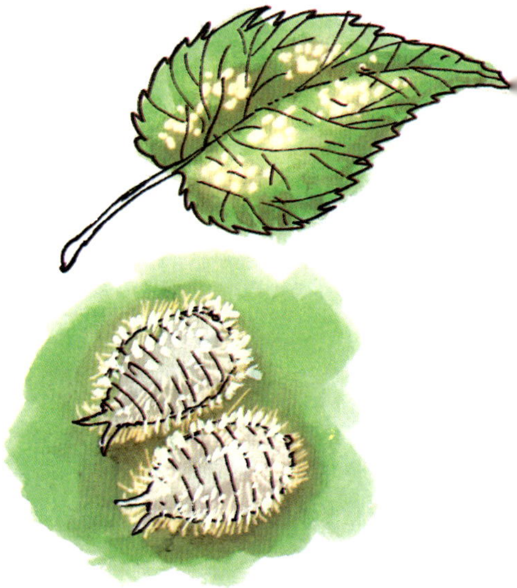

La cochinilla algodonosa puede llegar a cubrir tallos y hojas completas.

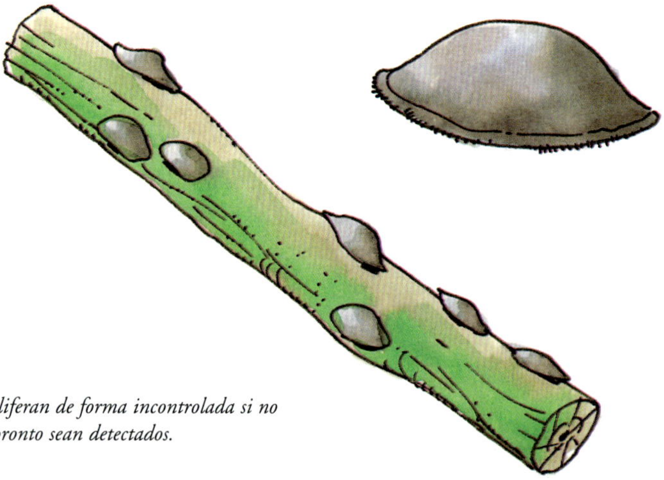

Los lecaninos proliferan de forma incontrolada si no se eliminan tan pronto sean detectados.

Oidio

La enfermedad afecta con enorme frecuencia a las plantas del jardín, atacando el follaje de algunas especies de bonsai cuando las condiciones de cultivo son inadecuadas.

Síntomas y agentes patógenos:

Resulta muy característica por la aparición en el envés y el haz de las hojas de manchas blanquecinas y de aspecto algodonoso, que con el paso del tiempo se vuelven pardo rojizas en la parte central.

Tratamiento:

En primer lugar, debemos eliminar todas las hojas que se encuentren afectadas por la presencia de este hongo, quemándolas tan pronto como sea posible y desinfectando los utensilios con que hayan sido manipuladas. Luego, tenemos que pulverizar fungicida en ambas caras de cada hoja.

Es muy importante que en el caso de las especies del género *Quercus sp.* (roble, melojo, quejigo, encina, alcornoque, etcétera) realicemos rociadas preventivas antes de que broten las yemas en primavera, máxime en aquellas en que las hojas se mantienen secas en el árbol durante todo el invierno.

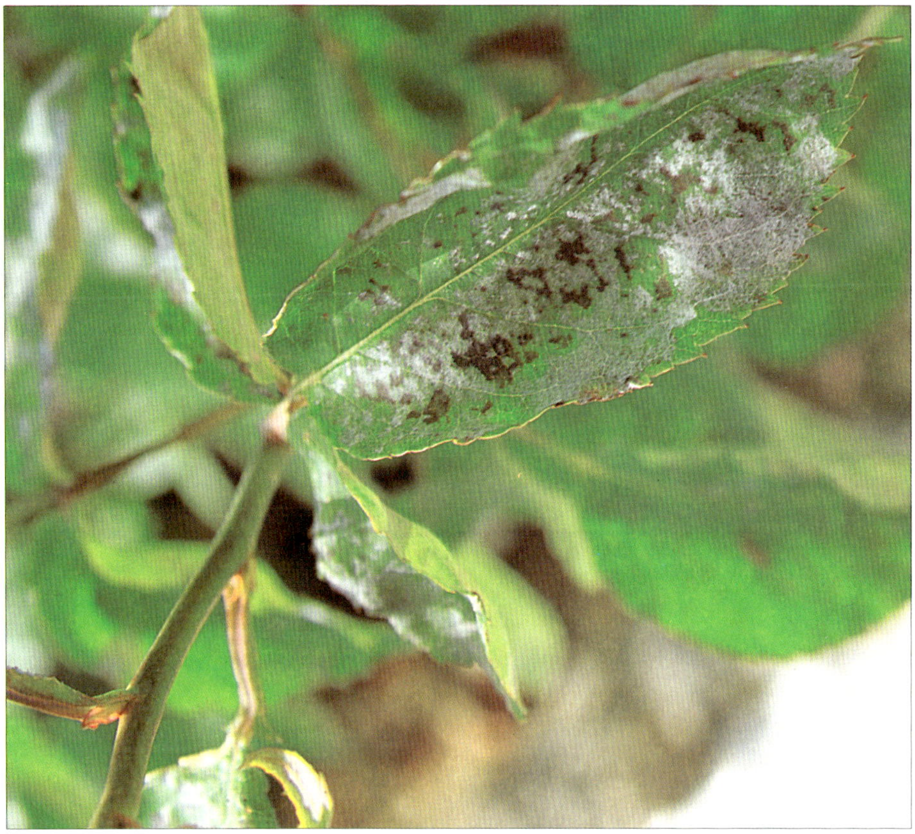

El oidio, enfermedad común en plantas de jardín, también puede hacer acto de presencia en determinados ejemplares de bonsai.

Podredumbre de las raíces

Nos encontramos ante un mal que perjudica seriamente la salud del bonsai, pues asociado a inadecuadas condiciones de mantenimiento, motiva la presencia de hongos y bacterias que acabarán con el ejemplar.

Síntomas y agentes patógenos:

La aparición de verdín en la superficie del suelo y el cuello del tronco, así como el cambio de color del follaje hacia tonos pardo negruzcos, puede ser indicativo de falta de ventilación en las raíces. Si realizamos el trasplante, descubriremos raíces blandas y de color oscuro. Cuando el deterioro se encuentra muy avanzado, el marchitamiento y la pérdida se produce con enorme rapidez.

Tratamiento:

La putrefacción de raíces viene provocada, principalmente, por el exceso de riego y una escasa ventilación, aunque también influye el incorrecto acondicionamiento de los agujeros de drenaje o una mezcla de tierra inapropiada, sin las correspondientes medidas de higiene. En cuanto descubramos los síntomas, es preciso cambiar la maceta de ubicación, llevándola a un lugar más aireado y evitando la incorporación de agua. Si la estación del año lo permite, prepararemos el trasplante, sustituyendo suelo y maceta.

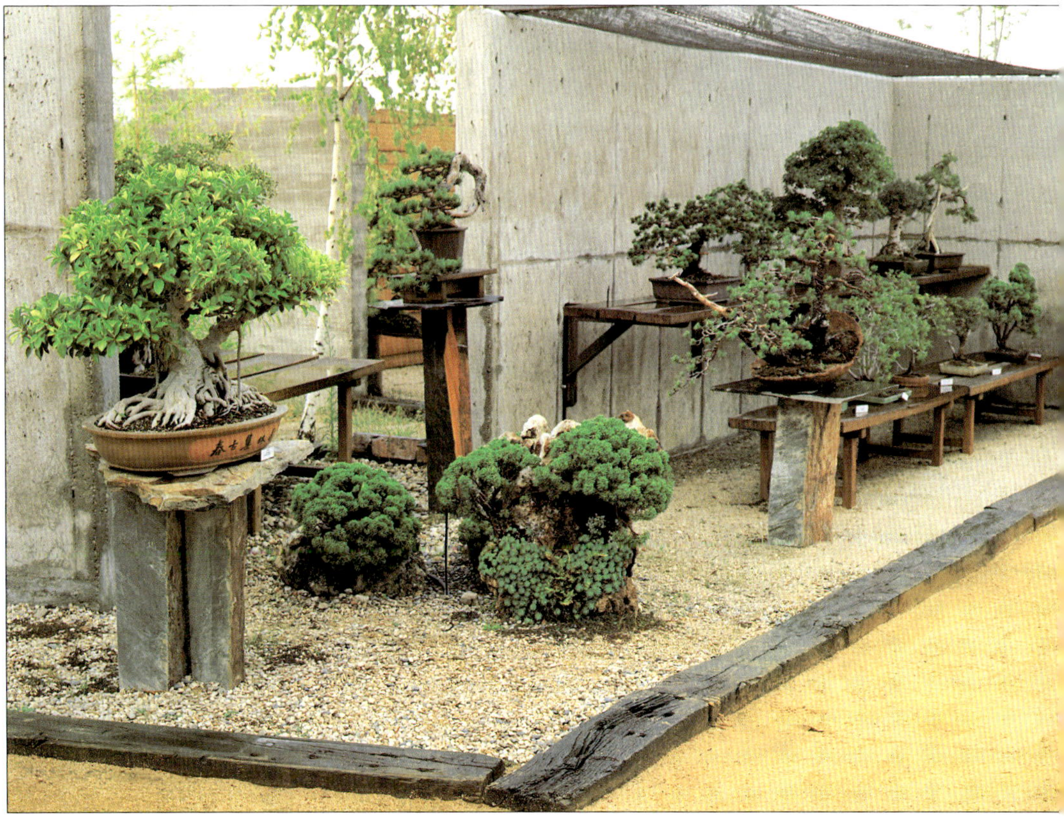

La salud de los pequeños árboles depende, principalmente, de los cuidados y las atenciones que les procuremos.

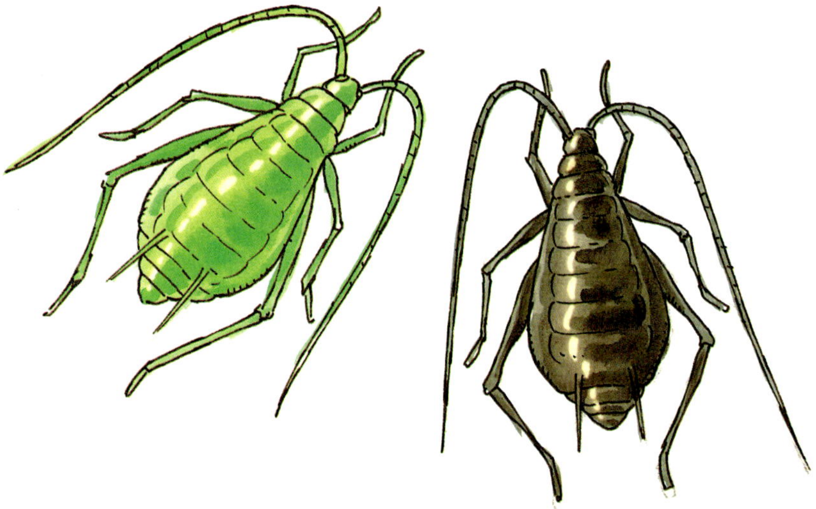

Entre los organismos más perjudiciales en nuestro jardín se encuentran los pulgones, que también atacan a los bonsais.

Roya

Se trata de un hongo que ataca a una amplia variedad de plantas, ya sean perennes o caducas, siendo muy común en los bonsais de coníferas y en los frutales.

Síntomas y agentes patógenos:

La enfermedad puede hacerse visible de diferentes maneras, dependiendo de la especie de bonsai afectada y del tipo de hongo que la contagia, aunque el denominador común en todos los casos es la presencia de pústulas de pequeño tamaño, más o menos redondeadas, que sobresalen de la superficie de la corteza u hoja infectada. Algunas son pardas, otras totalmente negras e incluso pueden presentar color amarillo, y al reventar liberan un líquido repleto de esporas que asegura la presencia del hongo la temporada siguiente, parasitando con toda probabilidad ejemplares sanos.

Tratamiento:

Tan pronto identifiquemos la presencia de estas pústulas, hemos de podar las hojas y las ramas afectadas, quemándolas inmediatamente. Para asegurarnos de su eliminación, debemos de pulverizar toda la planta con una sustancia fungicida especial para este hongo, no sobrepasando las dosis indicadas por el fabricante.

Verticilosis

Cuando la poda de ramas y raíces no se ha llevado a cabo de forma correcta, o las resinas de cicatrización no han sido aplicadas adecuadamente, existe el peligro de que penetren por las heridas esporas del hongo de la verticilosis, sobre todo cuando se han producido en la franja de unión entre el tronco y las raíces.

Síntomas y agentes patógenos

Las consecuencias del padecimiento de esta enfermedad, quedan reflejadas en la pérdida de color y la deformación de las hojas situadas en la parte inferior de la copa.

Tratamiento:

Como medidas preventivas, es necesario que los cortes de poda sean protegidos inmediatamente, así como mantener una condiciones de cultivo adecuadas. Descubierta la infección, eliminaremos las hojas afectadas y realizaremos la sustitución del suelo y la maceta, aplicando un fungicida sistémico.

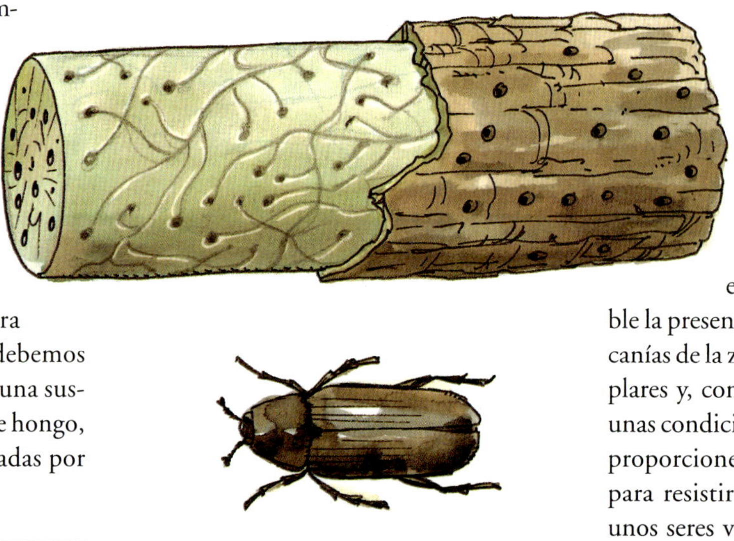

Determinados ejemplares de hoja caduca sufren las consecuencias de unos pequeños pero muy activos escarabajos, denominados barrenillos.

PARÁSITOS

Dentro de este apartado podemos incluir a todos los pequeños organismos que, con una perfecta capacidad para desplazarse y reproducirse, provocan en las plantas a las que llegan determinados perjuicios en su salud, pues se alimentan de ellas sin proporcionarles ningún beneficio.

A fin de controlarlos y proteger dentro de lo posible a nuestros bonsais, hemos de tomar en consideración algunos métodos de prevención. Como primera medida, debemos evitar por todos los medios poner las cosas fáciles a estos singulares seres vivos, pues la falta de higiene, ciertas desatenciones y unas condiciones ambientales inapropiadas, contribuyen a aumentar su presencia.

La recomendación más útil es la de mantener una estrecha y periódica vigilancia de la superficie externa del tronco y las ramas, el envés de las hojas, los nuevos brotes y, durante el trasplante, de las raíces, retirando manualmente los parásitos que encontremos, ya sea mediante el empleo de unas pinzas o sirviéndonos de un bastoncillo de algodón, impregnado en agua jabonosa o alcohol.

Resulta de vital importancia mantener un mínimo de separación y aislamiento de los bonsais con respecto al resto de plantas cultivadas, especialmente de los rosales, las adelfas y los boneteros, parasitados de forma habitual por áfidos (organismos chupadores de savia) y hongos. Debemos evitar en la medida de lo posible la presencia de hormigueros en las cercanías de la zona de ubicación de los ejemplares y, como norma general, mantener unas condiciones de cultivo correctas, que proporcionen a la planta salud y fuerza para resistir la impetuosa insistencia de unos seres vivos que, no olvidemos, sólo tratan de alimentarse y aprovechar los recursos que la madre naturaleza pone a su disposición.

Pero no todos los "bichos" que merodean en torno a las plantas son perjudiciales. Algunos simplemente pasan inadvertidos, mientras que otros llegan incluso a proporcionar beneficios muy a tener en cuenta. Las mariquitas son uno de los más importantes aliados con los que podríamos contar, pues devoran a gran velocidad todos los pulgones que se encuentran a su paso. Del mismo modo, en el suelo pueden existir bacterias e incluso lombrices que contribuyen a oxigenar y enriquecer la tierra, facilitando la asimilación de nutrientes por parte de las raíces. Por tales motivos, el uso de insecticidas químicos y de amplio espectro no resulta adecuado, ya que no diferencian las distintas formas de vida existentes.

Arañas rojas y amarillas

A pesar de su denominación, en realidad no se trata de arañas, sino de ácaros (arácnidos diminutos) de reducido tamaño e intenso color que se alimentan de la savia que fluye por el interior de los tallos.

Síntomas y agentes patógenos:

Suelen situarse en las axilas de las hojas o de los brotes, aunque en el envés de las hojas es donde encuentran mayor protección, reuniéndose en grupos no demasiado numerosos. En las coníferas buscan las grietas de la corteza y el punto de inserción de las acículas (hojas en forma de aguja) en las ramas.

Se caracterizan por la presencia de una tela de seda formada por hilos desordenados y dispuestos de manera irregular alrededor de algunas hojas y tallos, junto con el amarilleamiento de determinadas zonas de las hojas, que a la larga provocan la pérdida.

Tratamiento:

Su proliferación está muy relacionada con la sequedad ambiental, pues en ambientes húmedos no consiguen completar el desarrollo. Por dicha causa, el primer remedio que pondremos en práctica será el de pulverizar agua sobre las zonas afectadas, en especial en el envés de las hojas y donde encontremos hilos de seda, al tiempo que aumentaremos ligeramente la frecuencia de riego y situaremos la planta en un lugar protegido de los rayos directos del sol. Para limpiar estos minúsculos organismos, sus huevos y las telas de seda que dejan, nos serviremos de unas pinzas y un bastoncillo de algodón impregnado en alcohol. En caso de observar una infección considerable, hemos de aplicar un acaricida, siguiendo las indicaciones del fabricante.

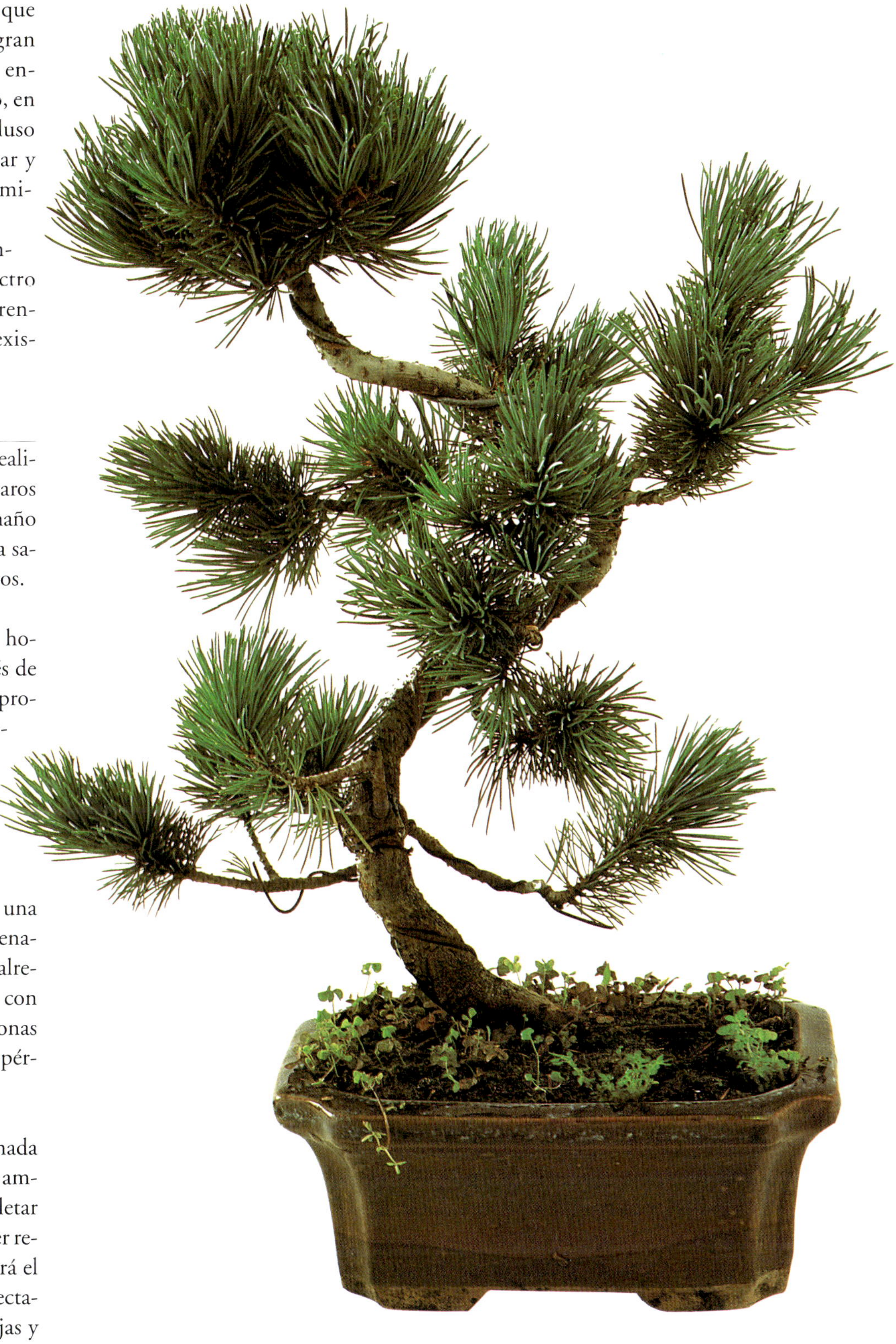

Las coníferas constituyen un grupo de gran resistencia a las condiciones climáticas adversas y al padecimiento de enfermedades.

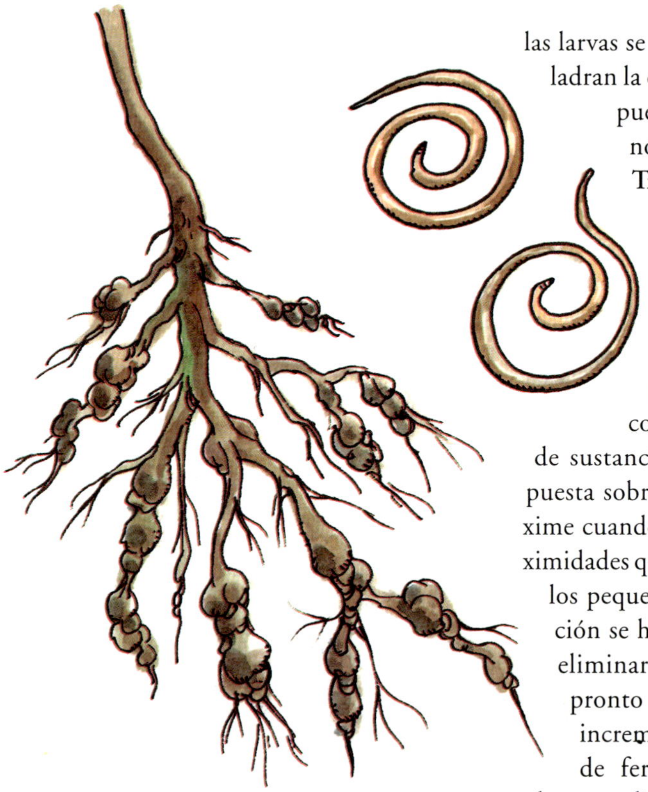

Una de las plagas más difíciles de descubrir y erradicar es la que producen los nemátodos en las raíces.

Barrenillos

Se trata de unos pequeños escarabajos (coleópteros) de tonalidad oscura, cuyas larvas se alimentan de madera, resultando muy perjudiciales para el tronco de nuestros pequeños árboles.

Síntomas y agentes patógenos:

Su existencia se identifica perfectamente por la presencia en la corteza de unos orificios cilíndricos que se prolongan bajo la misma en galerías sinuosas, que pueden llegar a afectar a toda la planta. Las especies que sufren en mayor medida su acción son las coníferas y los olmos.

En realidad, el perjuicio que causan es el resultado de un ciclo de vida muy peculiar, que comienza con la puesta de huevos a finales del verano en los resquicios de la corteza, cuyas larvas eclosionan y comienzan a perforar la madera de la cual se alimentan al final de invierno. A su paso crece un hongo asociado que continua deteriorando las partes vitales de la planta, lo que se traduce en la presencia de hojas secas. Con la llegada del verano las larvas se convierten en adultos, y taladran la corteza para salir y realizar la puesta en nuevos ejemplares sanos.

Tratamiento:

La presencia de estos insectos resulta realmente dañina para el bonsai, debido a que en una sola temporada puede acabar con el ejemplar afectado. La primera recomendación es la aplicación de sustancias que repelan y eviten la puesta sobre la corteza en verano, máxime cuando existan árboles en las proximidades que hayan sufrido el ataque de los pequeños escarabajos. Si la infección se hubiese producido, debemos eliminar las ramas afectadas tan pronto como las identifiquemos, e incrementar en primavera la dosis de fertilizante para vigorizar la planta, aplicando un insecticida sistémico; es decir, que sea absorbido por las raíces y actúe a través de los conductos de savia. Durante el verano, para acabar con los adultos, pulverizaremos insecticida sobre la corteza a fin de evitar que consumen la puesta de huevos.

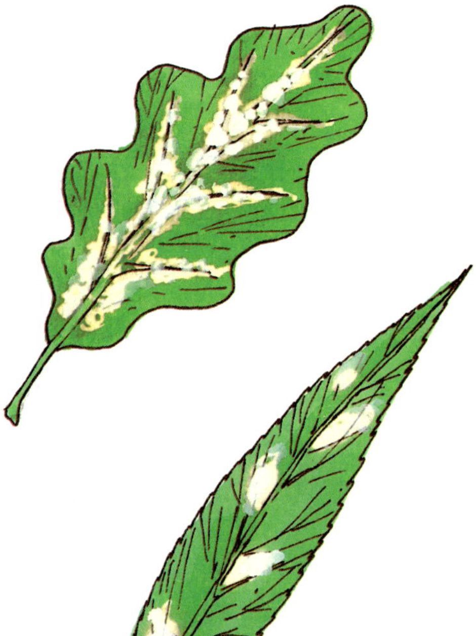

Tal vez la enfermedad más común entre las especies de hoja caduca es el oidio, identificable por la presencia de manchas blanquecinas y pardas en los limbos.

Cochinillas algodonosas

Resultan unos insectos llamativamente diferenciables, a causa de las agrupaciones con aspecto algodonoso que forman en algunas zonas de los tallos y el envés de las hojas.

Síntomas y agentes patógenos:

Se caracterizan por su aspecto redondeado y color blanquecino, siendo muy común localizarlos en el envés de las hojas de los ejemplares de hoja caduca, de las que se alimentan. La presencia de agrupaciones algodonosas en la axila de las hojas y los brotes, no indica que la puesta de huevos se haya producido.

Es preciso distinguirlo de otro organismo que produce unos síntomas muy semejantes a simple vista, pero que provoca daños bien distintos. Se trata de un áfido denominado pulgón lanígero, cuya picadura en tronco y raíces hace que se formen abultamientos cubiertos por una capa algodonosa, en la que pueden desarrollarse hongos.

Tratamiento:

Si lo que observamos son individuos aislados y escasos, o puestas envueltas en masas algodonosas, hemos de retirarlos con un palillo de algodón impregnado en alcohol o insecticida. Cuando su número sea considerable, tendremos que rociar insecticida en el envés del follaje.

Hormigas

Estos laboriosos e incansables insectos construyen sus guaridas en el suelo del jardín, donde almacenan y protegen el alimento recolectado en los aledaños.

Síntomas y agentes patógenos:

Su acción resulta algo más molesta pues son unos efectivos propagadores de enfermedades y parásitos, sobre todo cuando se trata de pulgones. Ellos, se aprovechan de su protección a cambio del jugo azucarado que les sirve de alimento. Es preciso controlar los hormigueros que se encuentren en las proximidades de la zona de cultivo de los bonsais.

Tratamiento:

El sistema más efectivo es mantener el

lugar en que se sitúan las macetas limpio de la presencia de estos insectos. Existen productos granulados que, aplicados en la boca de los hormigueros y en las zonas de tránsito de las hormigas, las obligan a retirarse.

Lecaninos

Podrían pasar perfectamente por pequeñas pústulas provocadas por un hongo, aunque en realidad se trata de cochinillas provistas de un gran escudo semejante al caparazón de una tortuga.

Síntomas y agentes patógenos:

Suelen iniciar la infección en la base de los tallos y las ramas de escaso grosor, y continúan hasta formar densas agrupaciones en el peciolo y el envés de las hojas. Tienen color pardo y atacan a la planta absorbiendo la savia. Su presencia está asociada a un hongo que crea manchas negras sobre las partes afectadas. Las hojas amarillean y la superficie de las ramas se deforma.

Es preciso hacer una diferenciación, pues existen otros organismos muy semejantes a los lecaninos, como es el caso de las cochinillas pardas, que forman unas costras fijas bajo las cuales se protegen innumerables chupadores de savia.

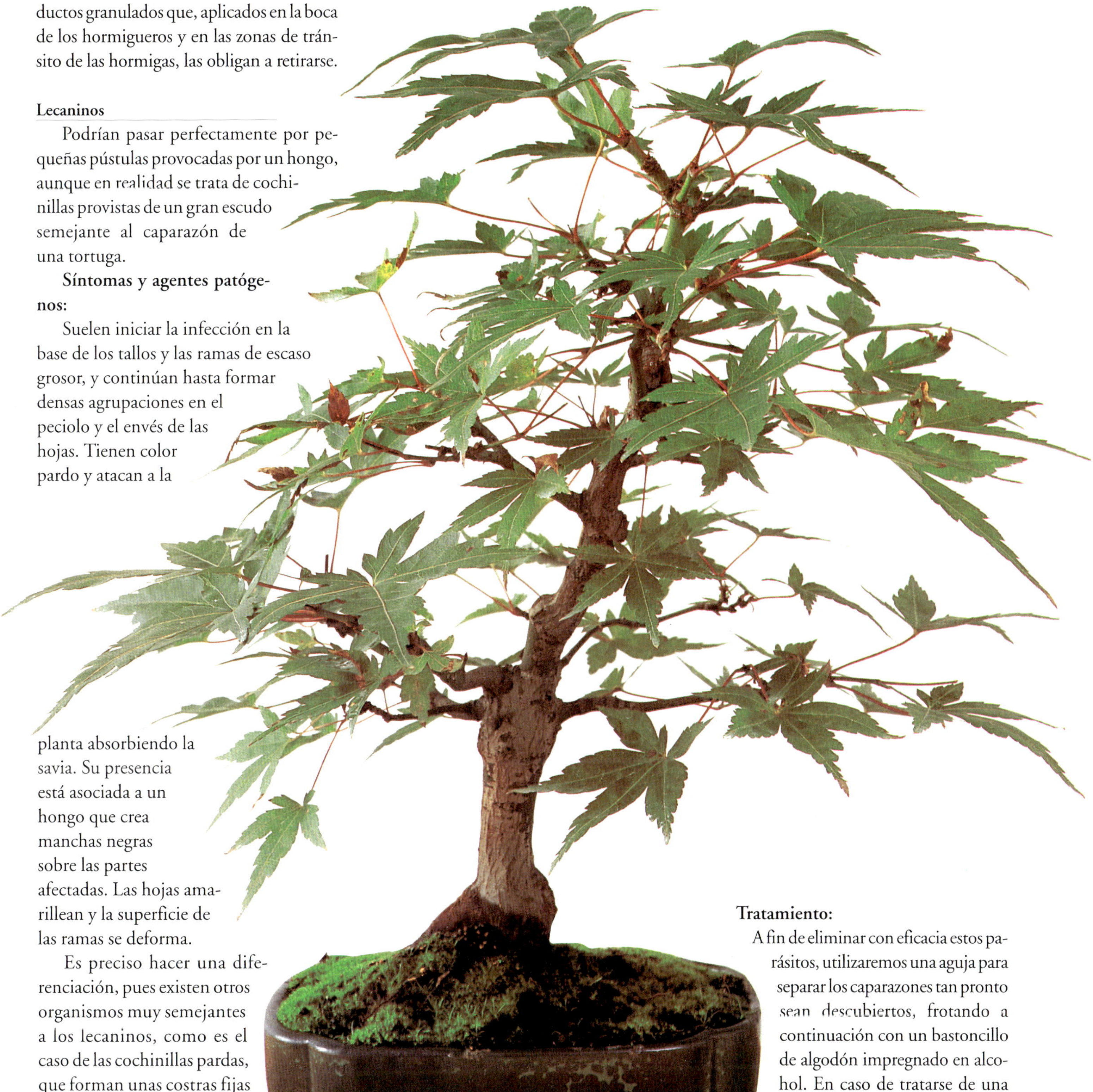

Tratamiento:

A fin de eliminar con eficacia estos parásitos, utilizaremos una aguja para separar los caparazones tan pronto sean descubiertos, frotando a continuación con un bastoncillo de algodón impregnado en alcohol. En caso de tratarse de una plaga, resultará inevitable la aplicación de un insecticida líquido a través del pulverizador.

Manteniendo sanos y vigorosos los bonsais, aumentaremos su resistencia y capacidad de superar los pequeños imprevistos que se presenten.

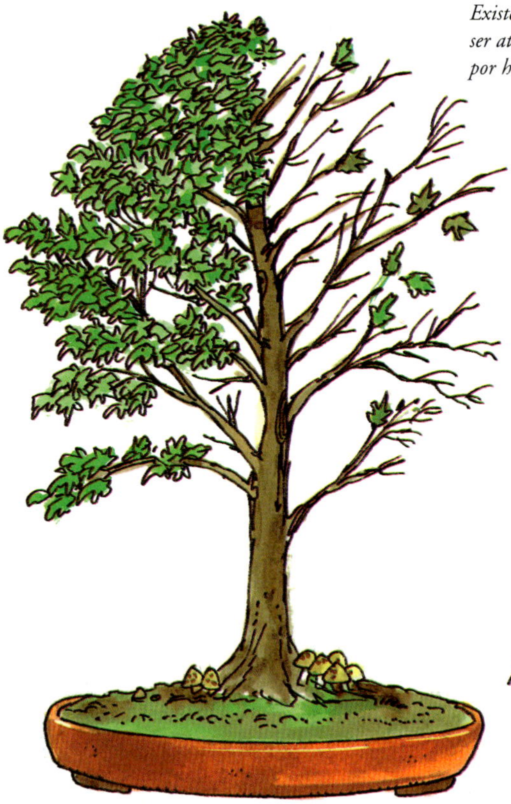

Existen diferentes especies de bonsai que pueden ser atacadas por la roya, enfermedad causada por hongos.

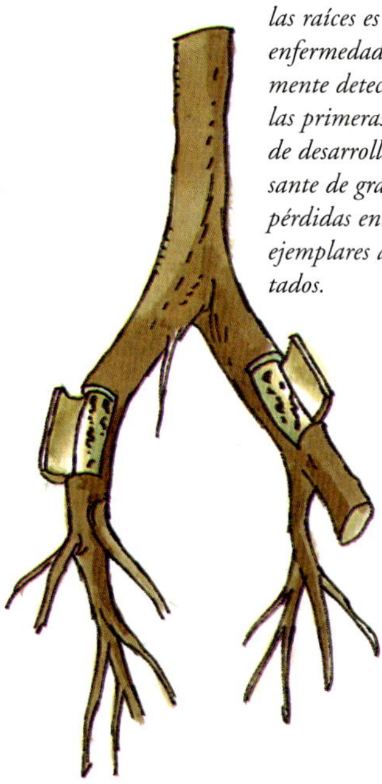

El mal blanco de las raíces es una enfermedad difícilmente detectable en las primeras etapas de desarrollo, causante de grandes pérdidas entre los ejemplares afectados.

Tratamiento:

Al tratarse de una larva de mariposa, su longevidad es muy reducida pero de enorme actividad. Si detectamos su presencia, habitual en las zonas en que existen hilos de seda o bajo el recipiente de cultivo donde también encuentran cobijo, hay que eliminarlas una a una y retirar los hilos que producen. En caso contrario, debemos cambiar la maceta de lugar, o bien rodearla con un círculo de ceniza o yeso, el cual resulta infranqueable por orugas y babosas.

Pulgones

El color de estos áfidos puede ser muy variable, desde el verde y el negro que es el más característico, hasta el amarillo, el blanco, etcétera. Su perjuicio consiste en chupar la savia que fluye por los conductos internos de los tallos más jóvenes.

Síntomas y agentes patógenos:

Se identifican perfectamente por su característica forma y el modo en que se agrupan en los ápices de los brotes y en el nervio central de las hojas, siempre en su envés. Impregnan todo de una sustancia pegajosa y provocan la deformación y el atrofiamiento de las partes afectadas.

Tratamiento:

Es preciso eliminarlos cuando aún no se han convertido en plaga, retirando los ejemplares con ayuda de un bastoncillo de algodón impregnado en agua jabonosa. Si no fuese suficiente y la presencia de estos organismos se hubiese extendido al envés de las hojas, debemos pulverizar con un insecticida apropiado.

Nemátodos

Con este nombre se denomina un tipo de gusano muy especial, pues su reducido tamaño y los hábitos que presenta resultan verdaderamente singulares.

Síntomas y agentes patógenos:

No se trata de ninguna larva de escarabajo u otro insecto; es un adulto minúsculo que parasita las raíces formando quistes y abultamientos en su superficie. Además, es transmisor de enfermedades producidas por hongos y virus, infectando los recipientes en que ha sido cultivado el bonsai.

Son fáciles de identificar cuando se lleva a cabo el trasplante y se realiza la poda de las raíces, ya que provocan la aparición de pústulas, en ocasiones con aspecto putrefacto.

Los síntomas externos son el amarilleamiento progresivo de las hojas desde la base hasta la parte superior de la copa.

Tratamiento:

El mejor tratamiento preventivo es, sin duda, la precaución. Resulta de suma importancia conocer la procedencia de la tierra y del compost que empleamos, asegurándonos de que están esterilizados, así como cerciorarnos de la exhaustiva limpieza de los recipientes y las bandejas de cultivo. El modo de combatirlos pasa, en un principio, por reducir el riego y mantener los ejemplares en un lugar fresco. Luego, practicaremos un trasplante, retirando toda la tierra de las raíces, podándolas de modo vigoroso y rociándolas con un producto específico contra nemátodos. La tierra ha de ser desechada y la bandeja de cultivo desinfectada enérgicamente.

Orugas enrolladoras

Son orugas de tamaño medio y color verdoso, que se alimentan de las hojas y los brotes tiernos de los vegetales cultivados en el jardín.

Síntomas y agentes patógenos:

Cada nueva mañana, se observan hojas y tallos roídos en ausencia total de cualquier organismo, al tiempo que en otras partes aparecen hojas envueltas en hilo de seda, formando conos casi perfectos.

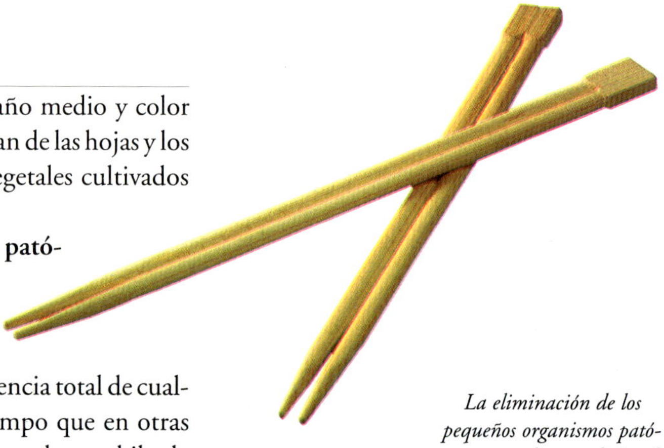

La eliminación de los pequeños organismos patógenos se realiza tradicionalmente con palillos.

Árboles en miniatura

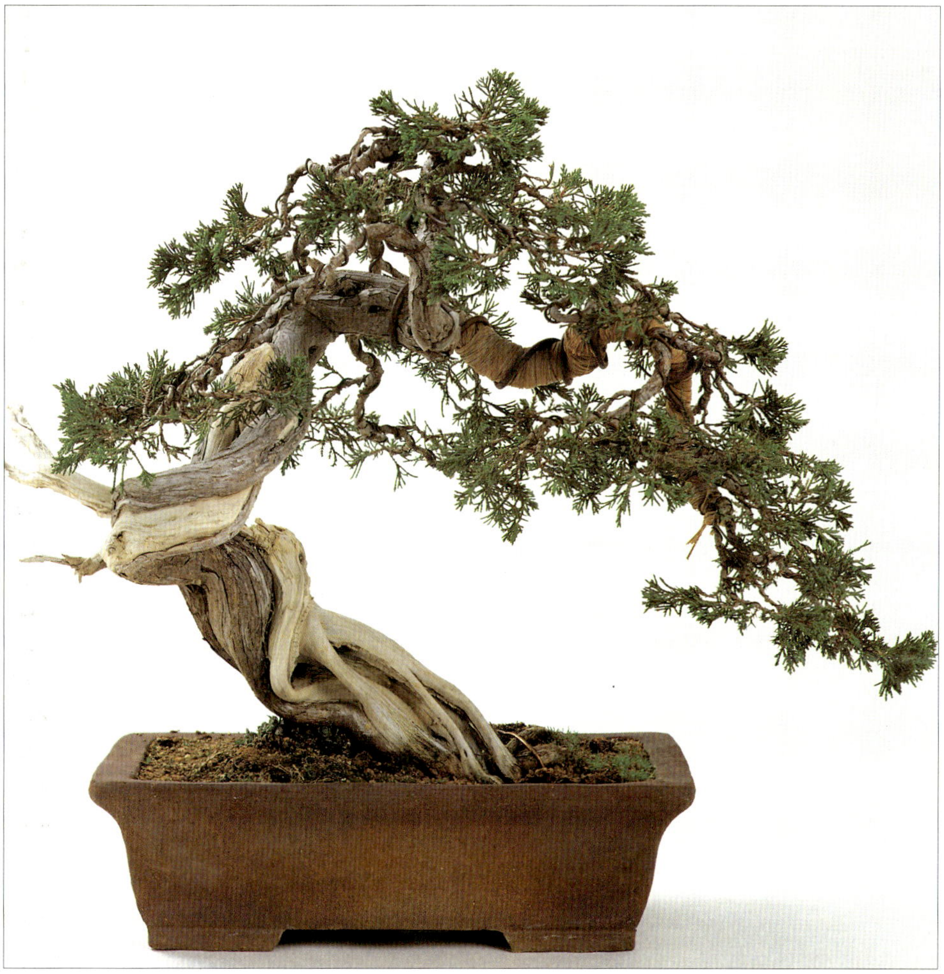

Teoría y práctica para su creación

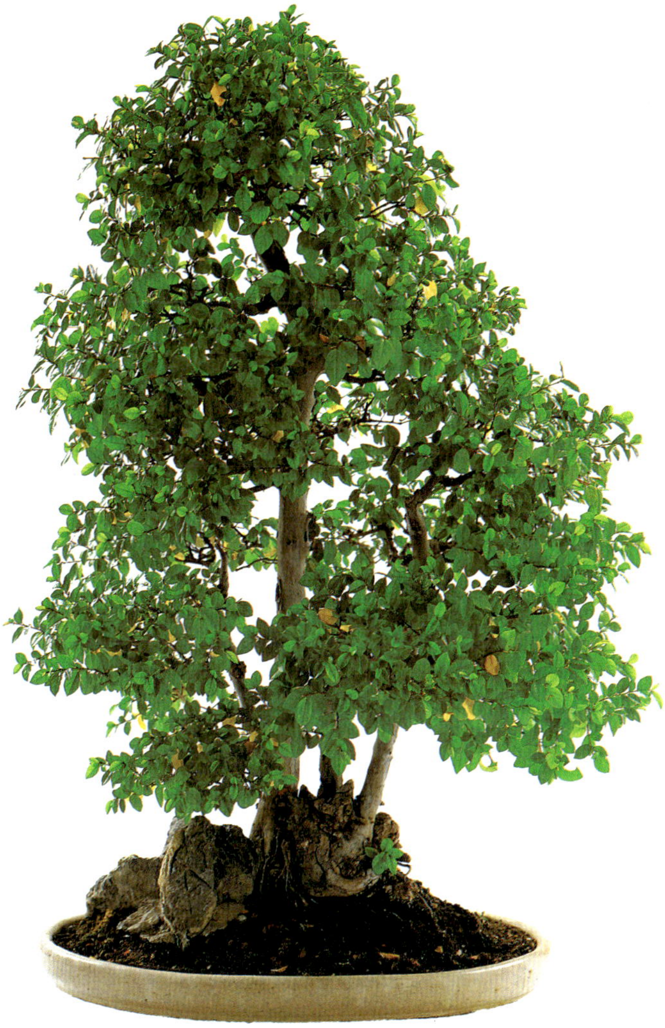

Introducción

La obtención de nuevos ejemplares de bonsai se encuentra al alcance de todo el mundo, pues las técnicas empleadas en la reproducción de estas "miniaturas" son las mismas que en numerosas ocasiones hemos utilizado con las plantas cultivadas en nuestro jardín.

Además, supone un llamativo reto para el cultivador, ya que, a diferencia de los bonsais que podamos obtener en viveros y tiendas especializadas, estaremos en la situación privilegiada de contar con ejemplares recién nacidos, a partir de los cuales iniciar el ciclo completo de cultivo.

En un principio, especialmente para todo aquel que no haya contado nunca con un bonsai entre sus manos, las técnicas de mantenimiento y modelado han de ser sencillas y básicas, tendentes a reproducir los estilos elementales referentes a la estética.

Desde el primer momento, es preciso considerar las necesidades básicas de cada especie y los momentos claves en su desarrollo, poniendo en práctica todos los métodos aprendidos sobre los ejemplares cultivados en nuestro jardín, antes de trabajar directamente en el bonsai. Así, lograremos adquirir destreza y experiencia, indispensables para avanzar en esta llamativa, relajante y satisfactoria actividad.

Con un mínimo de paciencia y dedicación, la presencia de un bonsai en el hogar se convertirá en un nuevo modo de disfrutar del cultivo de plantas ornamentales, contribuyendo a incrementar el valor estético del entorno en que desarrollamos nuestra vida cotidiana.

Tipos y formas

La clasificación de los bonsais está basada en determinados caracteres propios de cada ejemplar, realizada siempre en función de como haya sido cultivado por su cuidador. Poco a poco van adquiriendo belleza y firmeza, paralelamente al aumento de su edad y envejecimiento.

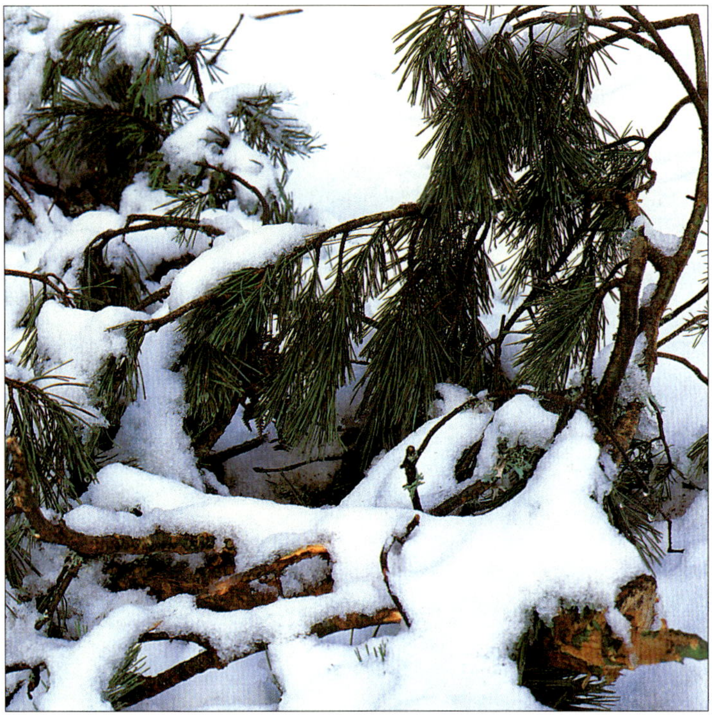

La lucha por la supervivencia,en circunstancias extremas, llega a ser cruel en plena naturaleza.

La primera división es la que hace referencia a la altura alcanzada por el bonsai. Existe otra que ha sido establecida según el tipo de pie que presenta; es decir, si el bonsai o bonsais surgen a partir de un único cepellón de raíces o de más de uno. Sin embargo, en la que están soportadas la mayor parte de las técnicas de modelado, y al tiempo resulta la más llamativa desde el punto de vista estético, es en la diferenciación de los ejemplares según los estilos que representan.

EN FUNCIÓN DEL TAMAÑO

Cuando nos referimos al tamaño, en concreto a la altura que alcanzan, podemos tratar tres grupos principales: el de los minibonsais, los bonsais medios y los gran bonsai. La longitud se mide desde la base hasta el ápice del tronco, sin contar con la maceta.

Los minibonsais, denominados en japonés "*Shohin*", forman un grupo en el

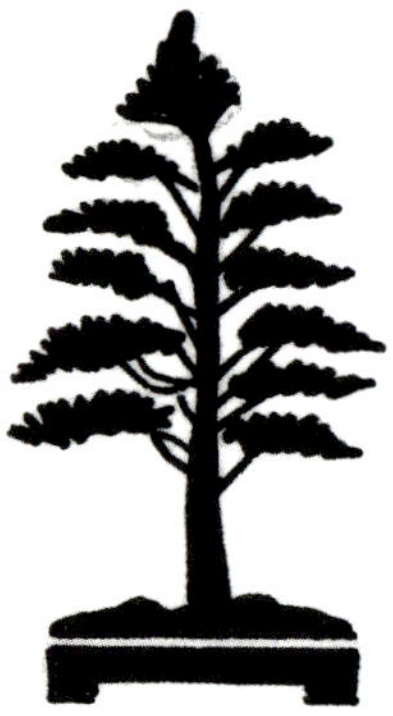

CHOKKAN: VERTICAL FORMAL. Sus principales valores son la presencia de un tronco robusto y perfectamente recto, con ramas dispuestas de forma regular, que pueden crecer en sentido descendente, ascendente o mantener la perpendicular con el tronco.

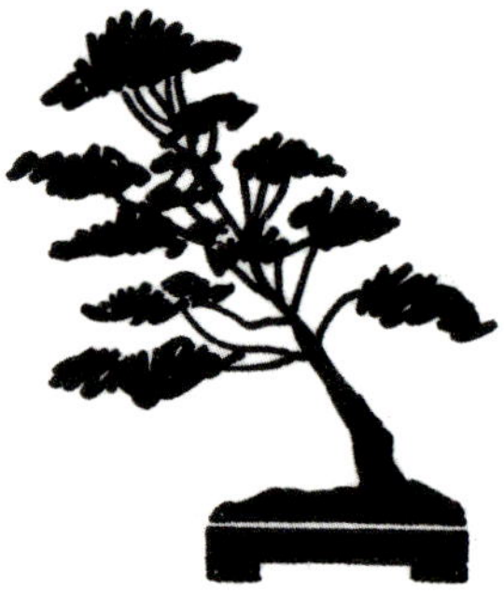

SHAKAN: TRONCO INCLINADO. El tronco de este estilo presenta cierta inclinación en relación a la vertical más o menos marcada, aunque siempre con un crecimiento ascendente y sin llegar a sobrepasar los 45º. Sus ramas quedan dispuestas de forma ordenada pero el crecimiento resulta algo más irregular.

KENGAI: CASCADA. Su tronco, de crecimiento descendente, llega a sobrepasar la horizontal y la base del tiesto. El desarrollo está dominado por las líneas curvas, pero en el caso de las ramas, siempre paralelas al suelo.

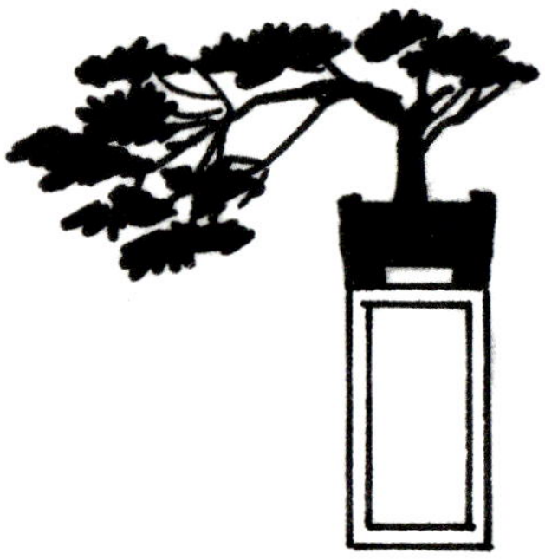

HAN-KENGAI: SEMICASCADA. Su tronco está dispuesto entre la horizontal y los 45º de inclinación, sin llegar a descender en ningún caso. Las ramas se mantienen paralelas al suelo o con una ligera curvatura.

que encontramos bonsais diminutos, cuya altura oscila entre ocho y quince centímetros. Las cualidades que los identifican son su considerable delicadeza y los intensos cuidados que han de prestárseles. Su reducido tamaño precisa la vigilancia continua de las condiciones de cultivo, así como el acortamiento de los períodos de tiempo que separan las tareas de poda y trasplante, prestando especial atención al estado del suelo, pues los recipientes de cultivo son de pequeñas dimensiones y contienen un volumen de substrato también limitado, muy vulnerable tanto a la evaporación como al encharcamiento.

Del mismo modo, han de mantenerse unas condiciones tan estables como sea posible, ya que las escasas reservas y protección ante alteraciones de cultivo, podrían causar su pérdida debido a una helada o al exceso de radiación solar.

De este grupo cabe destacar su enorme valor ornamental, al tiempo que el escaso espacio que precisan para ser cultivados.

Aumentando en altura hasta llegar a los sesenta centímetros, aparece un segundo tipo de bonsais, subdividido a su vez en dos grupos: el de los "*Komono*", encuadrados entre los quince y los treinta centímetros de altura, y el de los "*Chumono*", que pueden oscilar entre treinta y sesenta centímetros. Ambos suelen ser los más habituales, gracias a disponer de unas proporciones sobre las que se trabaja de forma cómoda, que propician la observación y la obtención de unos resultados equilibrados en cualquier estilo.

Por último, figuran los bonsais de gran tamaño u "*Omono*", cuyo desarrollo del tronco puede llegar hasta un metro de longitud. La mayoría son ejemplares de gran envergadura y robustez y, por tanto, ocupan un espacio considerable. Ofrecen excelentes cualidades para ser ubicados en zonas del exterior, donde puedan adquirir el máximo protagonismo.

EN FUNCIÓN DEL PIE

Como es conocido, no todos los árboles transformados en bonsai son cultivados como ejemplares individuales, pues es frecuente que aparezcan en una maceta varios pies pertenecientes al mismo espécimen o a varios reagrupados, para dar forma a un pequeño paisaje.

Así, encontramos bonsais que desarrollan un sólo tronco a partir de un único cepellón de raíces. Estos resultan los más habituales y son sobre los que están basados la mayoría de los estilos. Por otro lado, tenemos los ejemplares de los que a partir de un mismo cepellón de raíces surgen varios ejes principales, conocidos como bonsais de tronco múltiple. Algunos recipientes muestran composiciones que adquieren aspecto de paisaje,

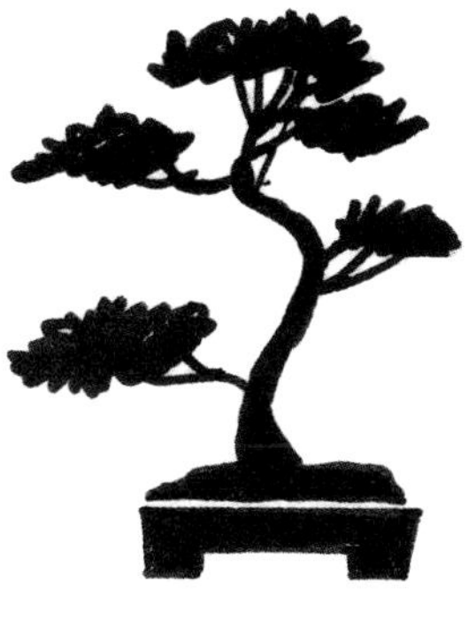

MOYOGI: VERTICAL INFORMAL. El porte sigue siendo vertical, aunque el crecimiento se produce rompiendo las líneas rectas. Las ramas surgen de las curvaturas del tronco y son igualmente sinuosas.

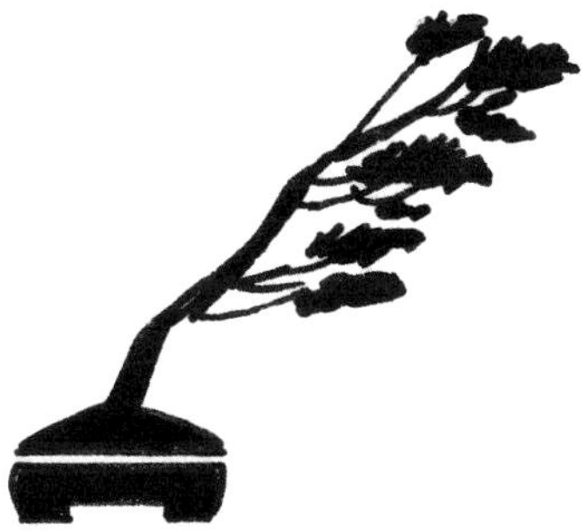

FUKINAGASHI: AZOTADO POR EL VIENTO. El perfil es sinuoso, con una inclinación no superior a los 45º respecto a la vertical. Las ramas crecen en una sola dirección paralelas al suelo.

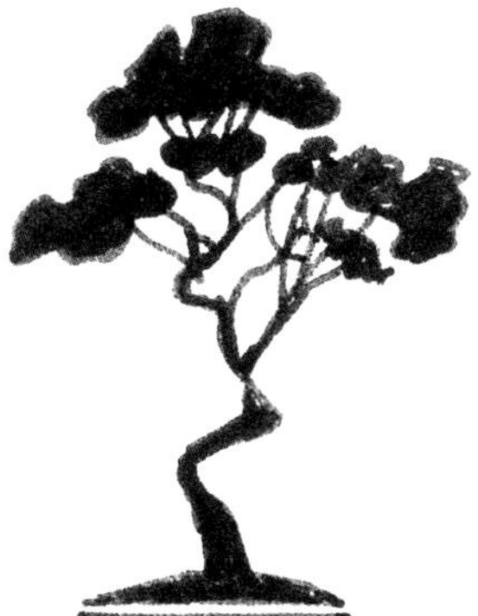

NEJIKAN: TORTUOSO. Está caracterizado por presentar un tronco muy curvado en la base, prolongando su aspecto sinuoso sobre las ramas.

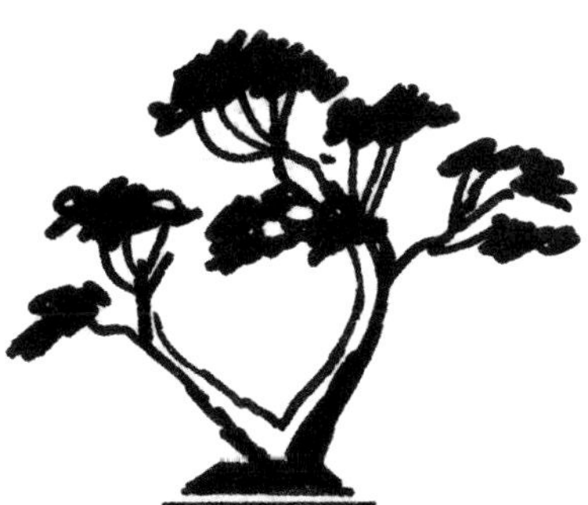

SABAMIKI: RESQUEBRAJADO. El tronco se haya dividido por una profunda herida sin corteza.

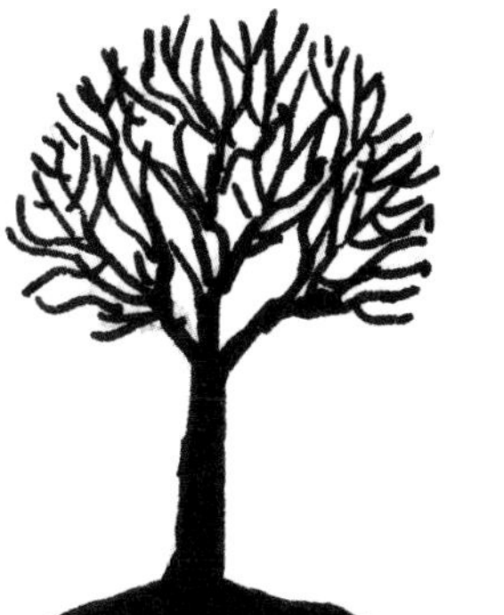

HOKIDACHI: ESCOBA. El tronco, como ocurre con el del vertical formal, es también robusto y recto, salvo que en este caso las ramas se condensan en la parte superior, creciendo en todas direcciones.

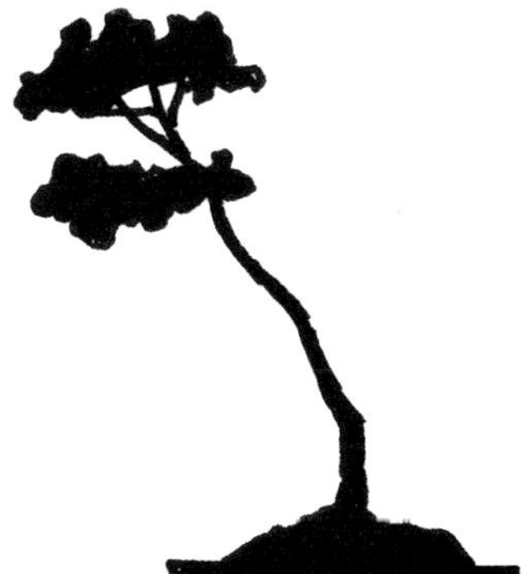

BUJINGI: FORMA DE LOS LITERATOS. Presenta un tronco recto, delgado y largo, totalmente vertical o con una inclinación considerable, acabado siempre en una copa semiesférica de cortas y escasas ramas.

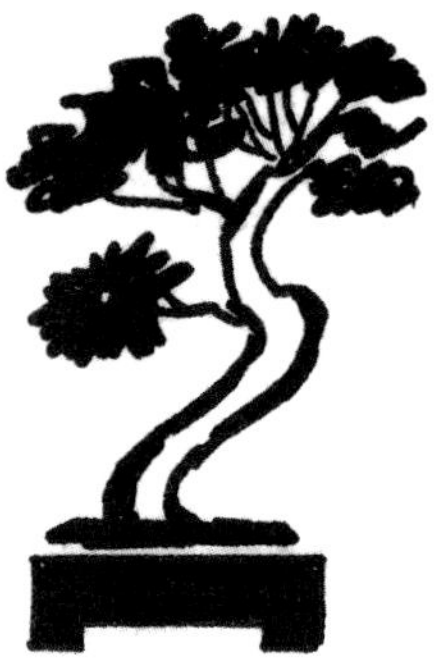

SHARIMIKI: HERIDO POR EL RAYO. La acción de la naturaleza provoca la rotura y el descortezado del tronco, dejando únicamente algunas ramas vivas.

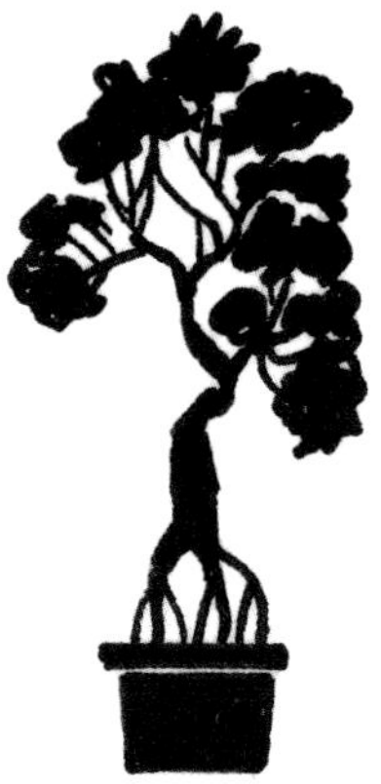

NEAGARI: RAÍCES VISTAS. El efecto de la erosión del suelo puede ocasionar que las raíces queden al descubierto, cubriéndose de una corteza que las protege.

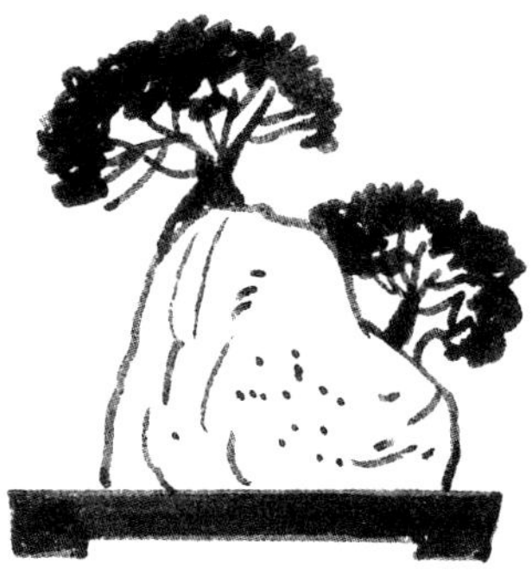

ISHITSUKI: ENRAIZADO EN PIEDRA. El cepellón del tronco descansa por completo sobre una oquedad de la roca. Las ramas presentan un crecimiento variable, según el tipo.

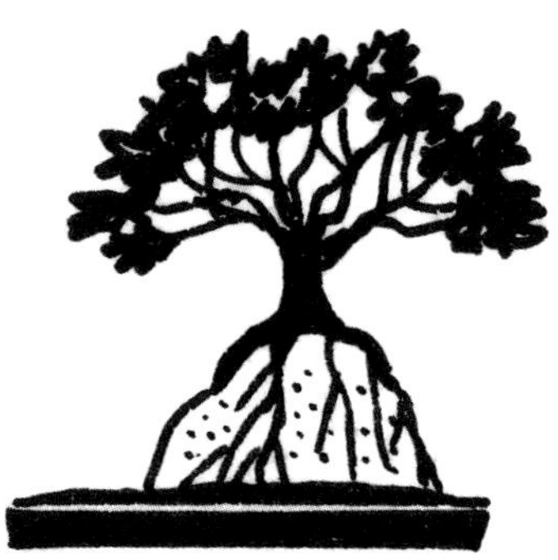

SEKIJOJU: RAÍCES SOBRE ROCA. El efecto de la erosión puede desenterrar bloques de piedra completos sobre los que se desarrolla un robusto árbol, obligando a las raíces a ajustarse a las grietas para sujetar la copa.

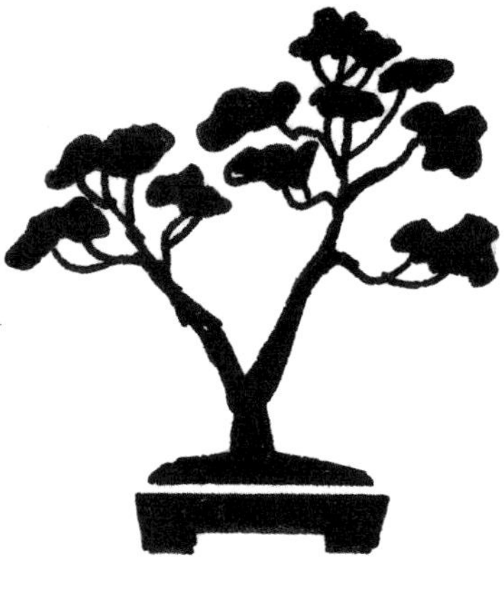

SOKAN: TRONCO GEMELO. Se trata de un sólo pie, dividido casi desde la base en dos ramas de gran grosor.

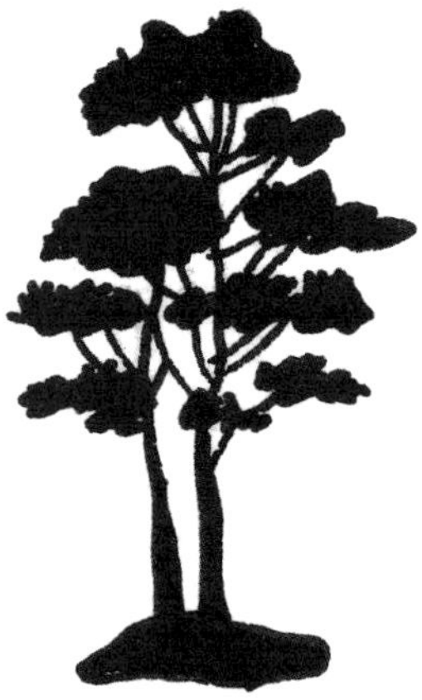

SOJU: DOS TRONCOS. Crecen dos troncos juntos pero de diferente grosor y tamaño, creando una atractiva composición.

en donde encontramos también varios troncos, aunque, en este caso, pertenecientes a cepellones de raíz individuales. En el citado grupo, a excepción del primer tipo formado por la pareja, el resto mantiene un cultivo compuesto siempre por un número impar de ejemplares.

Por último, existen composiciones que, aunque no pueden considerarse como bonsais en sentido estricto, mantienen una estética muy semejante. Se trata de cultivos de plantas de temporada, bulbosas, o creaciones de paisajes mixtos de gran valor ornamental.

EN FUNCIÓN DEL ESTILO

Independientemente de las proporciones y las cualidades morfológicas que presenten los bonsais, todos están sujetos a las mismas técnicas de cultivo, a pesar de que las normas estéticas sobre las que está basado el aspecto de cada ejemplar pueden ofrecer enormes variaciones, llegando a resultados tan dispares como originales y vistosos.

A partir de esta consideración que acabamos de exponer, surgen los diferentes estilos de bonsai, atendiendo de manera primordial a la disposición del tronco y de las ramas, aunque en algunos casos también participa en la clasificación el modo en el que se ha realizado el trabajo las raíces.

Al contrario de lo que pueda parecer, éste no es más que un modo artificial de cultivar especies vegetales. Los estilos tienen un soporte teórico basado en las observaciones directas sobre la propia naturaleza, y cualquier desvío en este aspecto, aunque totalmente aceptable y válido en el ámbito de la jardinería, ha de ser separado de la concepción tradicional del bonsai.

Una apreciación importante es la de mantener una correlación entre el árbol cultivado y las posibles modificaciones que puede ejercer la naturaleza sobre él en estado salvaje. Por poner un ejemplo, si disponemos de un ejemplar perteneciente a una especie ajustada a un ambiente pantanoso, fértil y sin grandes accidentes geográficos, no se nos puede ocurrir modelarlo en el estilo de cascada o de raíces sobre roca, porque en la naturaleza tal situación no es lógica ni viable.

La clasificación por estilos viene marcada por el ángulo que forma el tronco con la maceta, la disposición de las ramas y las raíces, y el modo en que son agrupados varios ejemplares en la misma maceta. Así, comenzamos por los tipos básicos, como es el estilo vertical formal, el inclinado y el de cascada, a partir de los cuales surgen otras muchas diferentes variaciones, enumeradas según la complejidad que presentan las técnicas a emplear o por la ampliación del número de ejemplares que crecen en la misma bandeja de cultivo.

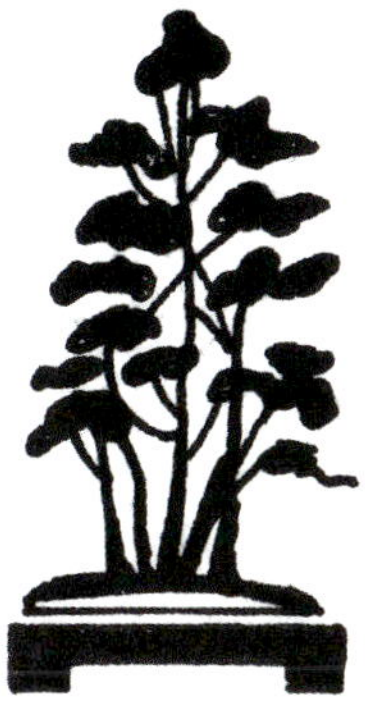

KABUDACHI: MATA. Los troncos surgen de un único cepellón de raíces, formando un abanico cuyo centro presenta los pies más gruesos, que van disminuyendo en tamaño a medida que son desplazados hacia los extremos.

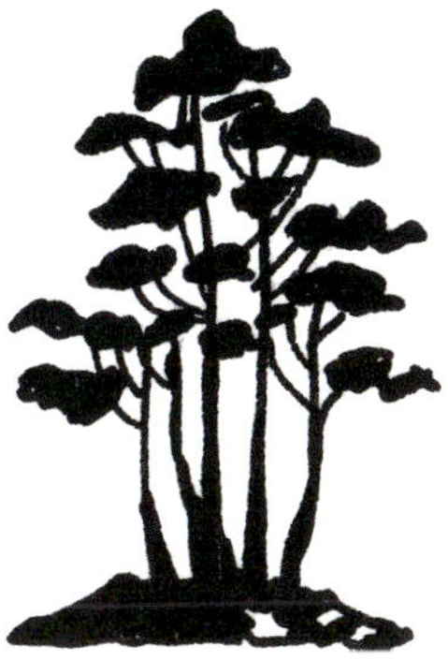

KARABUKI: CAPARAZÓN DE OSTRA. A partir de un mismo cepellón de raíces crecen varios troncos, emulando el caparazón de una ostra.

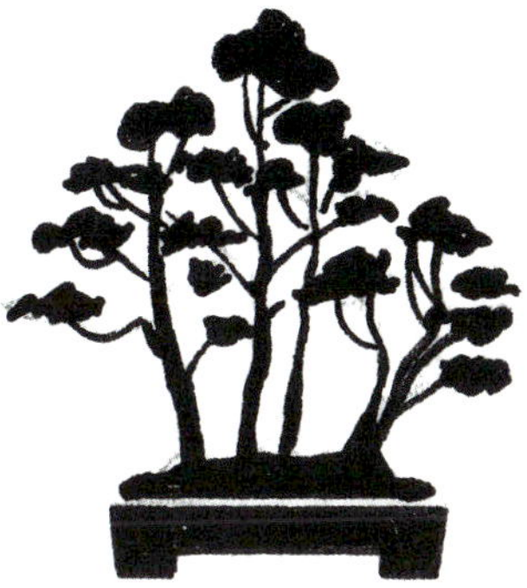

IKADABUKI: BALSA. La base, de la cual surgen varios pies, está formada por un tronco tendido en forma de balsa.

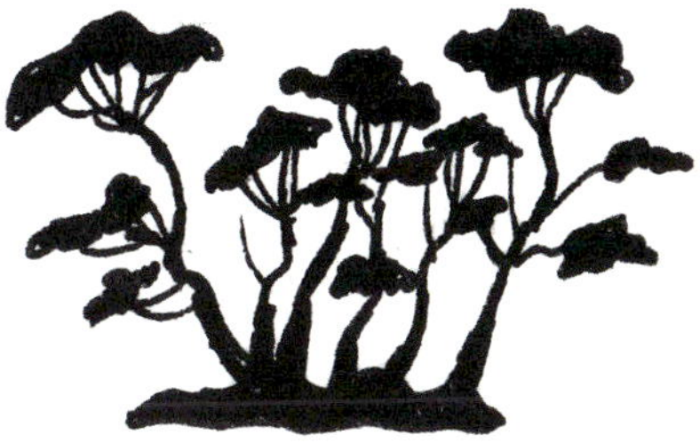

NETSUNAGARI: TRONCOS SINUOSOS. El conjunto de pies de tamaños y formas irregulares, crece en una base común de raíces sinuosas.

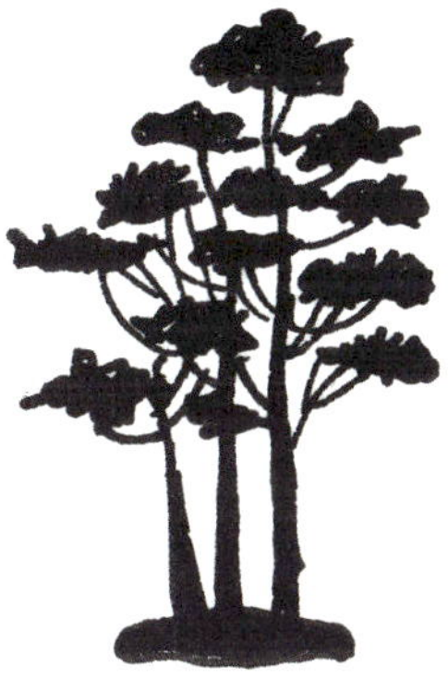

SAMBON-YOSE: TRES TRONCOS. Esta composición consta de tres troncos independientes.

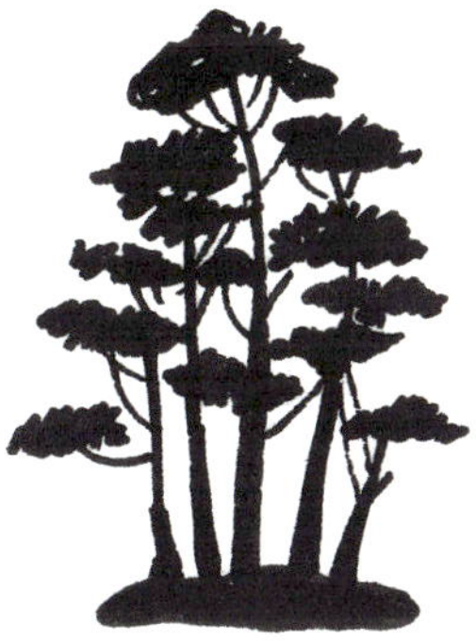

GOHON-YOSE: CINCO TRONCOS. Al aumentar el número de ejemplares, siempre impares, reciben denominaciones distintas.

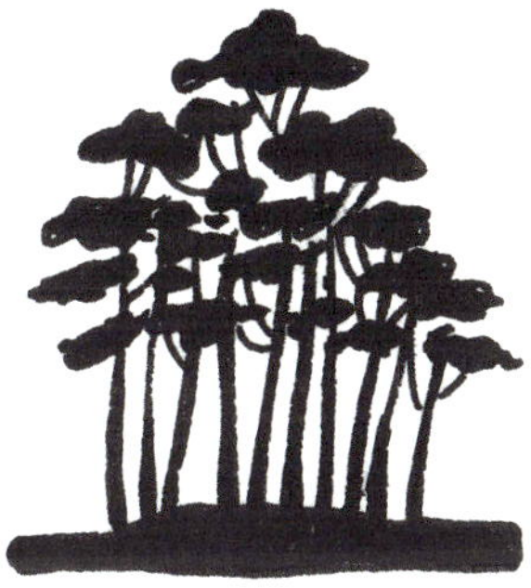

YOSE-UE: TRONCOS MÚLTIPLES. Grupo formado por ejemplares siempre independientes.

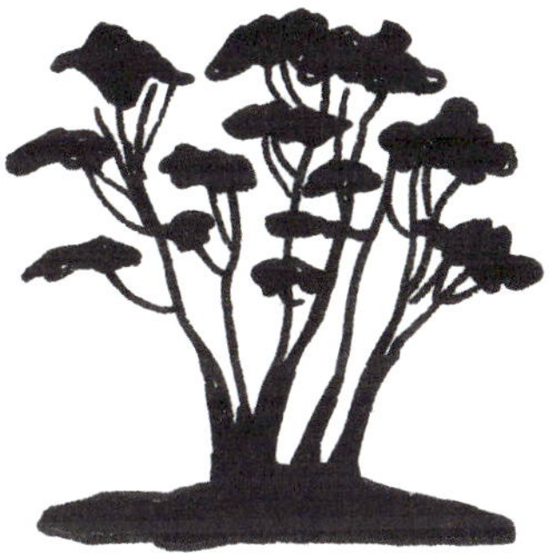

TSUKAMI-YOSE: ÁRBOL DE TRONCOS MÚLTIPLES. A partir del mismo pie, surgen diferentes troncos.

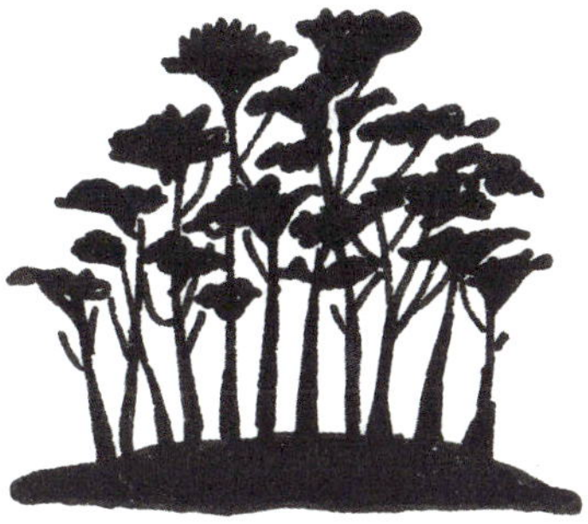

YAMAYORI: BOSQUECILLO. Varios árboles, normalmente más de nueve, crecen juntos pero alcanzando diferentes alturas, adquiriendo un aspecto natural.

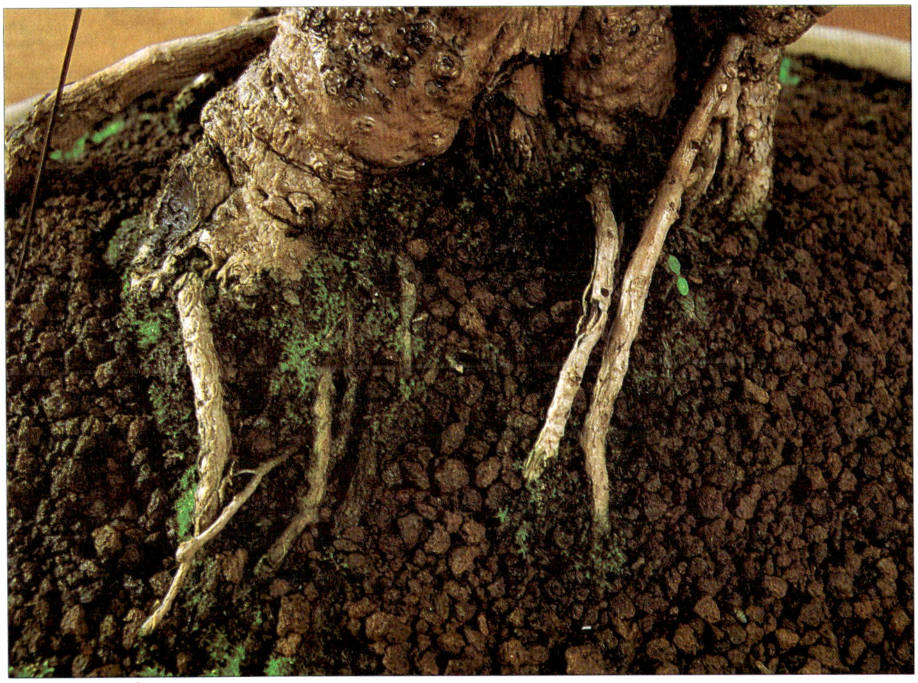

Determinados estilos estéticos mantienen las raíces a la vista del observador. Éstas han de ser trabajadas cuidadosamente.

Las cualidades estéticas de los bonsais

A menudo, en el ámbito de cultivo de plantas ornamentales, sólo se estima y se da valor a determinados aspectos de cada una, como pueden ser la forma y el color de las flores o las hojas, consideradas como cualidades individuales que caracterizan al ejemplar. Incluso podemos llegar a prestar interés por el resultado que produce la agrupación o la combinación de varias plantas pertenecientes a diferentes especies en un determinado entorno. En el cultivo de los bonsais ocurre todo lo contrario, pues el valor estético de todas y cada una de sus partes es tomado en cuenta de forma individual, a fin de obtener un conjunto armonioso y perfectamente compensado.

Lo cierto, es que poca gente fija su atención en el conjunto estético de la planta, formado por todos los componentes que la integran, como es el tronco, la corteza, las ramas y, por supuesto, las hojas y las flores. La belleza que entraña el aporte de cada uno de estos elementos sobre el resto, es una de las bases sobre la que se sustenta el cultivo del bonsai.

El aspecto global ha de prevalecer sobre los caracteres individuales, pero con una salvedad esencial para entender la existencia del bonsai: no se trata de obtener armoniosas formas siguiendo pautas aleatorias o diseños artificiales, sino de lograrlo basándose en las líneas que marca la natu-

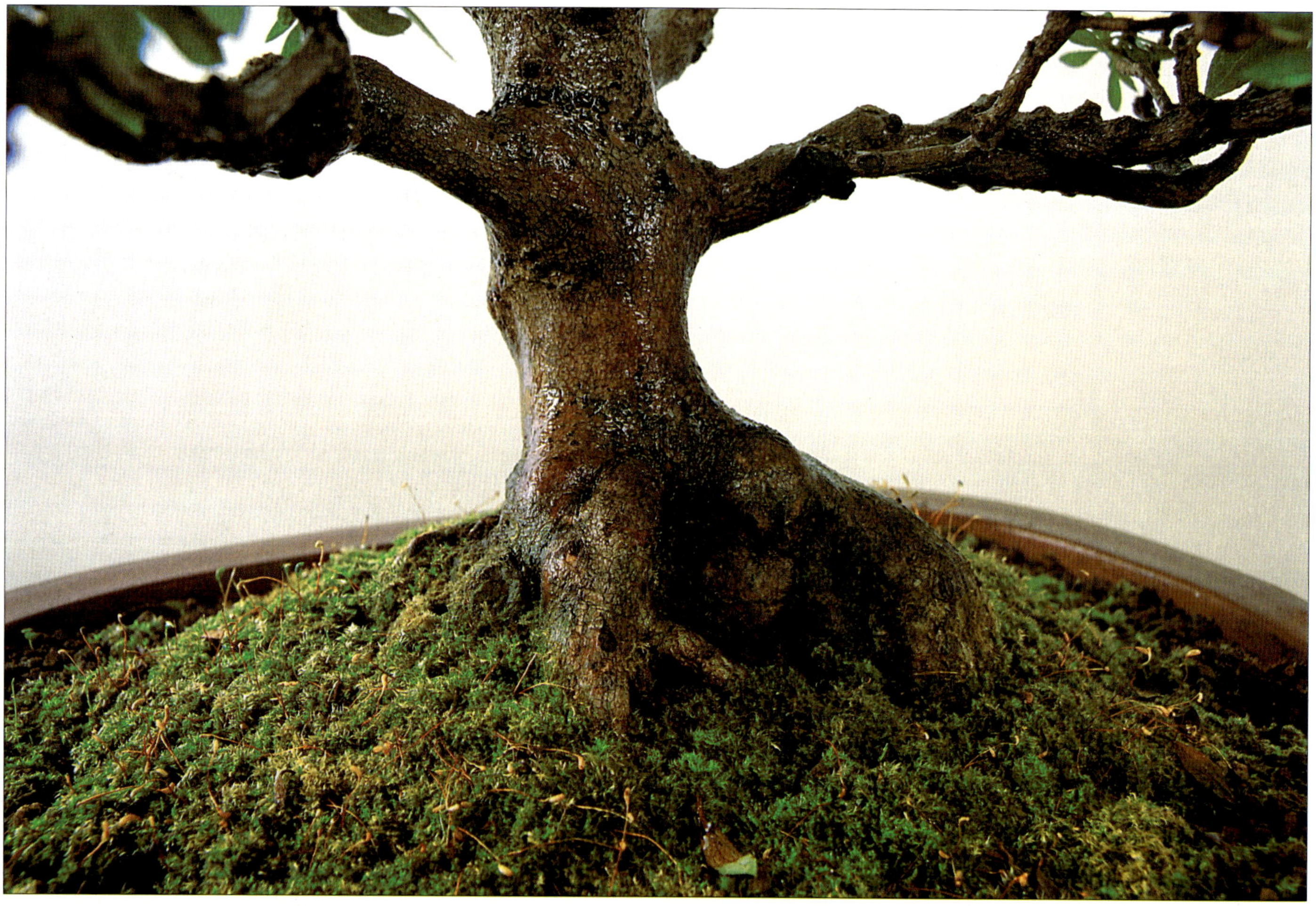

La compensación entre el tronco y las ramas ha de mantenerse desde la base hacia el ápice.

raleza y las fuerzas que la rigen; es decir, modelos reales que llaman la atención por su singularidad y belleza.

La pregunta surge inmediata. ¿Cómo podemos realizarlo? Al igual que en todos los ámbitos de nuestra vida, la observación y la experiencia resultan imprescindibles, y este caso no iba a suponer una excepción. El conocimiento de la anatomía y del desarrollo de las especies vegetales que viven en su entorno natural, así como la forma en que solventan y amortiguan la acción de los agentes atmosféricos, supondría la mejor de las enseñanzas. Evidentemente, poner en práctica este método de aprendizaje llevaría un tiempo del que casi seguro no disponemos, situación que podemos solucionar gracias a que ésta es una actividad ancestral, y como tal cuenta con conclusiones y modelos establecidos. A partir de ellos, trabajaremos sobre cada parte del árbol a fin de alcanzar un objetivo común: el bonsai. En cualquier caso, siempre es aconsejable y gratificante ejercitar la observación y la meditación de lo contemplado.

ASPECTO GENERAL

En primer lugar, es necesario tener presente que, aunque hay líneas y pautas establecidas en cuanto a estilos y diseños, referentes a la forma y el aspecto como resultado final, no existen dos bonsais iguales, pues se trata de organismos vivos y, en consecuencia, se ven influidos por las condiciones climáticas del entorno en que viven, así como por el cuidado y el mantenimiento que reciben, a los que cada ejemplar responde de modo diferente.

El que se inicia en el mundo de los bonsais, ha de comenzar practicando con las técnicas más asequibles y trabajar los estilos más sencillos, diseñando sobre un papel los pasos y las situaciones que pudieran darse en función de las características del ejemplar. Del mismo modo, no debe aplicar ninguna técnica sin antes sopesar el efecto que va a provocar y la finalidad de la misma y, salvo contadas y justificadas excepciones, no saltarse las normas básicas que rigen la estética del bonsai.

En cualquier caso, cuando comencemos las labores estéticas, hemos de pensar

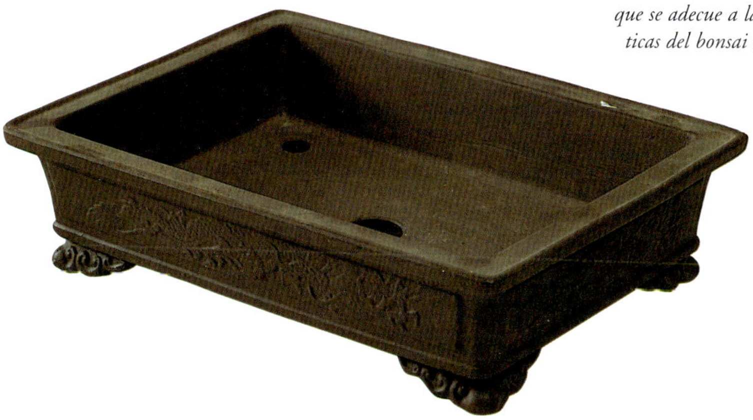

La elección de una bandeja de cultivo que se adecue a las características estéticas del bonsai resulta fundamental.

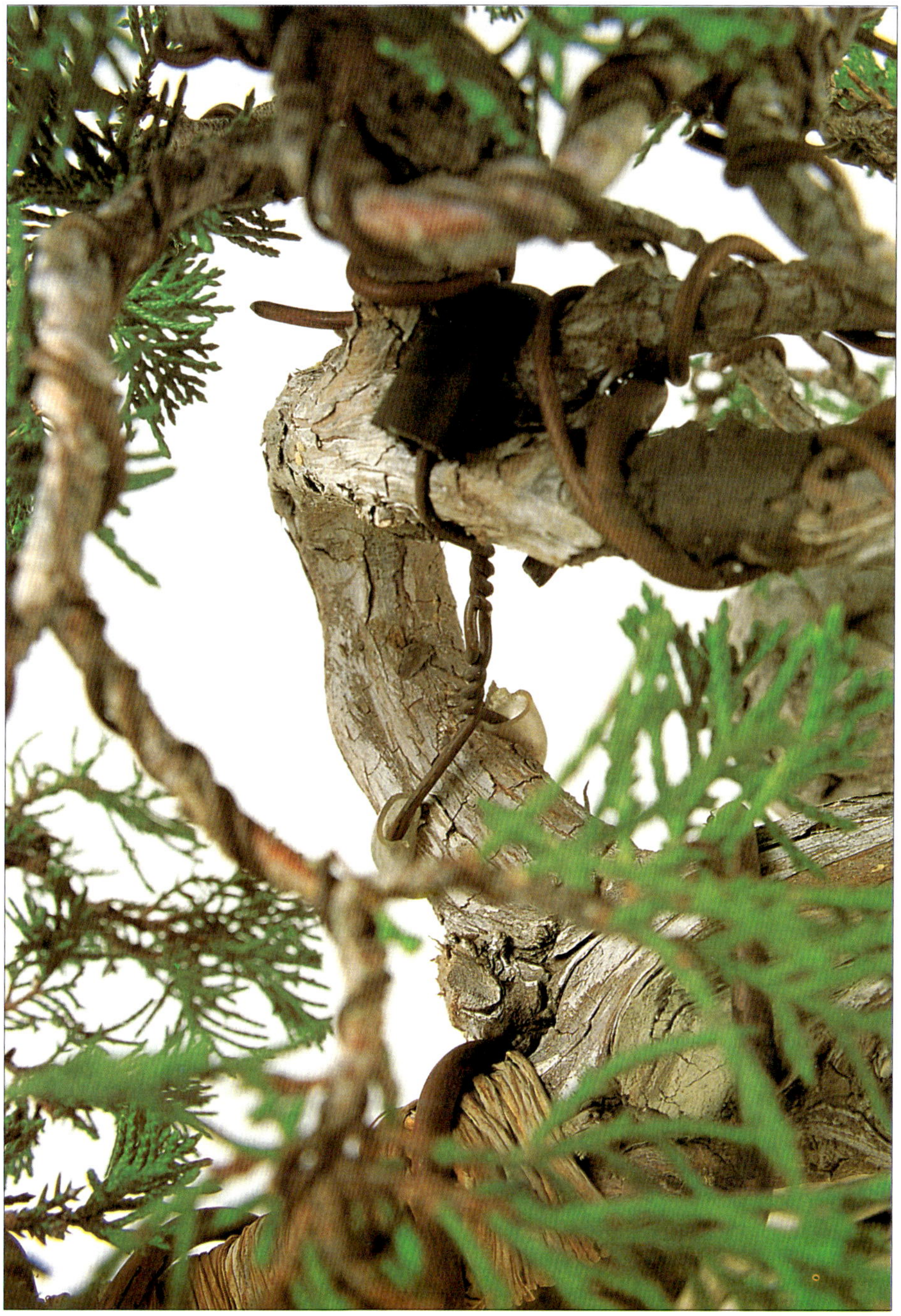

En ocasiones hay que recurrir a complicadas técnicas de modelado para lograr los resultados deseados.

siempre en el conjunto y planificar el fin que buscamos con cada acción. Para ello, resulta imprescindible disponer de un mínimo de capacidad artística, de abstracción y, cómo no, contar con cierta experiencia.

Las siluetas han de buscar las figuras triangulares, dejar espacios vacíos en el interior, proporcionando sensación de vejez y voluminosidad, y como dato más importante, que reiteraremos hasta la saciedad, conseguir el equilibrio y mantener las proporciones en todas y cada una de las partes del árbol, proyectándolo en conjunto.

TAMAÑO

El tamaño del bonsai está referido a la longitud del tronco, independientemente de que se trate de un estilo vertical, tumbado por el viento o en cascada, aunque en la práctica deberían intervenir todas y cada una de las partes constituyentes del ejemplar, situación que surge como resultado de la imposición de las propias condiciones de cultivo. Algunos de los ejemplos más evidentes los encontramos en formaciones donde las ramas y las raíces adquieren gran importancia en el conjunto, como pueden ser los desarrollos en semicascada o los bonsais de raíces sobre roca.

También es preciso destacar la reducida superficie de suelo en que desarrollan sus raíces, así como las constantes limitaciones nutricionales que evitan la normal evolución de la parte aérea, situaciones que provocan de forma adicional y variable diferencias de tamaño nada despreciables.

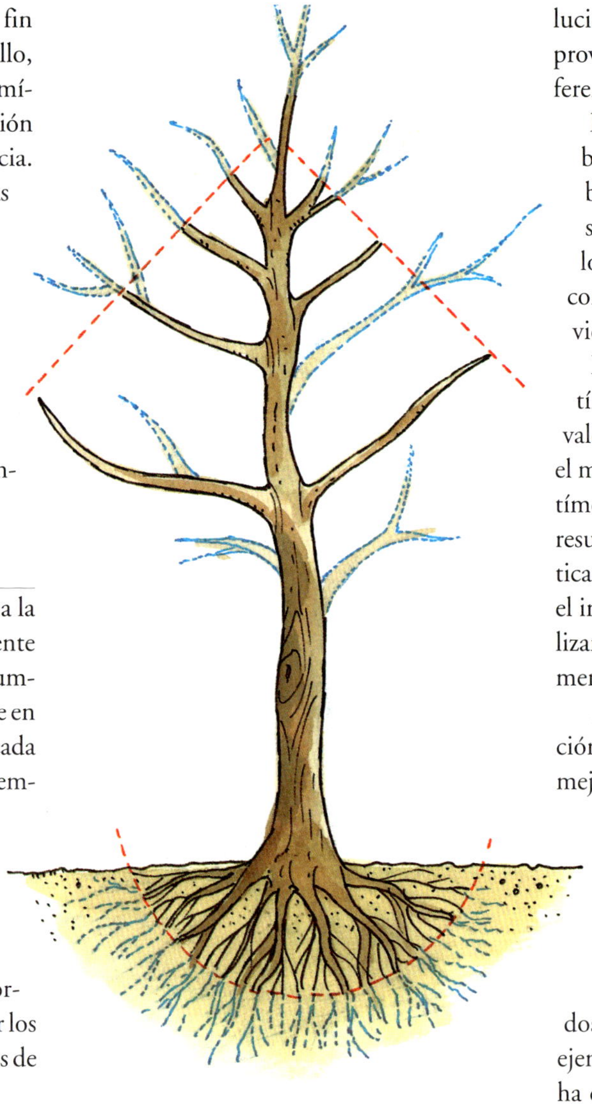

Las características estéticas que presentan los bonsais se consiguen principalmente mediante la práctica de diferentes técnicas de poda.

En tales términos, el abanico de posibilidades es muy amplio y cualquier árbol cultivado en un recipiente podría ser catalogado como bonsai. Para fijarlos, existen unos márgenes creados como puntos de referencia que no conviene superar.

El tamaño máximo se sitúa en cien centímetros de altura para no perjudicar el valor estético del conjunto, mientras que el mínimo está alrededor de los ocho centímetros, ya que por debajo de esta medida resulta complicado apreciar las características morfológicas de cualquier árbol, con el impedimento añadido que supone realizar las labores de poda y modelaje en dimensiones tan reducidas.

Dentro de estos parámetros, la variación de unos centímetros más o menos no mejora ni confiere mayor valor al ejemplar, quedando ésta a elección del cultivador.

POSICIÓN EN EL TIESTO

Todo bonsai presenta una posición sobre la que se concentran los cuidados estéticos. Es la vista frontal de cada ejemplar, y en los recipientes rectangulares ha de corresponder siempre a uno de los lados más largos. Sin embargo, resulta imprescindible apuntar que existen excepciones en los bonsais simétricos, y que el resto de perspectivas no están exentas de valor, ya que en todas ellas se trabaja también para armonizar el conjunto, puesto que deben evitarse desequilibrios excesivamente marcados.

Como norma general, la selección del frente del bonsai ha de realizarse dependiendo de las características del tronco, ya que es la parte de la planta más difícil de modelar.

Al llevar a cabo la selección estética de los volúmenes, las ramas, los tallos y los grupos de hojas, resulta de gran ayuda utilizar plataformas giratorias que faciliten las labores de poda y limpieza practicadas en este sentido.

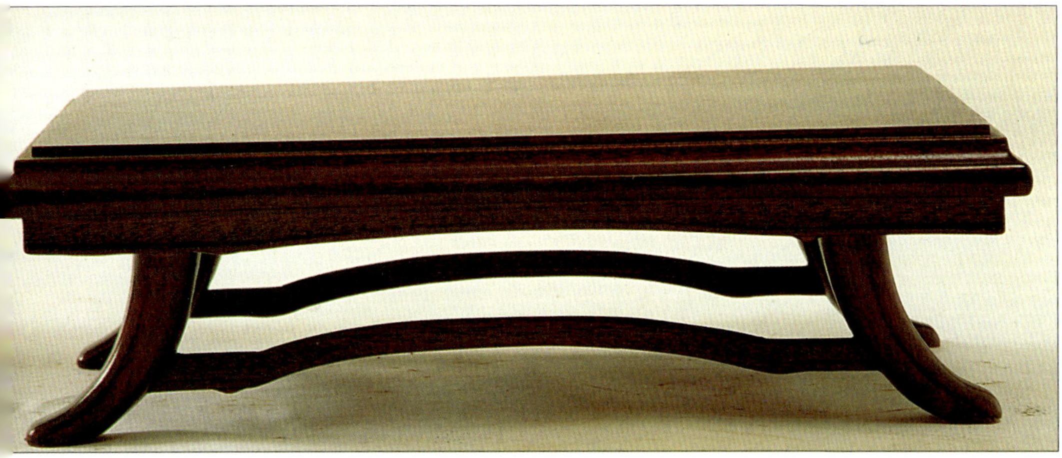

Para ensalzar las cualidades estéticas de los bonsais, pueden emplearse diferentes elementos ajenos a la propia planta.

RAÍCES

Las raíces, desde el punto de vista estético, sólo presentan valor cuando se encuentran al descubierto, ya sea situadas a nivel de suelo, trabajadas para crecer sobre rocas o totalmente libres bajo la base del tronco. Con independencia del aspecto, sus principales funciones son las de proporcionar nutrientes y agua a la parte aérea del ejemplar y, especialmente en el caso de los árboles, soportar y conferir equilibrio. Partiendo de estos dos puntos como base fundamental, podemos asentar las normas a seguir en relación a su aspecto y valor ornamental.

Como dato prioritario, la proporción entre el tronco y éstas debe ser equilibrada, lo que significa que un tronco grueso no puede ser soportado por raíces delgadas, en cuyo caso conviene cubrirlas con tierra o musgo. También tiene que existir correlación en cuanto a la forma de las mismas, pues a un tronco recto no le favorece la presencia de raíces sinuosas. Por otro lado, en los bonsais tumbados por el viento, modelados en cascada o semicascada y, en general, provistos de un tronco inclinado, han de estar dispuestas a fin de crear un contrapeso que equilibre la balanza; es decir, situadas en dirección contraria a la de la copa.

TRONCO

Tanto en el aspecto funcional como en el estético, el tronco de los árboles, y por consiguiente de los bonsais, es la parte más valiosa, ya que proporciona soporte y sustento a las ramas y, en definitiva, a la copa. Dependiendo de como haya sido su crecimiento en las primeras etapas de desarrollo, dispondremos de un ejemplar más o menos llamativo y bien formado.

Esta parte de la planta, en realidad, no debe considerarse en solitario, pues las ramas principales, al ser continuación de su estructura, contribuyen decisivamente en el valor estético, y pueden estropear un ejemplar aunque el tronco cumpla todos los requisitos básicos en forma y estilo.

En cuanto a las características fundamentales que han de regir el desarrollo y el aspecto del tronco, surgen tres principalmente. La reducción de anchura desde la base hasta el ápice, disminuyendo en grosor a medida que asciende, siempre de forma continua y progresiva. También tiene especial importancia la inexistencia de discontinuidades, cambios bruscos de dirección o presencia de cicatrices y marcas, resultado de la aplicación defectuosa de las técnicas de modelado. Como no podría ser de otra forma, destaca la sensación de armonía del conjunto, en el que debemos apreciar equilibrio sin llegar a observar aspectos artificiales en sus rasgos.

A modo de ampliación, existen pequeñas reglas con las que debemos contar, pues contribuyen a favorecer el porte, como es el procurar conferir cierta inclinación hacia el frente y eludir las líneas rectas (excepto en el caso del estilo vertical formal), a pesar de que en troncos de contorno sinuoso iremos ampliando la abertura de la curvatura a medida que nos acerquemos al ápice. También hemos de evitar la presencia de numerosas cicatrices, realizando la poda de las ramas antes de que alcancen un desarrollo desmesurado. Del mismo modo, conviene que el tronco sea claramente distinguible de las ramas principales, en especial en la parte superior donde se reduce su grosor de forma considerable, ya que tiene preferencia estética sobre las ramas, debido a que estas últimas pueden ser modificadas con mayor facilidad.

RAMAS

Todo bonsai debe presentar ramas principales, que surgen directamente del tronco, y ramas secundarias, emergentes de estas últimas. En cualquier caso, han de contribuir a mantener la armonía, tomándolas como continuación estética del tronco y alternándose en todas direcciones, pero teniendo siempre como referencia el frente del ejemplar, excepto en el estilo tumbado por el viento, que se desarrollan sólo en uno de los lados.

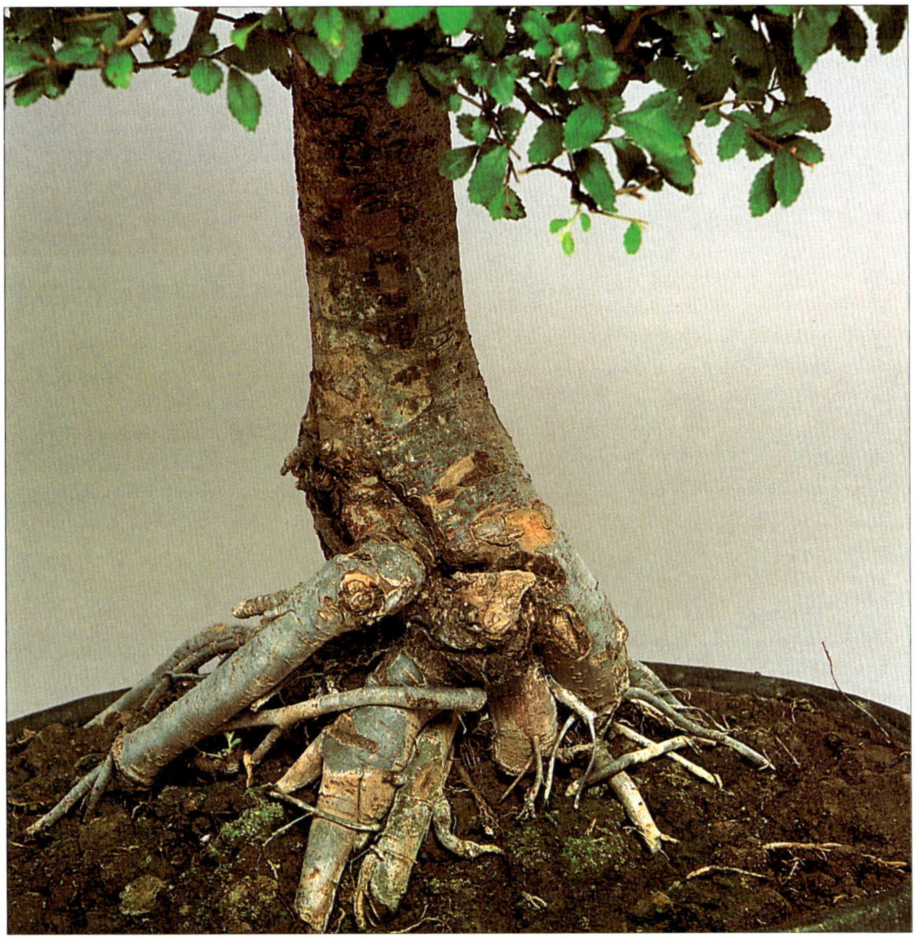

Cuando las raíces de un bonsai no presentan un aspecto apropiado, deben ser trabajadas para mejorarlo u ocultadas por el propio suelo.

Del medio natural se pueden extraer valiosas enseñanzas para el cultivo de los bonsais.

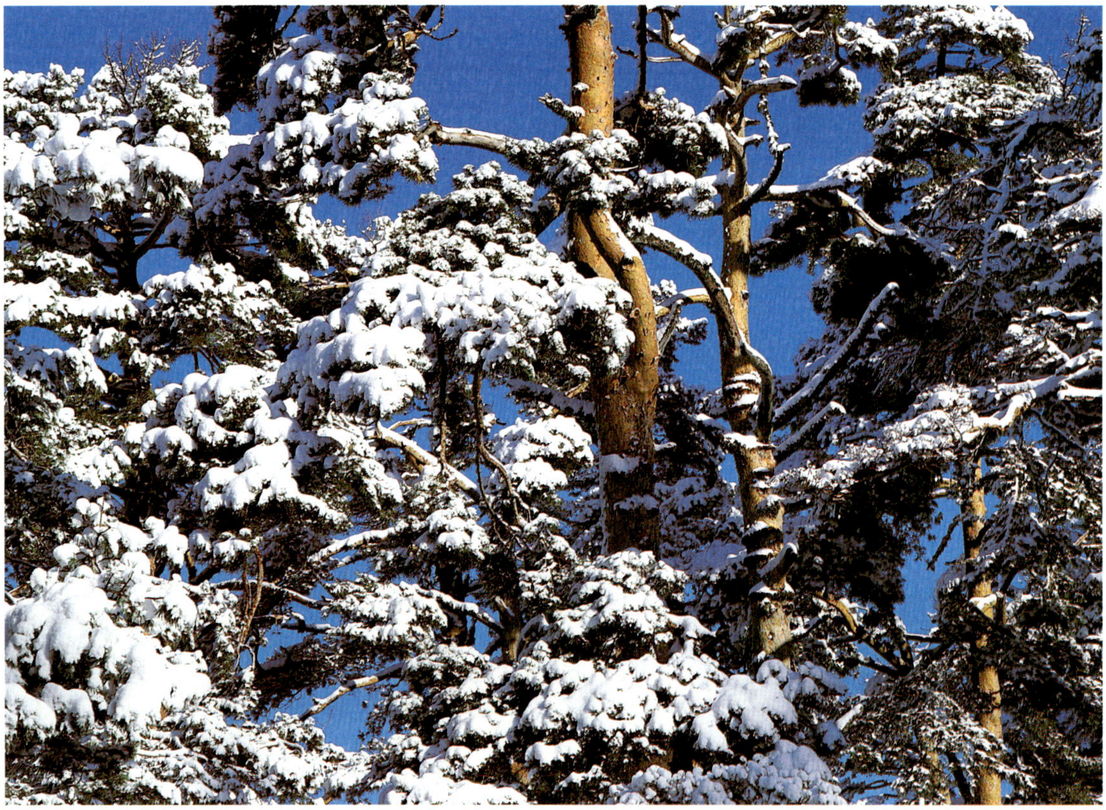

Muchos de los criterios estéticos apuntados para el tronco se mantienen en las ramas, como por ejemplo el estrechamiento en grosor desde la base hacia el extremo de crecimiento, y la abertura de la curvatura en modelados sinuosos. También se otorga mayor valor a las ramas según su grosor, siendo siempre la de mayor importancia la situada más cerca del suelo. En todas las ocasiones irán disminuyendo en longitud a medida que asciendan, salvo en el estilo de escoba, en que forman una copa de contorno regular. En caso contrario, romperíamos una regla impuesta por la naturaleza, pues las ramas superiores no deben impedir la llegada de los rayos solares a las inferiores cuando el ejemplar crece solitario.

Es importante que el diámetro de la rama en su punto de unión al tronco sea menor que el de éste, a fin de diferenciarlo sin problemas, y si el tronco presenta líneas curvas las ramas han de modelarse del mismo modo.

Debemos mantener una distancia entre ramas que disminuya progresivamente a medida que alcance el ápice; es decir, en la base del tronco muy separadas y en la

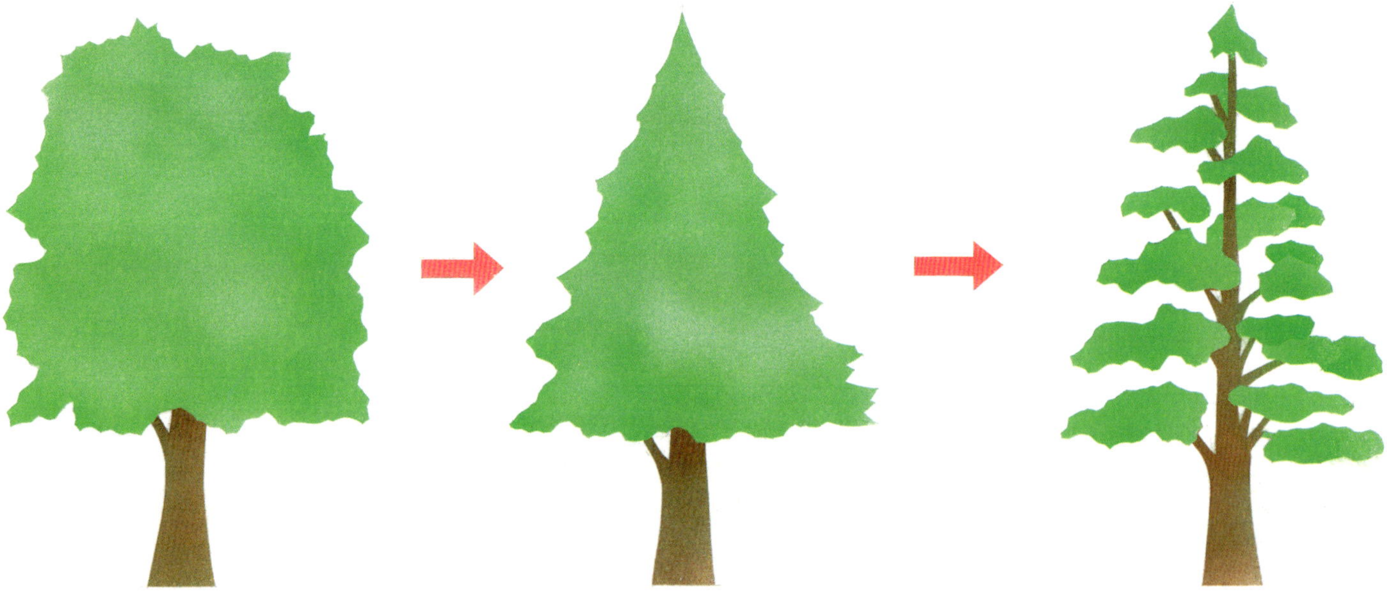

Cualquier ejemplar de árbol puede convertirse en un llamativo y original bonsai, siguiendo un proceso minucioso y continuado en su cultivo.

punta más apretadas. Todas tienen que surgir marcando un ángulo semejante respecto al tronco. No conviene que se bifurquen formando una "Y", y hemos de evitar que se crucen unas con otras, procurando que no arranquen a la misma altura y, menos aún, en sentidos opuestos.

La superposición de ramas principales en el mismo plano vertical no es aceptada estéticamente, así como tampoco el desarrollo de ramas secundarias perpendiculares a las principales o en dirección hacia el tronco. La longitud de las sucesivas ramificaciones ha de ir acortándose hasta convertirse en los extremos en una proliferación de pequeñas y numerosas ramitas, formando un grupo homogéneo.

HOJAS

En ellas también debe observarse una disminución del tamaño, proporcional al del tronco y las ramas, creando una copa que se ajuste perfectamente a los cánones estéticos de los ejemplares miniaturizados. No resultaría atractivo tener un bonsai compensado en las formas, con grosores de tronco y ramas adecuados, que contase con unas hojas enormes, pues romperían la unidad de la silueta.

Su valor ornamental se basa en la forma y el color, aunque la mayor puntuación la alcanzan cuando adquieren un equilibrio entre ambos caracteres, tomando en consideración el espesor y los perfiles obtenidos con el follaje.

Debemos tener muy presente el tipo de hoja que posee el ejemplar, distinguiendo entre caduca o perenne, si presenta protección contra la desecación o sufre con la exposición solar, y como dato más relevante, si puede reducirse su tamaño con facilidad o si, por el contrario, presenta dificultades en este aspecto.

FLORES Y FRUTOS

Su presencia tiene que resultar compensada en todas las zonas de la copa, de forma que ofrezca apariencia equilibrada y armoniosa, con tamaños proporcionales al resto del ejemplar. Si se trata de una especie de floración, la abundancia de flores no perjudica al conjunto en ningún modo; bien al contrario, incrementa y potencia su valor. Cuando sean árboles frutales que posteriormente van a brindarnos pesados frutos, como es el caso de manzanas, granadas, etcétera, hemos de reducir su número, descargando de forma uniforme las flores antes de que se inicie el marchitamiento, porque en caso contrario perjudicarían el desarrollo global y, con su peso, alterarían la dirección de crecimiento, pudiendo incluso quebrar alguna rama.

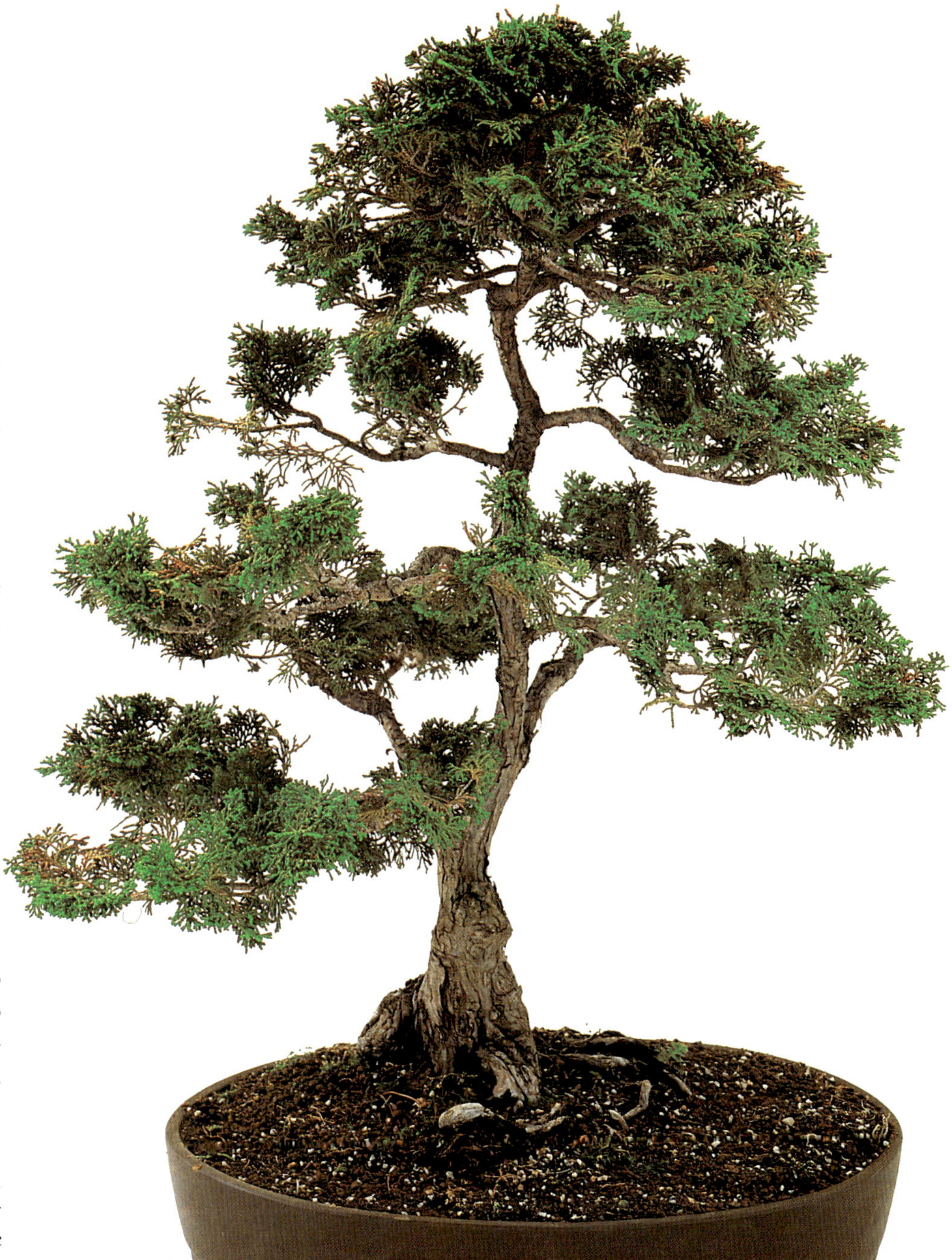

Con determinadas especies de coníferas, como el caso de Chamaeciparys obtusa ssp. nana var. gracilis (falso ciprés), los logros pueden ser sorprendentes.

Utensilios y herramientas específicas

Cuando iniciamos labores de mantenimiento y cultivo de especies vegetales, y empleamos técnicas relativamente complejas referidas a la modificación de las direcciones de crecimiento del tronco y de las ramas, despunte de brotes y hojas, diseño de ambientes paisajísticos o cualquier labor estética, el tipo de herramientas que necesitamos resulta algo especial, condicionado por las dimensiones y la utilidad que requerimos de ellas.

Las herramientas que vamos a emplear para realizar el mantenimiento estético de los bonsais podrían clasificarse en tres grupos principales, establecidos según las características y cualidades que ofrecen. Las que presentan filo, aquellas necesarias para forzar posiciones, y determinados útiles accesorios.

Los utensilios con filo contribuyen a facilitar la eliminación o reducción de la longitud en raíces, tallos y hojas, aunque en algunos casos ayuden en la manipulación y el trabajo con alambres, cuerdas, rejillas de drenaje, etcétera. No es estrictamente necesario, pero en determinadas situaciones disponer de tijeras y tenazas de diferente tamaño puede mejorar la práctica de la poda, debido a que con herramientas pequeñas no conseguiremos cortar ramas grandes, y en el caso opuesto, es posible que dañemos alguna parte del árbol.

Para facilitar su localización y mantenimiento, conviene disponerlas en estuches en los que, de forma ordenada, puedan ser clasificadas y guardadas.

CORTALAMBRES

Puede servir cualquiera de los que tenemos en nuestra caja de herramientas,

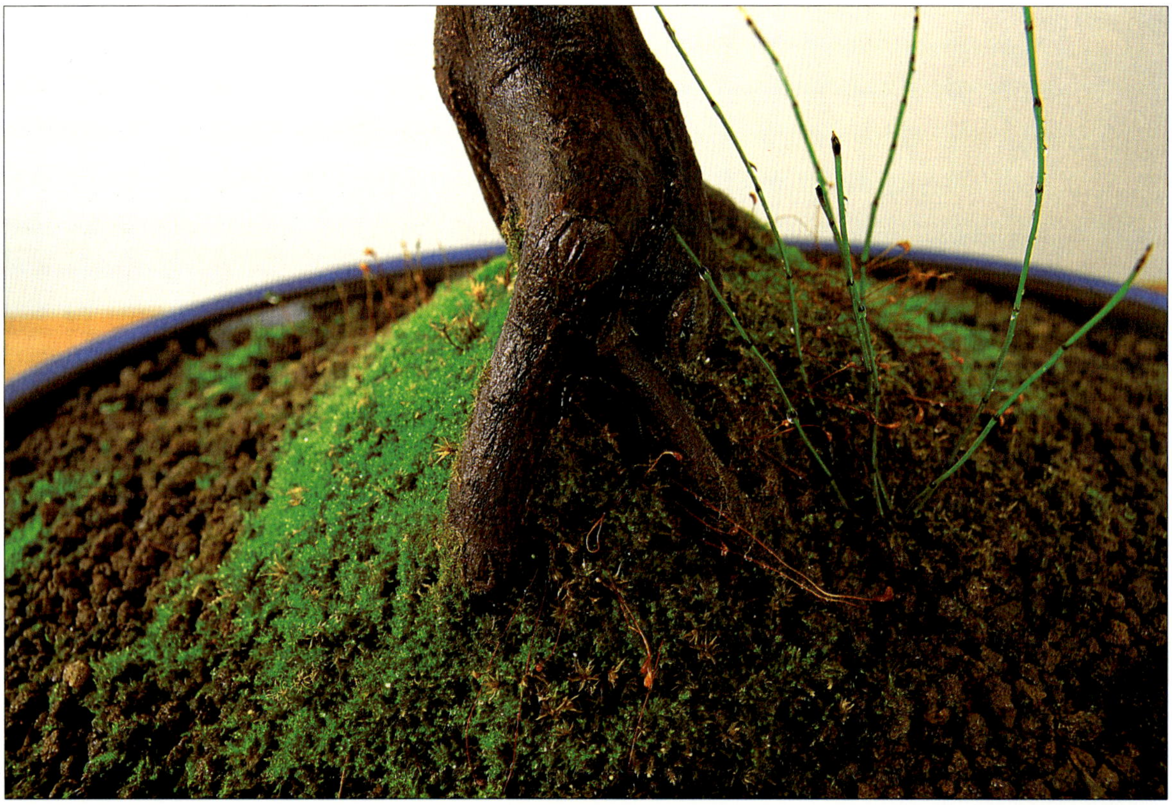

Desde la superficie de cultivo hasta el ápice del árbol, las diferentes herramientas son indispensables para lograr el bonsai.

Las bases giratorias resultan de gran ayuda para trabajar la copa de los ejemplares.

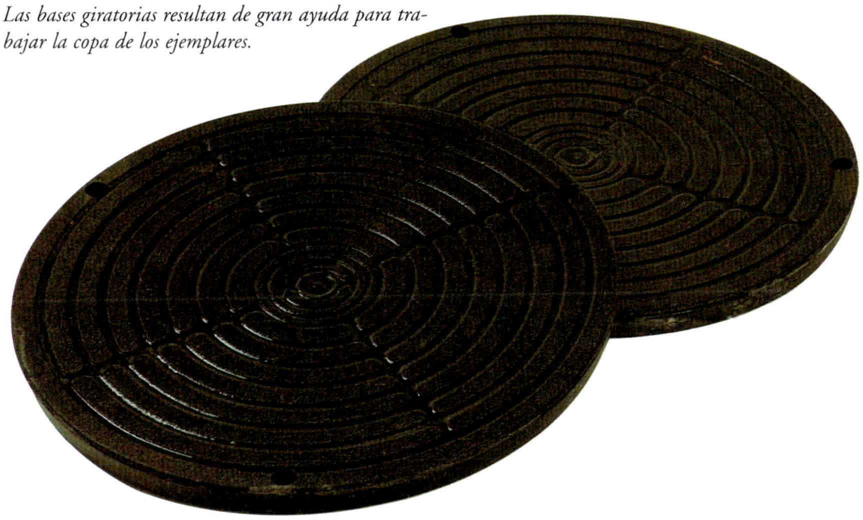

pues sólo lo vamos a precisar para cortar los alambres de modelaje de ramas y sujeción del cepellón a la medida que más convenga. No es necesario que sean demasiado grandes, ya que el material en que están confeccionados los alambres, el aluminio y el cobre, no ofrece demasiada dureza.

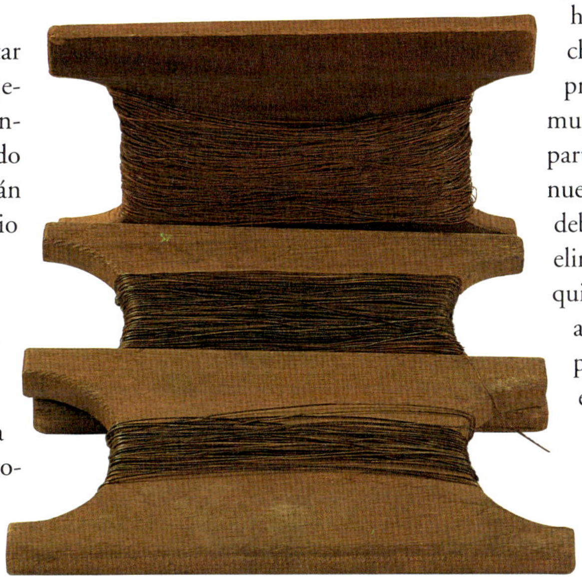

El alambre de cobre o aluminio de diverso grosor, se emplea de forma habitual en el modelado de ramas.

CUCHILLAS Y GUBIAS

Estas herramientas en especial, deben presentar un filo perfecto, pues con ellas terminaremos los cortes de poda practicados en ramas y raíces de cierto grosor. Si es posible, debemos hacernos con una gubia cuya punta tenga cierta curvatura, lo que facilita la tarea anteriormente mencionada.

SIERRAS

La hoja preferiblemente ha de ser corta y muy estrecha, pudiendo resultar de gran utilidad las empleadas en marquetería, ya que disponen de un arco amplio que permite salvar otras ramas. Su uso queda muy restringido, debido a que no es demasiado común tener que eliminar ramas de excesivo grosor y edad. Las enfermedades o la transformación de un ejemplar de vivero ya desarrollado, pueden suponer dos de los principales motivos.

TENAZAS DE CORTE CÓNCAVO Y PODADORA

Siempre serán necesarias, ya que determinadas partes de los árboles resultan excesivamente duras para otros útiles con filo. Con las primeras terminaremos en profundidad los grandes cortes en el tronco, propiciando que, al cerrarse la herida, la cicatriz no rompa en exceso el perfil de la corteza.

Cuando no podamos acceder con la hoja de la sierra, especialmente al trabajar sobre las raíces, tomaremos la podadora, procurando terminar el corte por completo para no dañar el resto del ejemplar.

TIJERAS

Resultan uno de los útiles más prácticos, siendo necesario disponer de varios pares en distintos tamaños de longitud y grosor, así como para diferentes usos en hojas, ramas y raíces. Con las tijeras anchas y robustas podremos realizar mayor presión, mientras que las de punta fina y muy largas nos permitirán acceder a la parte interna de la copa, a fin de eliminar nuevos brotes y hojas. Después de usarlas, debemos realizar una limpieza exhaustiva, eliminando restos de savia, tierra o cualquier tipo de suciedad con un lavado en agua y jabón, secándolas a continuación perfectamente e impregnando en aceite el filo y el eje de giro antes de guardarlas.

Es de gran importancia que mantengamos el filo en condiciones de ser utilizado con todas las garantías, afilándolo antes de proceder a su uso si observásemos muescas o rebabas. De este modo, evitaremos practicar cortes inadecuados que puedan perjudicar la cicatrización de las heridas o provocar el des-

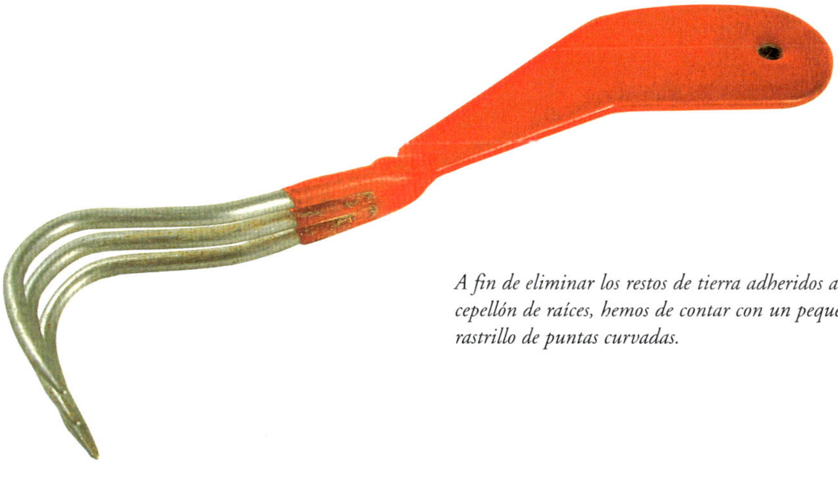

A fin de eliminar los restos de tierra adheridos al cepellón de raíces, hemos de contar con un pequeño rastrillo de puntas curvadas.

prendimiento de parte de la corteza.

En cuanto a las herramientas para forzar posiciones, conviene apuntar que algunas podemos confeccionarlas nosotros mismos, como es el caso de las pesas, las cuñas, los tensores elásticos o los torniquetes. Para el resto, como las cuerdas y los alambres, aprovecharemos elementos del entorno cotidiano, siempre que sus cualidades sean apropiadas.

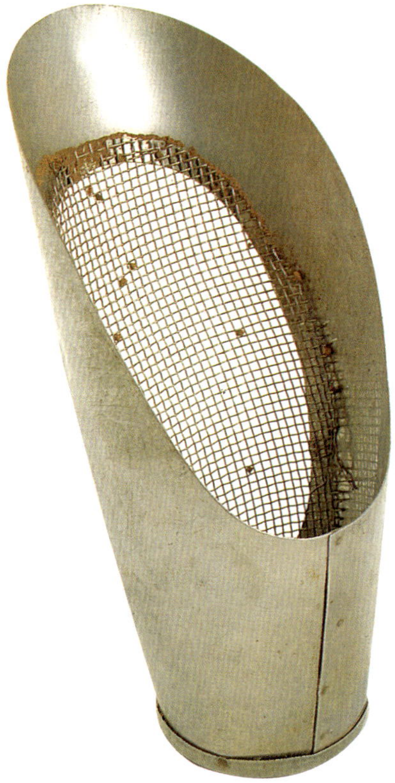

Los tamices con diferente luz de malla, son pieza fundamental en la elaboración del substrato.

CORDELES, FIBRAS VEGETALES Y ALAMBRES

Los cordeles rígidos son necesarios para mantener la dirección de las ramas en posiciones forzadas, ya sea mediante la aplicación de pesas o tensiones fijas. Las fibras vegetales como la rafia, resultan especialmente útiles a fin de proteger de forma correcta las zonas injertadas. En el caso de los alambres debemos servirnos de aquellos que puedan ser manejados con facilidad, al tiempo que soporten con eficacia la fuerza natural de tallos y ramas. Es recomendable contar con diferentes grosores y materiales, como el cobre y el aluminio.

CUÑAS Y TENSORES ELÁSTICOS

Las cuñas deben ser de madera, presentando diferentes ángulos de abertura y, en algunos casos, con formas curvas y anchuras variables a lo largo del perfil.

Los tensores elásticos conviene que sean de caucho, pues la goma convencional acaba cuarteándose o dándose de sí.

PESAS

Han de estar fabricadas en piedra o plomo, y disponer de una forma que permita atarlas con cordeles para que no lleguen a soltarse. Las que tienen contornos regulares y poseen agujeros centrales son las más aconsejables, resultando imprescindible contar con varias de distinto tamaño y peso.

TORNIQUETE

Este es uno de los útiles más singulares, ya que en él se combinan fuerzas de presión y tensión, capaces de doblegar el vigor del tronco o de las ramas más gruesas. Para no producir daño alguno a la corteza, es preciso que las abrazaderas sean de madera o presenten una protección de cuero o caucho.

CRIBAS Y TAMICES

La arcilla, el compost, la grava y la arena que utilizamos en la sustitución o preparación del substrato, ha de ser cribada a fin de obtener un grano adecuado para el desarrollo y arraigo de las raíces. Así, hemos de contar con tamices y cribas de diferentes medidas en la luz de malla.

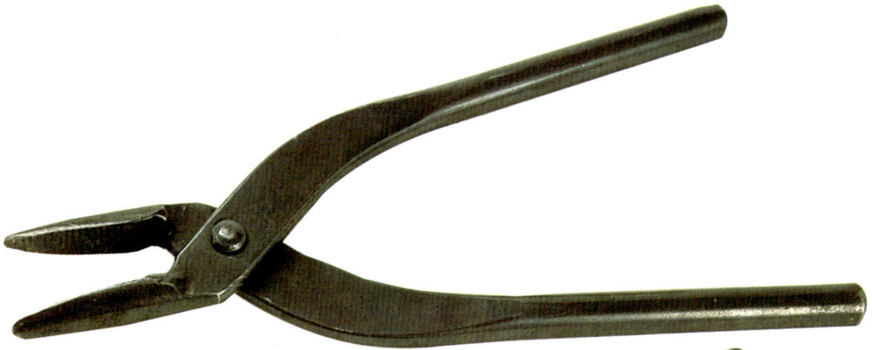

Con las tenazas se obtiene en el alambre la curvatura necesaria para ajustarlo al contorno de la corteza.

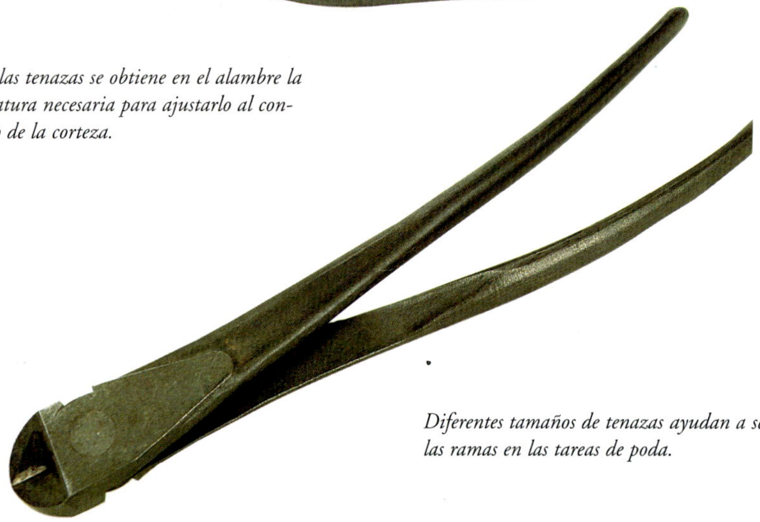

Diferentes tamaños de tenazas ayudan a seccionar las ramas en las tareas de poda.

PARCHES DE CAUCHO O CUERO

Emplearemos cualquier elemento de nuestro entorno cotidiano del que puedan ser extraídos pequeños parches, o acudiremos a tiendas especializadas que dispongan de este tipo de accesorios, necesarios para proteger la corteza ante la fuerza de cuñas y demás objetos utilizados en ejercer presión directa sobre las ramas y el tronco.

PINZAS

Es aconsejable contar con pinzas de diferente longitud y punta para acceder a todos los lugares y trabajar sobre cualquier superficie, ya sean nuevos brotes, hojas o parásitos. Las de punta plana y afilada realizan cortes limpios en tejidos blandos, mientras que las que poseen punta roma y dientes nos ayudarán a sujetar pequeñas ramas durante la poda, o a eliminar organismos perjudiciales para la salud de nuestro bonsai.

PUNZONES

En el caso concreto del estilo de árbol enraizado en roca, podemos vernos obligados a horadar en las oquedades naturales que no presenten la profundidad adecuada para albergar el cepellón de raíces. Además de los punzones, cualquier otra herramienta que en este sentido pueda ser útil, merece ser tenida en cuenta.

SUPERFICIES DE APOYO GIRATORIAS

Estas plataformas o mesas contribuyen a manejar la maceta sin necesidad de tener ocupada una de nuestras manos sujetándola, lo que facilita el trabajo considerablemente, pues sin movernos de posición es posible llevar a cabo la observación y el cambio de perspectiva de todas las partes que conforman su figura, evitando al tiempo el temor a que pueda caerse debido al peso.

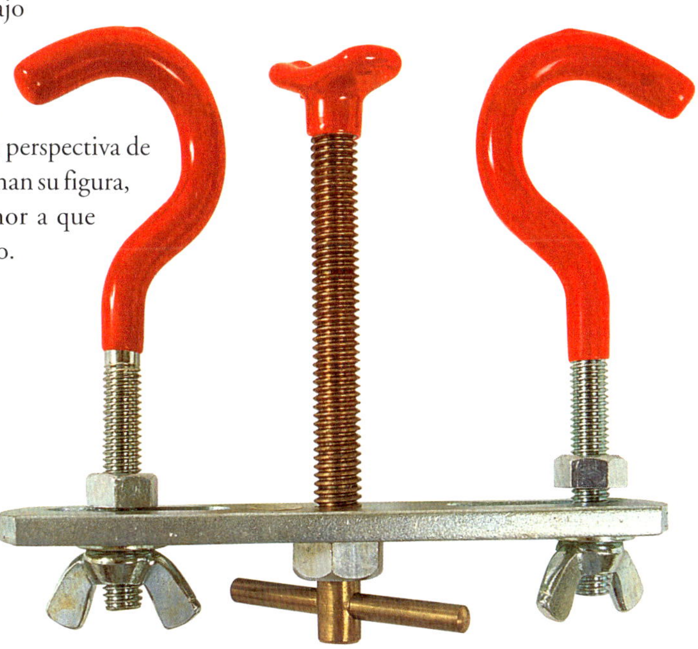

El aprovechamiento de la presión del torniquete resulta básico para doblegar las secciones más gruesas del bonsai.

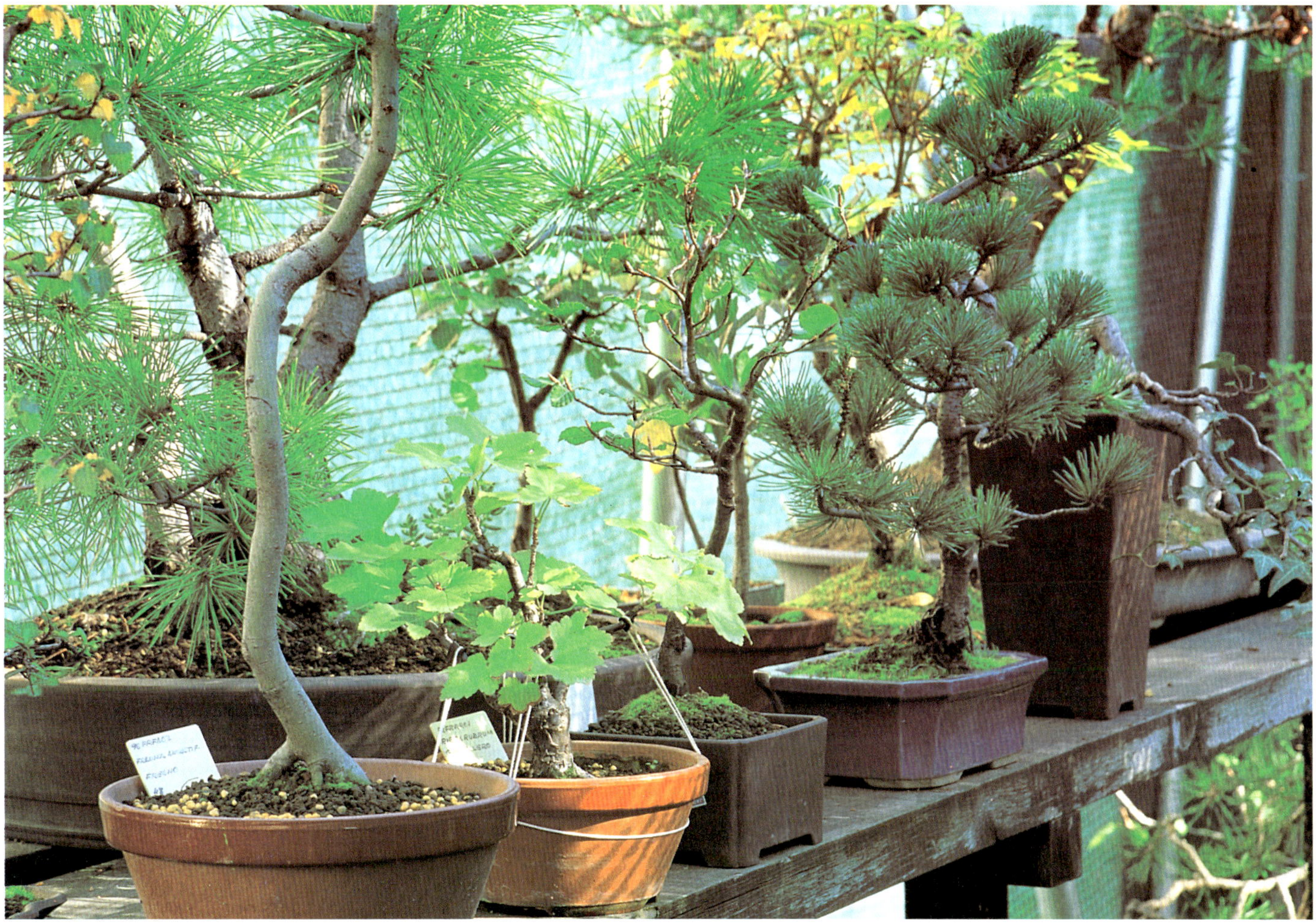

Cada fase de desarrollo en los ejemplares del jardín, obliga a utilizar o descartar determinadas herramientas.

Técnicas de mantenimiento

Cada bonsai tiene sus propios requerimientos. Incluso los ejemplares pertenecientes a una misma especie, pueden demandar atenciones radicalmente diferentes en función de las condiciones ambientales del cultivo. Para no errar en el cuidado de estos preciados especímenes, conviene disponer de toda la información referente a ellos, aunque para comenzar podemos ir descubriendo las reglas básicas, que reducirán en gran medida el trabajo a desempeñar.

Antes de iniciarnos en el cultivo del bonsai, debemos considerar las condiciones y el modo en que vamos a realizarlo. En primer lugar, hemos de disponer de las herramientas necesarias para practicar las labores básicas de riego, fertilización y trasplante, así como contar con un lugar adecuado en el que se den las condiciones óptimas de cultivo, al tiempo que reciba protección contra todos los agentes externos que pudieran perjudicarle.

Adicionalmente, y aunque pueda parecer trivial, la limpieza es una de las tareas que no puede faltar en el mantenimiento de estos pequeños árboles, ya que el aspecto y la estética son valores fundamentales para los bonsais y el entorno que les rodea.

LIMPIEZA

La acción más habitual que debemos realizar relacionada con la limpieza, es la de retirar las hojas desprendidas y depositadas en la bandeja de cultivo. Cuando se trata de ejemplares de hoja caduca, esta tarea se concentrará en la estación otoñal, pero si disponemos de bonsais de hoja perenne, y más concretamente de algún representante del grupo de las coníferas, la caída de hojas es continua todo el año. Para retirarlas, podemos servirnos de escobillas de pelo duro y pinzas, o bien utilizar las manos.

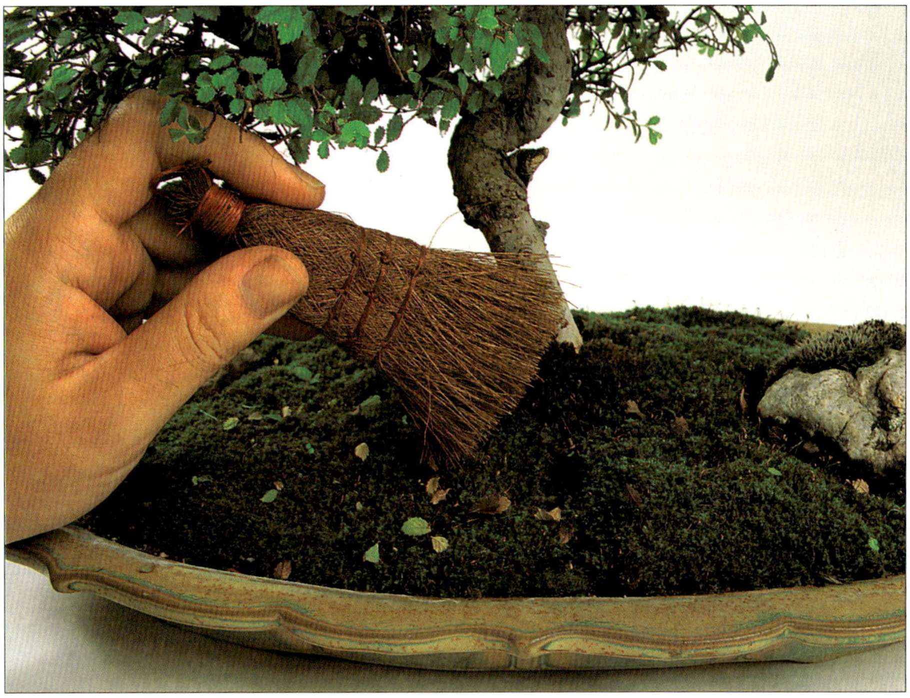

En otoño, las labores de limpieza se acentúan con la caída de las hojas, especialmente en los ejemplares caducos.

También debemos procurar que la proliferación de mohosidades en la base del tronco, por efecto de una humedad constante en el substrato, se convierta en una situación habitual. Es preciso que la eliminemos con un cepillo, evitando en todo momento dañar la corteza, por lo que hemos de tener cuidado de no mojar la base del tronco cuando pulvericemos, situando el ejemplar en un lugar algo más aireado.

Resulta conveniente quitar las pequeñas hierbas que puedan haber crecido pues, aún en pequeñas proporciones, consumen parte de los nutrientes destinados al bonsai. Tenemos que arrancarlas cuando el suelo esté húmedo, a fin de no levantarlo, y desprender la tierra adherida a las raíces para volver a ponerla en su lugar.

Así mismo, debemos eliminar las hojas marchitas o enfermas que aún se encuentren unidas a las ramas, separándolas con ayuda de unas pinzas o unas tijeras de punta fina. Si existiese peligro de transmisión de enfermedades, debemos quemar las partes retiradas y desinfectar el filo del útil empleado mediante un lavado con agua caliente y jabón, rociando a continuación toda la superficie con alcohol o practicando su cocción antes de volver a trabajar sobre otro ejemplar. Los pequeños parásitos que trepan por el tronco o se instalan en las axilas y el envés de las hojas, han de eliminarse tan pronto como sean descubiertos, utilizando pinzas o bastoncillos de algodón impregnados en agua y jabón o alcohol. Es importante que al retirarlos no caigan en el suelo de la maceta, pues regresarían casi con toda seguridad.

Para que las hojas puedan realizar de forma correcta sus funciones de transpiración y fotosíntesis, precisan estar libres de polvo y suciedad, tarea que ha de ser llevada a cabo con un pulverizador de agua o una escobilla de pelo suave. Los cortes de poda merecen mención especial, puesto que deben realizarse con herramientas perfectamente desinfectadas, y retocar las heridas de forma correcta, protegiéndolos después con resinas especiales para ello.

Cabe destacar que si mantenemos de forma constante unas buenas condiciones higiénicas, el riesgo a que proliferen determinadas enfermedades se reduce considerablemente, prolongando el buen estado de nuestro bonsai de forma indefinida.

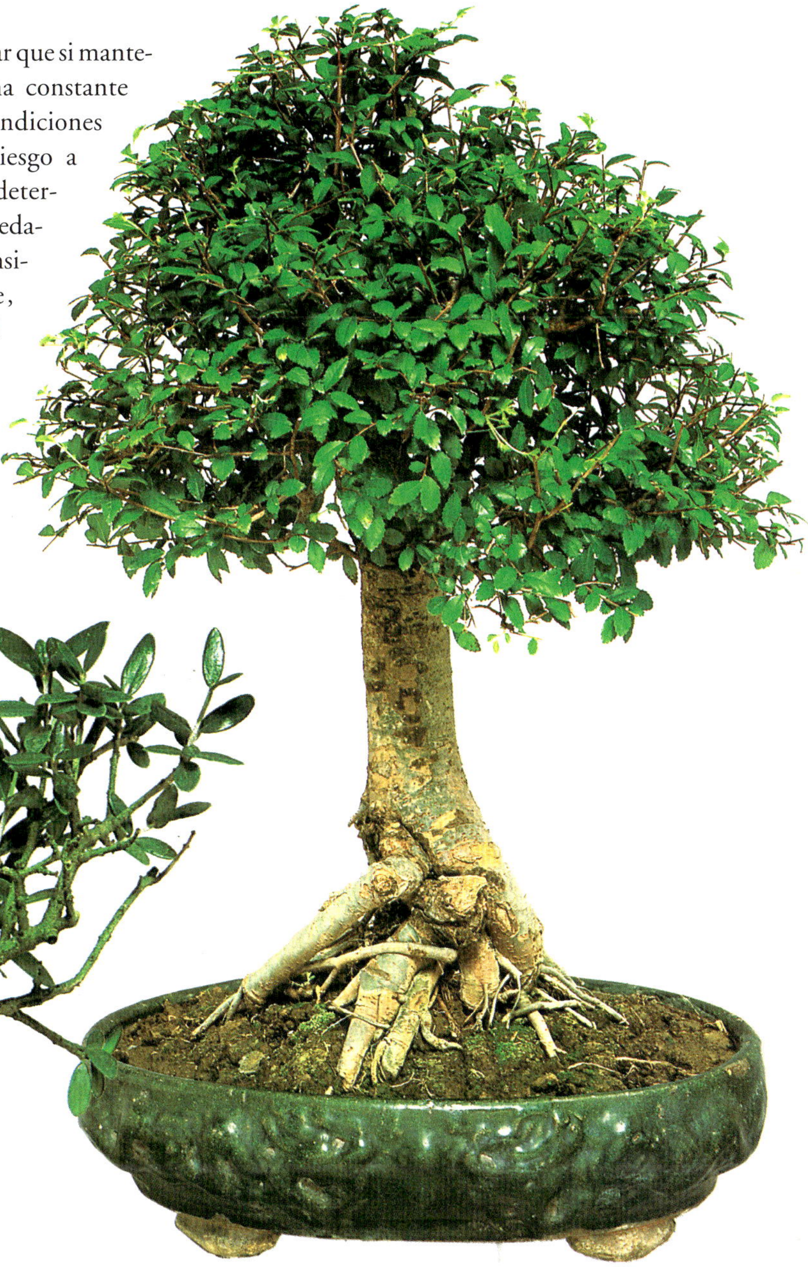

La retirada de hojas enfermas y la eliminación del polvo depositado en la copa, han de realizarse periódicamente.

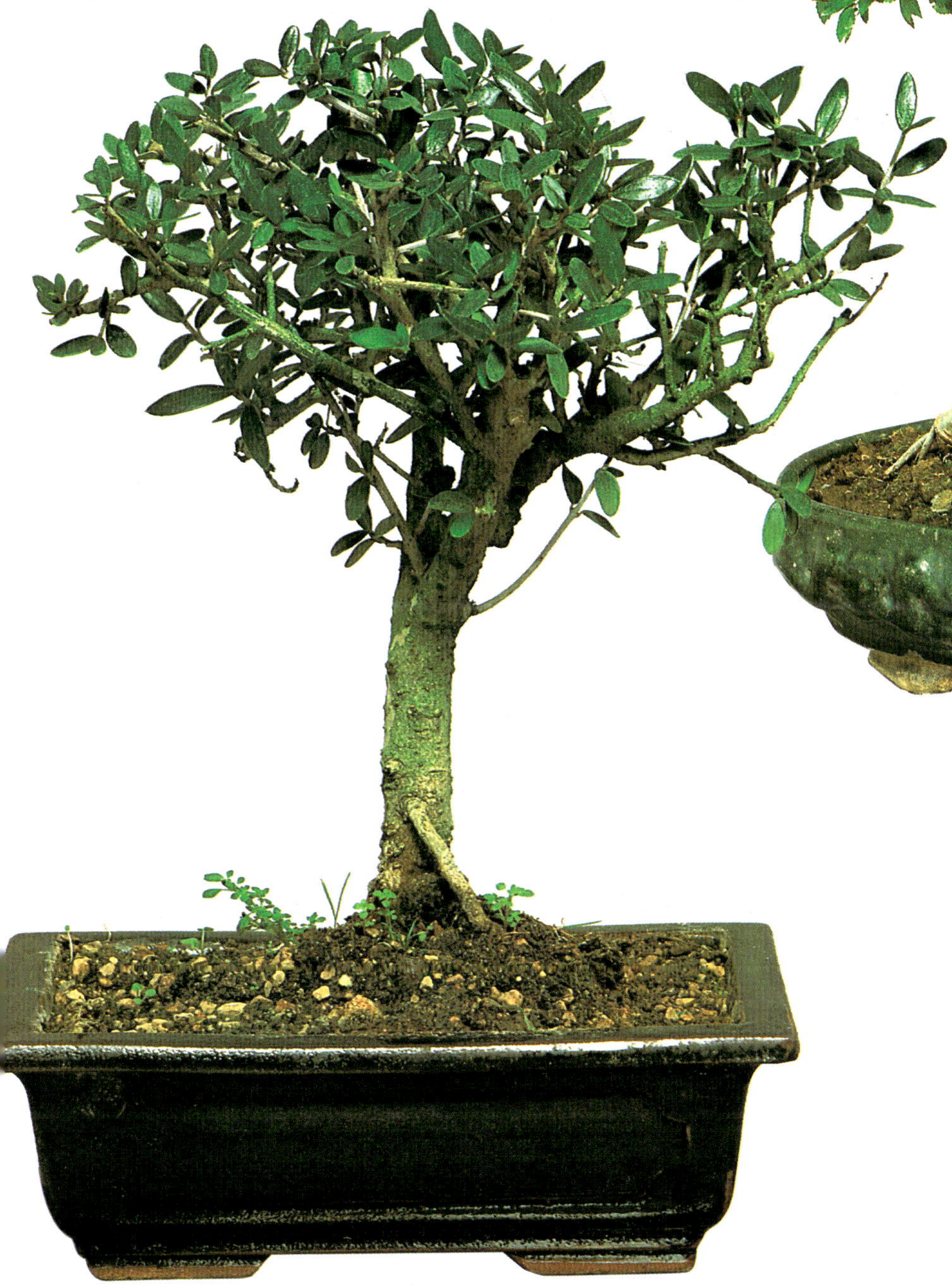

El aficionado poco experimentado debe comenzar poniendo en práctica las técnicas mas sencillas.

Riego y humedad

Dentro del desarrollo vegetativo de las plantas, resulta vital la presencia de agua, sobre todo en el substrato sobre el cual crecen las raíces. Debido al tipo de recipientes empleados en el cultivo, poco profundos y provistos de una superficie amplia, y al escaso volumen de suelo que mantienen en su interior, el riego se convierte en una labor fundamental que no podemos dejar de realizar regularmente.

En el proceso de regado no sólo interviene de forma decisiva el aporte de agua, sino que también adquiere gran importancia la efectividad del sistema de drenaje presente en la maceta. El agua no puede quedar estancada en el fondo del recipiente de cultivo; tiene que disponer de una vía de escape perfectamente acondicionada para evitar que las raíces puedan pudrirse por encharcamiento y falta de oxígeno.

En consecuencia, todas las macetas que empleemos deben contar con agujeros de drenaje que funcionen a la perfección, preparados para que bajo ningún concepto lleguen a quedar obstruidos por el apelmazamiento del substrato. Las mallas de plástico o metálicas resultan muy eficaces, y el modo de comprobar que desempeñan su función de forma correcta es vigilar de vez en cuando que al cabo de unos segundos, tras haber regado, parte del agua sale por igual a través de los agujeros, dejando la tierra húmeda pero almacenando la cantidad justa que es capaz de ab-

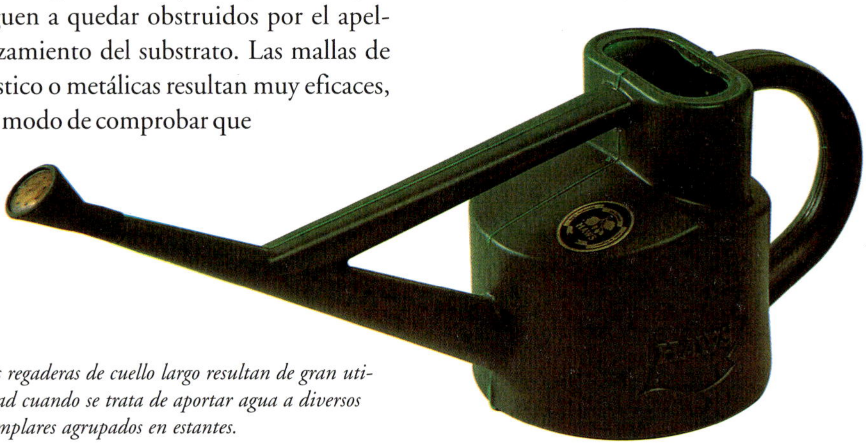

Las regaderas de cuello largo resultan de gran utilidad cuando se trata de aportar agua a diversos ejemplares agrupados en estantes.

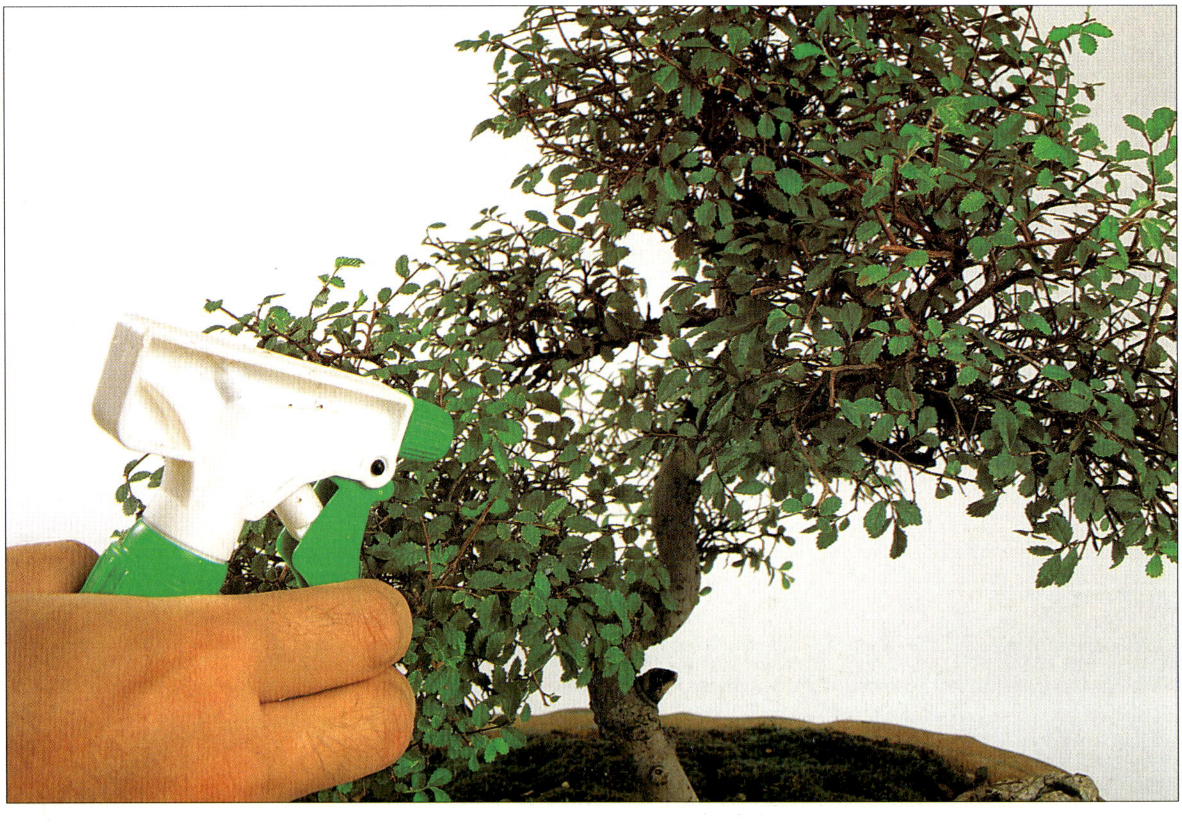

Un buen sistema para mantener la humedad en torno al bonsai es la pulverización de agua.

sorber. En este punto encontramos la seguridad de que el aporte de agua va a ser siempre el correcto.

Si no existe una barrera u obstáculo que impida el perfecto discurrir de éste elemento vital, sólo tendremos que preocuparnos de regar periódicamente, pues el nivel de humedad será siempre constante. El riego conviene hacerlo de modo habitual, cuando aún no ha llegado a secarse el suelo del todo, y la superficie aparece seca pero en el interior todavía existen restos de humedad. Es muy importante que no arrastremos la tierra, e incluso resulta recomendable proteger la capa superficial en los primeros momentos posteriores al trasplante, con objeto de evitar que esta situación llegue a producirse. Dependiendo de la ubicación del bonsai, debemos contar con que el efecto de la lluvia también es causante del mismo deterioro. El uso de una regadera provista de dosificador de agua es esencial, pues la aportación de agua que produce en forma de fina lluvia contribuye positivamente en este aspecto.

También debemos tener en cuenta otra serie de condicionantes, que van a influir en la frecuencia con que hemos de realizar el riego. Los principales son el tipo de especie cultivada y las cualidades que tiene, la época del año en la cual nos encontramos, y el ambiente o las características climáticas inherentes a la zona de cultivo.

En cuanto al ejemplar, es muy importante conocer los requerimientos propios de su especie. Por lo general, las coníferas suelen precisar poco agua, mientras que el resto, incluido el grupo de las plantas de interior, necesitan mayor cantidad, especialmente durante la estación favorable. Resulta preciso considerar el volumen del follaje y el tamaño de las hojas, pues a través de ellas se produce la transpiración, existiendo una correlación directa entre éstas y la rapidez con que desaparece el agua de la maceta.

Respecto a la época del año, es evidente que a partir de primavera la frecuencia de riego se hace cada vez mayor, hasta la entrada del otoño, momento en que la mayoría de las especies entran en un período de letargo que se prolonga durante todo el invierno. En este aspecto también tienen mucho que ver las condiciones climáticas predominantes en la región donde vivimos, ya que la temperatura, el tipo de precipitaciones y los contrastes ambientales, influyen en el aporte de agua adicional. Así, en lugares donde predominen las altas temperaturas, el riego será mucho más reiterativo, mientras que en las zonas en que exista humedad en el ambiente, o las temperaturas sean tan bajas que se corra el riesgo de helada, ocurrirá todo lo contrario. En el primer caso la evaporación es mínima, mientras que en el segundo el agua al congelarse aumenta de volumen y podría deteriorar las raíces.

Si el ambiente es húmedo o las precipitaciones en forma de lluvia son más o menos habituales, el aporte de agua por nuestra parte quedará reducido al mínimo indispensable y, en caso contrario, en lugares secos, estaremos obligados a mantener una estrecha vigilancia de la disponibilidad de agua del cepellón de raíces.

En cualquier circunstancia, siempre que podamos es preferible utilizar agua de lluvia o, al menos, libre de cloro o cal. A tal efecto, conviene disponer de un recipiente de almacenaje capaz de recoger la lluvia, o bien mantener el agua extraída del grifo cierto tiempo antes de regar, para que los componentes que la hacen potable se liberen y no lleguen a perjudicar las condiciones óptimas de cultivo de nuestros queridos bonsais.

Por último, cabe añadir que la incorporación de agua mediante un pulverizador, para mantener un nivel mínimo de humedad alrededor del follaje, puede resultar necesaria tanto en especies de interior como en ejemplares de exterior que sufren con la sequedad ambiental.

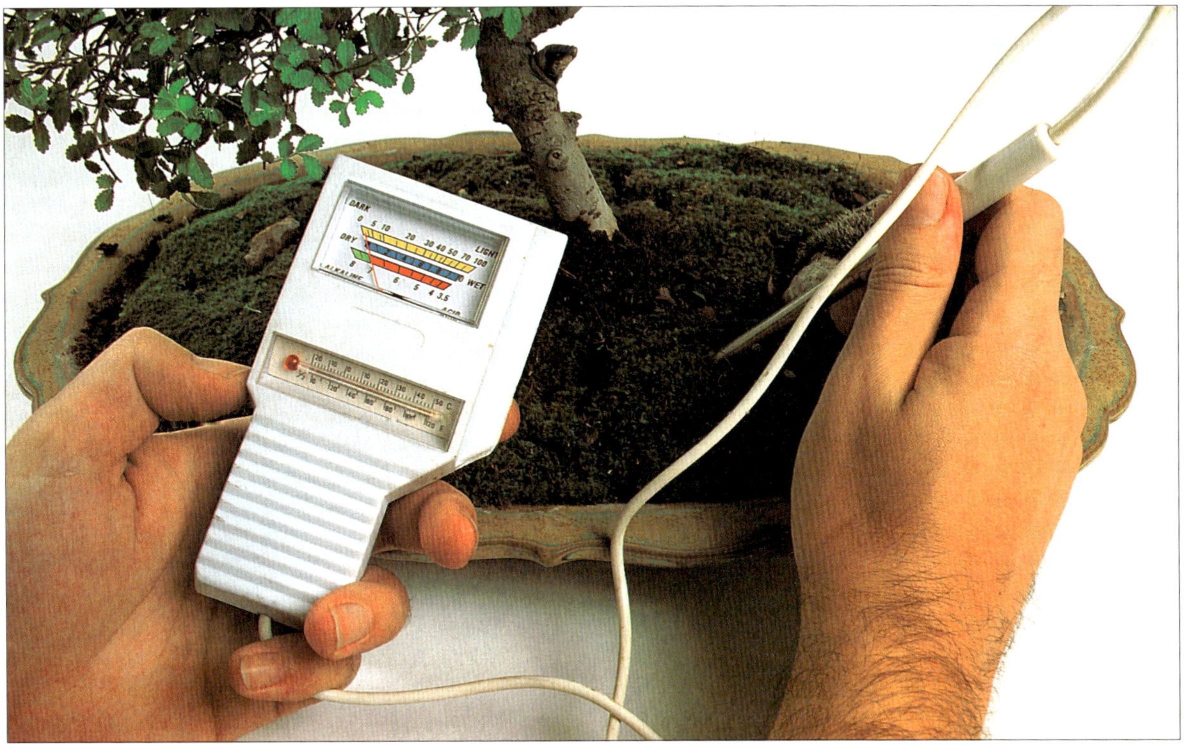

Existen aparatos de medida que reflejan el grado de humedad existente en el substrato.

Abonado y fertilización

Otro de los requerimientos esenciales para lograr el mantenimiento y el desarrollo de los bonsais es el nutritivo. Cualquiera que sea la especie cultivada en el jardín o en el interior de nuestra casa, el aporte de fertilizantes y abonos es básico, pues al cabo de cierto tiempo el agotamiento de las reservas existentes en el suelo resulta inevitable.

Cuando hacemos referencia a los nutrientes del substrato, estamos aludiendo a los componentes minerales y orgánicos que contiene, que además pueden ser aprovechados y absorbidos por las raíces de la planta. Se trata de un conjunto de elementos proporcionados por la tierra y los restos de materia viva depositada en la superficie, que juntos hacen posible el crecimiento, la floración y la reproducción de las especies vegetales.

Muchas plantas ornamentales cultivadas en maceta, pueden mantenerse de una temporada a otra con la simple sustitución del compost en que están incluidas las raíces. Sin embargo, en el caso concreto de los bonsais no llega a ser suficiente. La delgada capa de tierra que puede soportar la maceta y los requerimientos del ejemplar, obligan al cultivador a sustituir una vez más a la naturaleza y mantener el ciclo de la vida, regenerando los nutrientes agotados en el suelo.

El proceso es progresivo y va en relación con el crecimiento de la planta, requiriendo la incorporación de abono de forma periódica, ya sea en forma de compuestos sólidos o líquidos. Pero no pode-

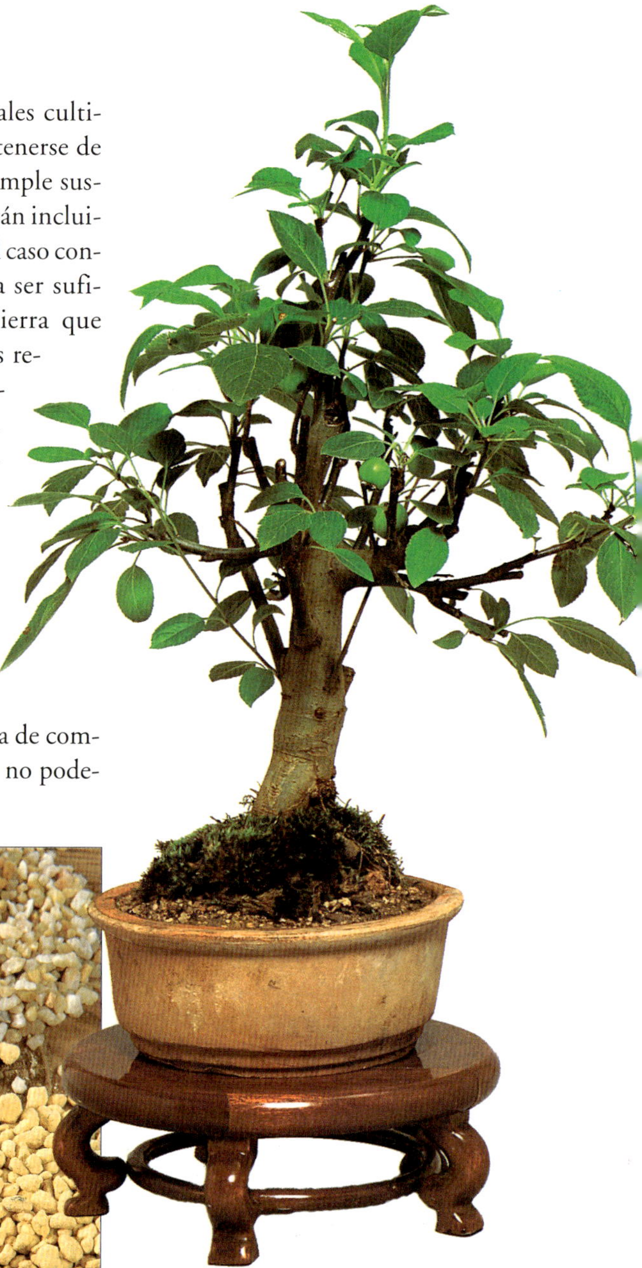

Las especies de flor y fruto, como puede ser el manzano (Malus sp.), precisan de mayores cantidades de abono que el resto.

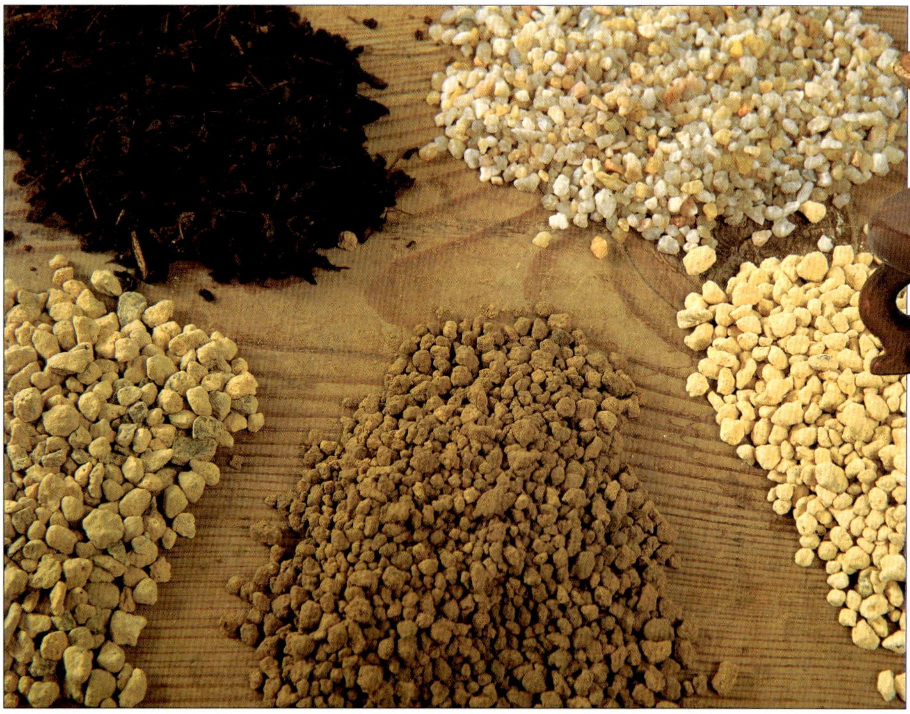

Los diferentes componentes del suelo no garantizan el aporte de nutrientes a largo plazo.

mos olvidar que lo que debemos de conseguir es un equilibrio constante. El crecimiento del bonsai ha de ser siempre lento, y tanto cantidades excesivas como reducidas de abono perjudican al diminuto árbol. Por tal motivo, resulta muy importante que conozcamos los requerimientos de cada especie, así como las cualidades del abono o el fertilizante que vayamos a emplear.

El sistema más cómodo es el empleo de barritas, polvos y comprimidos sólidos de larga duración, que irán disolviéndose y proporcionando nutrientes de forma continua pero contenida. Su utilización se realiza en dos estaciones muy concretas, la primavera y el otoño, en las cantidades aconsejadas por el fabricante, tomando siempre en consideración el ejemplar cultivado y las dimensiones de la maceta.

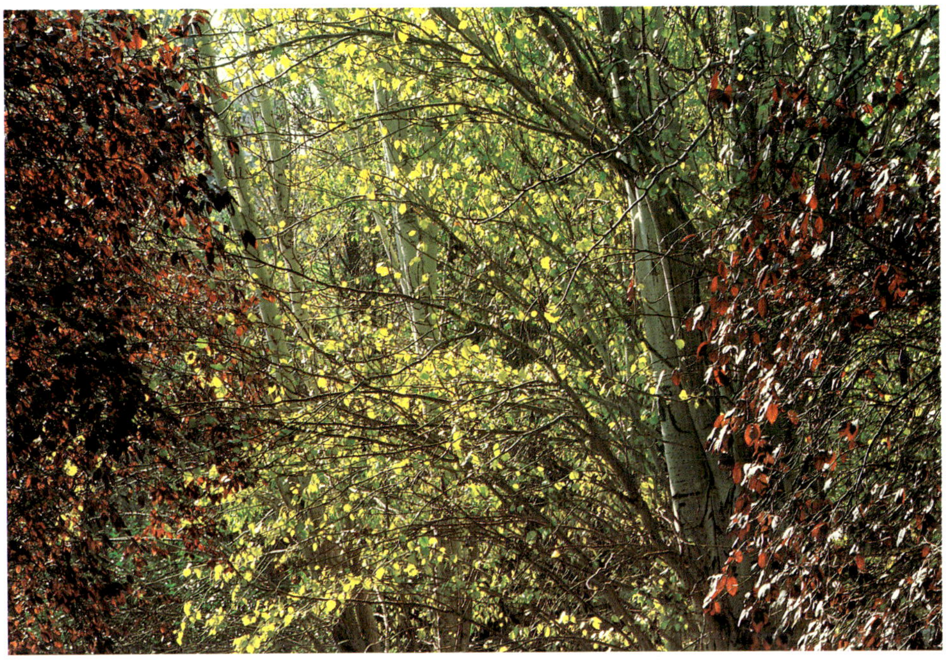

En otoño los árboles se visten en tonalidades ocres y amarillas, como preludio a la caída de la hoja.

En primavera surge la vida en forma de nuevas hojas y brotes; en ese preciso momento, hemos de incorporar la primera dosis, repitiéndola al cabo de unos cuarenta y cinco o sesenta días. En otoño el desarrollo comienza a pararse, hasta que finalmente la planta se prepara para soportar el período desfavorable del invierno. En este caso sólo se necesita un aporte de abono al principio de la estación, cuando los vegetales empiezan a cambiar el tono de sus hojas, teniendo presente que aunque las perennes no lo hacen, sufren las mismas condiciones climáticas.

El otro método de fertilización consiste en diluir abonos o fertilizantes líquidos en el agua de riego. Su acción es directa y supone un refuerzo durante las épocas de mayor apogeo de algunas especies, en las cuales la aparición de flores y frutos provoca una demanda superior de alimento. Sin esta adición, se producirían deformaciones, atrofiamiento y debilidad, situaciones nada convenientes para nuestro bonsai y muy fáciles de solventar.

Salvo que sea absolutamente imprescindible, es importante que en la época de verano no se incorpore abono, pues el aplicado en primavera tiene la finalidad de surtir nutrientes también durante esta estación. El exceso podría no sólo resultar innecesario sino perjudicial, a causa de que las raíces sufrirían quemaduras irreversibles. También debe ser evitada la fertilización en los dos meses sucesivos al trasplante o cuando el bonsai ha pasado por una situación delicada. En ambas circunstancias, el ejemplar se encuentra especialmente sensible y podríamos perderlo. En cualquier caso, es preferible no llegar al mínimo antes que sobrepasarlo.

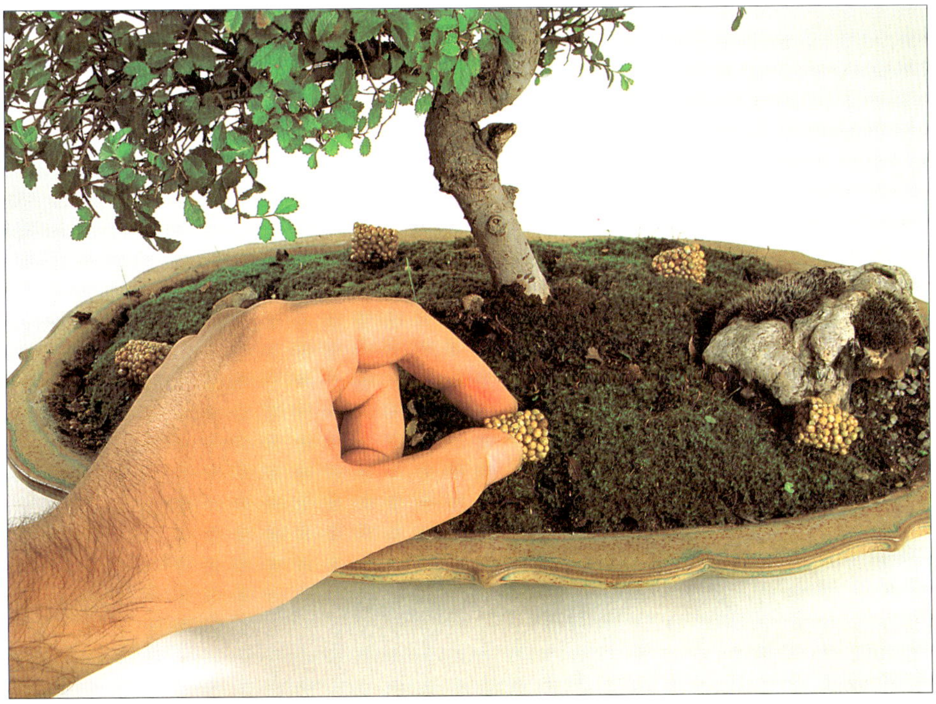

Debido a las escasas dimensiones del suelo de cultivo, es fundamental mantener una labor periódica de abonado.

Trasplante y cambio de maceta

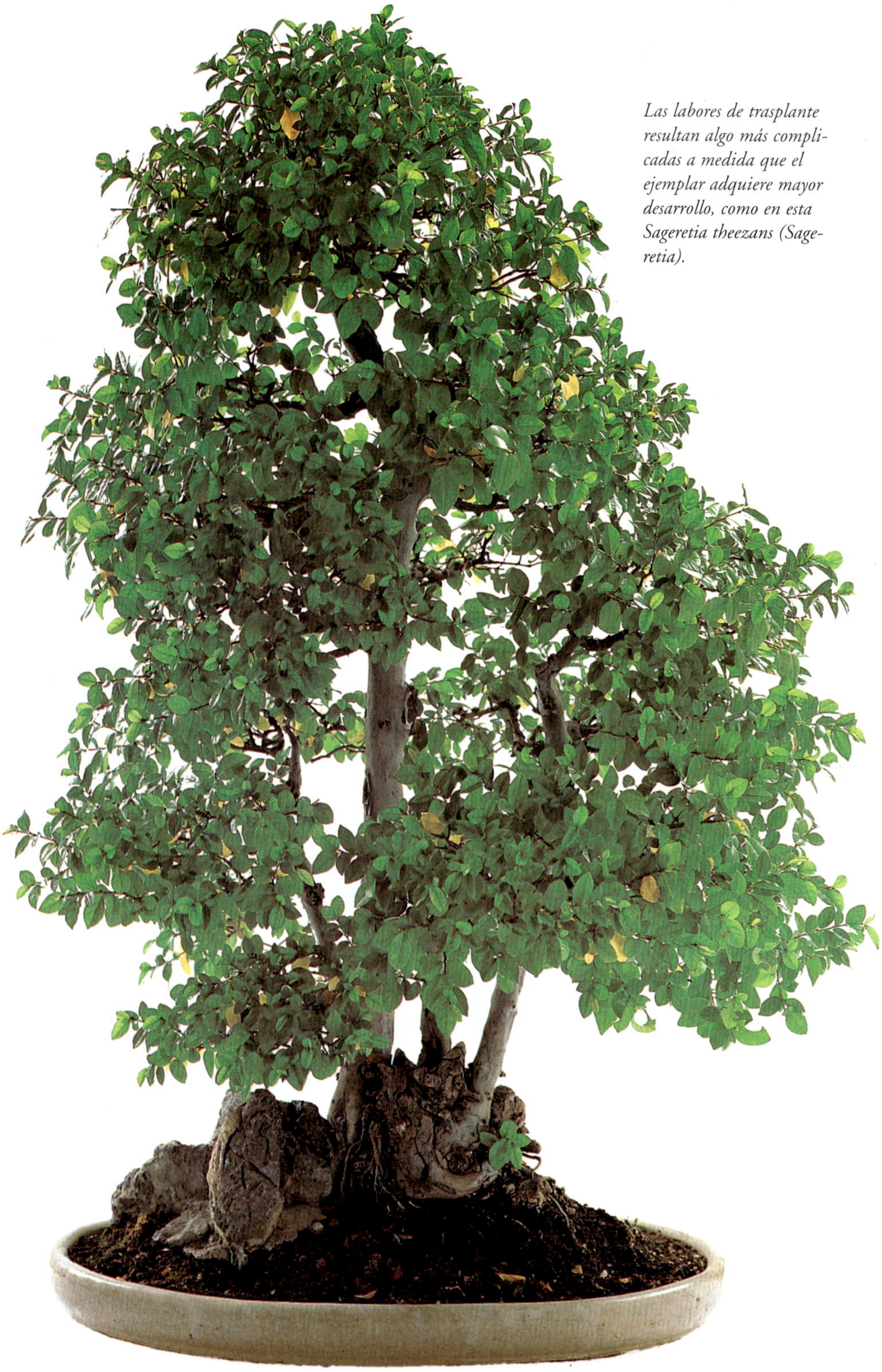

Las labores de trasplante resultan algo más complicadas a medida que el ejemplar adquiere mayor desarrollo, como en esta Sageretia theezans (Sageretia).

La sustitución de la superficie de cultivo en ejemplares de bonsai, viene propiciada por las mismas causas que la provocan en las plantas convencionales que crecen en maceta, a pesar de que en este caso los pasos a realizar tienen que ser seguidos con mayor minuciosidad y cuidado.

El trasplante y el cambio de maceta, aún tratándose de una necesidad básica para el correcto desarrollo de nuestro bonsai, no deja de ser una situación estresante para el mismo. Por este motivo, resulta imprescindible tener muy en cuenta las características del ejemplar en cuanto a requerimientos de suelo, el momento en que brotan las yemas y, lo más importante, las necesidades que presenta referidas a su velocidad de desarrollo, edad y grado de delicadeza.

El tipo de substrato que precisa cada especie suele quedar establecido en función del grupo al que pertenece; es decir, si se trata de conífera, planta de interior, frutal, etcétera. A grandes rasgos, se utilizan unos componentes básicos, como son el compost de origen vegetal o la turba, la arena, la arcilla o la marga y el mantillo, mezclados en diferentes proporciones, dependiendo del grupo en cuestión.

Por otro lado, hemos de escoger muy bien el momento del trasplante, realizándolo siempre con anterioridad al resurgimiento de los primeros brotes primaverales, pues una vez iniciada la regeneración estacional, no debemos entorpecerla bajo ningún concepto. Del mismo modo, tenemos que procurarle una situación térmica estable, recurriendo incluso a la protección facilitada por un invernadero.

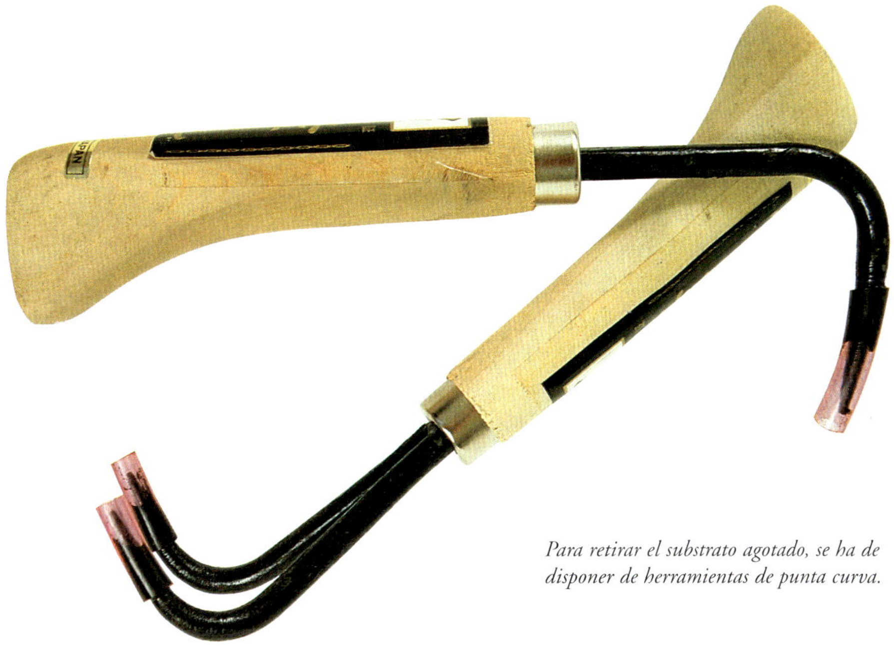

Para retirar el substrato agotado, se ha de disponer de herramientas de punta curva.

En relación a los intervalos aconsejables entre trasplantes, en términos generales, deben ser más cortos cuando se trata de ejemplares jóvenes o de crecimiento rápido, mientras que en el caso de los bonsais adultos o aquellos que se desarrollan de un modo más lento, el espaciamiento ha de ser mayor. El tiempo mínimo es de un año, y el máximo de cinco. Como dato orientativo respecto a los grupos principales de bonsais, las coníferas suelen ser trasplantadas cada tres o cinco años, y en los caducifolios y los bonsai de interior el tiempo se reduce a un período que oscila entre dos y tres años. En el caso de los frutales y los bonsais de flor, suele realizarse transcurridos entre uno y dos años.

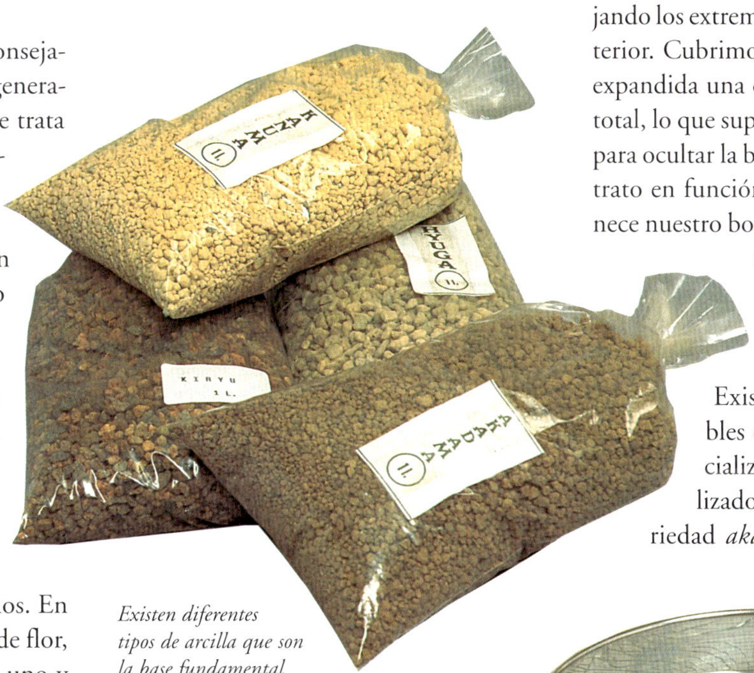

Existen diferentes tipos de arcilla que son la base fundamental para elaborar el suelo.

Independientemente del ejemplar cultivado, existen una serie de síntomas que nos indican de forma irrefutable el agotamiento del suelo y el momento del trasplante, como es la excesiva compactación del substrato, o la presencia de un entramado de raíces en los márgenes de la bandeja, sobresaliendo incluso por los agujeros de drenaje. Llegado este punto, es preciso preparar el cambio de maceta para la próxima oportunidad que tengamos.

El proceso comienza con la elección del nuevo recipiente, que puede ser mayor cuando el ejemplar no ha alcanzado la talla definitiva, o uno de las mismas dimensiones o algo menor, si lo que buscamos es el crecimiento en anchura y el aumento de volumen del follaje.

En cualquier caso, debemos asegurarnos en primer lugar de la limpieza del recipiente y del correcto acondicionamiento del mismo en cuanto a drenaje, volumen, anchura, etcétera. Comenzamos por tapar con malla de plástico o acero inoxidable los agujeros de drenaje, sujetándolos con alambre doblado en forma de lazo, para que actúe como pinza con la base de la maceta. Luego, introducimos un trozo de alambre de cierta longitud (la necesaria para que pueda abrazar el cepellón de raíces) a través de los agujeros de drenaje, dejando los extremos centrados y hacia el interior. Cubrimos con grava fina o arcilla expandida una quinta parte del volumen total, lo que supondrá suficiente cantidad para ocultar la base, y preparamos el substrato en función del grupo al que pertenece nuestro bonsai; es decir, si se trata de un frutal, un bonsai de floración o de interior, de una especie perenne o es caducifolio.

Existen preparados disponibles en establecimientos especializados para un uso generalizado, como es el caso de la variedad *akadama*, tierra arcillosa de

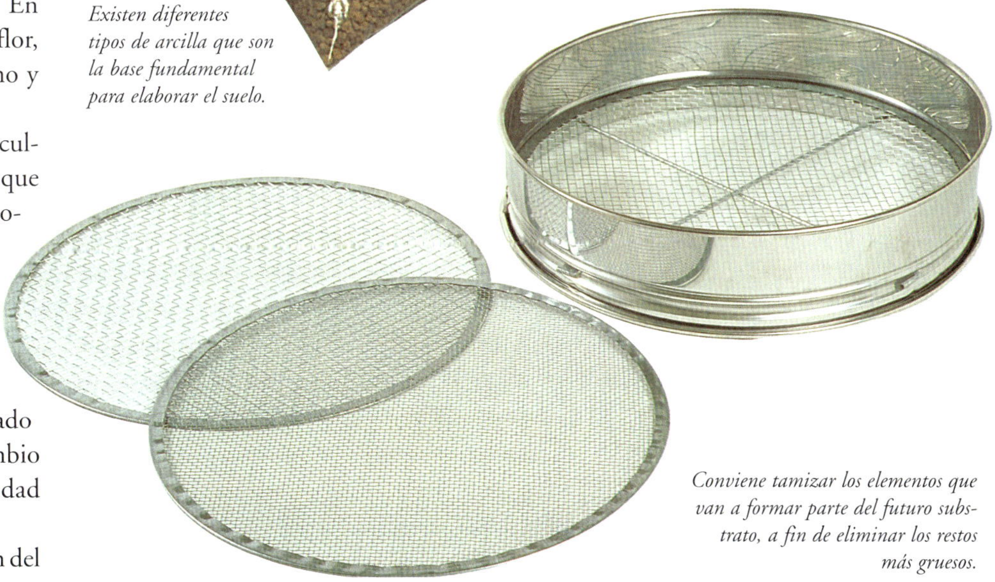

Conviene tamizar los elementos que van a formar parte del futuro substrato, a fin de eliminar los restos más gruesos.

color rojizo y con un pH más o menos neutro, o bien otros especialmente indicados para cierto tipo de bonsais, como ocurre con el *kanuma*, elaborado con compost de brezo, que proporciona un substrato mucho más ácido, ideal para algunas especies de ericáceas (familia de plantas entre las que cabe destacar a los brezos, el madroño y los rododendros). El grupo de las coníferas también cuenta con una mezcla propia, denominada *kiryu*. Sin embargo y de forma sencilla, nosotros mismos podemos lograr una de gran calidad, combinando adecuadamente compost, arcilla y arena.

Una vez obtenido el substrato base, conviene cribarlo a fin de obtener como resultado tres productos diferentes: uno de grano grueso, otro de grano medio, y un último de grano fino. El modo de separarlos consiste en utilizar dos tamices de diferente luz de malla. El primero, más grande, no dejará pasar las chinas, los restos vegetales ni los pequeños grumos de tierra, parte que retiramos y desechamos pues no presenta utilidad alguna en el cultivo del bonsai. En segundo término, emplearemos un tamiz de malla más fina, que servirá para separar los dos elementos definitivos; por un lado el substrato de grano medio, que se convertirá en la superficie donde descansen las raíces, y por otro uno de grano fino, indispensable para que éstas crezcan y se desarrollen sin dificultades y, al tiempo, realicen su función de absorción de nutrientes y agua a la perfección. Finalizada la separación, tomamos el substrato de grano medio y lo depositamos sobre la capa de grava o arcilla expandida, dando unos ligeros golpecitos a fin de que todos los recovecos queden ocupados, y añadimos más hasta crear una superficie mínima de apoyo para el cepellón de raíces. Es muy importante que el espacio disponible sea suficiente para que las raíces no sobrepasen el nivel que marca el borde superior de la bandeja de cultivo, pues de lo contrario tendríamos dificultades para lograr ocultarlas.

Al extraer el ejemplar de su antigua maceta, es preciso procurar que el bloque de tierra y raíces salga completo; de esta forma, evitaremos que puedan partirse. Para ello,

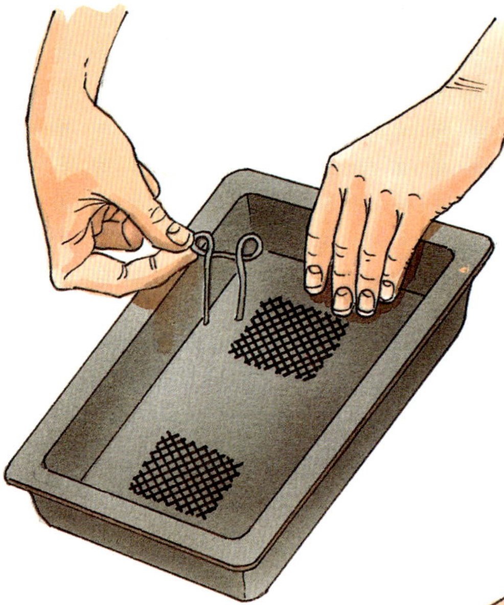

Una vez escogida la bandeja de cultivo, conviene acondicionar los agujeros de drenaje con malla de plástico sujeta mediante alambres.

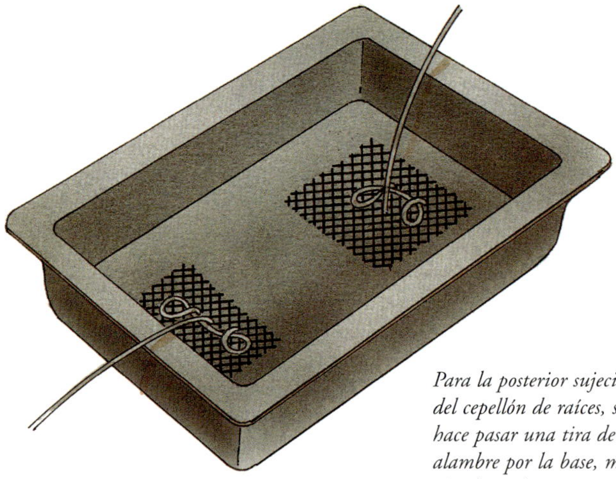

Para la posterior sujeción del cepellón de raíces, se hace pasar una tira de alambre por la base, manteniendo ambos extremos con una longitud adecuada para que lo puedan abarcar.

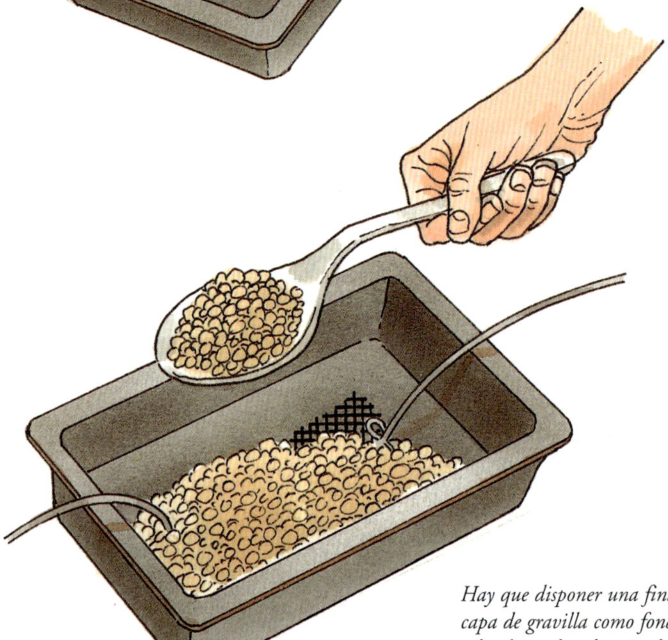

Hay que disponer una fina capa de gravilla como fondo, sobre la cual se deposita la mezcla de compost y arcilla.

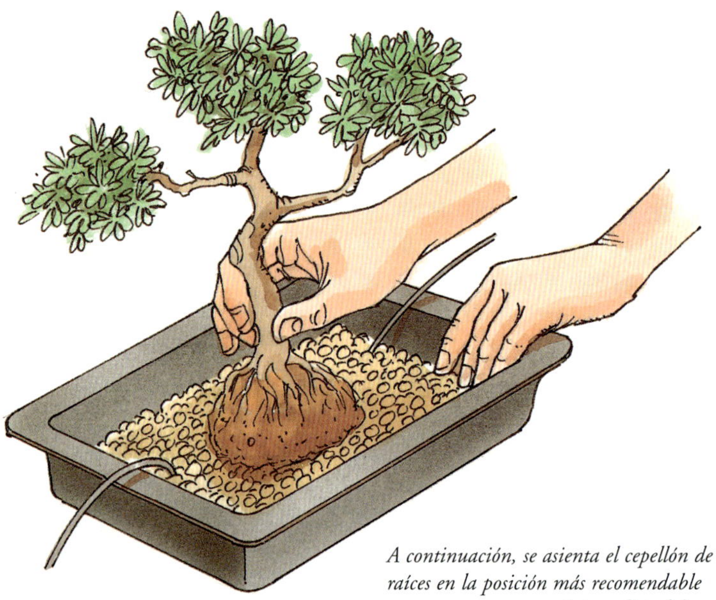

A continuación, se asienta el cepellón de raíces en la posición más recomendable respecto a sus características, fijándolo entrelazando los extremos del alambre.

sujetamos con una mano el tronco, situándola lo más cerca de la base que sea posible, y con la otra, damos ligeros golpes en los laterales, la base y los márgenes con objeto de ahuecarlos. Con esta medida y debido a las reducidas dimensiones del recipiente, el cepellón saldrá sin dificultad, aunque si no es así, optaremos por introducir un cuchillo entre el suelo y el lateral de la bandeja.

Hemos de retirar la tierra adherida a las raíces, utilizando una herramienta que disponga de varios dientes curvos y un cepillo, como puede ser un pequeño rastrillo de mano, para luego poner en práctica las tareas de poda que reduzcan el volumen del cepellón, necesarias para facilitar y propiciar su regeneración. Tras ello, situamos el pie en su posición definitiva y lo envolvemos con el alambre, afianzándolo eficazmente a la maceta, ya que hasta que las raíces no crezcan un mínimo el bonsai corre el peligro de vencerse, sobre todo cuando se trata de ejemplares no verticales o con un volumen de copa considerable.

Tomamos el substrato fino conseguido en la última criba y terminamos de llenar el recipiente, cubriendo las raíces y procurando dejar unos milímetros libres en el margen de la bandeja, imprescindibles para que al realizar las labores de riego no se vierta el agua, ni pueda arrastrar las partículas de tierra más superficiales. Presionamos con los dedos para comprimirlo mínimamente, pues la presencia de aire en el interior del suelo no es recomendable, pero sin realizar una excesiva compactación del mismo.

Regamos con cuidado utilizando una regadera provista de dosificador que produzca una fina lluvia de agua, con objeto de lograr que las distintas capas formen un conjunto uniforme. Casi con seguridad tengamos que volver a aportar algo más de substrato de grano fino, hasta alcanzar el nivel definitivo. Antes de dar por finalizado el trasplante, ponemos el musgo o los complementos ornamentales que creamos oportunos para su protección y decoración. Volvemos a regar y dejamos que repose en un lugar fresco, alejado del alcance de los rayos directos del sol, protegido de la acción del viento y la lluvia, donde la temperatura sea más o menos estable. A partir de este momento y hasta que surjan los primeros brotes, conviene no alterar las condiciones de mantenimiento, vigilando que la falta de agua nunca llegue a ser un factor limitante en su normal desarrollo.

La finalización del proceso concluye al cabo de dos o tres meses, cuando el cepellón ha adquirido suficiente fuerza para prescindir del alambre que lo sujeta a la maceta. Entonces, lo desenredamos, enderezamos las dos puntas y, con mucho cuidado y trabajando desde la parte inferior de la maceta, estiramos para sacarlo del modo menos perjudicial, incluyendo un poco de substrato para tapar los agujeros o las marcas dejados en la superficie. Es muy importante realizar todos los pasos asegurando la estabilidad de la maceta, para impedir que el cepellón llegue a ahuecarse, situación que nos llevaría al punto inicial por el que nos vimos obligados a poner en práctica este eventual sistema de sujeción.

Tipos de suelo

GRUPO	*ARCILLA*	*ARENA*	*COMPOST*
Frutales	*30%*	*10%*	*60%*
Bonsais de flor	*30%*	*10%*	*60%*
Caducifolios	*25%*	*25%*	*50%*
Perennifolios	*40%*	*10%*	*50%*
Bonsais de interior	*20%*	*20%*	*60%*

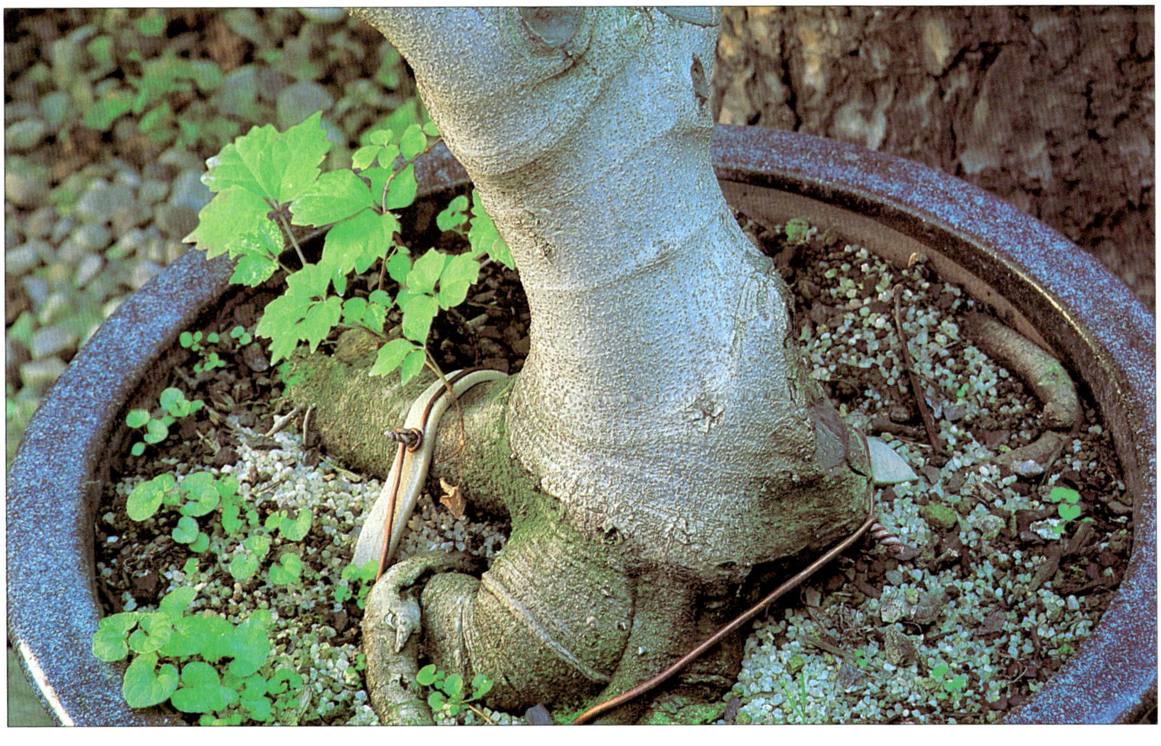

La sujeción del cepellón de raíces y la base del tronco, resulta indispensable cuando el tamaño del bonsai es considerable.

Exposición y ambiente

Aunque la protección contra las inclemencias climáticas no contribuye directamente a favorecer el desarrollo de los ejemplares, de forma indirecta resulta una de las tareas más importantes en su cultivo, pues en la mayoría de los casos ayuda a evitar la pérdida del bonsai ante condiciones extremas de temperatura, irradiación solar o variaciones bruscas en la disponibilidad de agua.

Por su relevancia, hemos de comenzar informándonos del lugar de origen de la especie seleccionada, y de si las condiciones climáticas de su región coinciden con las nuestras. En caso contrario, debemos ajustarlas en la medida de lo posible, y controlar parámetros como la estacionalidad, los cambios de temperatura o la incidencia directa del sol, sirviéndonos de las herramientas y los útiles más apropiados para cada situación. Un bonsai puede disfrutar de todos los nutrientes necesarios para su correcto desarrollo, llevar un exhaustivo control estético o gozar de unas perfectas condiciones de salud, pero si en determinados momentos del año, especialmente durante la estación invernal, no dispone de un sistema de protección eficaz contra las heladas y las precipitaciones en forma de nieve y granizo, o la posición en el jardín no es la que más favorece sus requerimientos, corremos el riesgo de perderlo de forma irreversible.

Antes de enumerar los consejos prácticos a tener en cuenta, es imprescindible hacer una consideración importante, motivada por la existencia de dos grupos cuyos cuidados son muy diferentes: los bonsais de interior y los de exterior. Evidentemente, las necesidades de cada grupo son antagónicas a veces, así como las atenciones que debemos procurarlos.

En el caso de los ejemplares de interior, la medida más importante que conviene destacar es el mantenimiento de una temperatura media estable, pues los cambios bruscos resultan fatales para ellos. Debido a las propias condiciones del cultivo a que están sometidos, no tienen la capacidad de recuperación inmediata de otras plantas. Las fuentes directas de calor resultan muy perjudiciales, por lo que debemos ubicarlos alejados de chimeneas, radiadores, etcétera. Por otro lado, hemos de prestar especial cuidado a las necesidades de luz y agua que caracterizan a cada especie. La mayoría provienen de lugares cálidos y húmedos, como son los trópicos o la franja ecuatorial, y en consecuencia precisan las zonas más luminosas de cada estancia, así como ambientes húmedos que envuelvan sus ramas y hojas. Si la presencia de luz es insuficiente, los retoños pueden hacerse demasiado largos; sin embargo, la incidencia directa del sol llegará en ocasiones a quemar las hojas. El empleo

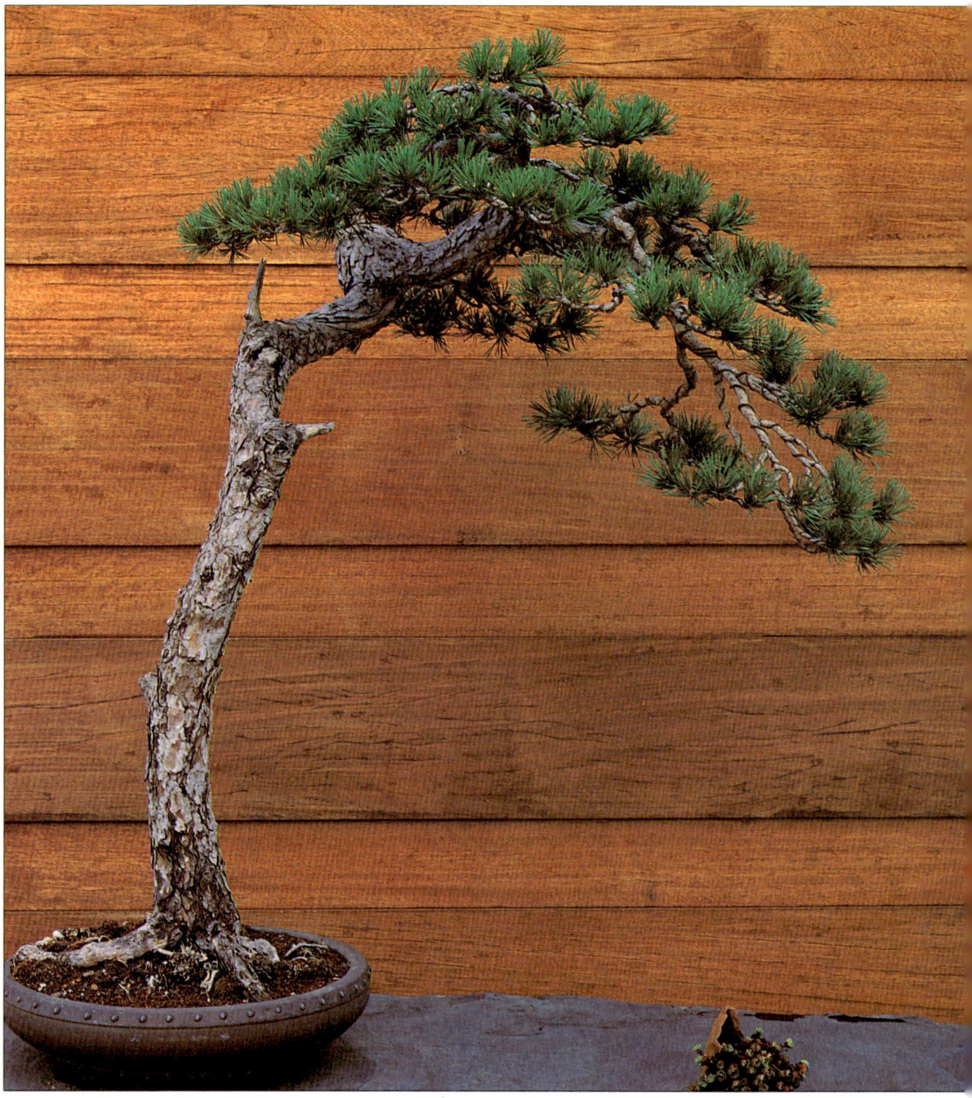

El resguardo de los ejemplares de fuertes ráfagas de viento e inclemencias climáticas, es vital en los pequeños árboles como Pinus sylvestris *(pino silvestre).*

de bandejas de drenaje provistas de una capa de arcilla expandida empapada en agua, puede suponer una elección inmejorable para mantener alrededor del ejemplar una atmósfera húmeda. Si además pulverizamos agua de forma periódica sobre la copa, conseguiremos brindarle un ambiente más propicio.

Cuando se trata de especies de exterior, centraremos nuestra atención, esencialmente, en las bajas temperaturas, causantes de la pérdida fulminante de cualquier planta no adaptada a tales condiciones. El problema principal surge motivado por la escasa protección de que disponen las raíces, ya que se encuentran a ras de superficie.

Las estanterías cubiertas bajo una techumbre y situadas próximas a la pared o a una estructura que reduzca la acción del viento, suelen ser imprescindibles en zonas de inviernos rigurosos. Adicionalmente, a veces resulta necesario tomar otras precauciones, como mantener las bandejas de cultivo en el interior de cajas de madera, donde puedan ser cubiertas por una buena capa de tierra que actúe como amortiguador térmico. La parte abierta de estos invernaderos ha de estar siempre orientada al sur, y las estanterías separadas del suelo por una mínima distancia, con objeto de contrarrestar posibles encharcamientos y facilitar la correcta ventilación, imprescindible para evitar la proliferación de hongos y podredumbres. Como consejos secundarios a tener en cuenta, destacan los requerimientos de luz o sombra de cada especie, sobre todo cuando se trata de ejemplares que no toleran la incidencia directa de los rayos solares, como ocurre con los rododendros (*Rhododendron sp.*) o algunas variedades de arces (*Acer sp.*). Otra cuestión importante es contar con la dirección de donde proviene la luz, ya que si no giramos el bonsai cada cierto tiempo, estaremos favoreciendo el desarrollo de las hojas y los brotes en un solo sentido.

Por último, no debemos olvidar que, aún sin existir altas temperaturas o el efecto del sol contribuyendo a evaporar el agua del substrato, el viento puede provocar una pérdida rápida del citado elemento en las superficies de cultivo, situación que hemos de vigilar para no encontrarnos con sorpresas desagradables.

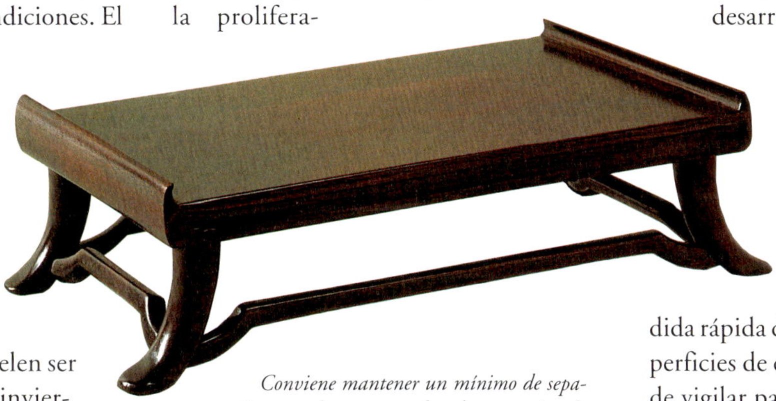

Conviene mantener un mínimo de separación entre la maceta y el suelo para evitar la acción de organismos patógenos.

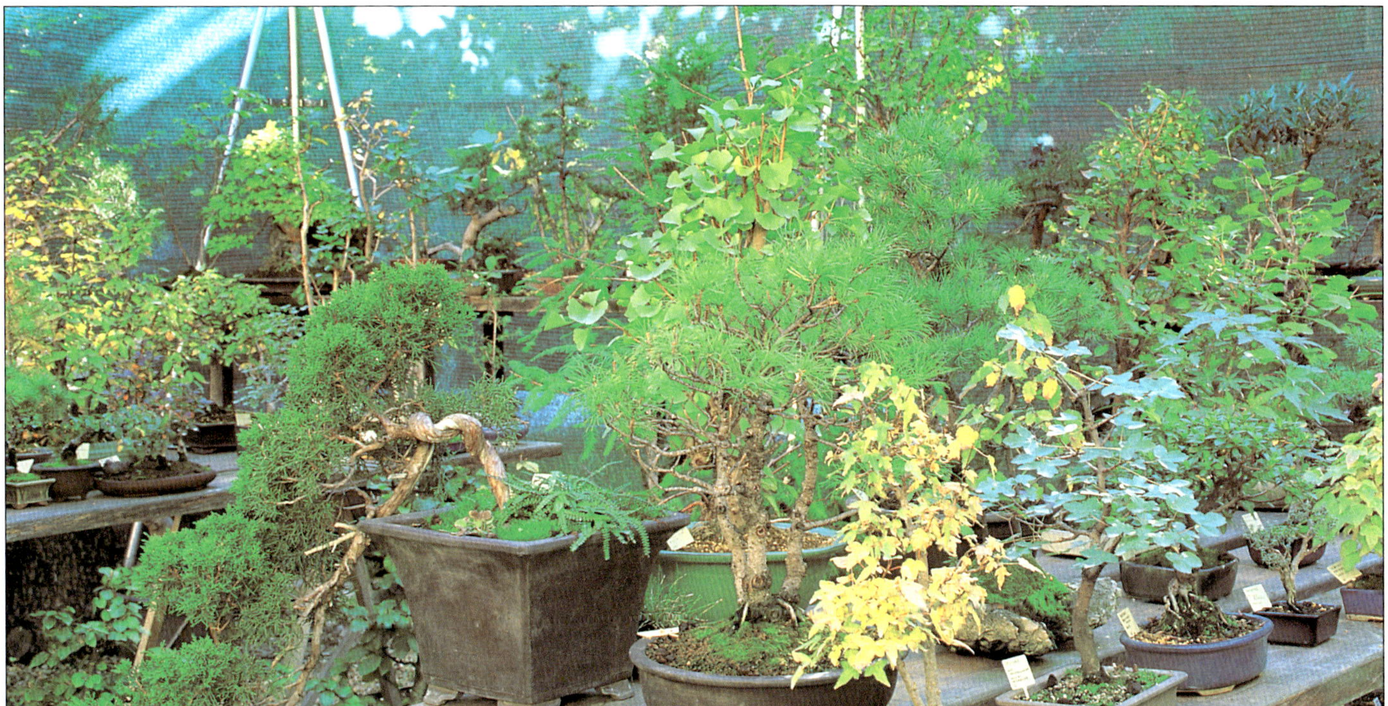

Las zonas de cultivo protegidas con mallas de plástico amortiguan la acción directa del sol y las bajas temperaturas.

Técnicas de estructuración

Son muchas y muy variadas las técnicas de estructuración que podemos llegar a utilizar en nuestros bonsais. Con la finalidad de poder transformar cualquier ejemplar que llegue hasta nuestras manos, vamos a conocer algunas de las más importantes, pero teniendo presente que, en este caso concreto, cierta experiencia y la paciencia juegan un papel fundamental.

Entramos dentro de uno de los más apasionantes pero a la vez delicados apartados que contempla el cultivo del bonsai. Conociendo y adquiriendo la suficiente práctica en las técnicas de modelado de tronco, ramas y raíces, así como realizando aquellas otras que contribuyen a conseguir o mantener el aspecto estético de todo el conjunto, conseguiremos poco a poco perfeccionar y aumentar el valor de nuestro bonsai. Adentrándonos progresivamente en la obtención de modelos y estilos más complejos, llegaremos a formar un jardín en miniatura lleno de encanto y digno de la más sincera admiración. Con independencia de la técnica que vayamos a poner en práctica, hemos de partir cuestionándonos siempre cuál es la finalidad que buscamos con nuestra acción, y si es factible el resultado en la especie escogida. Además, conviene practicar las técnicas que entrañen mayores dificultades con ejemplares cultivados en el jardín, a fin de no caer en equivocaciones o, lo que puede llegar a ser más problemático, provocar daños irreparables al bonsai.

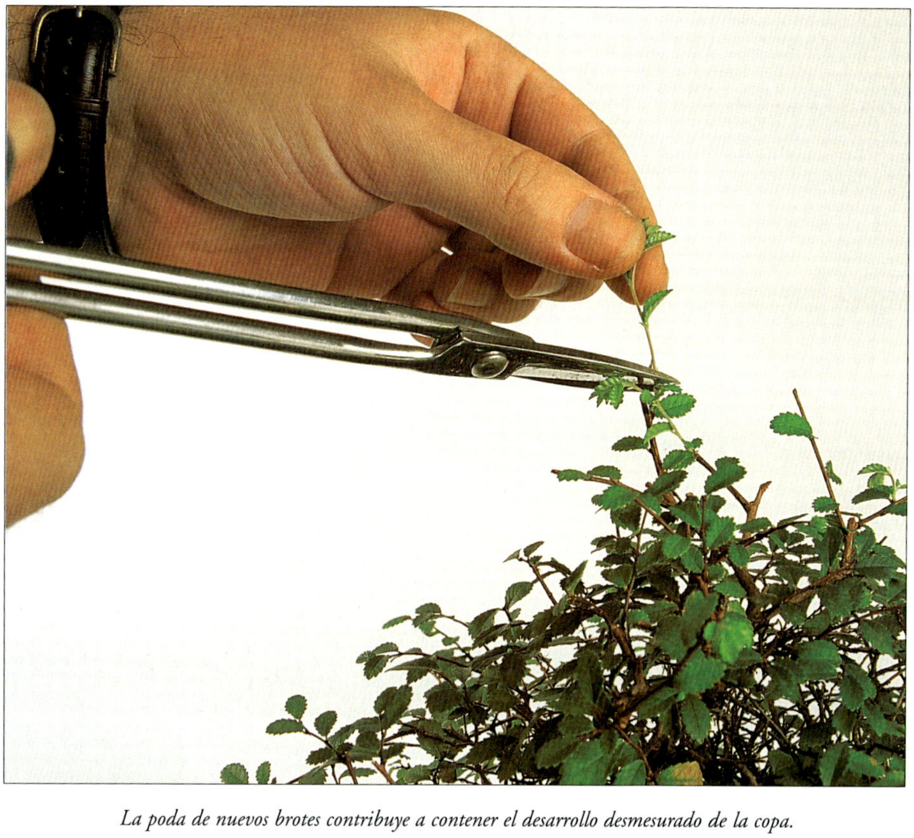

La poda de nuevos brotes contribuye a contener el desarrollo desmesurado de la copa.

LA PODA

A partir de ahora, vamos a introducirnos en el secreto mejor guardado de los bonsais: su tamaño. Con las diferentes técnicas de modelado se obtienen espectaculares resultados estéticos, pero la verdadera belleza y el elemento que más llama la atención del observador es, sin lugar a dudas, sus diminutas y reducidas dimensiones.

En el medio salvaje, el viento, el frío, la escasez de espacio o incluso la continua acción de los rumiantes, impiden el normal crecimiento de las especies vegetales. Todos estos condicionantes naturales se ven sustituidos en nuestro jardín por las herramientas y los útiles empleados en la poda de brotes, hojas, ramas, etcétera, aunque sin olvidar, como apoyo indirecto fundamental, el reducido espacio y las escasas reservas de nutrientes que presenta el substrato de cultivo.

Centrándonos en el primero de los citados recursos que contribuyen a la miniaturización de los ejemplares arbóreos, hemos de marcar unos límites de separación entre las distintas partes del árbol que admiten la poda. Así, los jóvenes brotes que surgen cada nueva temporada, las hojas, las ramas y las raíces, precisan técnicas de poda diferentes, e incluso herramientas de muy distintas características.

Del mismo modo, las épocas y los momentos en que deben ser puestas en práctica son muy variables, determinados básicamente por la especie y el grupo al que pertenece cada ejemplar.

Las tenazas de corte cóncavo resultan necesarias para profundizar la herida de poda en el tronco.

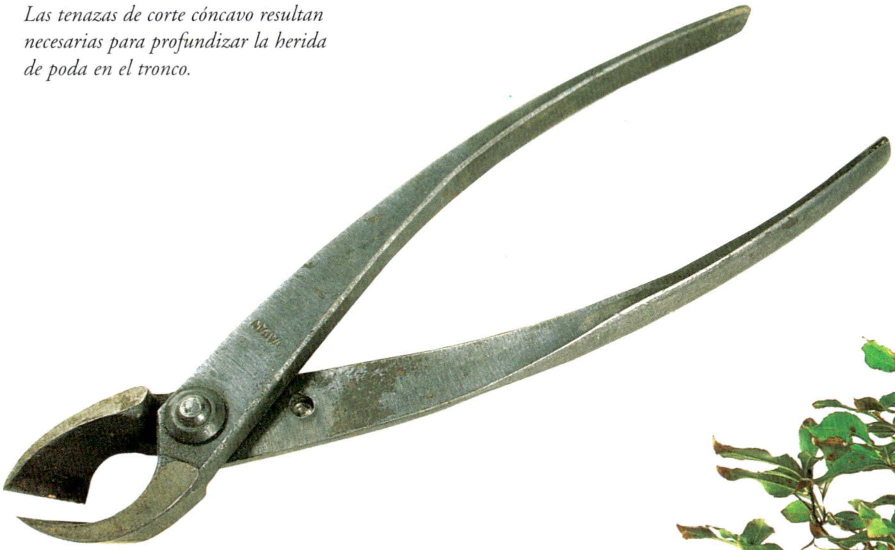

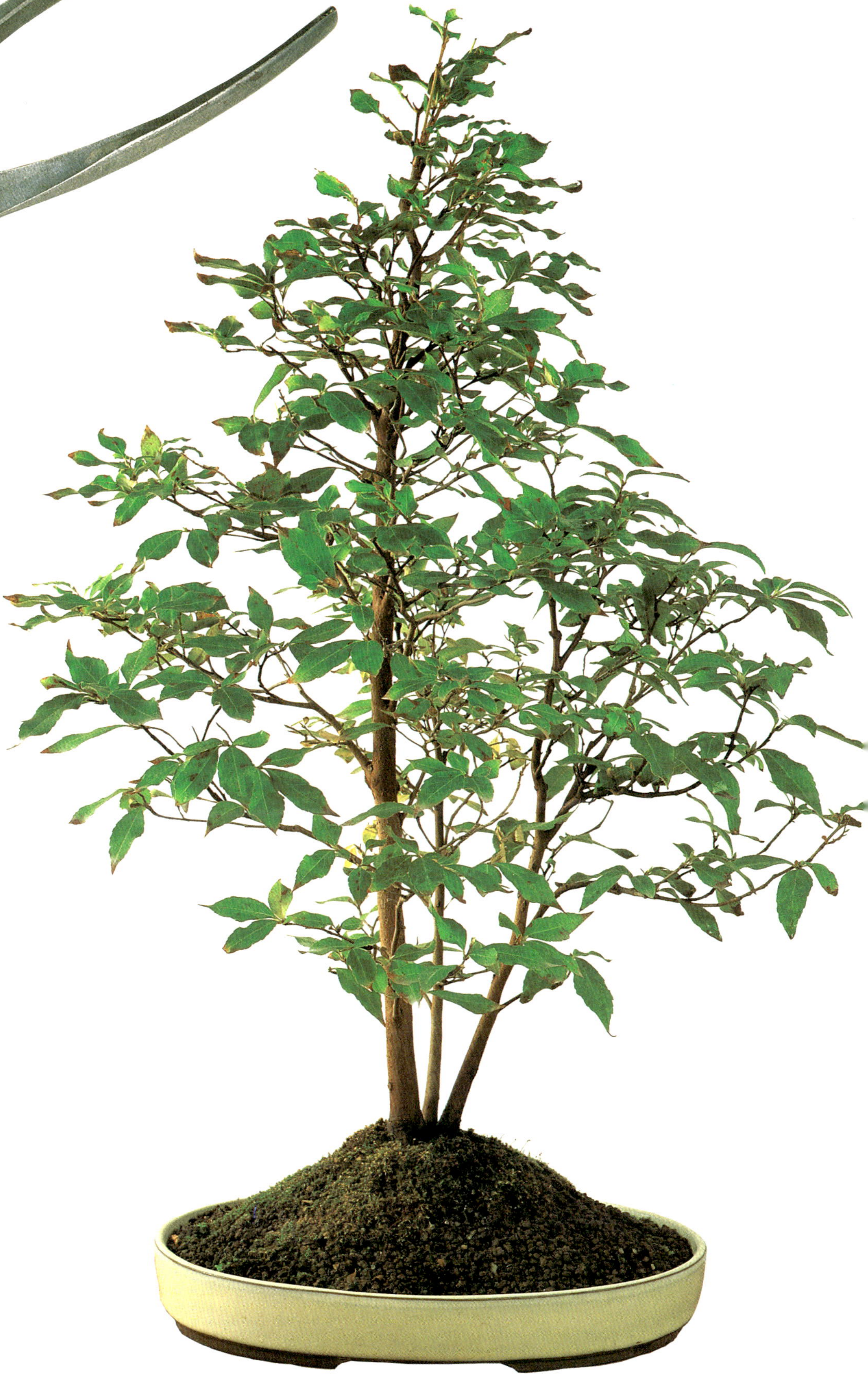

DESPUNTE DE BROTES

Todas las plantas disponen de un sistema de regeneración de sus partes aéreas que resulta verdaderamente eficaz, pues impide que el ejemplar perezca ante daños que pueden parecer irreversibles, como es la rotura del tronco o la pérdida del follaje por la acción de los rumiantes, los parásitos o las heladas. Se trata de las yemas, que distribuidas de forma homogénea por todo el vegetal, resurgen en forma de nuevos brotes, que acabarán transformándose en ramas u hojas.

Las herramientas necesarias para llevar a cabo el despunte de brotes o pinzado son esencialmente dos: las tijeras de punta fina, para los ejemplares caducifolios, y las pinzas en el caso de los perennifolios. La altura a que debemos practicar el corte ha de ser a partir del segundo o tercer nudo, cuando deseemos un crecimiento más rápido y pronunciado, como ocurre con los ejemplares jóvenes, o antes de que surja el segundo nudo, en las zonas periféricas o donde no precisemos más que mantener un control del vigor del bonsai, lo que se da mayoritariamente con los adultos.

Pero su función no sólo se reduce a ésta, pues el aumento de volumen de la planta cada primavera es debido al desarrollo de los nuevos brotes, situación que en el caso de los bonsais ha de ser controlada si tenemos la intención de vigilar su crecimiento.

En el momento de la eclosión o antes de que alcancen un tamaño excesivo, he-

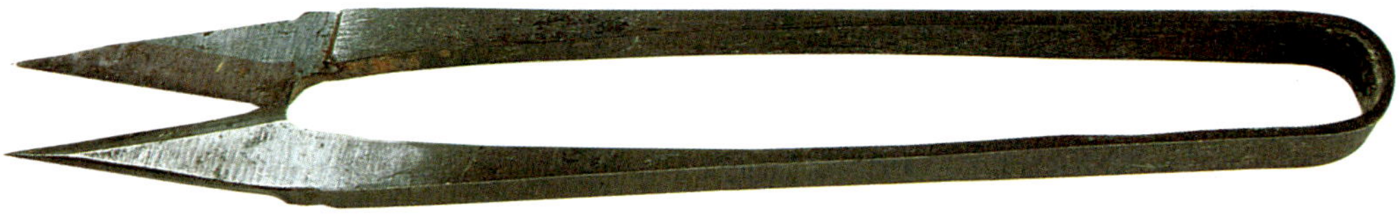

Para eliminar los delicados peciolos de las hojas, se precisa de utensilios que puedan seccionarlos limpiamente.

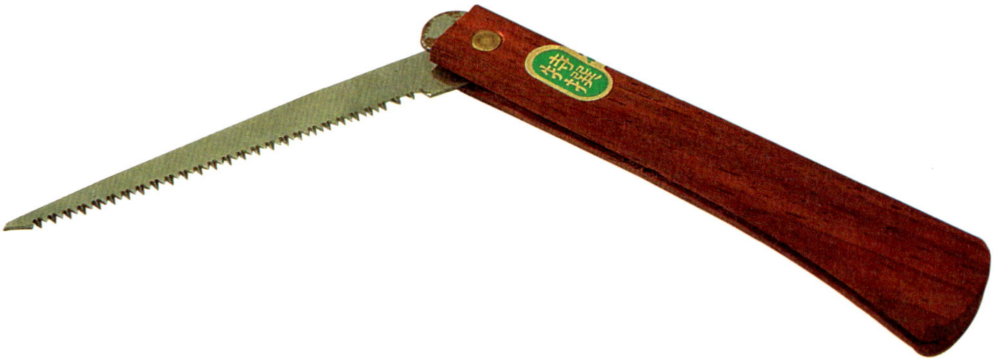

El filo de cualquier herramienta empleada en la poda, ha de mantenerse limpio y bien afilado.

mos de suprimir todos aquellos brotes que no contribuyan a mejorar el aspecto del bonsai. Como es lógico, en un ejemplar joven la selección debe ser más cuidadosa, pues resulta necesario dejar que crezcan algunos, que con el tiempo se convertirán en las principales ramas del ejemplar adulto, ya sea para propiciar el incremento del tamaño o el volumen del conjunto, estando obligados a alternar esta técnica con las de poda de ramas y hojas.

Con el despunte selectivo conseguimos dos logros importantes; de una parte, evitar que se formen cicatrices de gran tamaño y, por otra, llevar un control casi exhaustivo de las direcciones de crecimiento. Bien es cierto que de este modo el proceso se ralentiza considerablemente, porque el aumento en longitud lleva parejo el crecimiento en grosor, viéndose ambos impedidos tras realizar esta operación.

Nos encontramos en una situación muy diferente al despuntar los brotes en bonsais maduros, ya que en este caso disponemos de la estructura definitiva y compensada entre el tronco y las ramas, estando única y exclusivamente preocupados por el control de sus dimensiones. La poda queda relegada en gran medida, siendo sustituida por un pinzado que evite la aparición de nuevas ramas, sin impedir la regeneración del follaje, llegando a convertirse en una labor de retoque estético cuando el bonsai alcanza plena madurez.

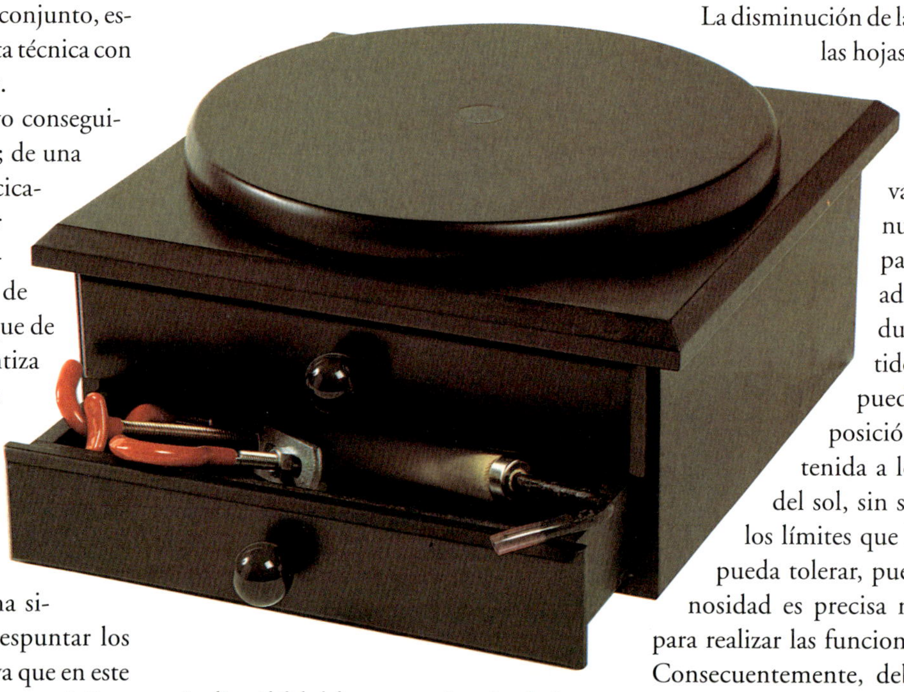

La disponibilidad de una mesa giratoria y las herramientas específicas, resulta fundamental para lograr la compensación y el equilibrio de todas las partes del pequeño árbol.

PODA DE HOJAS

Existen variedades o ejemplares jóvenes que presentan un tipo de hoja cuyo tamaño es el adecuado respecto a los cánones aceptables para un bonsai, pero en ciertas ocasiones, somos nosotros mismos los que debemos conseguir reducir su superficie a través de las diferentes técnicas de poda.

La disminución de las dimensiones de las hojas no es un proceso de resultados inmediatos; resultan necesarias varias podas continuadas y reiterativas para que el bonsai adquiera plena madurez en este sentido. A la defoliación puede sumarse la exposición directa y mantenida a los rayos directos del sol, sin sobrepasar nunca los límites que la propia especie pueda tolerar, pues a mayor luminosidad es precisa menor superficie para realizar las funciones fotosintéticas. Consecuentemente, debemos evitar las condiciones de sombra, ya que propician el resultado contrario al que perseguimos.

Para practicar la poda de hojas disponemos de dos opciones. Por un lado, podemos proceder a la eliminación total del limbo foliar, seccionando con unas tijeras de punta fina justo en el punto de inserción de éste con el peciolo. En este caso, se busca la retirada de las hojas que presentan un tamaño excesivo, seleccionando y manteniendo aquellas que por cuestión de azar no

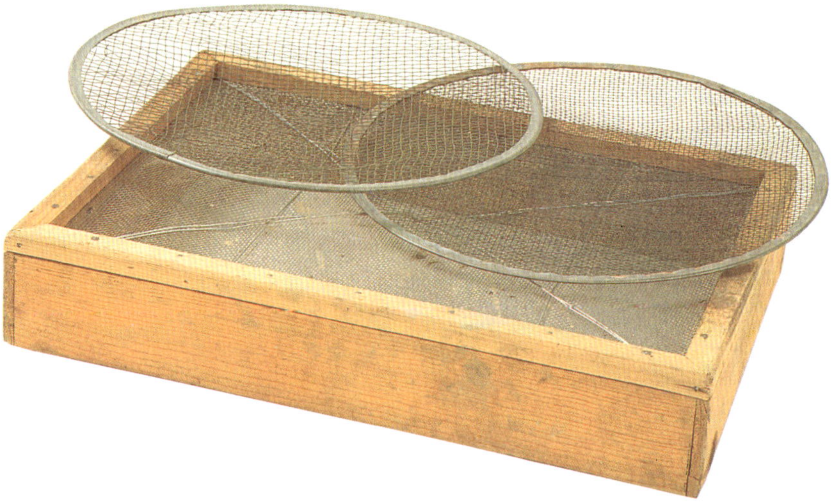

Los tamices y las cribas con diferente luz de malla, proporcionan una inestimable ayuda a la hora de confeccionar el suelo.

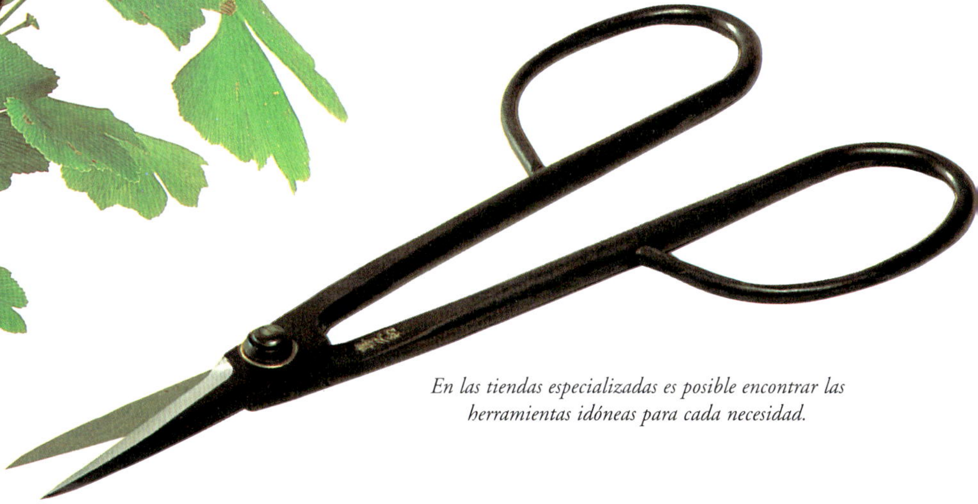

En las tiendas especializadas es posible encontrar las herramientas idóneas para cada necesidad.

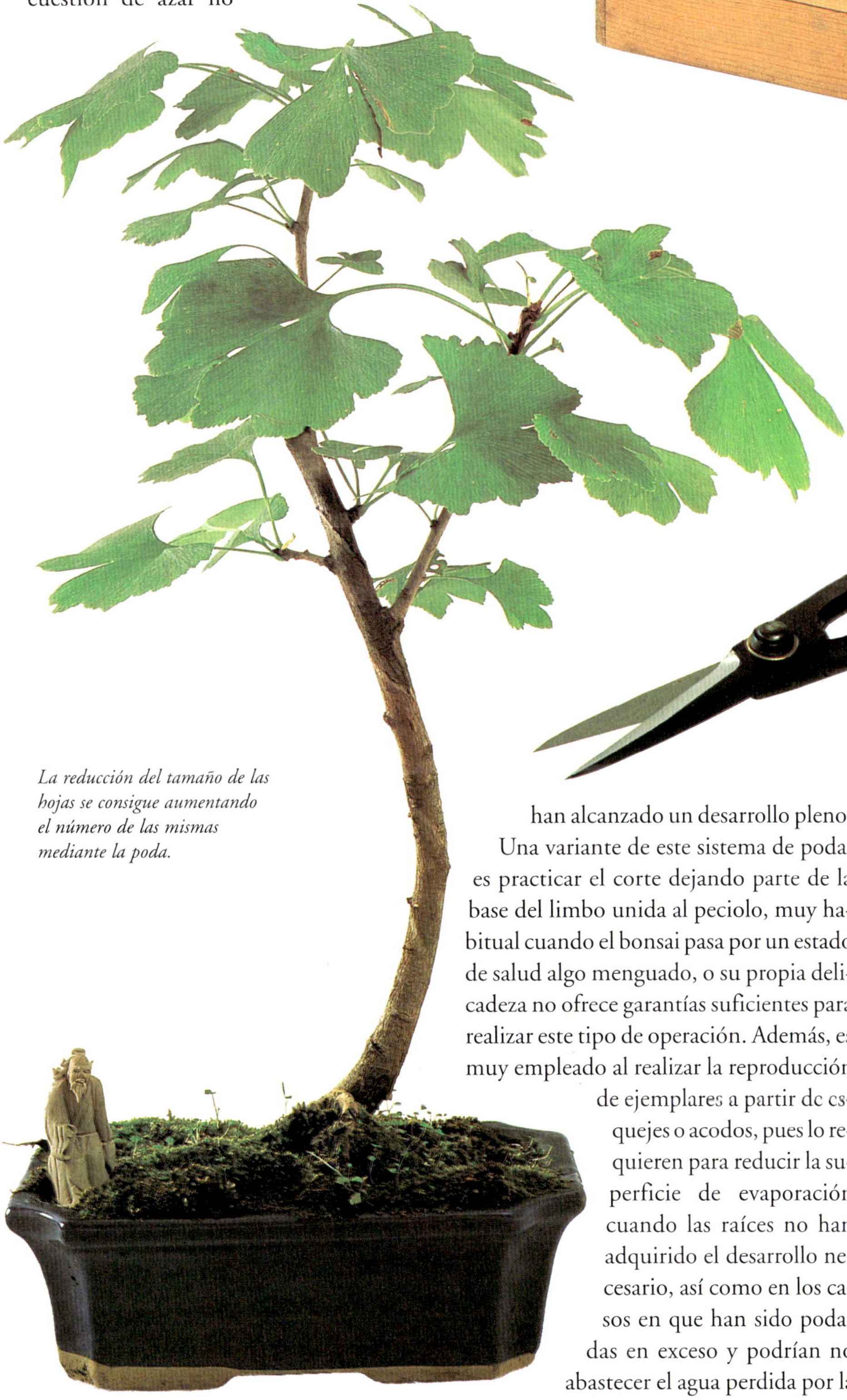

La reducción del tamaño de las hojas se consigue aumentando el número de las mismas mediante la poda.

han alcanzado un desarrollo pleno.

Una variante de este sistema de poda, es practicar el corte dejando parte de la base del limbo unida al peciolo, muy habitual cuando el bonsai pasa por un estado de salud algo menguado, o su propia delicadeza no ofrece garantías suficientes para realizar este tipo de operación. Además, es muy empleado al realizar la reproducción de ejemplares a partir de esquejes o acodos, pues lo requieren para reducir la superficie de evaporación cuando las raíces no han adquirido el desarrollo necesario, así como en los casos en que han sido podadas en exceso y podrían no abastecer el agua perdida por la transpiración, con el consiguiente peligro de deshidratación.

Por otro lado, existe un método más rápido pero drástico de obtener el mismo resultado. Consiste en eliminar todas las hojas cuando el período favorable de crecimiento aún no ha concluido, escogiendo normalmente el final de la primavera para realizarlo, nada más terminar el desarrollo de los primeros brotes. Mediante esta práctica, se busca una doble producción de hojas, estimuladas para que su crecimiento no llegue a ser total.

Para no propiciar una situación difícil en el ejemplar cultivado, hemos de procurar que el ambiente que lo envuelva en las semanas sucesivas a la defoliación no resulte un factor limitante en su mantenimiento. Por tal motivo, debemos au-

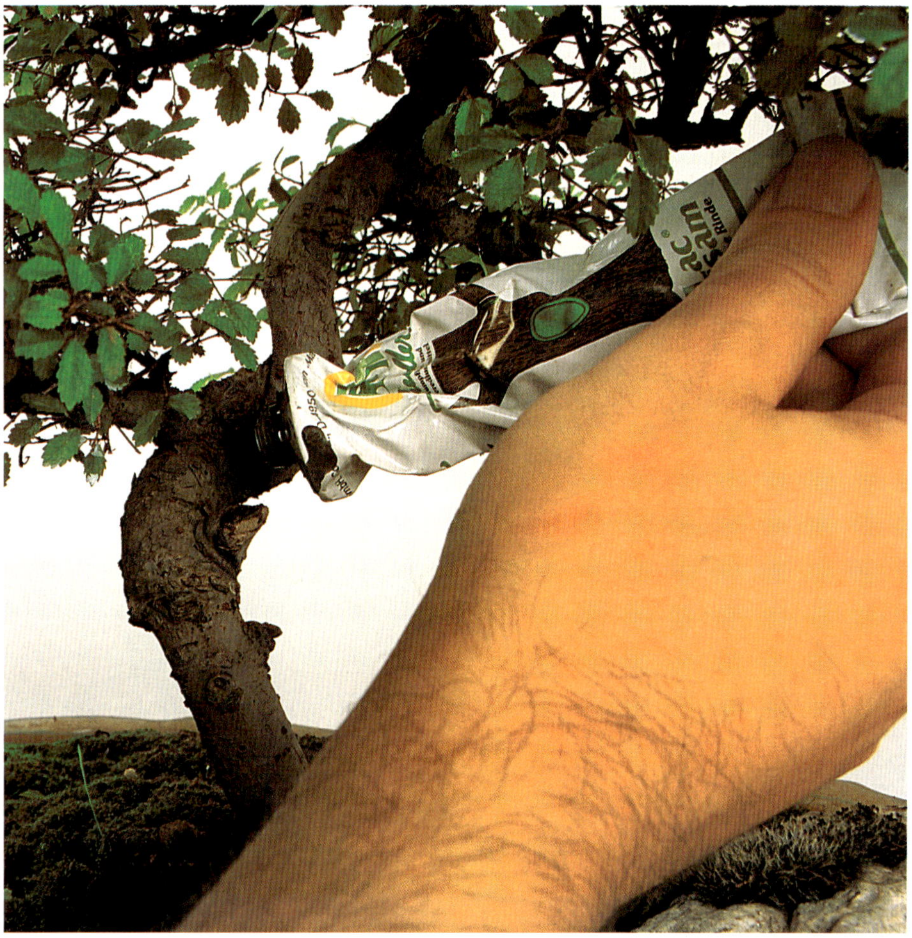

Tras realizar cortes de poda en ramas gruesas, es imprescindible cubrir la herida con pasta cicatrizante

mentar la dosis de abono al principio de la temporada, y proteger los nuevos brotes de los rayos directos del sol, aunque sin dejar que la luminosidad se reduzca en exceso.

Donde mejores resultados se obtienen es sobre todo en bonsais caducifolios robustos, que además se encuentren en perfecto estado de salud, resultando este sistema poco eficaz en los perennifolios y, más en concreto, en las coníferas. Este último grupo es muy singular en este sentido, dado que algunas especies presentan diminutas hojas en forma de escama que no precisan ningún tipo de selección, mientras que otras disponen de acículas que han de ser eliminadas progresivamente, una a una, cuando su tamaño excede el mínimo recomendable.

PODA DE RAMAS

La poda de ramas, con independencia del tamaño y la edad que presenten, tiene que ser practicada entre el final del otoño y el principio de la primavera, pues en el caso de los ejemplares caducifolios conviene observar su silueta en ausencia de hojas, con la ventaja añadida de que, al concluir esta época de reposo, la cicatrización se producirá de forma efectiva, recuperándose rápidamente con plenas garantías.

La selección de las ramas está basada en criterios estéticos, cuya finalidad es la de mejorar progresivamente su aspecto, corrigiendo direcciones de crecimiento no deseadas. Para conseguir un buen resultado, conviene seguir una serie de recomendaciones básicas, como es la eliminación de una de las dos ramas que crezcan opuestas, aquellas que cubran el tercio inferior de la parte anterior del tronco, una de las dos que formen horquilla, las que atraviesen de forma oblicua el tronco, y las que se dirijan hacia abajo sin ninguna finalidad deseada.

Otros puntos a tener en cuenta son el trato preferencial que tienen las partes más viejas del bonsai, así como el empeoramiento estético que sufre cuando los cortes no son realizados de forma adecuada, o el número y el tamaño de las ci-

Desde las primeras etapas de desarrollo de los ejemplares, la poda, como técnica de estructuración, resulta imprescindible para lograr una disposición de ramas y brotes equilibrada y acorde con la finalidad estética pretendida.

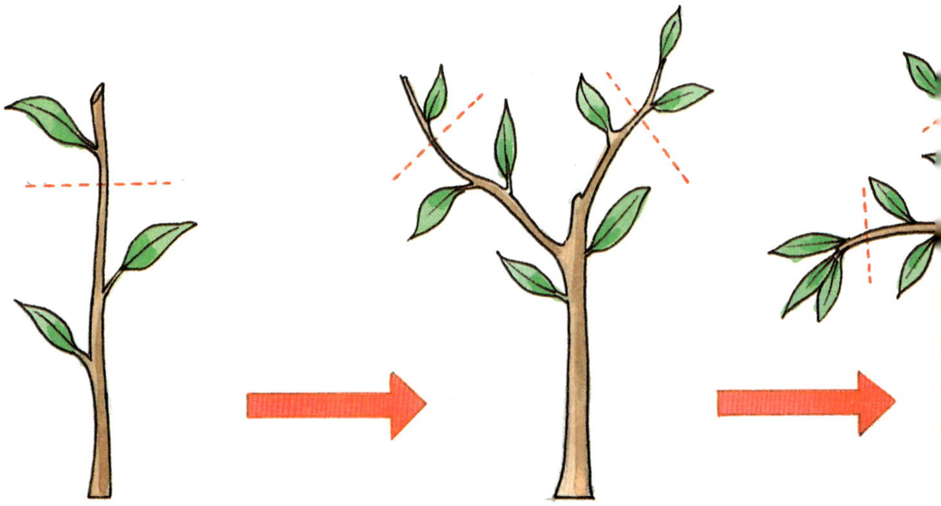

catrices resulta excesivo. Así, cuando la herida supera un mínimo diámetro, establecido en un centímetro aproximadamente, la pasta cicatrizante, mezcla de aceite de origen vegetal y resina, se aplica superando en una pequeña franja el margen del corte, con la intención de proporcionar protección al ejemplar, lo que favorece la cicatrización y el aislamiento de las heridas producidas durante la poda. En cualquier caso, es imprescindible que los cortes queden siempre terminados de forma perfecta y bien repasados, de manera que contribuyan a acelerar el proceso de cicatrización.

Las normas básicas son pocas pero han de seguirse a rajatabla. En primer lugar, los cortes encaminados a dirigir el crecimiento se darán por encima de una yema y en sentido oblicuo, permitiendo de esta forma que el desarrollo siga produciéndose. Los cortes en ramas principales que surjan del tronco se terminarán con tenazas de corte cóncavo, profundizando para que al cicatrizar no sobresalga la herida, rompiendo en exceso el perfil de la corteza. Con el mismo fin, los márgenes han de trabajarse deshaciendo y recortando los bordes con una gubia o una cuchilla bien afilada, evitando en todo momento provocar el más mínimo daño al resto de la corteza, pues una pequeña rasgadura se convierte con el tiempo en una fea marca.

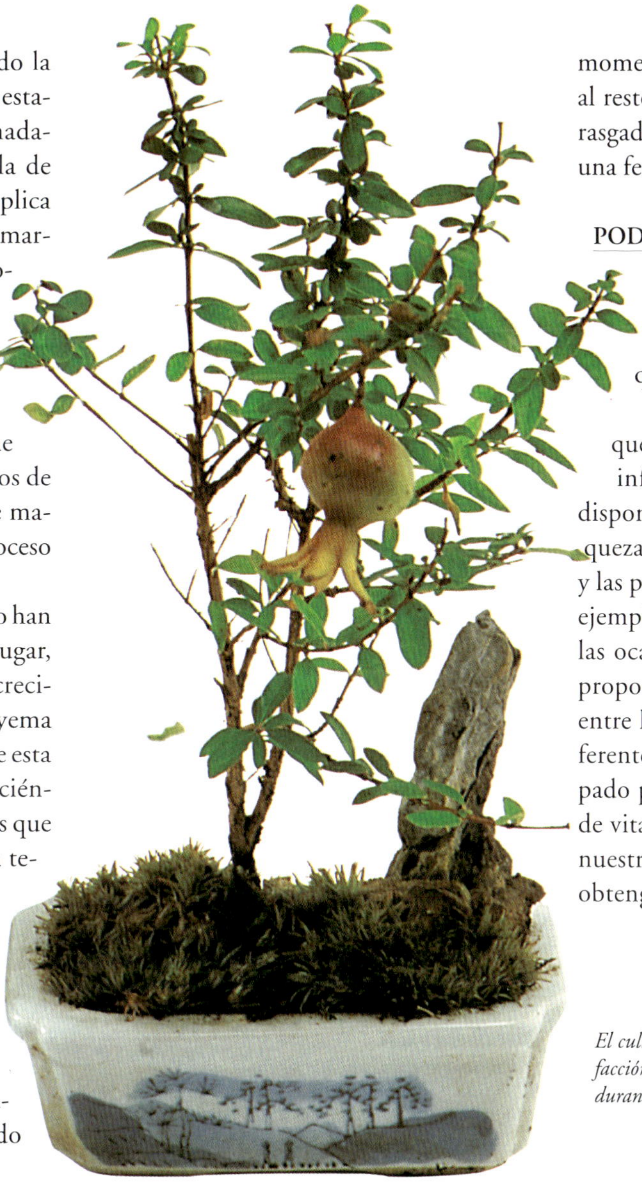

PODA DE RAÍCES

En el medio natural, es prácticamente imposible obtener los datos exactos del desarrollo que pueden alcanzar las raíces de un árbol en función de la parte aérea que tenemos frente a nosotros, pues influyen de forma determinante la disponibilidad de agua, la dureza o la riqueza del suelo, la presencia de piedras y las propias condiciones en que crece el ejemplar. Ahora bien, en la mayoría de las ocasiones, suele existir una relación proporcional aproximada de dos a uno entre la parte aérea y la subterránea, referente a la longitud y el volumen ocupado por ellas. Este último dato resulta de vital importancia para conseguir que nuestro bonsai permanezca saludable, y obtenga el agua y los nutrientes necesa-

El cultivador de bonsais encuentra la mayor satisfacción al comprobar el tamaño de los frutos durante la época de floración.

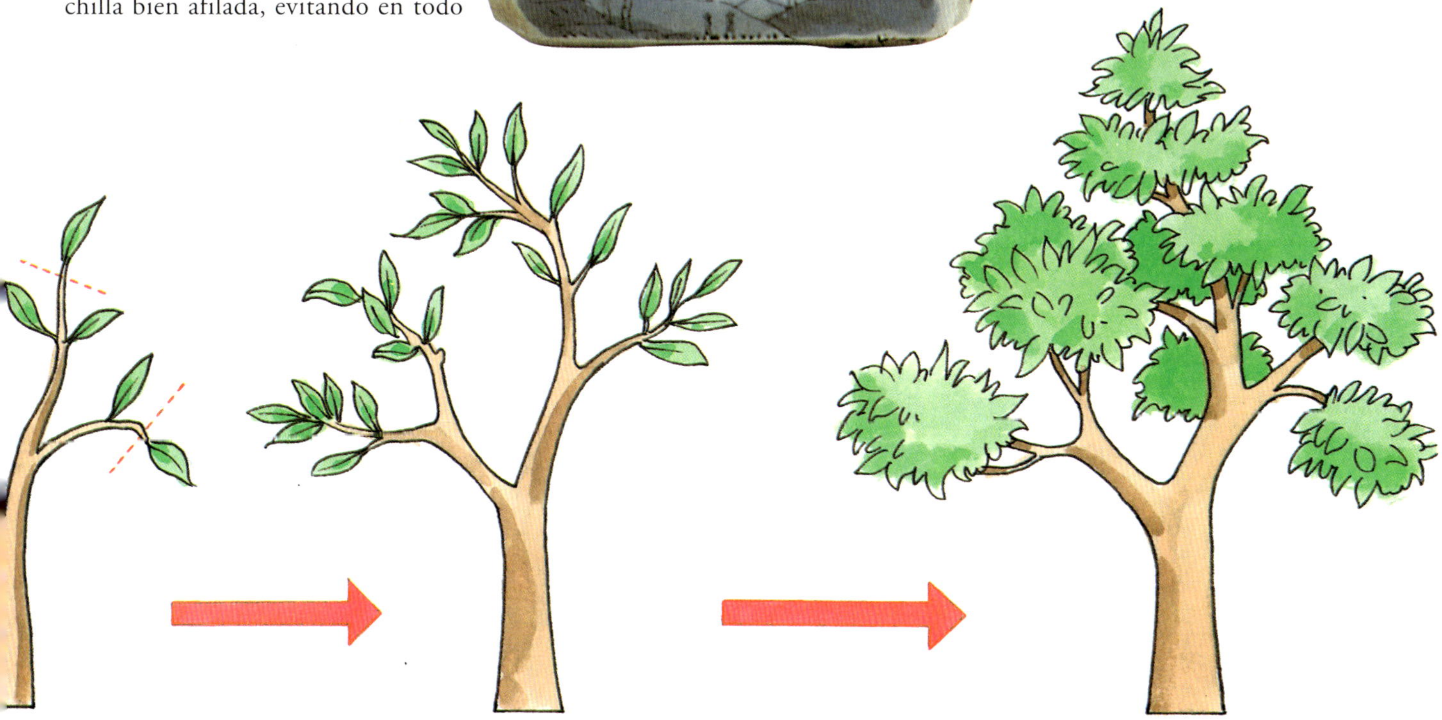

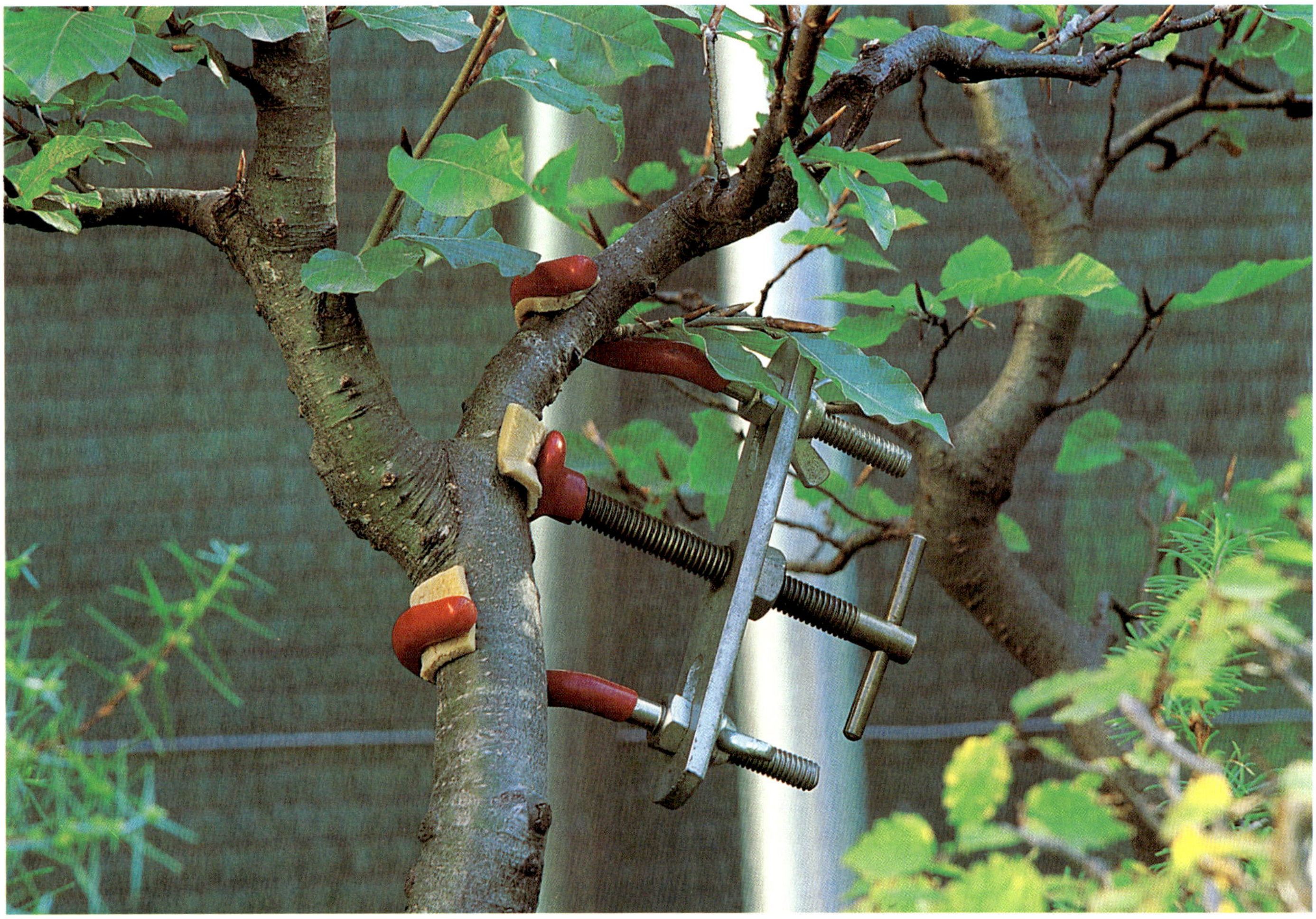

La protección de la integridad del árbol debe ser prioritaria, independientemente del método empleado en el mantenimiento estético.

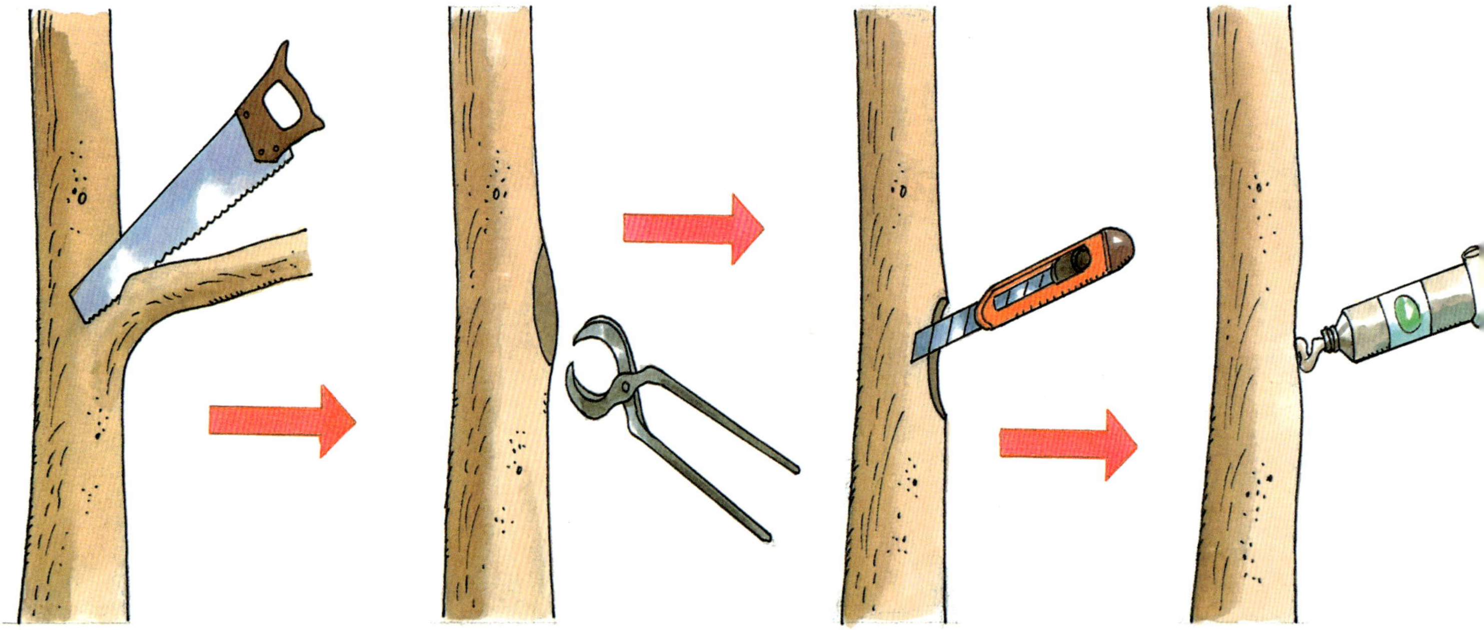

La poda de ramas gruesas ha de realizarse con precisión y cuidado. Se secciona primero con una sierra, profundizando después con las tenazas de corte cóncavo. Se acaba trabajando los márgenes con una cuchilla y protegiendo la herida con una capa de pasta cicatrizante.

rios del suelo ya que, a pesar de las reducciones de tamaño, ha de mantenerse la relación entre ambas partes del pequeño ejemplar.

Este tipo de poda se realiza aprovechando los cambios de maceta, debido a que las raíces precisan estar libres de tierra para ser cortadas. El sistema es el mismo en todos los casos, y comienza por la disgregación del cepellón de raíces, mediante un pequeño rastrillo provisto de tres o cuatro puntas curvas y separadas, procurando no dañar las principales. Para limpiar en la medida de lo posible los restos que aún permanecen, debemos cepillarlas. Con objeto de controlar el desarrollo del ejemplar y lograr que se regeneren y crezcan nuevas raíces con mayor vigor, tenemos que eliminar con unas tijeras aproximadamente un tercio del volumen inicial que ocupan. Es importante que el arreglo de las raíces no afecte en exceso a la zona pilosa del cepellón, presente de forma habitual en su parte periférica, caracterizada por la existencia de pequeñas raíces provistas de pelillos cortos y finos. Las de mayor tamaño que precisen ser eliminadas, se trabajarán con tenazas o herramientas más robustas.

Como norma general, el proceso ha de realizarse tan rápido como sea posible, para que las raíces no permanezcan demasiado tiempo al exterior, procurando que el ambiente sea fresco y exista cierta humedad en torno al cepellón. También es muy importante que en las semanas sucesivas a esta práctica mantengamos el ejemplar en un lugar fresco, sombreado y protegido de cambios bruscos de temperatura, sin realizar aportes de abono. Así mismo, debemos controlar el desarrollo de nuevos brotes, e incluso reducir el número de hojas para evitar un inoportuno exceso de transpiración.

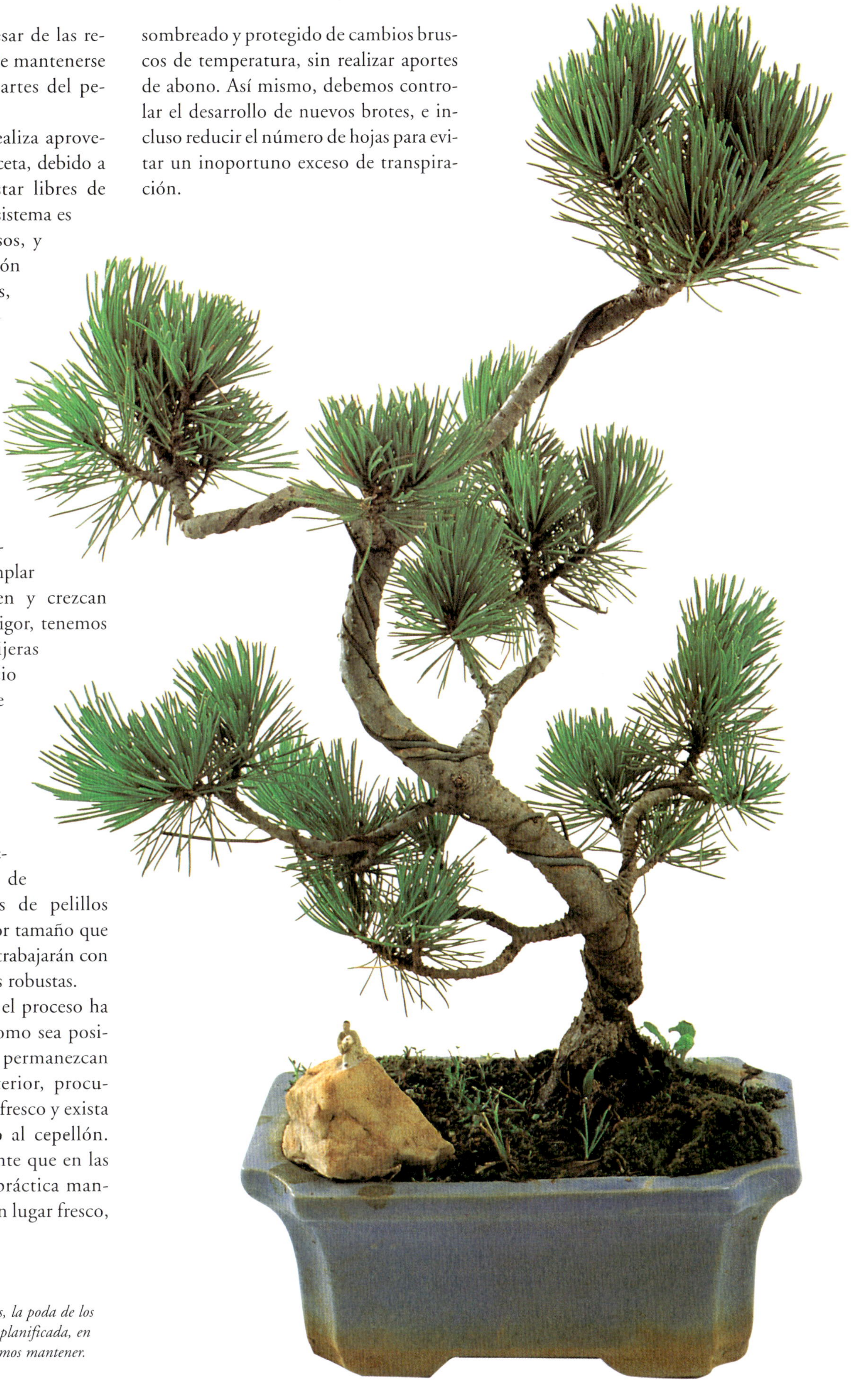

Tratándose de ejemplares jóvenes, la poda de los brotes debe ser cuidadosamente planificada, en orden a la evolución que deseamos mantener.

Cambios de dirección

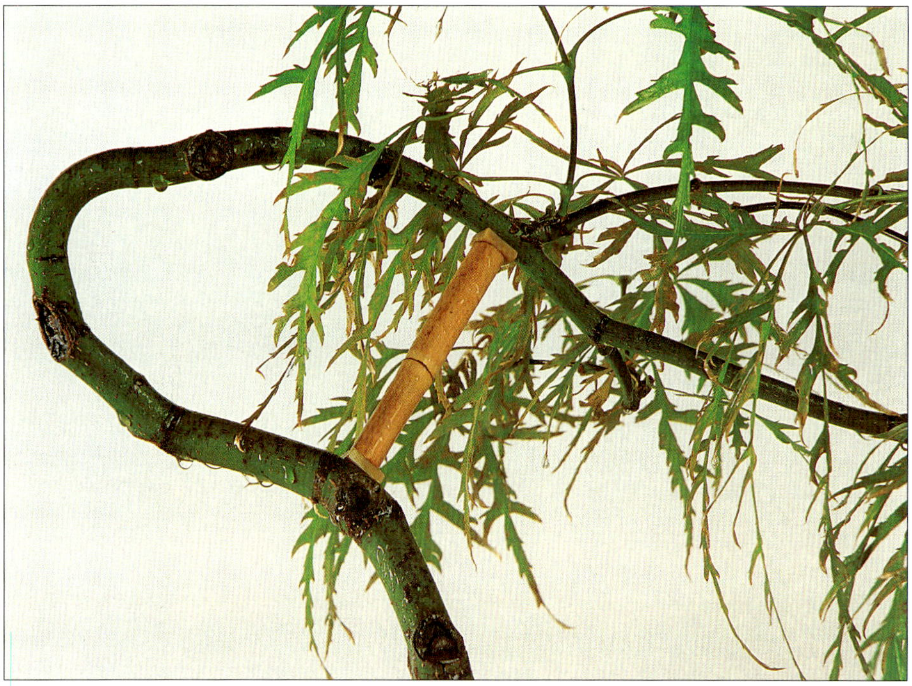

A fin de lograr la separación de ramas y tramos curvos del tronco, se pueden utilizar separadores.

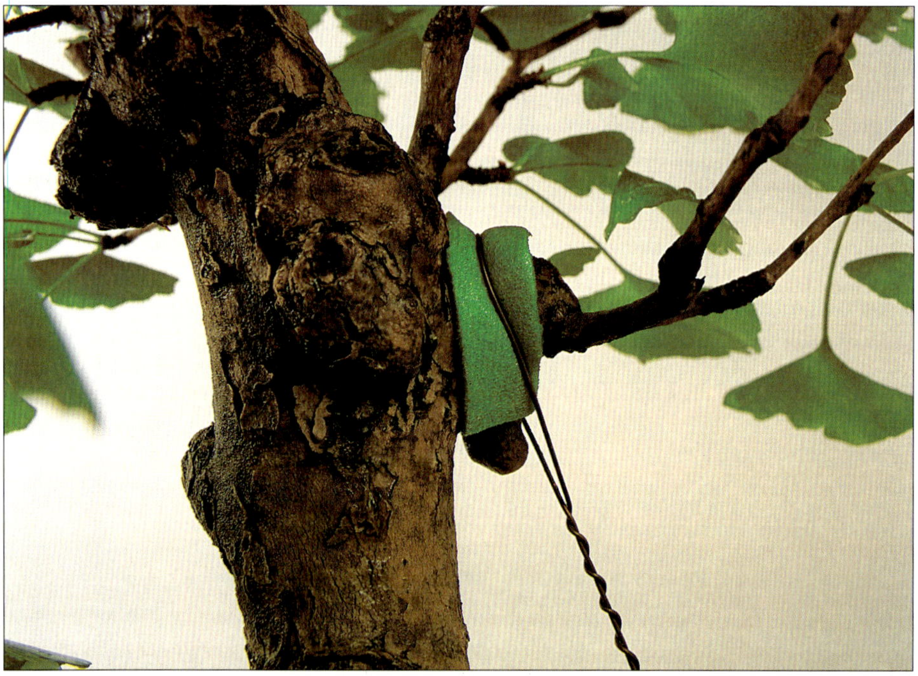

El efecto de la tensión de una cuerda o alambre ha de ser contrarrestado para no herir la corteza.

Mediante la poda es posible dirigir desde su nacimiento todas las ramas que conformarán la copa del bonsai, pero si deseamos obtener el mismo resultado sobre partes ya desarrolladas, o queremos acelerar el proceso de cambio de dirección en ejemplares formados, hemos de optar por métodos de presión, como el alambrado y el empleo del torniquete, o por tensiones logradas con cuerdas y pesos.

El tiempo que deben permanecer estos elementos varía, principalmente, según la rigidez y la velocidad de crecimiento de las ramas y el tronco.

ESTRUCTURACIÓN CON ALAMBRES

Este es el método más empleado para modificar la dirección de crecimiento de ramas. Consiste en alterar su posición durante la fase de desarrollo, con intención de lograr y mantener los criterios estéticos propios del estilo escogido para el bonsai.

Existen varios puntos básicos a tener en cuenta en el alambrado, referentes tanto al ejemplar como al modo en que hay que tratarlo. Así, nunca trabajaremos con ramas aún no lignificadas; es decir, han de presentar un mínimo de rigidez y la protección que confiere la corteza. Debemos vigilarlas con especial atención durante la época de mayor apogeo de la planta, especialmente las de ejemplares de crecimiento rápido y de interior, pues el desarrollo es considerable tanto en longitud como en grosor, y el alambre podría dejar marca al ser presionado por la corteza. Por tal motivo, es muy importante que controlemos cada semana si existe necesidad de aflojar la sujeción.

Al colocar el alambre, éste nunca puede dañar la corteza, y si al intentar curvar una rama provocamos su agrietamiento, debemos cubrir la herida con pasta cicatrizante, no forzándola tanto en una manipulación posterior. No conviene producir excesiva presión, aunque debe ser suficiente para mantener la posición escogida, teniendo la precaución de no atrapar ninguna hoja o brote al emplazarlo.

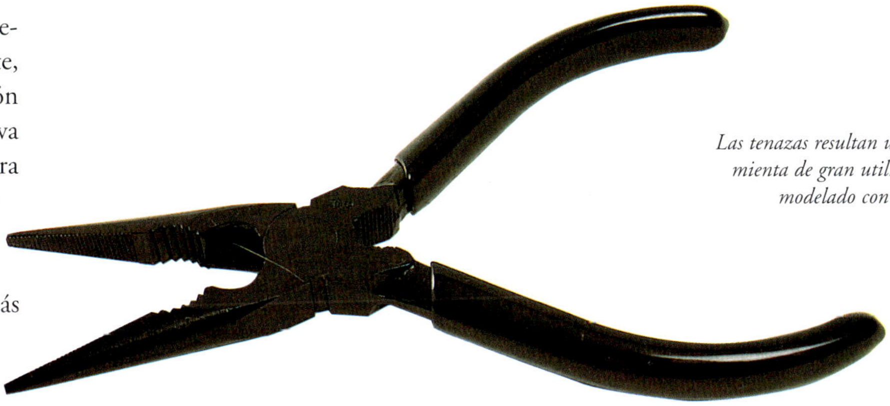

Las tenazas resultan una herramienta de gran utilidad en el modelado con alambres.

El alambrado no debe mantenerse más de un año completo, existiendo cierta variación entre los principales grupos. Cuando se trata de bonsais de fruto o flor, conviene realizarlo al inicio del verano, manteniéndolo aproximadamente cuatro meses. En el caso de los caducifolios, es preciso iniciarlo en primavera y retirarlo pasados cinco o seis meses, mientras que con las coníferas se empieza tras el despunte de brotes, dejando que transcurran hasta diez meses. Las especies de interior han de ser alambradas en primavera durante un mes, y una segunda vez en verano por el mismo lapso de tiempo.

La elección del alambre se realiza en función del grosor y la resistencia de la rama, escogiendo los más robustos para el tronco y disminuyendo su medida en las ramas primarias y en las secundarias. Se alambra siempre en la dirección de crecimiento, de abajo hacia arriba, enrollándolo en espiral, introduciendo el inicio del alambre en la tierra y subiendo por el tronco hasta alcanzar las ramas principales, donde hay que emplear otro más fino, capaz de doblegar la tensión de las ramas. Debe mantenerse un ángulo de 45° con respecto a la dirección de crecimiento. Una vez terminada su distribución por las zonas elegidas, es preciso ejercer cierta fuerza con las manos para obtener la posición definitiva.

Concluida la labor, no conviene someter al ejemplar a situaciones de excesiva exposición solar, resultando muy beneficioso pulverizar la corteza con cierta regularidad para mantenerla hidratada.

La operación de alambrado tendremos que repetirla de forma ininterrumpida en años sucesivos hasta lograr nuestro objetivo, pues en una sola temporada es prácticamente imposible conseguir los resultados esperados.

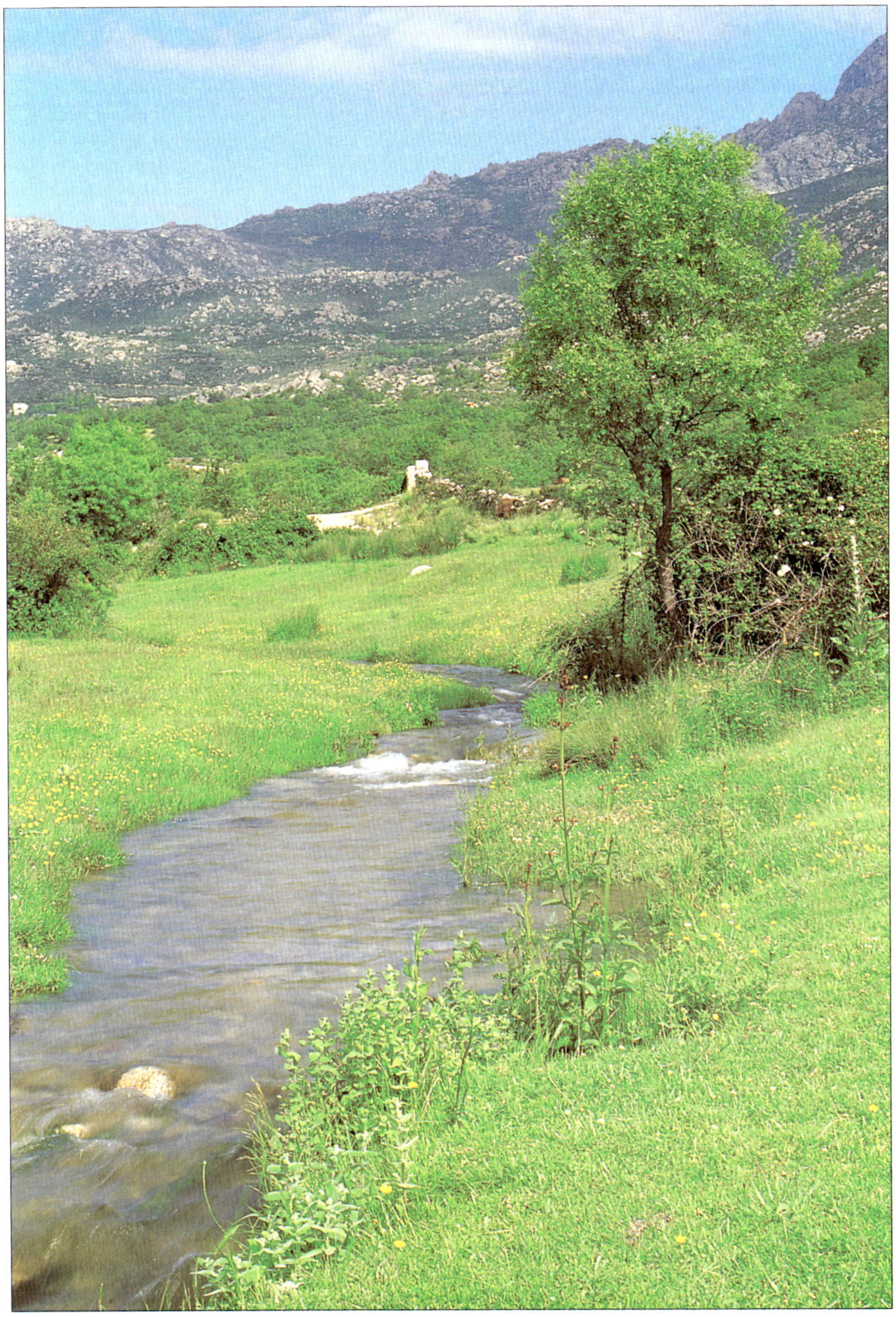

Dependiendo del lugar y de los factores climáticos, entre otros condicionantes, la naturaleza moldea el árbol a su antojo.

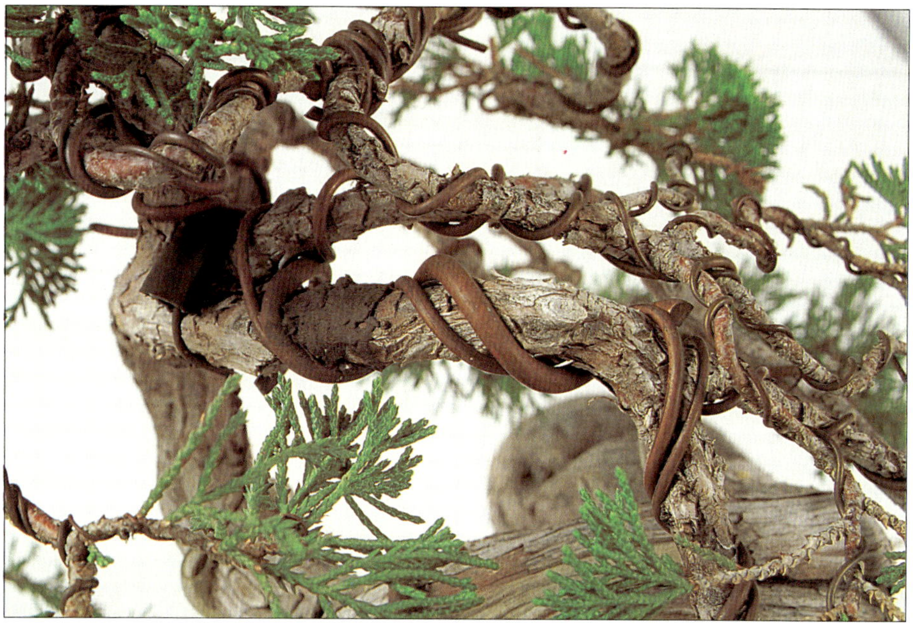

La elección del grosor del alambre depende de la rigidez y el tamaño de las ramas.

CUÑAS

Para realizar separaciones de ramas contiguas o bien entre una rama y el tronco, tenemos la opción de emplear cuñas o tablillas de madera cuyos extremos presenten unos rebajes curvos que encajen con facilidad, sin provocar ningún daño a la corteza. Este requisito es muy importante, ya que la presión ejercida por el árbol suele ser considerable, y si los márgenes no son suficientemente gruesos o no están suavizados de forma perfecta, el ejemplar sufrirá en poco tiempo. Este método suele emplearse cuando las partes a separar presentan cierta rigidez y resistencia, al tiempo que se encuentran próximas.

Cada cierto tiempo estaremos obligados a ajustar un poco la tablilla, o bien a utilizar una más larga que aumente la distancia de separación, hasta que logremos el resultado definitivo y, al retirarla, la rama mantenga la posición requerida.

ENCORDADO

Además del alambre, es posible utilizar cuerda para modificar la dirección de las ramas, si bien es cierto que con esta técnica sólo tendremos la posibilidad de variar la separación y su verticalidad, sin lograr curvaturas ni cambios de dirección precisos.

El método es sencillo, pues sólo requiere atar la rama en cuestión, para después tensarla fijándola a la propia bandeja de cultivo, en caso de que deseemos que adquiera menor inclinación con respecto de la horizontal, o bien uniéndola al propio tronco o a la rama más próxima, si lo que pretendemos es acercar estas partes. Puede surgir la necesidad de tener que variar la inclinación de todas las ramas a la vez y, además, encontrarnos con la situación de disponer de un número considerable creciendo en diferentes direcciones. Para solventar este pequeño problema, podemos recurrir a la instalación de listones de madera o alambre, que fijados al propio recipiente nos proporcionarán una amplia superficie de apoyo a la altura del borde de la bandeja.

Es conveniente proteger la zona de contacto entre la corteza y la cuerda con

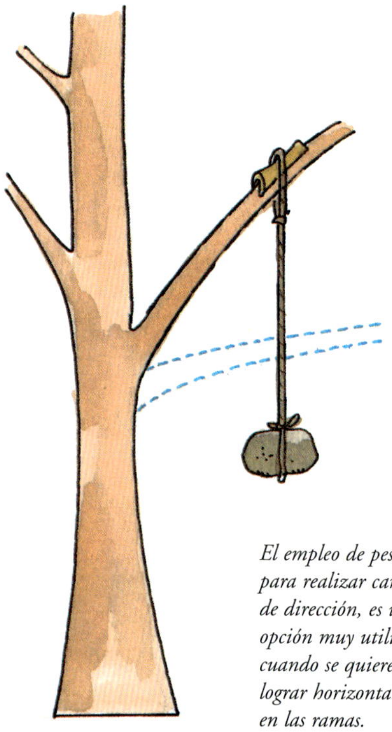

El empleo de pesas para realizar cambios de dirección, es una opción muy utilizada cuando se quiere lograr horizontalidad en las ramas.

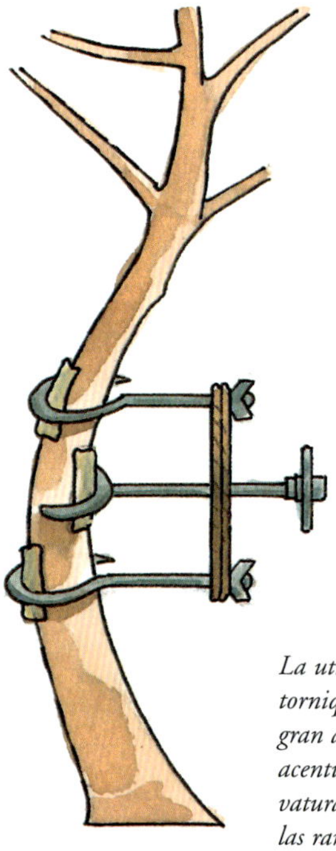

La utilización del torniquete resulta de gran ayuda a fin de acentuar la curvatura del tronco y de las ramas principales.

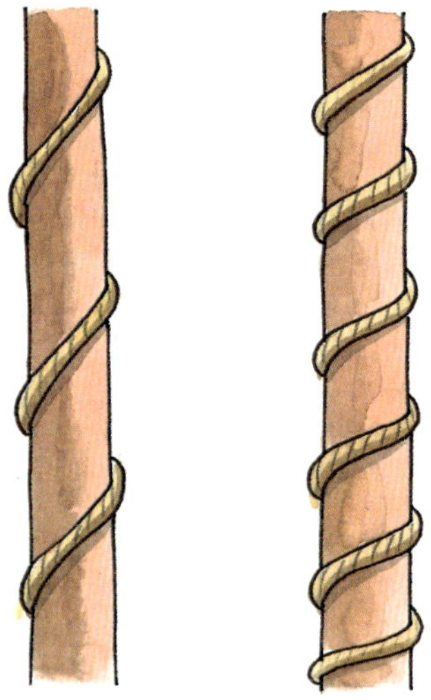

El alambrado consiste en modificar el sentido de crecimiento de las ramas, por medio de la ligera presión que produce la espiral. Ésta puede ajustarse en mayor o menor medida, en función del grosor del alambre y de la distancia entre cada vuelta.

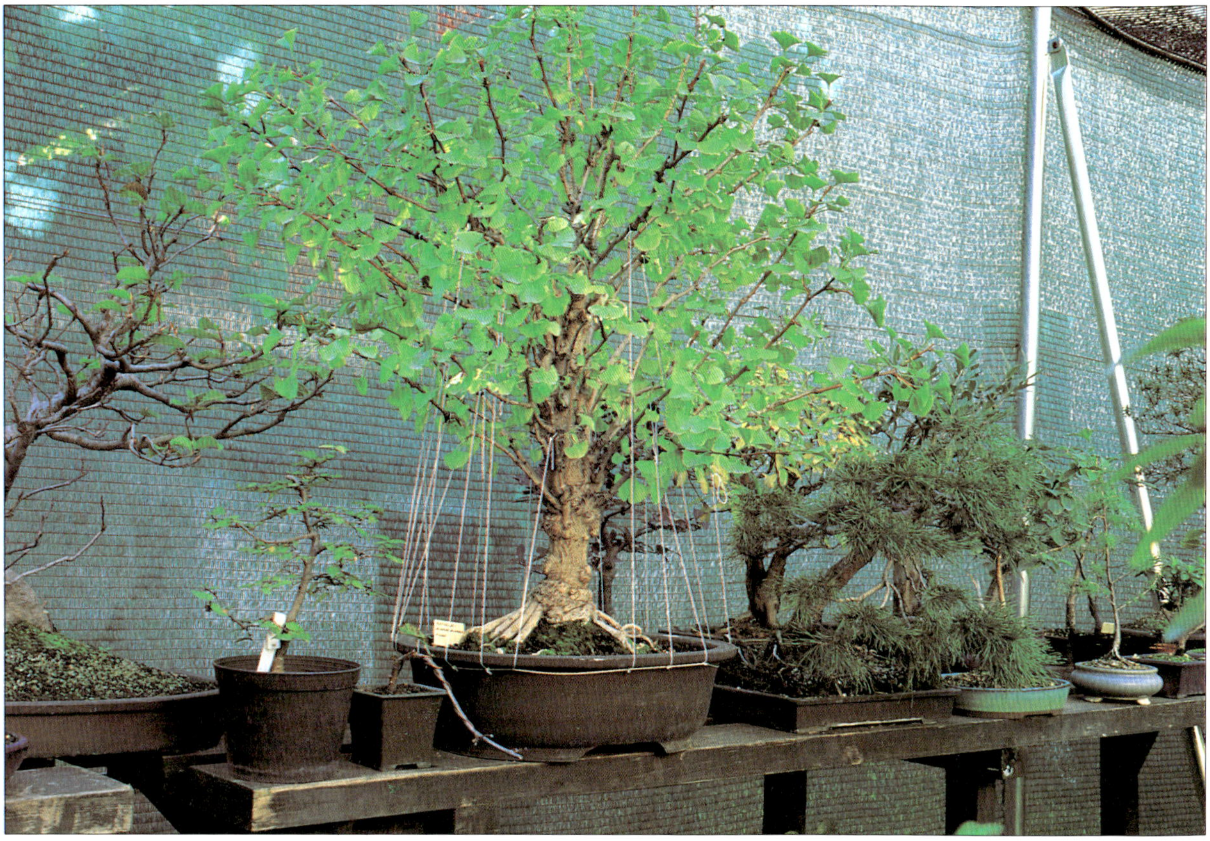

Cuando los ejemplares han adquirido determinado desarrollo, las técnicas de modelado llegan a resultar espectaculares.

un trozo de cuero o caucho, debido a que la propia tensión creará un pequeño corte si no lo impedimos con anterioridad.

Cuando llega el momento en que la rama cede y la cuerda deja de ejercer su función, resulta necesario tensarla de nuevo.

SUSPENSIÓN DE PESOS

Si deseamos que la variación de la inclinación adquiera el aspecto de rama vencida por el peso, o requerimos una modificación progresiva de su dirección sin necesidad de tener que estar tensando la cuerda, emplearemos el sistema de suspensión de pesos.

La elección del mismo depende del tipo de rama que queramos transformar. No ha de ser demasiado ligero ni excesivamente pesado, por lo que debemos probar diferentes elementos para provocar el descenso, pero sin excedernos. En cualquier caso, hemos de emplear una cuerda con la que unir la pesa y la rama, teniendo la precaución de situar entre ésta y la corteza un parche de cuero o caucho que impida el deterioro.

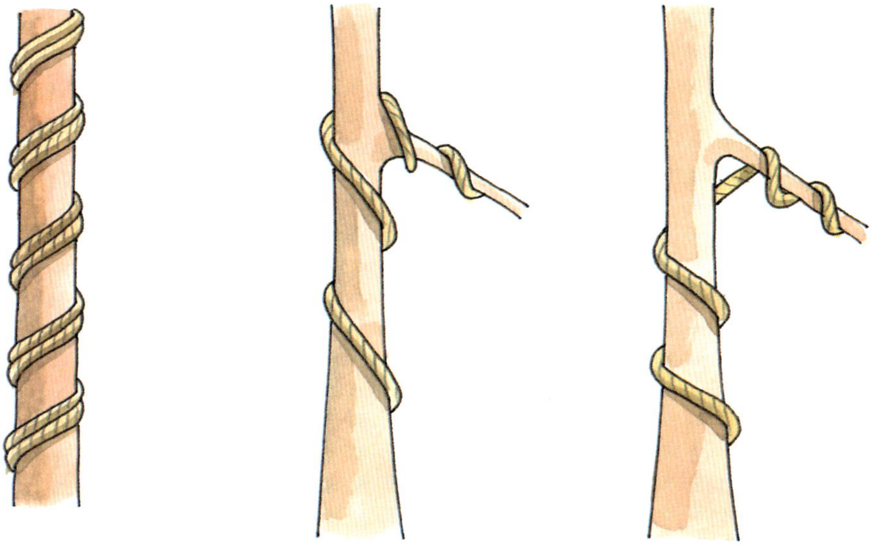

Para envolver una rama correctamente desde el tronco, no debe crearse ningún tipo de tensión entre ambas partes, iniciando siempre la espiral a partir del lado donde la rama ejerce la presión.

TORNIQUETE

Esta singular herramienta, también conocida con el nombre de cepo, es un útil necesario para crear curvaturas en las partes más robustas del ejemplar, sobre todo en el tronco. Consta de dos piezas; una con dos brazos acabados en gancho que crean tensión al envolver la corteza, y otra que, unida a la anterior por medio de una rosca, actúa ejerciendo la presión contraria, obligando al tronco o la rama a curvarse ligeramente. Es muy importante que el material en que esté confeccionado sea robusto, al tiempo que presente unas juntas de caucho o cuero que sirvan de protección a la corteza.

Técnicas especiales y creación de ambientes

Mientras que la mayoría de las diferentes técnicas de estructuración son perfectamente válidas para la práctica totalidad de los estilos de bonsai, existen otras especiales, necesarias para lograr finalidades muy concretas, como puede ser el envejecimiento artificial, la reproducción mediante injerto, el crecimiento en roca o las composiciones de varios ejemplares, que en un momento dado pueden llegar a ser requeridas por cualquier especie cultivada en nuestro minijardín.

Por la especificidad de las técnicas que a continuación vamos a conocer, resulta preciso disponer de algunas herramientas y utensilios muy concretos y poco usuales, pero imprescindibles para obtener resultados satisfactorios.

Por ejemplo, en el caso del bonsai cuyas raíces crecen sobre una roca, es necesario contar con un recipiente profundo que pueda ser cortado con facilidad, confeccionado en plástico o lona. De igual modo, cuando eliminamos la corteza de ramas y tronco en las técnicas de *Jin* y *Shari*, además de cuchillo y tenazas de corte cóncavo, hemos de adquirir lija de grano fino y un decapante para madera. En este mismo sentido, en los injertos, la disponibilidad de una cuchilla de punta muy fina,

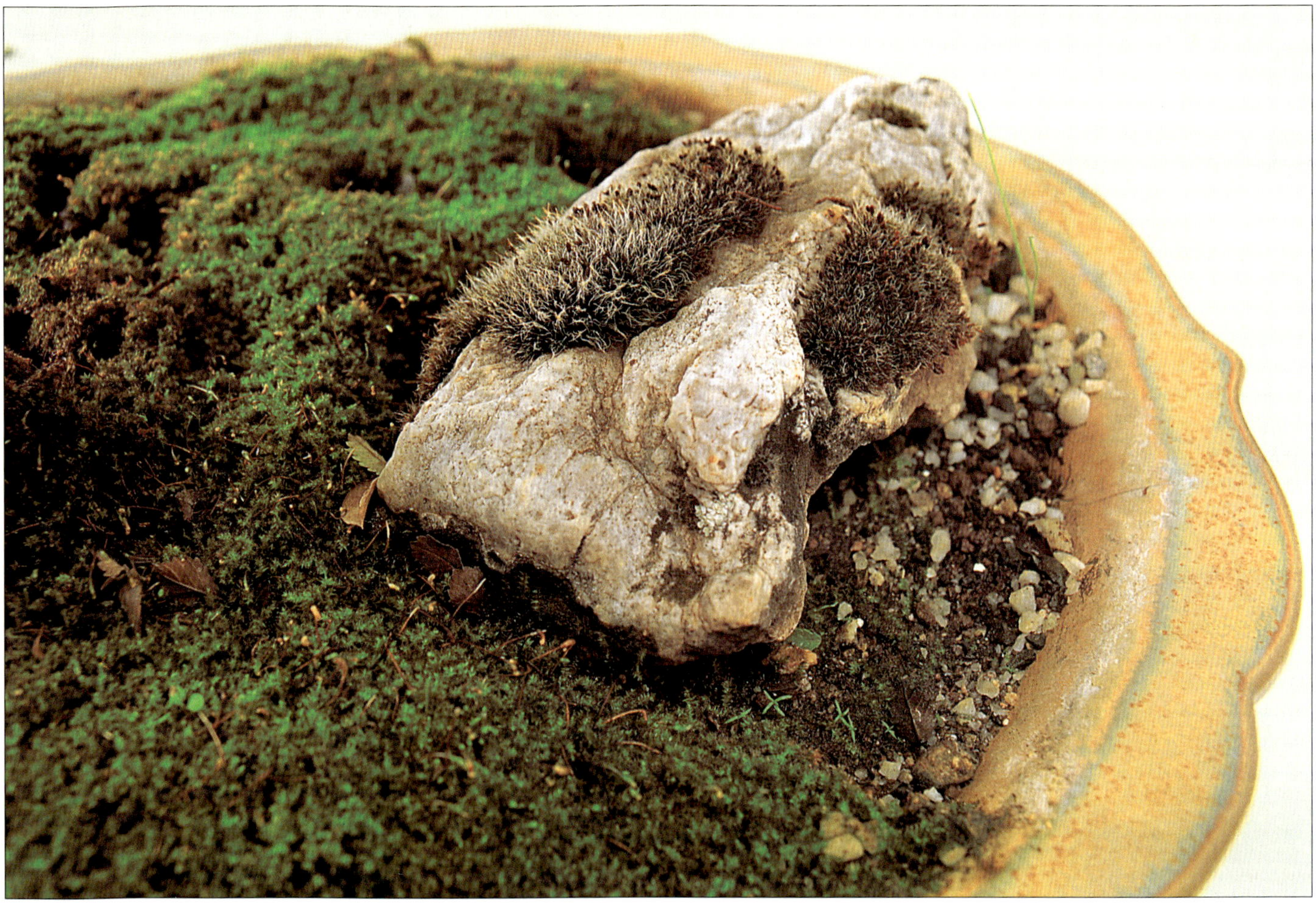

Las rocas contribuyen a embellecer el entorno de cultivo en que se desarrollan los bonsais.

delgada y afilada es indispensable, así como tiras de rafia que contribuyan a sujetar ambas partes mientras dure el proceso de arraigo.

CRECIMIENTO SOBRE ROCAS

En este sistema de cultivo, las raíces del bonsai no llegan a entrar en contacto con el substrato de la bandeja en ningún momento, pues lo que se busca es poder ubicar y mantener el ejemplar creciendo en una oquedad natural o artificial de la roca.

El efecto que se consigue resulta verdaderamente llamativo, ya que reproduce las escarpadas paredes rocosas de cualquier montaña, en cuyas grietas y cornisas mantienen el equilibrio determinados ejemplares de árboles y arbustos.

Como punto de partida, debemos escoger la piedra siguiendo un escrupuloso criterio estético, sin olvidar que uno de los requisitos a cumplir es la presencia de una superficie más o menos irregular capaz de albergar el cepellón de raíces del ejemplar seleccionado. Si fuese preciso, horadaríamos con un punzón para proporcionar un volumen mínimo disponible para las raíces, procurando aprovechar en todo momento las zonas que presenten cierta horizontalidad o grietas más o menos pronunciadas.

Después, han de fijarse dos trozos de alambre a la base de la oquedad con pegamento especial, y preparar el substrato de grano medio, con objeto de crear una superficie de apoyo a las raíces. Una vez realizado, hay que situar el cepellón previamente podado y arreglado, entrecruzando los alambres para asegurarlo. Las raíces quedan ocultas con una nueva capa de substrato de grano fino, cubriendo toda la superficie con pequeñas matitas de herbáceas o de musgo, necesarias para que, durante el riego, la tierra no sea arrastrada.

Hasta asegurarnos de que arraiga, debemos pulverizar agua de forma periódica, evitando el encharcamiento pero no dejando nunca que su falta sea un factor limitante. Por otra parte, las plantas y los musgos tapizantes han de ser recortados para mantener su control, siendo el abonado una labor de gran importancia una vez transcurridos entre dos y tres meses después del trasplante.

RAÍCES SOBRE ROCA

Para conseguir este tipo de estilo, es muy importante disponer de cierta paciencia, pues las raíces desnudas no se obtienen de forma inmediata, ya que requieren someter el ejemplar a una adecuación previa que puede durar varios años.

A fin de obtener las raíces largas y expuestas a la intemperie que caracterizan a este estilo, el cepellón del plantón o el joven bonsai han de pasar por un proceso de

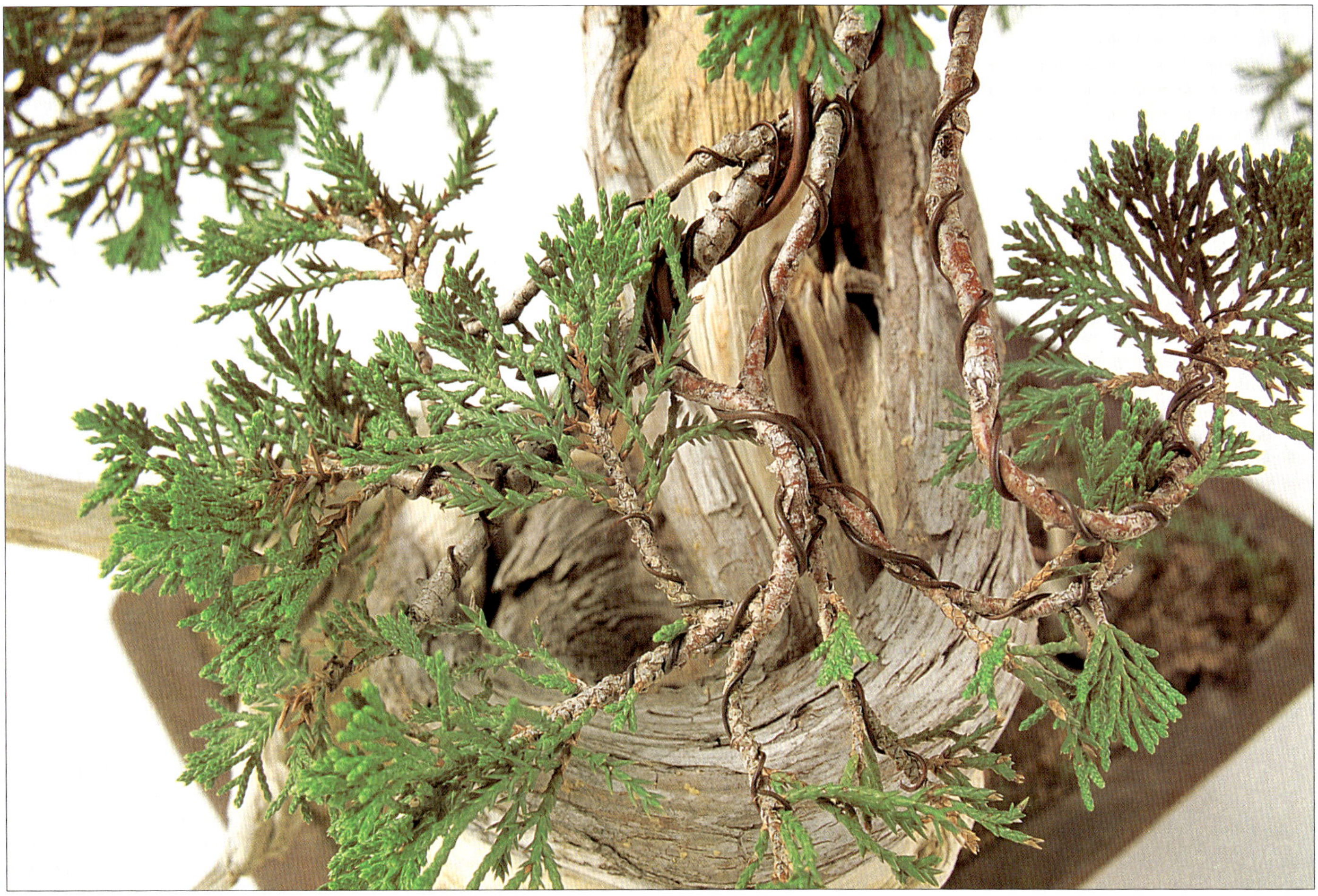

La puesta en práctica de las técnicas jin o shari produce en la corteza de los árboles una sensación de envejecimiento muy realista.

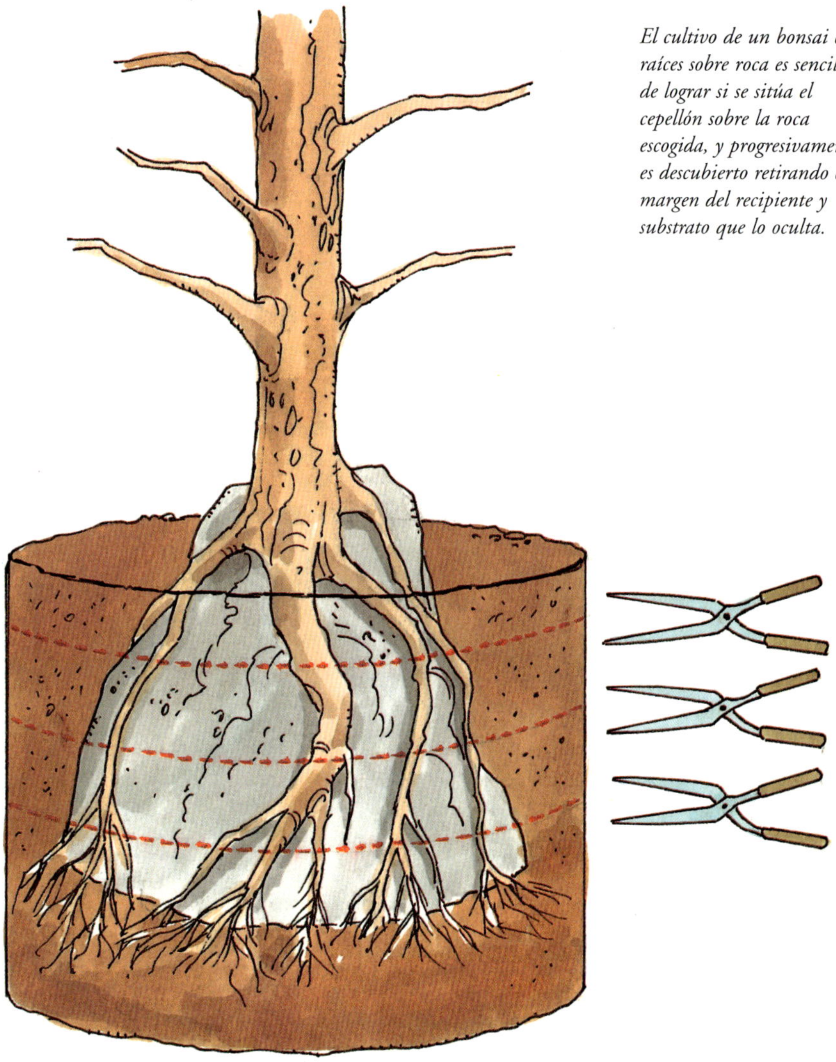

El cultivo de un bonsai con raíces sobre roca es sencillo de lograr si se sitúa el cepellón sobre la roca escogida, y progresivamente es descubierto retirando el margen del recipiente y substrato que lo oculta.

desenterramiento progresivo. A tal fin, es preciso eliminar de forma lenta la cubierta de suelo que protege las principales raíces, y recortar aproximadamente cada dos meses el margen superior del recipiente. Para ello, se emplea como macetero una bolsa de plástico u otro elemento que pueda ser trabajado con tijeras de un modo sencillo, retirando la tierra sobrante. De este modo, se logra crear una corteza protectora en su superficie, necesaria para asegurar la viabilidad del proceso. Si es posible, resulta más rápido y seguro introducir el ejemplar junto con la roca, sujetando el tronco y las raíces principales a la misma con alambres finos o cuerdas.

Al realizar el trasplante definitivo, conviene limpiar perfectamente la superficie rocosa y preparar una bandeja, donde quedarán introducidos los extremos de las raíces. Además, resulta necesario practicar una poda selectiva de las menos adecuadas, siguiendo los criterios básicos de selección, como aquellas que se entrecruzan, las que no contribuyen a proporcionar equilibrio a la parte aérea, etcétera, con la intención de aumentar su valor estético.

COMPOSICIONES DE BOSQUES

La reunión en el mismo recipiente de cultivo de varios ejemplares, proporciona una fuente de satisfacción por el enorme

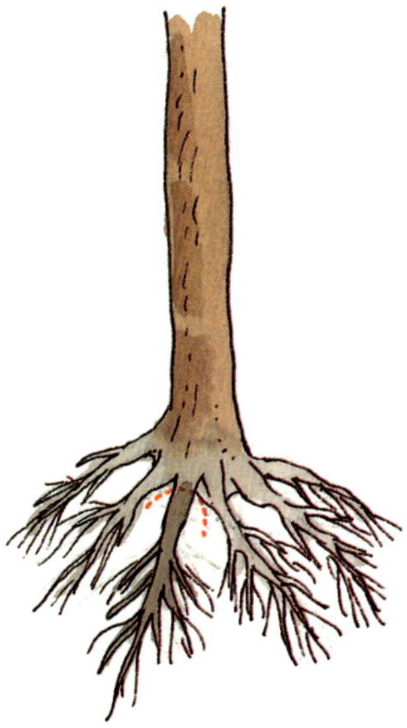

En el injerto de raíz, una vez realizada la incisión, se incluye la nueva raíz siguiendo las mismas indicaciones que en otro tipo de injertos.

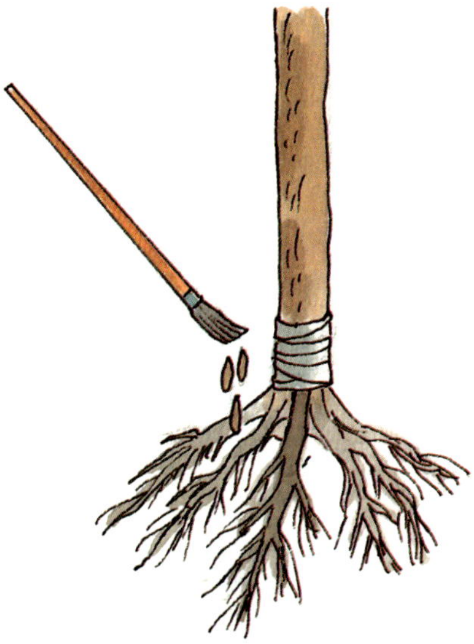

Luego, ha de cubrirse la herida con pasta cicatrizante, protegiendo y sujetando el conjunto con rafia.

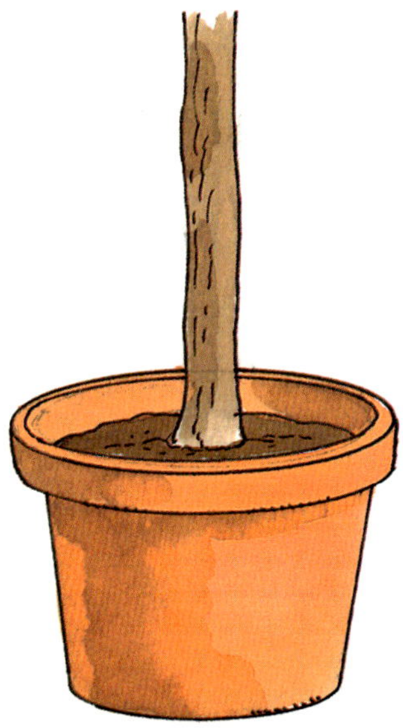

El cepellón debe ser introducido en la maceta, como si se tratase de un sencillo trasplante.

valor ornamental que presenta, pero si además se incrementa con la inclusión de elementos decorativos para obtener paisajes rocosos y reproducciones del terreno más o menos accidentadas, con agrupaciones de herbáceas y musgos, el conjunto resulta un logro verdaderamente espectacular.

Antes de iniciar el proceso de trasplante de los ejemplares seleccionados, conviene diseñar la distribución de los mismos en el interior de la maceta, así como su combinación con los elementos adicionales que hayamos elegido incorporar. Al igual que en el caso de los ejemplares solitarios, tenemos que podar las raíces y preparar el substrato, recurriendo al empleo de alambre si los cepellones requieren ser sujetados para evitar desprendimientos.

La posición del bonsai depende del tipo de estilo que pretendamos lograr, siguiendo en cada caso las normas que lo rigen y definen.

Otro tipo de composición consiste en emplear un único ejemplar en el que se han reconvertido sus ramas principales en guías de nuevos troncos. En este caso, se intenta reproducir el efecto de tronco joven caído, a partir del cual consiguen progresar las ramas que, tras el suceso, han quedado en posición vertical y además tienen la facultad de producir raíces a partir de la cara del tronco en contacto con el suelo.

La poda de ramas y el alambrado suelen practicarse antes de realizar el trasplante, con objeto de eliminar del plantón las que impiden que el tronco descanse sobre el suelo, al tiempo que dirigir correctamente las del lado opuesto y libre.

Resulta necesario mantener el cepellón de raíces original, pues supone para la planta la única forma de obtener alimento y agua a corto plazo, procurando al podarlo intentar adecuar su perfil a la nueva posición que va a adoptar en la bandeja de cultivo.

JIN Y SHARI

Las técnicas más llamativas por la originalidad de los resultados que producen, son aquellas que tienen como finalidad el envejecimiento de una rama o del tronco, reproduciendo el efecto destructivo de la fuerza de un rayo o la abrasión a que es sometida la corteza por la incesante acción de las precipitaciones, el viento y el sol.

La que resulta más sencilla de efectuar es la denominada *Jin*, que se practica sobre una o varias ramas principales. El proceso consiste en acelerar el efecto de envejecimiento y deterioro que sufren algunos ejemplares en la naturaleza, provocado por la confluencia de los agentes atmosféricos. Es muy común en especies de alta montaña, sobre todo en el grupo de las coníferas, donde el peso habitual de la nieve sobre las ramas suele provocar la rotura y el desgarro de algunas partes del árbol.

Para comenzar, se secciona la rama a la longitud que estéticamente produzca mejor efecto, sirviéndonos de unas tenazas de corte cóncavo o una podadora. Como la

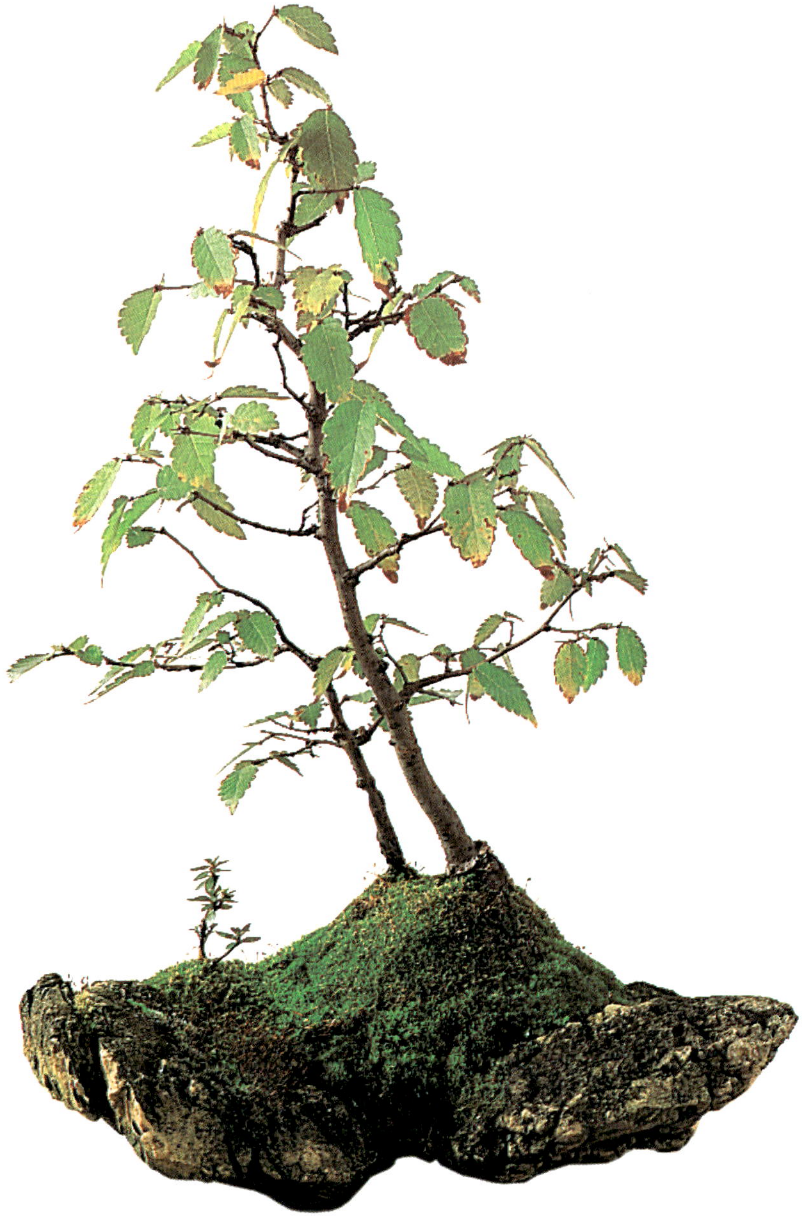

A fin de evitar la presencia de antiestéticas cicatrices, los injertos en bonsais tienen que ser realizados con extremo cuidado.

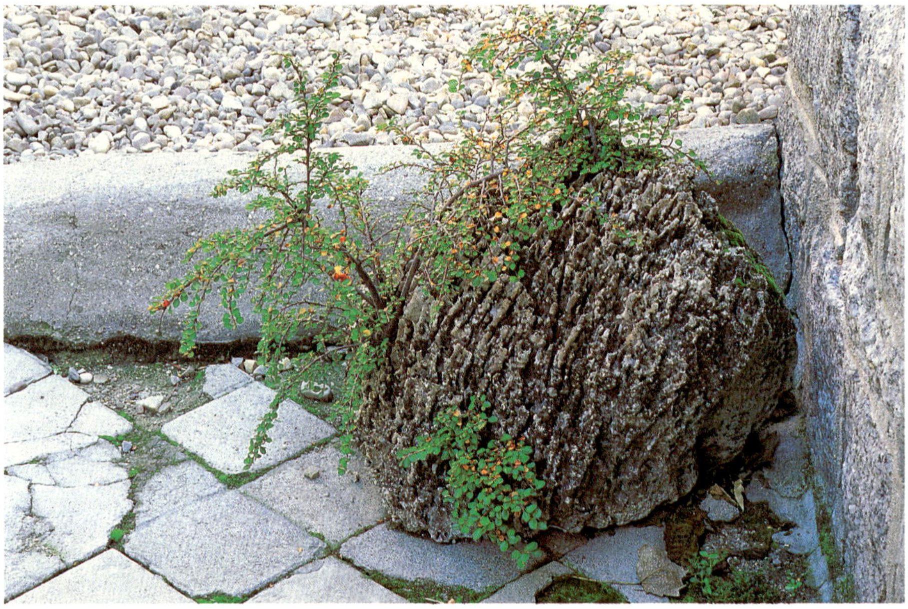

Existen determinadas especies que en condiciones naturales están perfectamente adaptadas al crecimiento sobre rocas.

madera ha de quedar desnuda y sin corteza, resulta necesario emplear una navaja o un cuchillo bien afilado, con el que realizar un corte en la corteza a ras de tronco y continuado hasta el extremo. El trabajo prosigue desnudando la rama con el propio cuchillo o empleando, si resulta más cómodo, unas tenazas. Para obtener un aspecto más natural del corte, puede deshacerse la punta, dividiéndola en dos partes y eliminando la astilla que proporcione una de ellas, lijando la superficie con lija de grano fino.

Conviene proteger la herida con pasta cicatrizante hasta que cierre perfectamente, y después puede aplicarse un decapante de madera que la blanqueará, al tiempo que actuará como eficaz protector contra posibles agentes patógenos. Este producto ha de ser utilizado cada dos o tres años, a fin de mantener aislada la zona desnuda.

Referente a la técnica *Shari*, el método es el mismo, aunque su puesta en práctica se lleva a cabo sobre el tronco o las ramas de ejemplares viejos, eliminando sólo parte de la corteza. En cualquier caso, aunque con mayor relevancia en este último, es importante que el producto decapante no penetre bajo la corteza no levantada pues, por la acción de los compuestos químicos que lo integran, contribuiríamos a impedir la correcta cicatrización de la herida.

LOS INJERTOS

Se realizan en ocasiones especiales, provocadas por las más diversas cuestiones. A veces se emplean para solventar situaciones meramente estéticas, como puede ser la idea de contar en el mismo árbol con flores de diferente tonalidad, o bien como recurso para obtener nuevos ejemplares con las mismas cualidades que caracterizan a la planta madre. En otros casos se practican con la intención de salvar bonsais dañados por distintos motivos, especialmente cuando afectan a las raíces. Incluso son empleados para reproducir especies que no

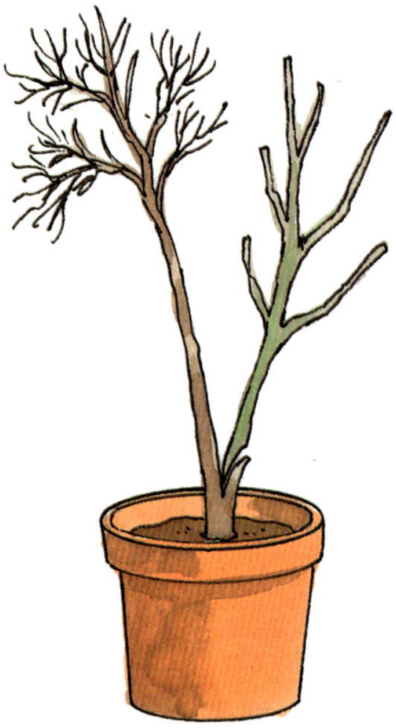

En el injerto lateral debe practicarse un corte longitudinal entre la corteza y el leño. A continuación, se introduce la estaca perfectamente afilada para que encaje en la incisión.

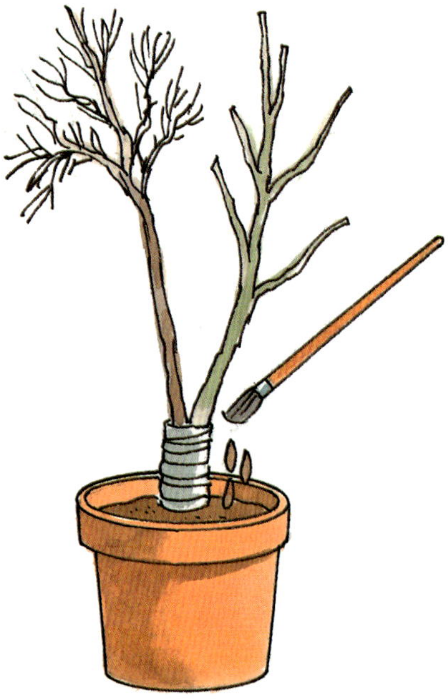

Para proteger la herida, se cubre con pasta cicatrizante y una larga tira de rafia.

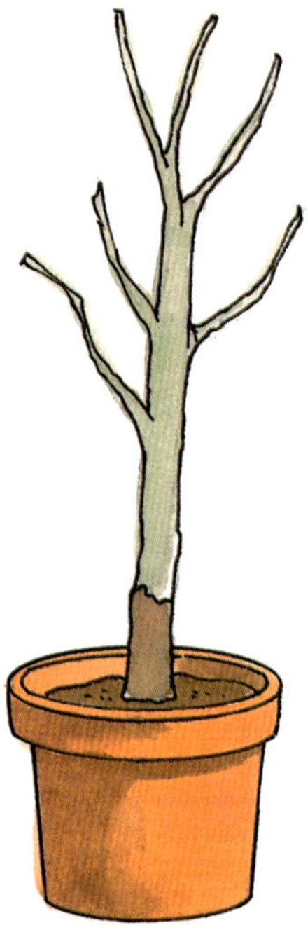

En la temporada siguiente, la herida habrá cicatrizado y será posible eliminar el antiguo tronco, trabajando la zona con diferentes técnicas de modelado para que la herida pase desapercibida.

pueden lograrse de ningún otro modo.

Los tipos de injerto que podemos aplicar al cultivo del bonsai son los mismos que se utilizan en la jardinería convencional, destacando aquellos que contribuyen a sustituir partes importantes de la planta, como es el caso del tronco en el injerto lateral y de las raíces en el injerto del mismo nombre. Las únicas diferencias, evidentemente, son las proporciones del material utilizado, como la pasta cicatrizante y la rafia, al igual que el tamaño y la precisión con que han de hacerse los cortes e incisiones.

Su puesta en práctica debe efectuarse en bonsais jóvenes, donde las cicatrices tengan la posibilidad de desaparecer y exista una mínima correlación entre la edad del injerto y el portainjertos, buscando siempre la mejora de las condiciones del ejemplar.

El injerto lateral es muy útil cuando precisamos reproducir un bonsai de excepcionales características y no es posible utilizar otro método, o simplemente nos conviene por la delicadeza de sus raíces. La técnica consiste en realizar una incisión en el lateral del tronco de un ejemplar joven que penetre paralela a la corteza, a lo largo de la zona por la que fluye la savia, buscando la parte más próxima a la base del mismo, pues de ese modo será posible ocultar la cicatriz bajo el suelo. El momento más apropiado para practicarlo es en plena primavera, cuando ha despertado del letargo del invierno.

Así pues, hemos de tomar el injerto, escogiendo una rama vigorosa y con cierto valor estético, desprovista de hojas pero con varias yemas aún sin despuntar, y proceder a afilar su extremo inferior para que encaje perfectamente en la hendidura, descubriendo la franja por la que es transportada la savia. Tras proteger la herida con pasta cicatrizante, conviene envolver la zona trabajada con rafia, esperando como máximo hasta la próxima temporada para comprobar que ha arraigado de forma correcta. Entonces, es posible retirar la rafia y, tras seccionar la guía original, arreglar el corte, protegiéndolo de nuevo con pasta cicatrizante como si se tratase de cualquier labor de poda. Cuando haya curado la herida y la dirección del nuevo tronco sea la requerida, puede llevarse a cabo el trasplante definitivo, ocultando por completo la zona injertada con el substrato o los musgos, por debajo del nivel del suelo.

El injerto de raíz no suele ser muy común, pero resulta de enorme valor cuando las raíces del ejemplar se encuentran estropeadas o deterioradas seriamente. Este es el último recurso con el que trataremos de sustituir las raíces dañadas por otras sanas, siendo de forma indirecta un sistema para reducir la longitud del tronco. El procedimiento es el mismo que en el caso de los injertos aéreos, con la salvedad de que la incisión y la inserción de la nueva raíz se realiza hacia abajo. Como en los casos anteriores, hemos de proteger la herida con pasta cicatrizante, envolviendo el conjunto con una tira de rafia y manteniendo el cepellón en el interior de un recipiente con la mezcla de substrato adecuada.

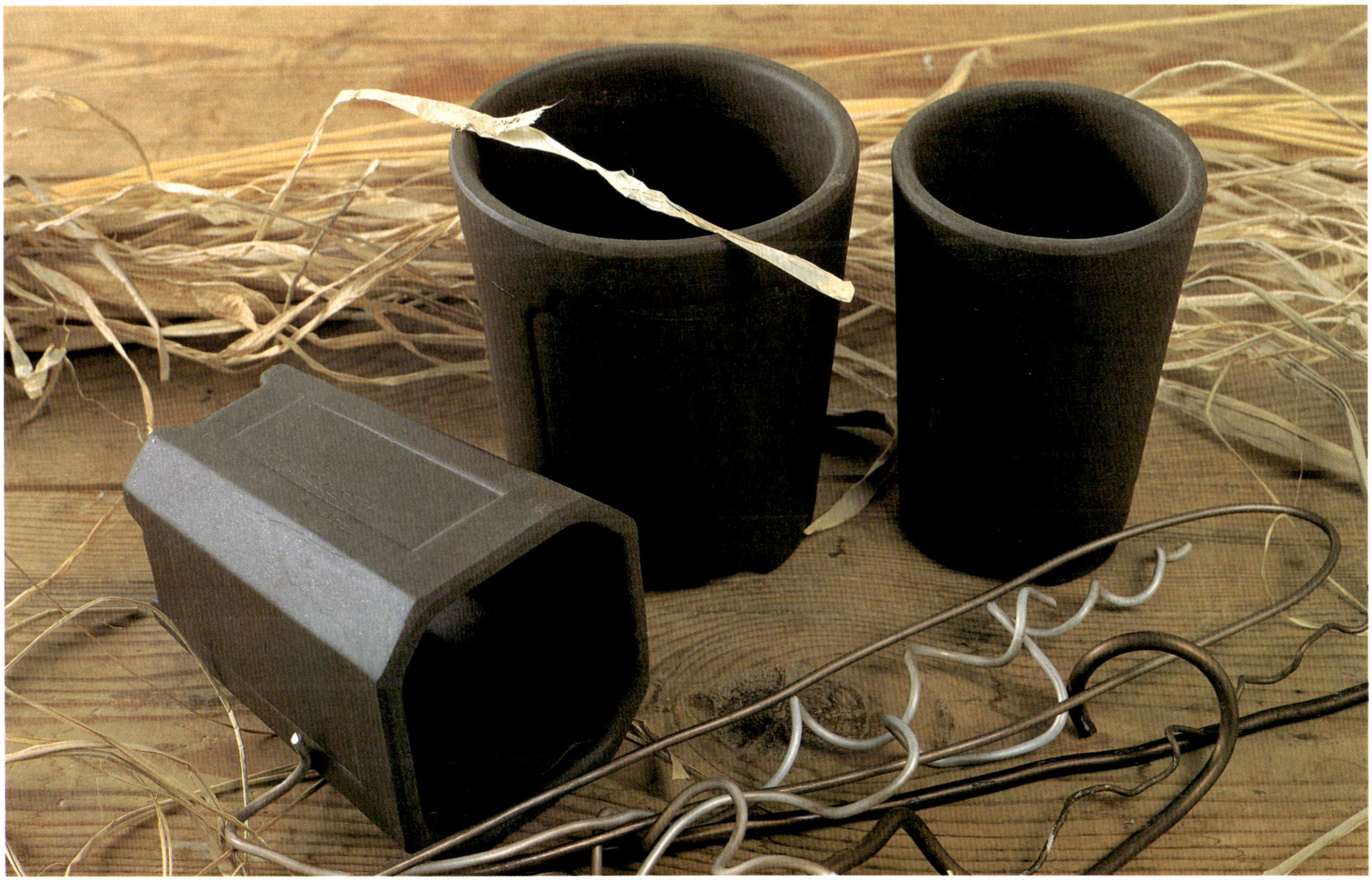

Las tiras de rafia contribuyen a mantener protegida la herida aún sin cicatrizar de los injertos.

ABC de los bonsais

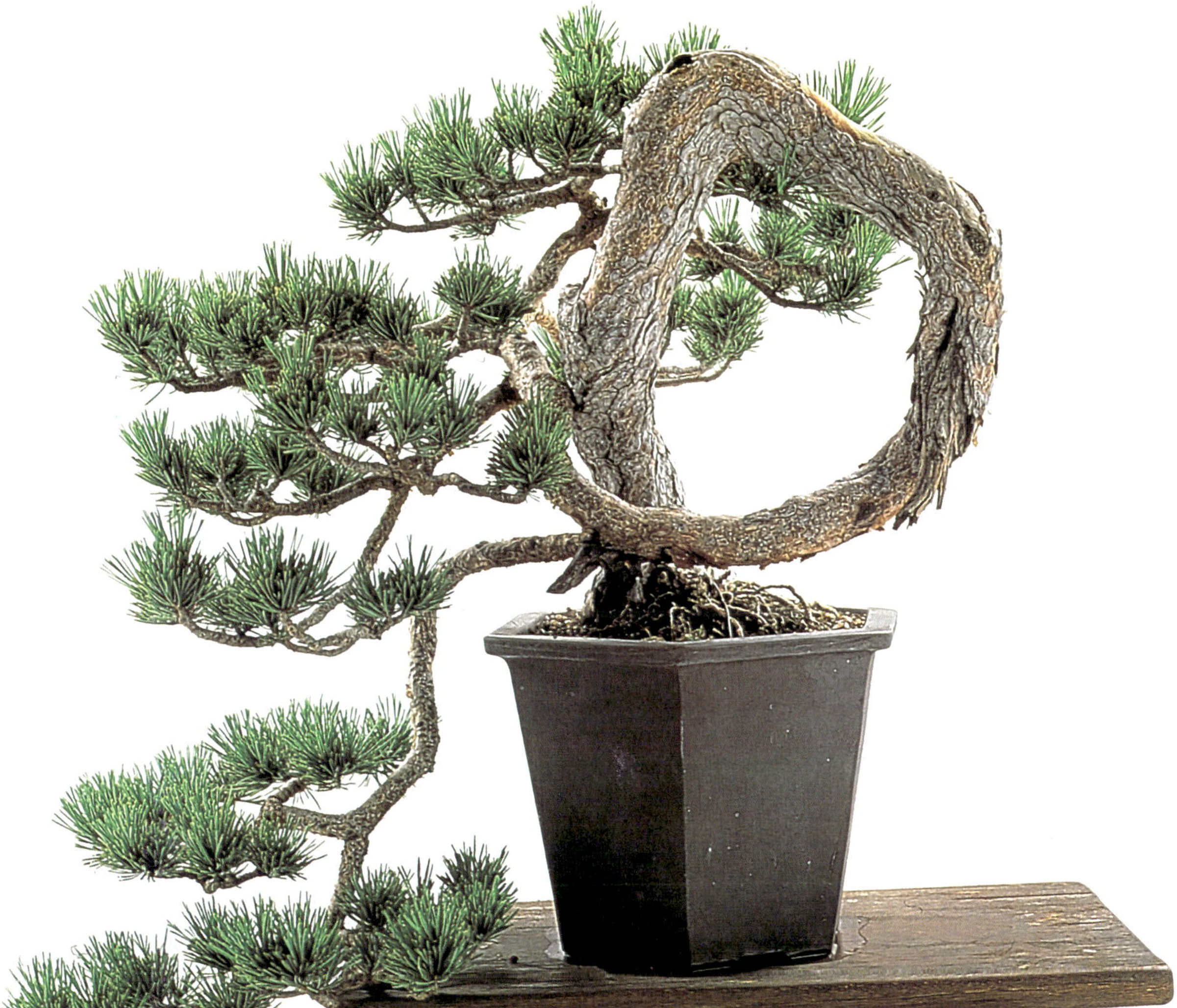

Bonsais tradicionales

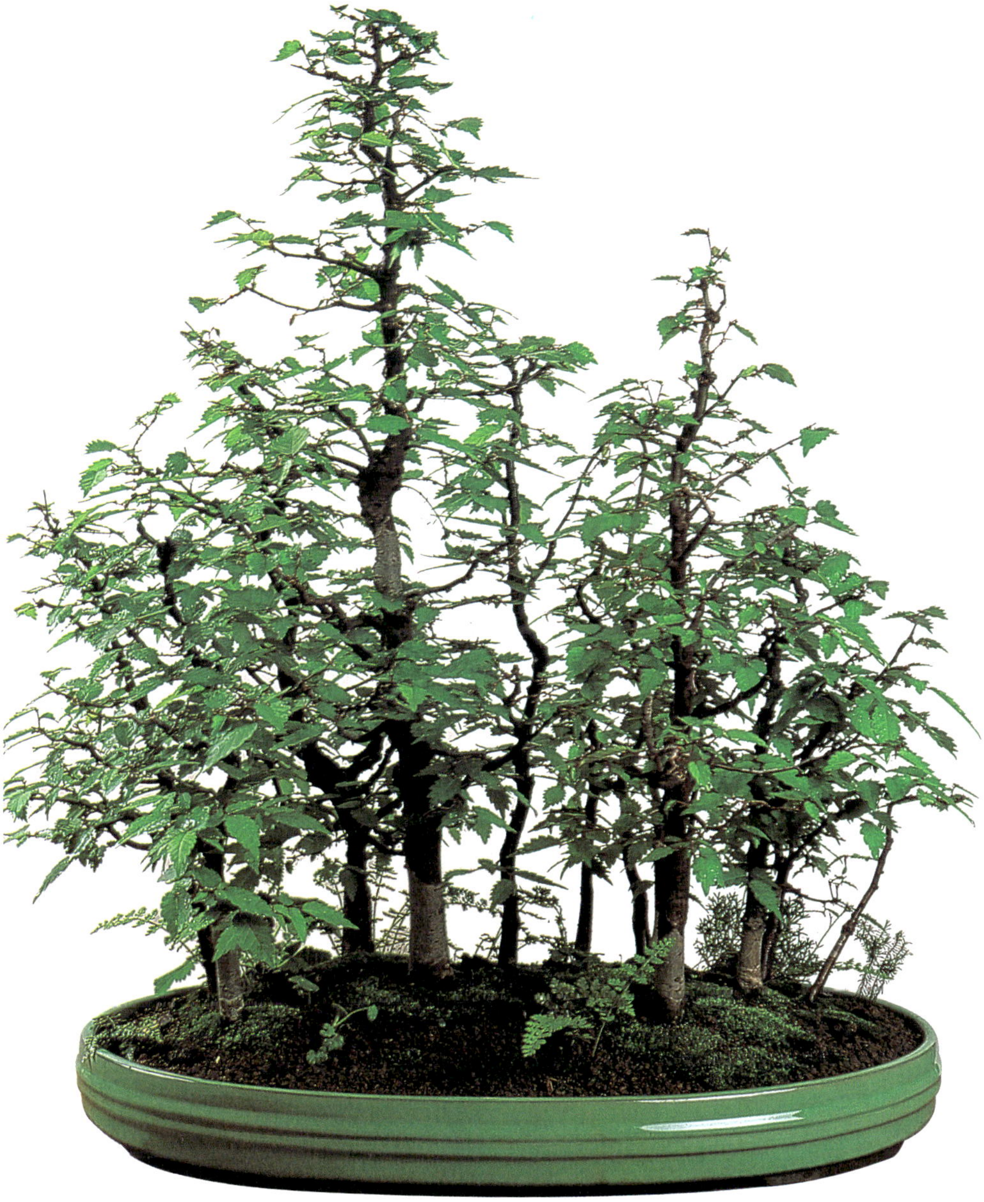

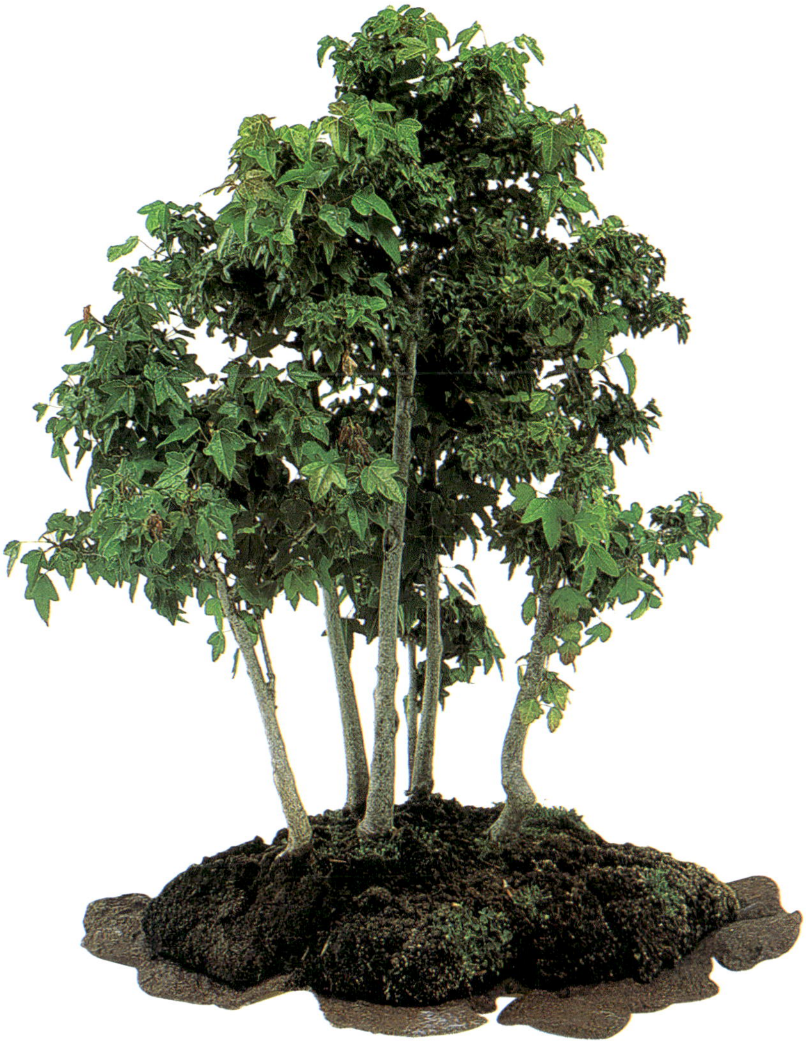

Bonsais: árboles todo el año

SIN LUGAR A DUDAS, LOS EJEMPLARES DE PORTE ARBÓREO Y LOS LEÑOSOS SON LOS MÁS APTOS PARA LA OBTENCIÓN DE BONSAIS, pues en ellos el paso del tiempo proporciona unas señas de identidad propias, con el aliciente que supone el logro de mantener sus dimensiones reducidas de forma considerable. Por cuestiones de afinidad morfológica y capacidad para retener o desprenderse de las hojas como adaptación a cierto tipo de climas, se han establecido dos grupos bien definidos. En un lado figuran las especies perennifolias, entre las que destacan el grupo de las coníferas con hojas en forma de escamas o acículas, de gran utilidad para soportar el rigor tanto de los veranos muy calurosos como de los inviernos muy fríos, sin olvidar algunas especies como las encinas y los alcornoques, cuyas hojas, aún siendo planas, presentan una consistencia coriácea que proporciona suficiente protección. En ambientes benignos, también es posible cultivar ejemplares de hoja perenne procedentes de climatologías templadas o cálidas, puesto que dichos climas ofrecen la ventaja de no estar sometidos a cambios bruscos de temperatura, con lo que evitan a las plantas el tener que adquirir cierto tipo de adaptación especial.

En el otro extremo, se encuentran los árboles caducifolios, ejemplares que en primavera se cubren por completo de numerosas y frondosas hojas planas para, una vez concluida la época favorable del año, desprenderse de ellas y así evitar los daños que el frío y la falta de agua podrían causarles. En este caso, suele tratarse de especies que forman tupidos bosques en regiones templado-frías de todos los continentes, ofreciendo con su follaje llamativos contrastes de tonalidad en las diferentes épocas del año. Sobre ellos, las técnicas de poda para mantener la estructura de ramificación resultan muy sencillas, ya que durante el invierno se puede contemplar la dirección y el aspecto que presentan las ramas en la copa.

Bonsais de hoja perenne

EN EL APARTADO DE ESPECIES DE PORTE ARBÓREO, AQUELLAS QUE DISPONEN DE HOJAS PERENNES OFRECEN LA VENTAJA DE PODER CREAR BONSAIS REPLETOS DE FOLLAJE DURANTE TODO EL AÑO. DESDE ESTA PERSPECTIVA, DESTACAN LOS EJEMPLARES PERTENECIENTES AL GRUPO DE LAS CONÍFERAS, POR EL NÚMERO DE VARIEDADES APTAS PARA EL CULTIVO EN MACETA QUE POSEEN, ASÍ COMO ESPECIES DE ORÍGENES MUY DISTINTOS DESDE EL PUNTO DE VISTA BOTÁNICO Y GEOGRÁFICO.

Las necesidades de las plantas de hoja perenne son muy dispares, pues en ocasiones las especies que presentan esta cualidad son el resultado de una adaptación al rigor de las estaciones frías del año, mientras que en otros casos supone una ventaja para superar los contrastes climáticos entre inviernos suaves y veranos calurosos y secos. En cualquier circunstancia, se trata de especies de gran resistencia, aunque siempre es preciso tener en cuenta las peculiaridades propias de cada una de ellas.

Como recomendaciones generales en el apartado de las coníferas, no hay que olvidar que la mayoría soportan la estacionalidad del clima sin ningún tipo de problemas, precisando buena iluminación y no demasiado aporte de agua. La excepción más significativa se da con la criptomeria (*Criptomeria* sp.), originaria de Asia, que requiere sombra y abundante agua en la superficie de cultivo.

Las labores de mantenimiento estético, como el alambrado o las técnicas de presión y tensión sobre ramas y tronco, son necesarias para lograr los estilos más ornamentales, especialmente en el grupo de las coníferas, capaces de adaptarse a los condicionantes atmosféricos más adversos. Es imprescindible tener en cuenta la veloci-

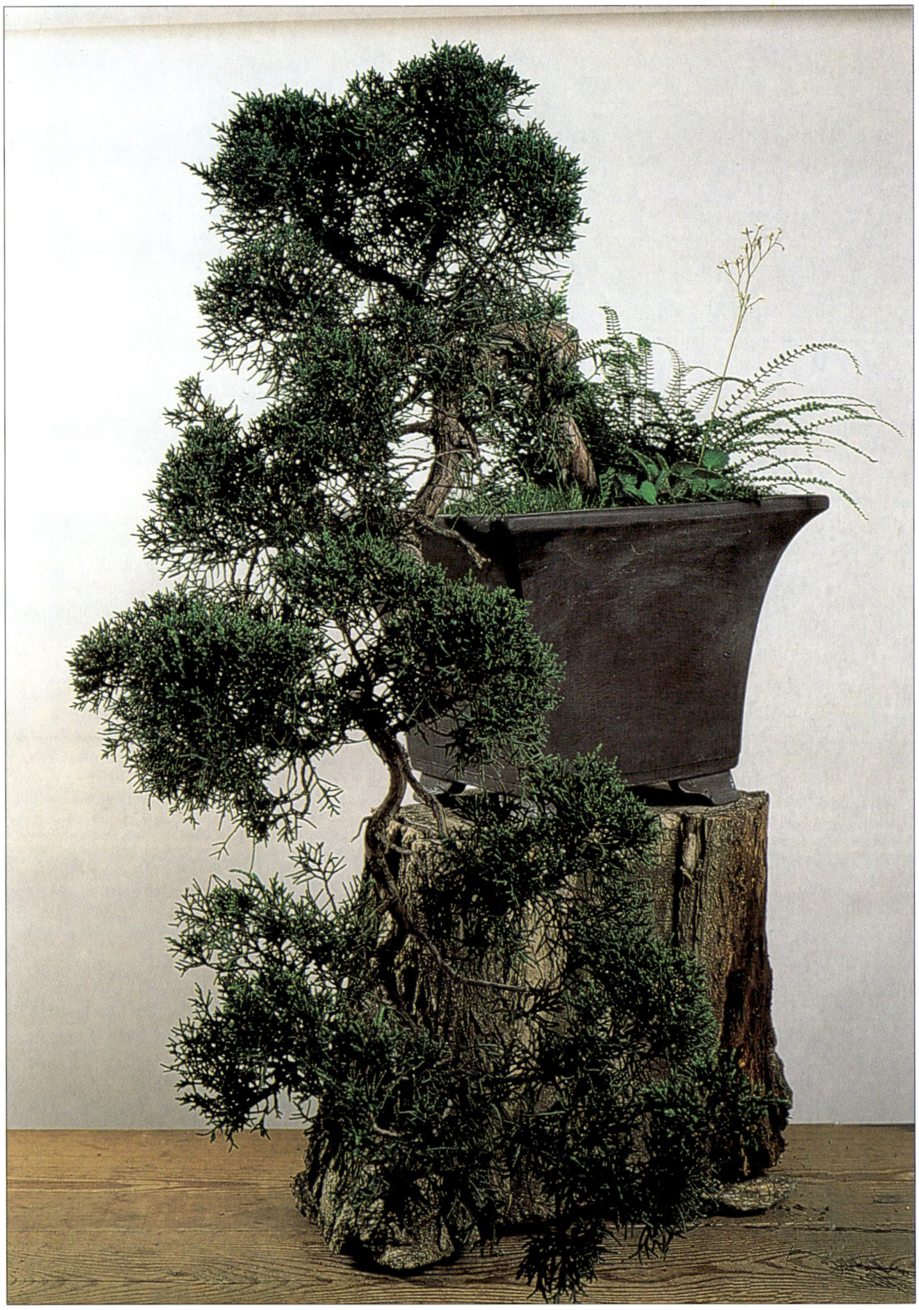

Dentro del grupo de las coníferas se pueden encontrar especies de hojas escamosas, como ocurre con la sabina.

dad de crecimiento de cada especie, a fin de evitar que la presencia de alambres o cualquier otro tipo de útil en contacto directo con la corteza provoque heridas, ya que podrían perjudicar la salud del ejemplar y su valor estético. En determinados casos resulta recomendable recurrir al uso de elementos de protección como rafia, parches de caucho o taquitos de madera, máxime en aquellas especies que presentan una corteza no demasiado robusta.

Una de las técnicas más delicadas es el pinzado de los nuevos brotes que aparecen en las coníferas provistas de hojas aciculares, pues es preciso evitar que las hojas agrupadas en densas formaciones se dañen al realizar el corte.

Las variedades más apreciadas dentro del grupo de las especies de hoja perenne son aquellas que disponen de hojas de reducidas dimensiones agrupadas de forma llamativa en las ramas, así como de tonalidades y textura de corteza de singulares cualidades, con la posibilidad de mantener algunas raíces al descubierto, creciendo sobre roca o simplemente sobresaliendo de la superficie de cultivo. En el apartado de plagas y enfermedades, los escarabajos barrenillos son los más dañinos, al igual que enfermedades como la roya y el mal blanco de las raíces, imprevistos que hay que atajar lo antes posible para evitar la pérdida del ejemplar y la infección de los que se encuentran en las proximidades.

Los estilos a seguir con este tipo de plantas son tan numerosos como sencillos de poner en práctica debido, esencialmente, a la lentitud con que se desarrolla la mayoría.

Para obtener nuevos ejemplares se recurre a la reproducción por esquejes o estacas, así como a plantones de cierto desarrollo y con unas mínimas cualidades estéticas iniciales.

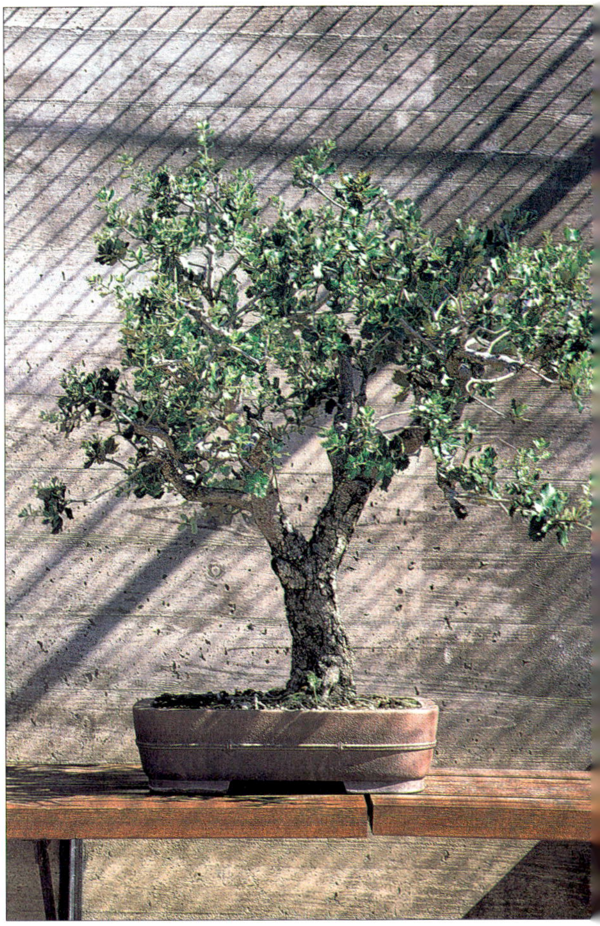

En la región mediterránea prolifera la encina, un árbol de hoja perenne de gran valor para el cultivo en maceta.

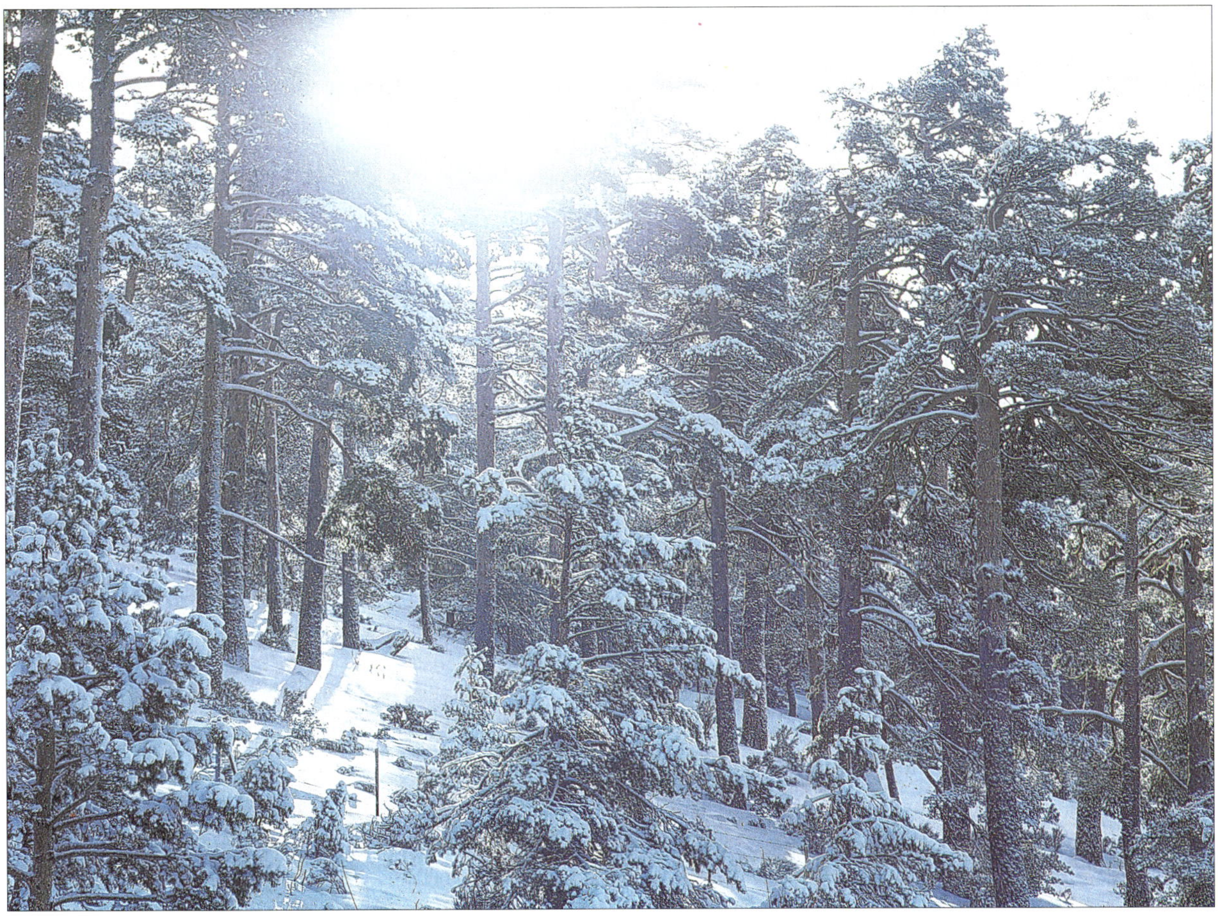

Las diferentes especies de pino son aptas para lograr cualquier estilo ornamental, ya que en la naturaleza soportan las más extremas condiciones climáticas.

CEDRUS SP.

Cedro

FAM. PINÁCEAS

EXISTEN VARIAS ESPECIES DE CEDRO DE LAS QUE PUEDEN OBTENERSE LLAMATIVOS BONSAIS. LAS MÁS APRECIADAS PROCEDEN DE LA ISLA DE CHIPRE Y LA CORDILLERA DEL HIMALAYA, DEBIDO AL TAMAÑO DE LAS ACÍCULAS EN UN CASO, Y AL PORTE Y LAS CUALIDADES CROMÁTICAS EN OTRO. SU CRECIMIENTO ES MUY LENTO, LO QUE PROPICIA, CON EL PASO DEL TIEMPO, LA EXISTENCIA DE TRONCOS Y RAMAS DE CONSIDERABLE VALOR ESTÉTICO.

AGUA

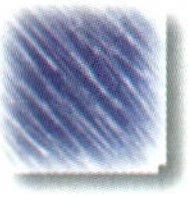

Riego moderado, dejar secar entre aportes

ATMÓSFERA

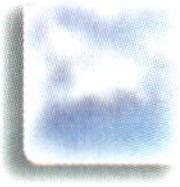

Seca y bien ventilada

LUZ

Abundante, soporta sol directo

En estado natural son árboles que alcanzan gran talla, hasta sesenta metros de altura, con hojas en forma de acícula, muy estrechas y alargadas, adaptadas de manera natural para soportar las bajas temperaturas invernales, así como la fuerte insolación estival. Surgen directamente de la corteza de las ramas o agrupadas en reducidas protuberancias a modo de diminutas ramitas, formando pequeños penachos con aspecto de roseta. Cuando fructifican, producen unos conos erguidos compuestos por delgadas escamas que se agrupan apretadas, creando una silueta de contorno ovalado, en cuyo interior albergan semillas muy ligeras y provistas de alas.

MANTENIMIENTO VEGETATIVO

El cedro se adapta perfectamente a cualquier ubicación, prefiriendo exposiciones soleadas, con buena ventilación y humedad ambiental moderada. No conviene encharcar el substrato, siendo preciso dejar que seque por completo antes de volver a aportar agua, y reducir las dosis y la frecuencia a medida que la época desfavorable del año se vuelva más fría. El suelo ha de contar con un buen drenaje y disponer de un alto contenido en arcilla de origen silíceo (ácido).

El aporte de abono debe realizarse tanto en primavera, para que los nuevos brotes surjan con fuerza, como en otoño, necesario a fin de proporcionar nutrientes que otorguen resistencia a la planta durante los meses de mayor crudeza invernal.

El trasplante ha de efectuarse en períodos no inferiores a tres años ni superiores a cinco, eliminando una tercera parte de las raíces pero sin retirar la tierra adherida al cepellón.

MANTENIMIENTO ESTÉTICO

Las labores de poda hay que practicarlas sobre los nuevos brotes, tanto en primavera como los que surjan durante el verano, así como en las ramas que van quedando secas en el interior de la copa. Sobre las acículas no conviene realizar ninguna labor, excepto la retirada

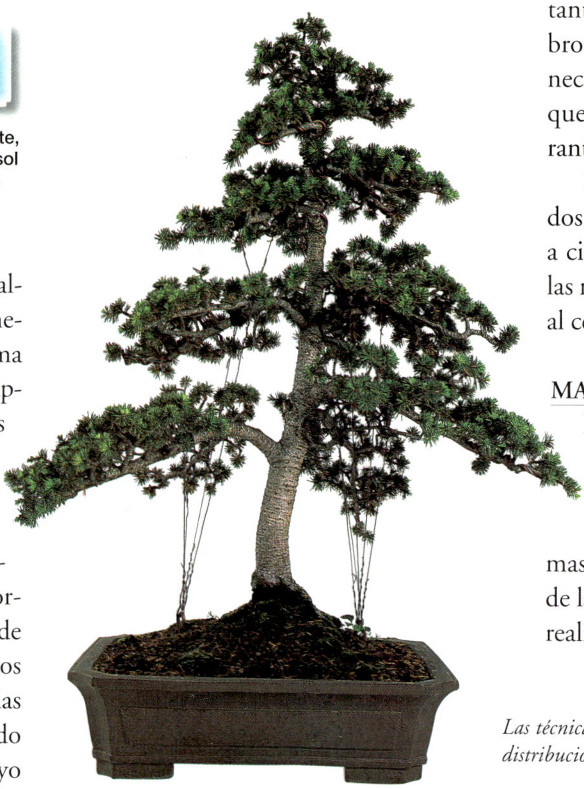

Las técnicas de tensión contribuyen a favorecer la distribución regular y homogénea de las ramas.

Técnicas de mantenimiento

	INVIERNO	PRIMAVERA	VERANO	OTOÑO
TRASPLANTE		sí		
RIEGO	*	***	***	**
ABONO		sí		sí
PODA		sí		sí
ALAMBRADO				sí

Reproducción

	INVIERNO	PRIMAVERA	VERANO	OTOÑO
ACODO		sí		
ESQUEJE O ESTACA		sí		sí
INJERTO				sí
PLANTÓN		sí		
SEMILLA	sí	sí		

Estilos

SHAKAN	MOYOGI	BUJINGI	SEKIJOJU

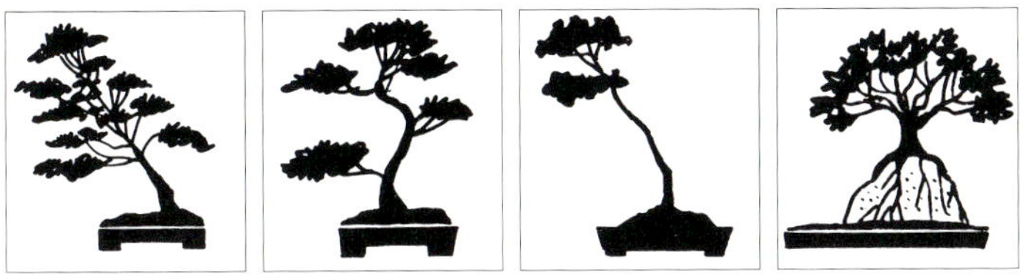

TRONCO INCLINADO	VERTICAL INFORMAL	FORMA DE LOS LITERATOS	RAÍCES SOBRE ROCA

de las que caen al suelo de forma ininterrumpida todo el año. En cuanto al alambrado, la mejor época para llevarlo a cabo es el otoño, dejando que permanezca instalado aproximadamente un año, sin permitir que provoque heridas en el tronco ni en las ramas a medida que el bonsai alcance mayor crecimiento en grosor.

PLAGAS Y ENFERMEDADES

Las orugas procesionarias y los escarabajos barrenillos son los organismos que principalmente pueden causar daños a los cedros. En el caso de las primeras, hay que eliminar los organismos tan pronto como sea posible, uno a uno si se han descubierto a tiempo o pulverizando insecticida específico cuando están formando el nido. Contra los barrenillos es preciso pulverizar todo el ejemplar al final del invierno para eliminar las larvas, mientras que en primavera se realizará la misma labor con objeto de erradicar la presencia de los adultos.

Respecto al apartado de enfermedades, resulta imprescindible controlar el mal blanco de las raíces, reconocible por la aparición de manchas blanquecinas a pie de tronco y, cuando la infección está más avanzada, por la presencia de brotes poco turgentes y la pérdida de hojas en parte de la copa. En ocasiones, es posible observar durante el otoño pequeñas setas con el sombrero de color amarillo y cubierto de escamas. El tratamiento consiste en aplicar un fungicida sistémico junto con el riego.

ESPECIES CARACTERÍSTICAS

Cedrus atlantica. Cedro del Atlas. Árbol de gran envergadura procedente de la cordillera del Atlas, en el norte de África. Posee unas acículas de tonalidad azulada, distribuidas en ramas que mantienen un desarrollo ligeramente descendente. Los ejemplares jóvenes son susceptibles a los rayos directos del sol.

Cedrus brevifolia. Cedro de Chipre. Oriundo de la isla de Chipre, tiene un porte que no llega a alcanzar un tamaño demasiado grande, al igual que sus acículas, cortas y de intenso color verde.

Cedrus deodara. Cedro del Himalaya. Proviene de la cordillera del Himalaya, aunque su origen exacto está ubicado entre las fronteras de lo que actualmente es Afganistán. Las características que le diferencian del resto son la tonalidad verde claro de sus acículas y el desarrollo recurvado de las ramas. En lo que concierne a requerimientos vegetativos, no acepta los suelos ni el riego de marcado carácter calcáreo.

Cedrus libani. Cedro del Líbano. Originario del área geográfica de Oriente Próximo, incluyendo parte de Turquía. La cualidad más destacable es el crecimiento horizontal de las ramas principales, formando copas de considerable belleza.

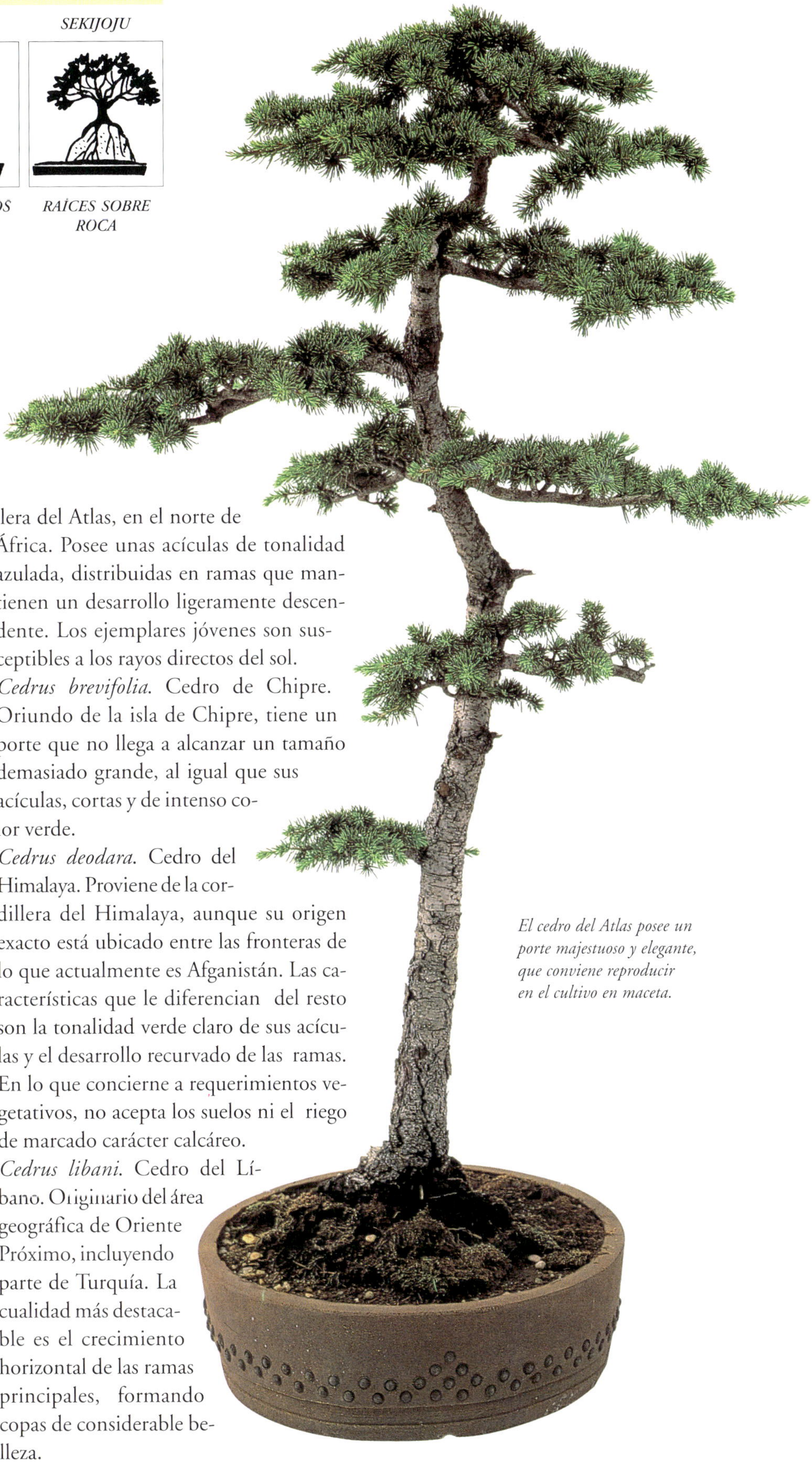

El cedro del Atlas posee un porte majestuoso y elegante, que conviene reproducir en el cultivo en maceta.

CHAMAECYPARIS SP.

Falso Ciprés

FAM. CUPRESÁCEAS

LA PROCEDENCIA DE ESTE GÉNERO ES DOBLE, PUES EXISTEN ESPECIES TANTO EN AMÉRICA DEL NORTE COMO EN EL ESTE DE ASIA. SU GRAN VALOR ORNAMENTAL RESIDE EN LA SINGULARIDAD Y LA ENORME VARIEDAD DE ESPECIES CON QUE CUENTA, ALGUNAS DE ELLAS SELECCIONADAS POR EL LENTO CRECIMIENTO QUE PRESENTAN EN ESTADO NATURAL.

AGUA | ATMÓSFERA | LUZ

Humedad constante y un buen drenaje | Fresca y ligeramente húmeda, soporta el frío | Semisombra, proteger del sol directo estival

El aspecto más peculiar de su morfología es la gran diversidad de variedades existentes, ya sea teniendo en cuenta el porte y la talla que adquieren, así como la tonalidad y la forma que ofrecen sus hojas, pues varían desde el verde más intenso hasta el tono grisáceo más pálido, sin olvidar las de matices dorados, con forma acicular o escamosa que cubren por completo la corteza.

La talla que alcanzan en estado silvestre puede ser tanto arbustiva como arbórea, pudiendo llegar hasta cincuenta metros de altura, formando siempre copas de contorno cónico. Como apunte adicional, conviene señalar la facilidad con que esta planta presenta mutaciones en algunas de sus ramas, suponiendo una inmejorable opción para obtener nuevos ejemplares de características propias a partir de esquejes de tallo.

MANTENIMIENTO VEGETATIVO

A pesar de su aspecto robusto, ésta es una conífera que no acepta exposiciones muy soleadas, al menos durante el verano, siendo su resistencia al frío la característica más destacable.

Los riegos deben ser regulares para mantener el substrato de cultivo húmedo de manera continua, especialmente durante la época más calurosa del año, evitando siempre el encharcamiento, para lo cual es esencial proporcionar un suelo profundo compuesto por substrato poroso, si es posible calcáreo, y que drene bien. El aporte de nutrientes ha de ser moderado, ya que su desarrollo es lento y reducido. Es preciso realizar el trasplante entre tres y cinco años, siempre al comienzo de la primavera.

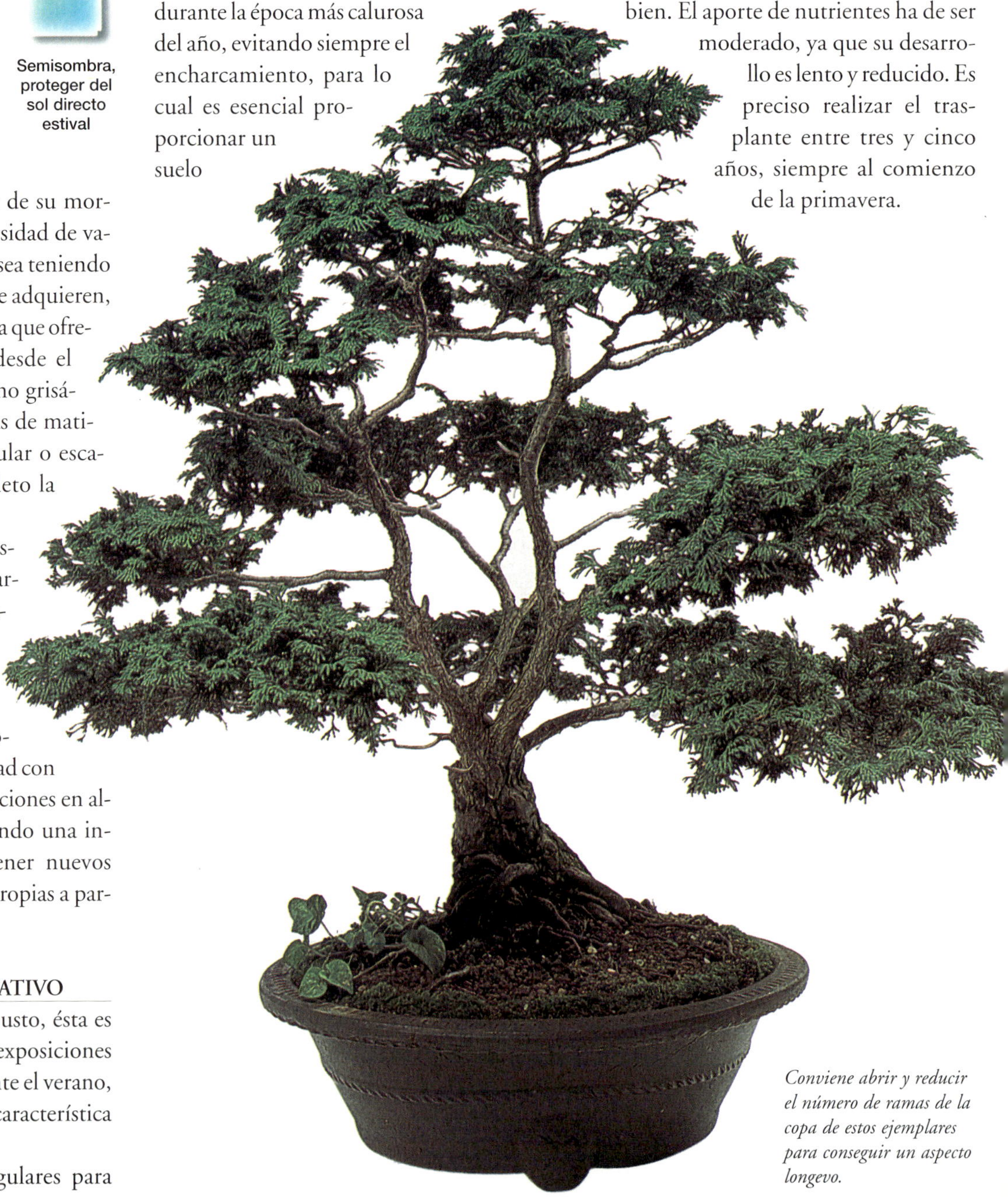

Conviene abrir y reducir el número de ramas de la copa de estos ejemplares para conseguir un aspecto longevo.

Técnicas de mantenimiento

	INVIERNO	PRIMAVERA	VERANO	OTOÑO
TRASPLANTE		sí		
RIEGO	*	**	***	*
ABONO		sí		sí
PODA		sí	sí	
ALAMBRADO				sí

Reproducción

	INVIERNO	PRIMAVERA	VERANO	OTOÑO
ACODO			sí	
ESQUEJE O ESTACA			sí	
INJERTO			sí	
PLANTÓN	sí	sí		
SEMILLA	sí	sí		

MANTENIMIENTO ESTÉTICO

Cuando despuntan los nuevos brotes, resulta recomendable pinzarlos para controlar el desarrollo desmesurado de la copa, realizando la poda de las ramas con un tamaño desproporcionado. Las hojas no conviene seccionarlas; es preferible eliminarlas completas tras la foliación y reducir el follaje en una tercera parte del total, retirando de forma regular todas aquellas que vayas secándose en el interior de la copa.

Para dirigir las ramas principales hay que recurrir al alambrado, que se implantará en otoño, procurando salvar las pequeñas hojas distribuidas sobre la corteza. Resulta necesario vigilar que el alambre no se incruste en la corteza, retirándolo al cabo de diez meses aproximadamente.

PLAGAS Y ENFERMEDADES

En ambientes secos, la araña roja y las cochinillas pueden instalarse en este tipo de especies, aunque son las enfermedades de origen fúngico las más temibles, especialmente cuando las labores de poda no han sido realizadas siguiendo las precauciones higiénicas adecuadas. Para combatir las primeras, es preciso intentar eliminar los pequeños organismos utilizando un palillo con algodón impregnado en alcohol, aplicando después un acaricida o insecticida, aunque rebajando las dosis y la concentración de la disolución recomendables para plantas convencionales a la mitad. Las cochinillas se eliminan poniendo en práctica las mismas técnicas, pero recurriendo a insecticidas específicos para ellas.

ESPECIES CARACTERÍSTICAS

Chamaecyparis lawsoniana. Ciprés de Lawson. Oriundo de Norteamérica, se caracteriza por su rápido crecimiento y porte erguido, que forma copas perfectamente cónicas.

Chamaecyparis obtusa. Falso Ciprés. Su origen se encuentra en Japón. Tiene un desarrollo lento y desgarbado, con copas no demasiado compactas y provistas de ramas por lo general distribuidas en horizontal.

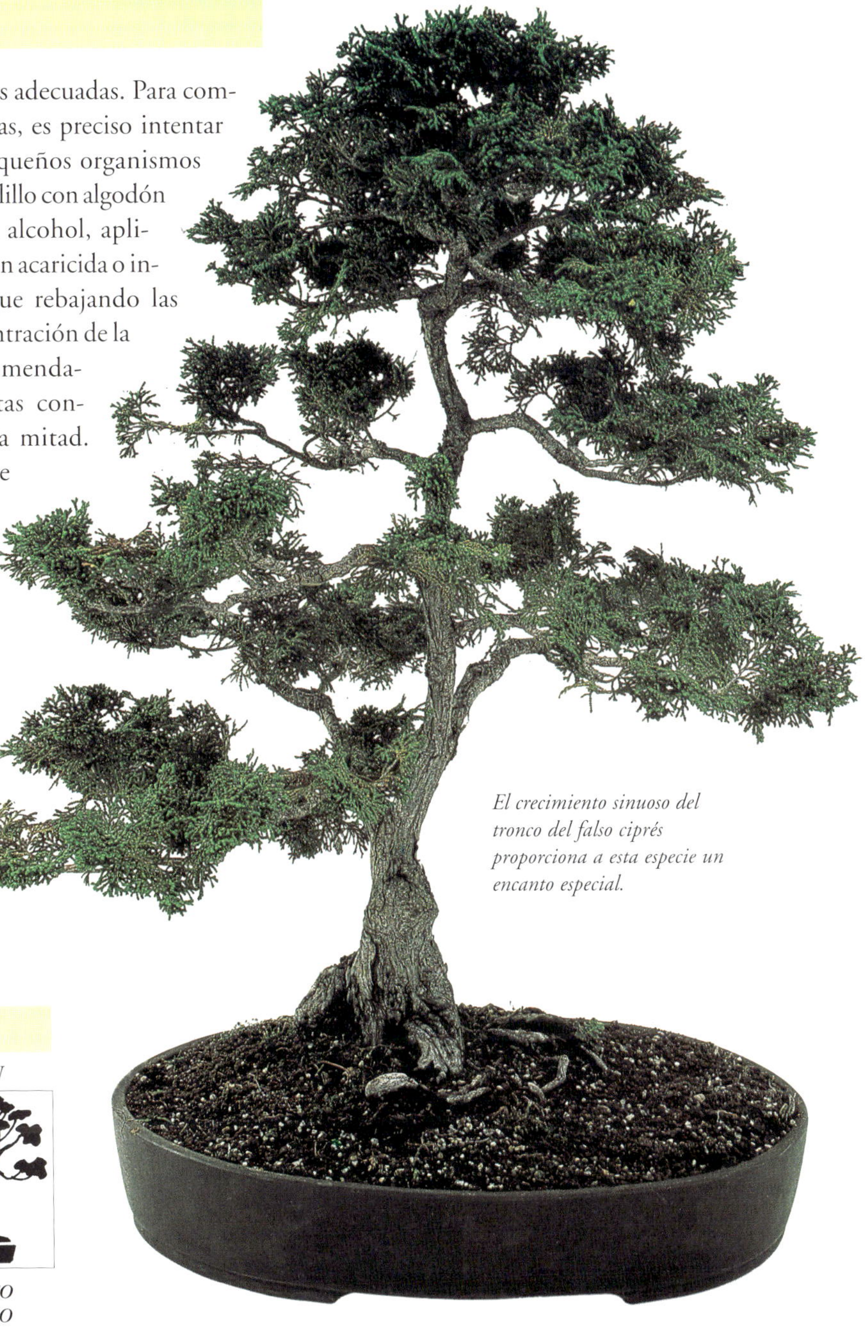

El crecimiento sinuoso del tronco del falso ciprés proporciona a esta especie un encanto especial.

Estilos

MOYOGI

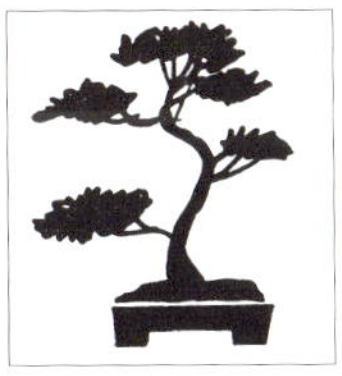

VERTICAL INFORMAL

SABAMIKI

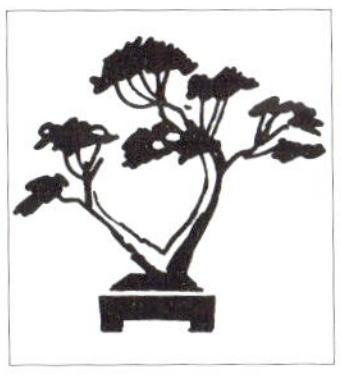

RESQUEBRAJADO

NEAGARI

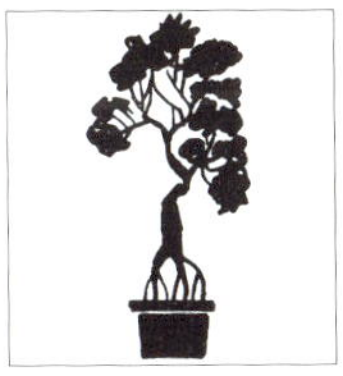

RAÍCES VISTAS

SOKAN

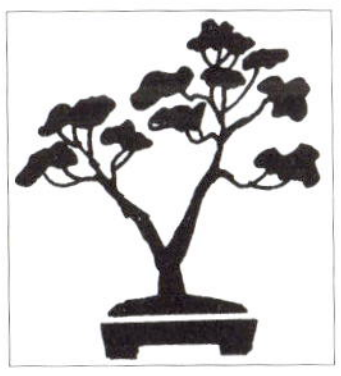

TRONCO GEMELO

JUNIPERUS SP.

Enebro, Sabina

FAM. CUPRESÁCEAS

ESTE ES UN GÉNERO CUYO HÁBITAT SE DISTRIBUYE POR LAS AMPLIAS SUPERFICIES CONTINENTALES DEL HEMISFERIO NORTE, HABITUALMENTE EN ZONAS DE MARCADO CONTRASTE TÉRMICO ENTRE ESTACIONES O EN FORMACIONES MONTAÑOSAS EXPUESTAS A UNA FUERTE RADIACIÓN SOLAR. CONVIENE SEÑALAR LAS ESPECIES PROCEDENTES DEL SUDESTE ASIÁTICO Y EUROPA POR LAS VENTAJAS QUE OFRECEN PARA CONVERTIRSE EN BONSAIS.

AGUA

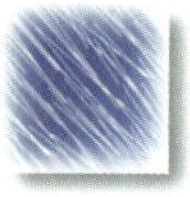

Demanda poco

ATMÓSFERA

Acepta cualquier temperatura, aunque sin exceso de humedad

LUZ

Abundante, posiciones muy soleadas

La cualidad que define de forma general al grupo de los enebros y las sabinas es la peculiaridad de sus frutos, pues se trata de los únicos dentro de la familia Cupresáceas que no son leñosos, mostrando un contorno redondeado, carnoso y de color variable, dependiendo de la especie que los produce, aún cuando los tonos grisáceos o azulados resultan los más habituales.

Las hojas pueden ser de dos tipos, bien aciculares y muy rígidas, o escuamiformes (forma de escama), presentes en ocasiones en un mismo ejemplar. En cualquier caso, son árboles o arbustos de crecimiento muy lento y no demasiada envergadura, destacando la considerable vistosidad de la corteza y la irregularidad con que se desarrolla el tronco y las ramas principales.

Como curiosidad, los frutos que produce el enebro se emplean para elaborar una bebida alcohólica, la ginebra.

MANTENIMIENTO VEGETATIVO

Cualquier especie de *Juniperus* sp. soporta situaciones de considerable irradiación solar, sufriendo en posiciones sombreadas, excepto en estaciones calurosas

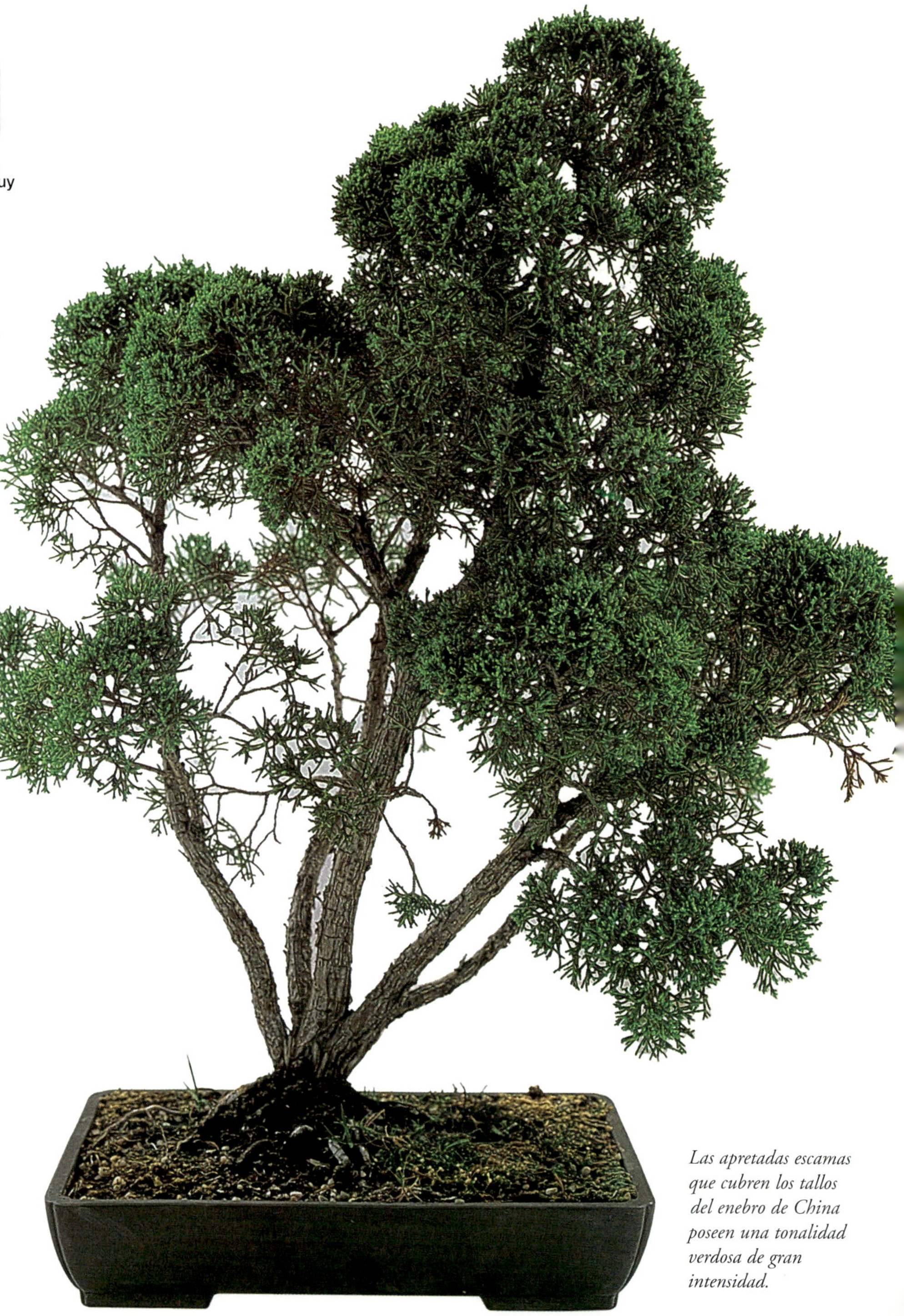

Las apretadas escamas que cubren los tallos del enebro de China poseen una tonalidad verdosa de gran intensidad.

Estilos

FUKINAGASHI | HAN-KENGAI | NEJIKAN | SABAMIKI | NEAGARI | ISHITSUKI

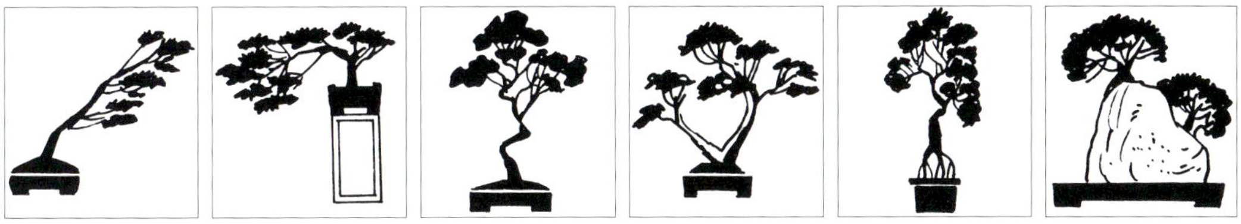

AZOTADO POR EL VIENTO | SEMICASCADA | TORTUOSO | RESQUEBRAJADO | RAÍCES VISTAS | ENRAIZADO EN PIEDRA

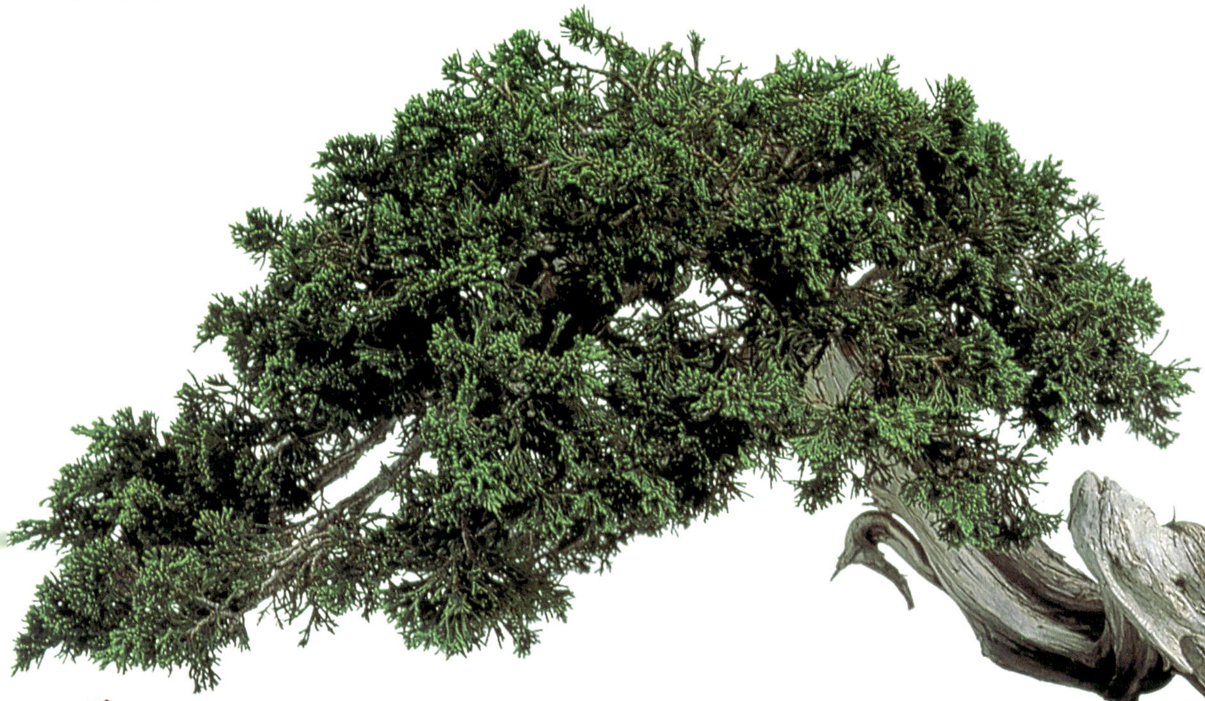
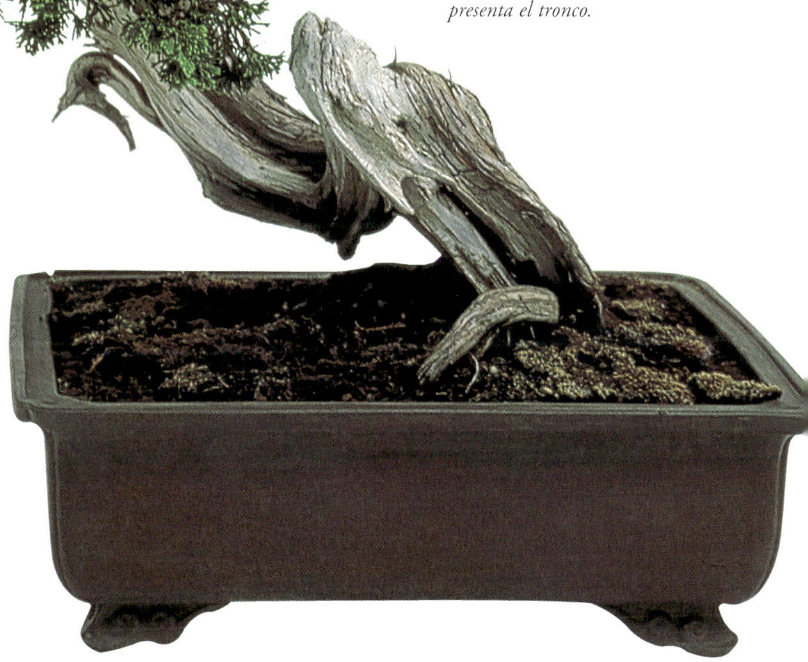

La edad de las sabinas queda patente en el aspecto y las dimensiones que presenta el tronco.

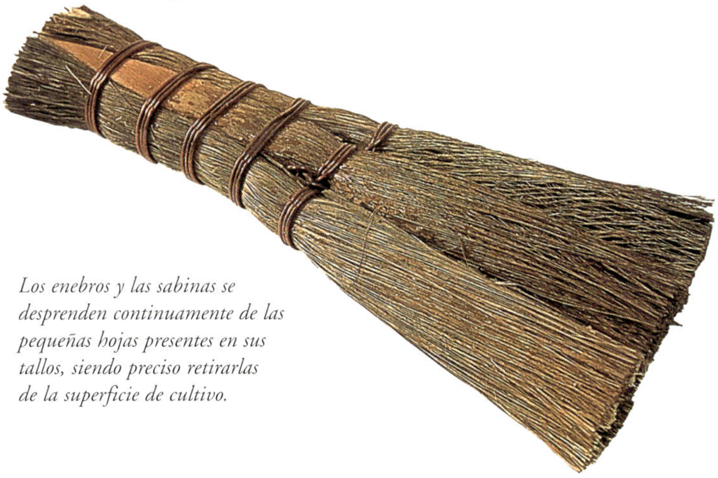

Los enebros y las sabinas se desprenden continuamente de las pequeñas hojas presentes en sus tallos, siendo preciso retirarlas de la superficie de cultivo.

cuando se trata de plantones o ejemplares jóvenes. En lo que concierne a temperatura y ambiente, resiste las condiciones más extremas, aunque conviene tener precaución en época de heladas, pues el cepellón de raíces no dispone de la suficiente protección en este tipo de cultivos.

No son plantas que demanden demasiado agua, resultando aconsejable no volver a regar hasta que el substrato se seque por completo. El exceso de humedad, tanto en el suelo, como ambiental, no es recomendable en ningún caso. El aporte de nutrientes debe ser moderado durante las estaciones templadas del año, evitando dosis demasiado elevadas, ni siquiera cuando la época favorable provoca el despunte de nuevos brotes.

El final del invierno resulta el momento propicio para practicar el cambio de recipiente y la poda de las raíces, justo antes de que los nuevos brotes comiencen a despuntar, al menos una vez cada tres o cuatro años. El cepellón ha de reducirse una tercera parte, lo que favorece el saneamiento de las raíces existentes y propicia la aparición de otras nuevas.

MANTENIMIENTO ESTÉTICO

En los ejemplares de hoja en forma de acículas, es preciso eliminar aquellas que comienzan a amarillear en el centro de la copa, evitando en todo momento practicar cortes incompletos que dejen parte de la hoja unida a la rama. En los que presentan escamas de color verde, basta con despuntar los nuevos brotes, podando preferiblemente durante la primavera y el otoño.

Debido a su lento crecimiento, para modificar la dirección del tronco o las ramas no es necesario realizar cortes de ramas, ya que cabe la posibilidad de recurrir al alambrado, que ha de llevarse a cabo a partir del otoño, no dejando que permanezca instalado más de siete u ocho meses. También puede emplearse cualquier otro tipo de técnica de mantenimiento estético más rigurosa, gracias a la considerable elasticidad y resistencia de sus tejidos leñosos, destacando el modelado por tensión mediante pesos, torniquete o separadores.

Técnicas de mantenimiento

	Invierno	Primavera	Verano	Otoño
Trasplante	sí			
Riego	*	*	**	*
Abono		sí		sí
Poda		sí		sí
Alambrado				sí

Reproducción

	Invierno	Primavera	Verano	Otoño
Acodo		sí		
Esqueje o estaca			sí	
Injerto		sí		
Plantón		sí		
Semilla		difícil de conseguir		

PLAGAS Y ENFERMEDADES

No es habitual descubrir plagas de insectos, ácaros o cochinillas en los tallos ni las hojas de estas especies, debido a las características específicas de sus hojas y corteza protectora.

Se apunta como posible eventualidad la aparición de un hongo, *Coryneum cardinale*, que produce el deterioro progresivo del ejemplar atacado, comenzando con la pérdida de color en las hojas y la presencia de manchas negras sobre el tronco y las ramas, lo que pro-

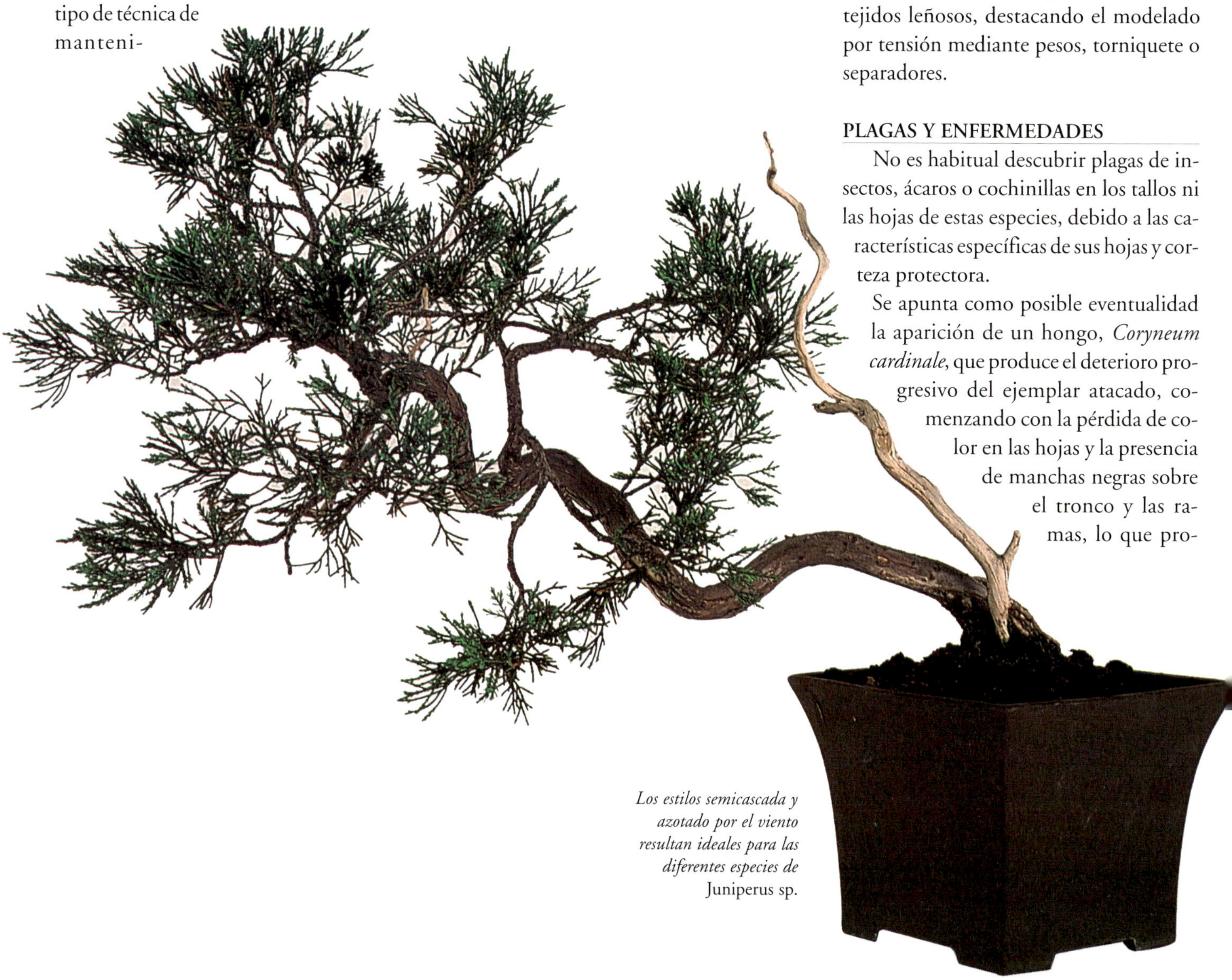

Los estilos semicascada y azotado por el viento resultan ideales para las diferentes especies de Juniperus sp.

voca la aparición de ramas secas. La aplicación de un fungicida, preferiblemente sistémico, puede ayudar a solucionar el problema, resultando preciso eliminar las ramas secas para evitar que la esporas proliferen de forma incontrolada.

ESPECIES CARACTERÍSTICAS

Juniperus chinensis. Enebro de China. Prefiere suelos calizos y es muy sensible a ambientes excesivamente húmedos. Existen numerosas variedades ornamentales de esta especie, de porte piramidal, columnar o cónico, con hojas de diversa tonalidad y tanto aciculares como escuamiformes en los diferentes estadios de desarrollo.

Juniperus communis. Enebro común. Se trata de una especie de gran dureza y muy resistente a las inclemencias climáticas, que llega a soportar las condiciones de la alta montaña y la suavidad de las zonas costeras. Presenta hojas en forma de acículas, provistas de una franja longitudinal de tonalidad blanquecina en el haz (estomas o aperturas para respirar). Existe otro enebro común, *Juniperus oxycedrus*, que se diferencia del anterior por presentar dos franjas blancas.

Juniperus phoenicea. Sabina negra. Éste es un arbusto de crecimiento postrado, propio de las zonas rocosas y expuestas a la acción del viento. Las hojas en los ejemplares adultos son escamosas y muy densamente agrupadas en torno al tallo, mientras que en los jóvenes es posible encontrar acículas. Los frutos al madurar adquieren un tono rojo intenso.

Juniperus rígida. Enebro de Japón o de las Pagodas. Es oriundo de la franja costera del este de Asia. Las hojas son aciculares y presentan una franja blanca característica en el haz. En estado natural adquiere cierta altura, formando copas de contorno más o menos irregular, con ramas que descienden ligeramente en su extremo.

Juniperus sabina. Sabina. Arbusto de tamaño medio provisto de hojas en forma de escama, caracterizadas por su oscuro tono verde y el agradable aroma que desprenden. Los frutos presentan una coloración negro azulada. Acepta de buen grado tanto suelos ácidos como calcáreos y resulta ideal para cultivar sobre roca.

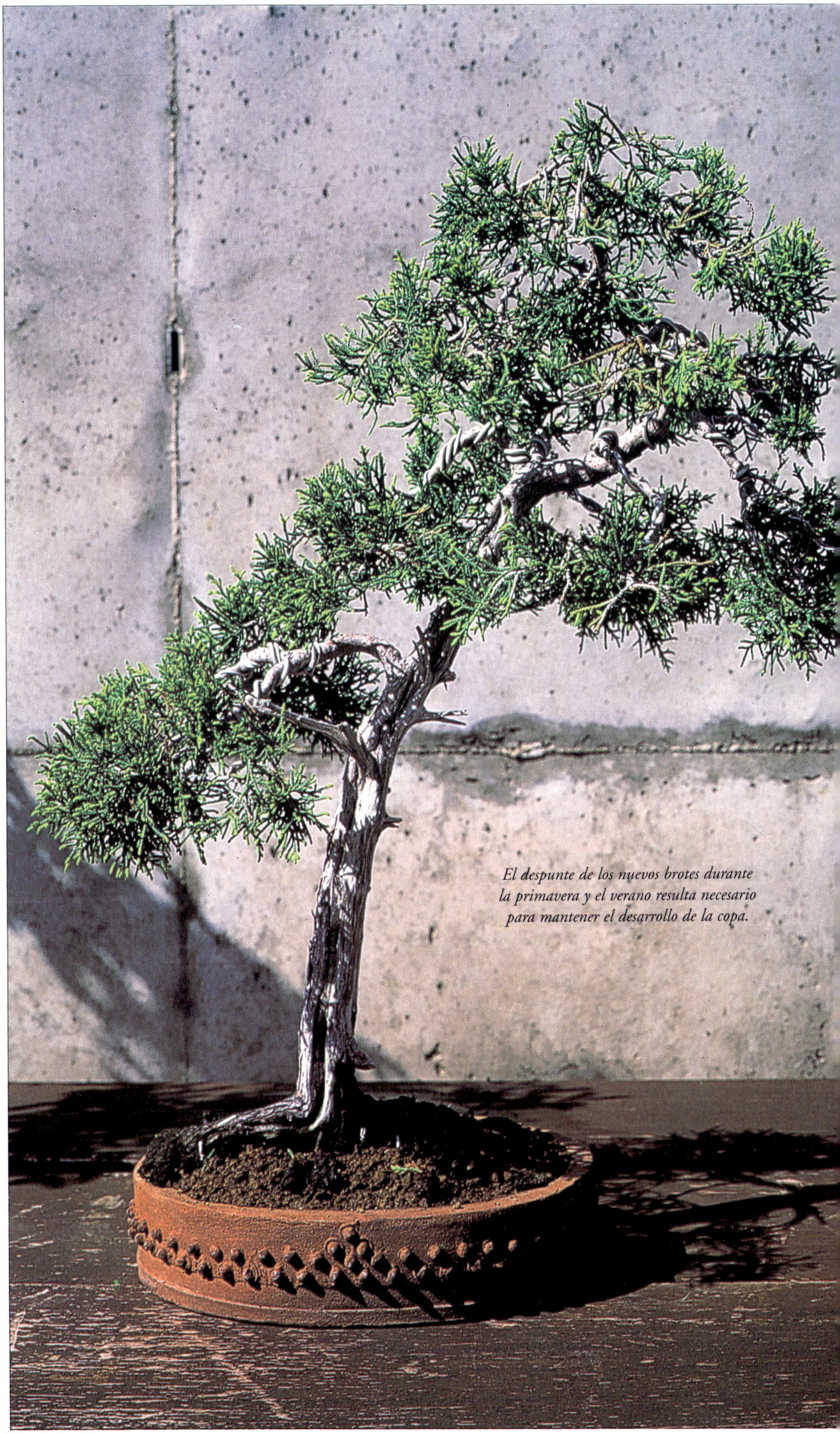

El despunte de los nuevos brotes durante la primavera y el verano resulta necesario para mantener el desarrollo de la copa.

PINUS SP.

Pino

FAM. PINÁCEAS

LA MAYOR PARTE DE LAS ESPECIES QUE CONFORMAN ESTE GÉNERO SON ORIUNDAS DEL HEMISFERIO NORTE Y ESTÁN ADAPTADAS A CUALQUIER TIPO DE AMBIENTES, YA SEAN COSTEROS, DESARROLLÁNDOSE SOBRE LA PROPIA FRANJA DE DUNAS PRÓXIMA A LAS PLAYAS, COMO MONTAÑOSOS, DESCUBRIÉNDOSE EJEMPLARES EN LAS CUMBRES MÁS ESCARPADAS E INACCESIBLES. TODAS ELLAS PUEDEN CONVERTIRSE EN BONSAIS DE PORTE MAJESTUOSO, AUNQUE POR EL TAMAÑO DE SUS ACÍCULAS EN EL PRIMER CASO, Y A CAUSA DEL PEQUEÑO PORTE EN EL SEGUNDO, LOS MÁS APRECIADOS SON EL *PINUS UNCINATA* Y EL *PINUS MUGO.*

AGUA	ATMÓSFERA	LUZ
Moderada, evitar el encharcamiento	Seca y ventilada, acepta los contrastes térmicos	Abundante, sol directo

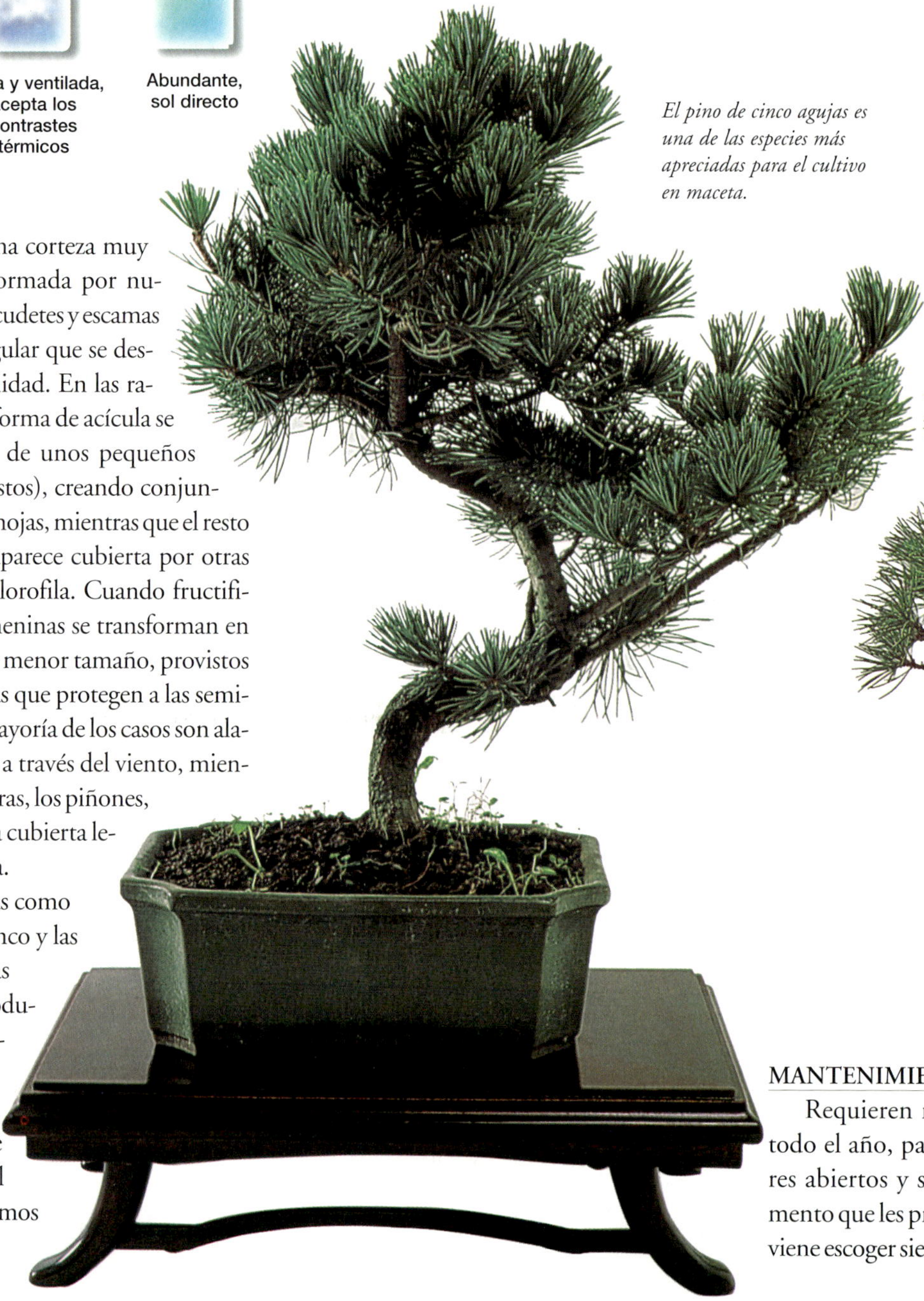

El pino de cinco agujas es una de las especies más apreciadas para el cultivo en maceta.

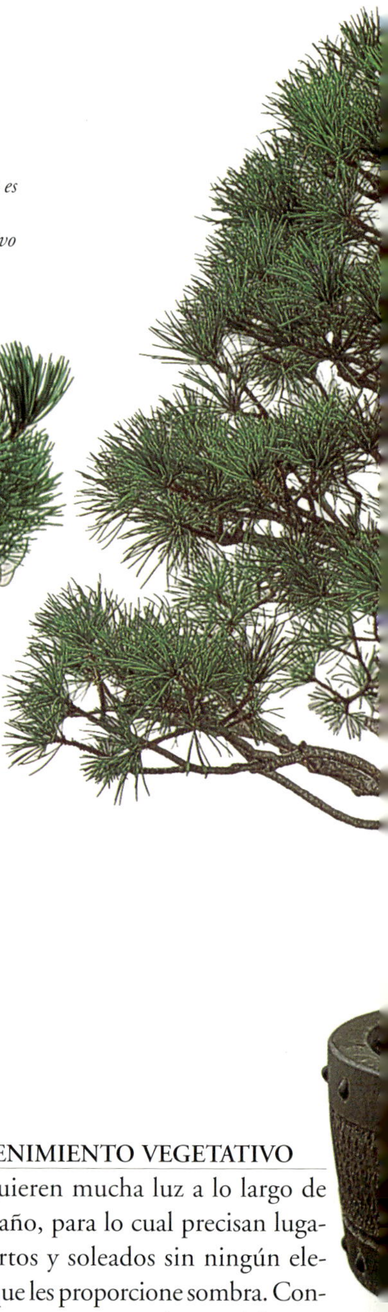

Presentan una corteza muy peculiar, formada por numerosos escudetes y escamas de contorno irregular que se desprenden con facilidad. En las ramas, las hojas en forma de acícula se agrupan a partir de unos pequeños brotes (braquiblastos), creando conjuntos de dos a cinco hojas, mientras que el resto de su superficie aparece cubierta por otras escamosas y sin clorofila. Cuando fructifican, las flores femeninas se transforman en conos de mayor o menor tamaño, provistos de escamas leñosas que protegen a las semillas. Éstas, en la mayoría de los casos son aladas y se dispersan a través del viento, mientras que existen otras, los piñones, que muestran una cubierta leñosa característica.

Tanto las hojas como los tejidos del tronco y las ramas poseen unas glándulas que producen resina, sustancia muy densa que actúa como cicatrizante y protector ante el ataque de organismos patógenos.

MANTENIMIENTO VEGETATIVO

Requieren mucha luz a lo largo de todo el año, para lo cual precisan lugares abiertos y soleados sin ningún elemento que les proporcione sombra. Conviene escoger siempre un lugar cálido para

Estilos

CHOKKAN · SHAKAN · KENGAI · FUKINAGASHI · HAN-KENGAI · NEAGARI

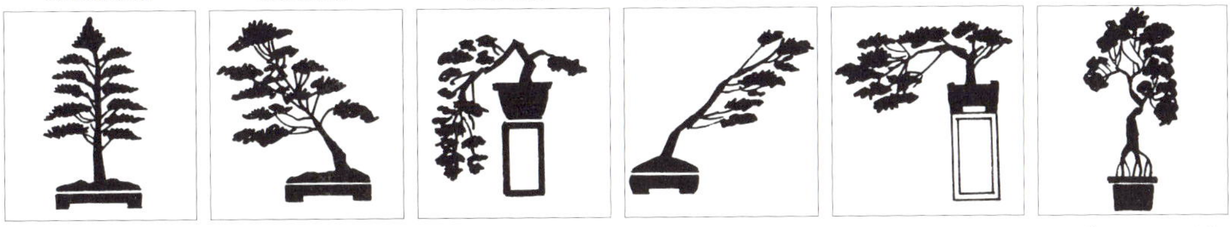

VERTICAL FORMAL · TRONCO INCLINADO · CASCADA · AZOTADO POR EL VIENTO · SEMICASCADA · RAÍCES VISTAS

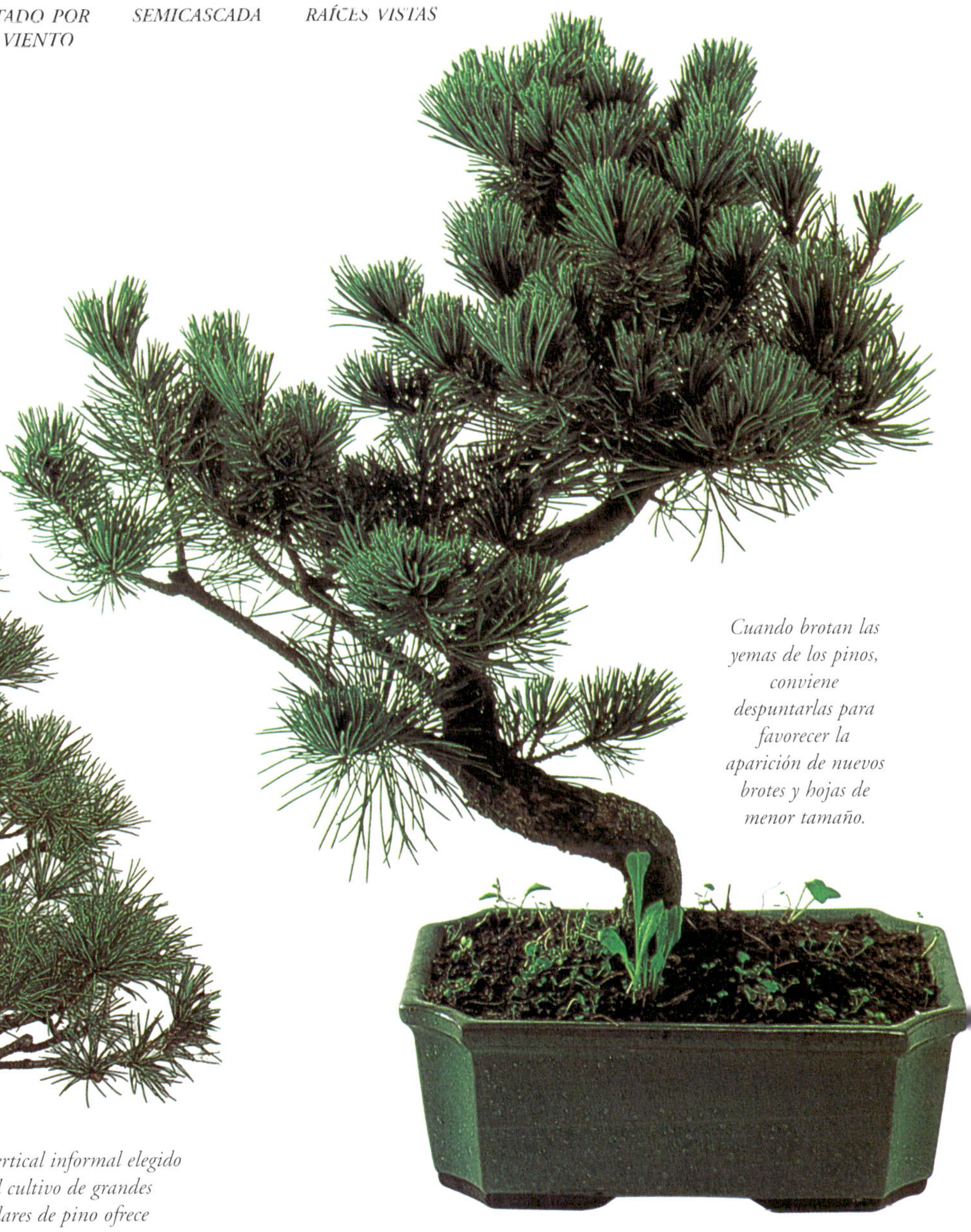

Cuando brotan las yemas de los pinos, conviene despuntarlas para favorecer la aparición de nuevos brotes y hojas de menor tamaño.

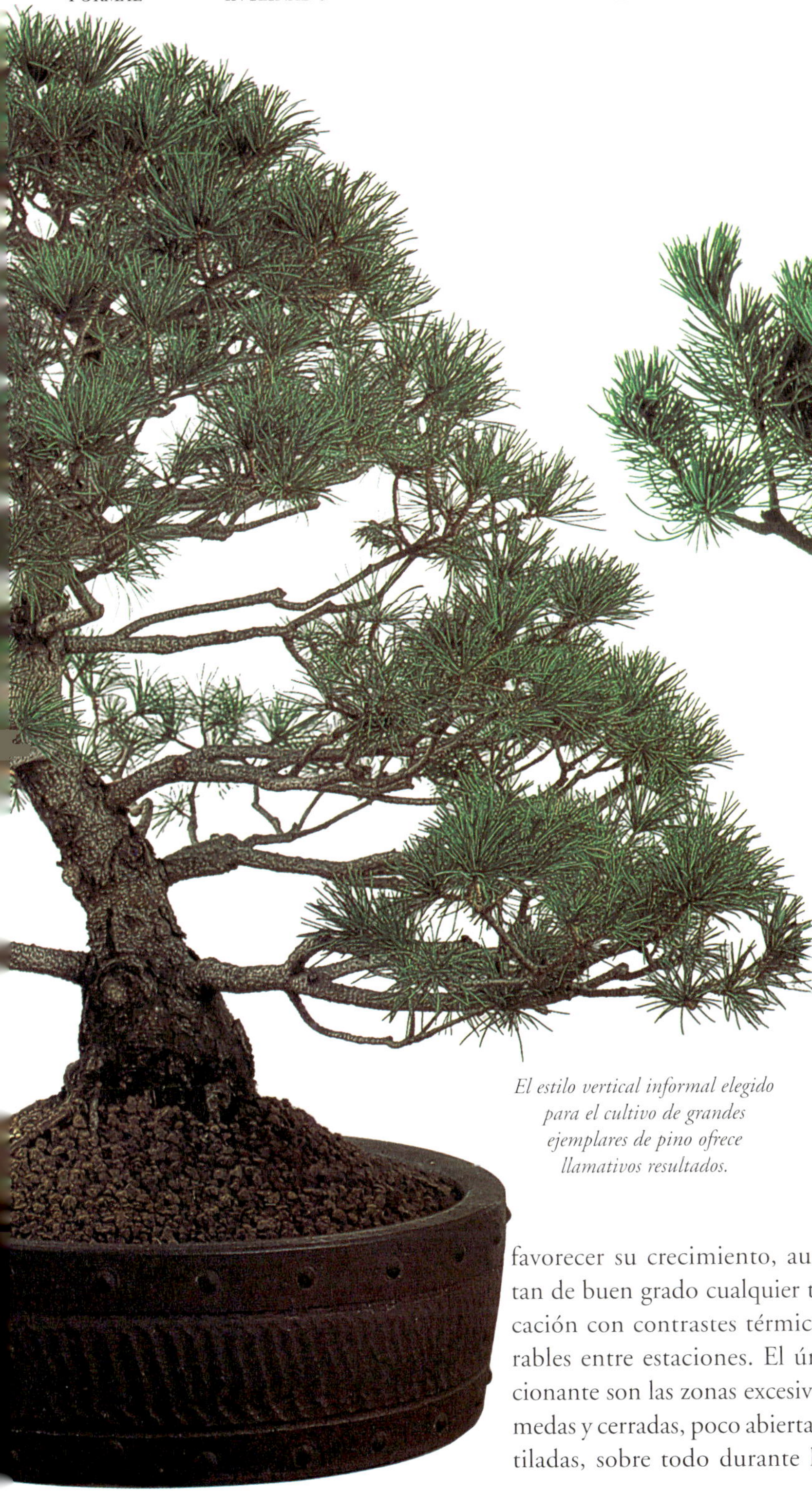

El estilo vertical informal elegido para el cultivo de grandes ejemplares de pino ofrece llamativos resultados.

favorecer su crecimiento, aunque aceptan de buen grado cualquier tipo de ubicación con contrastes térmicos considerables entre estaciones. El único condicionante son las zonas excesivamente húmedas y cerradas, poco abiertas y mal ventiladas, sobre todo durante la época de lluvias y heladas, pues en tales situaciones las raíces sufren mucho.

El riego ha de ser moderado, asegurando siempre que el exceso de agua se expulse de forma adecuada por los agujeros de drenaje. En todos los casos puede prescindirse de la pulverización, incluso en verano, ya que admiten los ambientes calurosos y secos.

Para obtener un buen suelo conviene tener en cuenta los requerimientos de cada especie, pues algunas son estrictamente de terrenos calcáreos, mientras que otras precisan substratos arcilloso-silíceos, e incluso arenosos. El aporte de abono hay que realizarlo durante la época de máximo desarrollo, desde la primavera hasta el período que precede a la bajada de las temperaturas, el otoño, siempre antes de practicar podas exhaustivas o tras el trasplante. Esta última labor ha de efectuarse al comienzo de la primavera, con anterioridad a que surjan los primeros brotes, teniendo cuidado al podar las raíces de no dañar la principal.

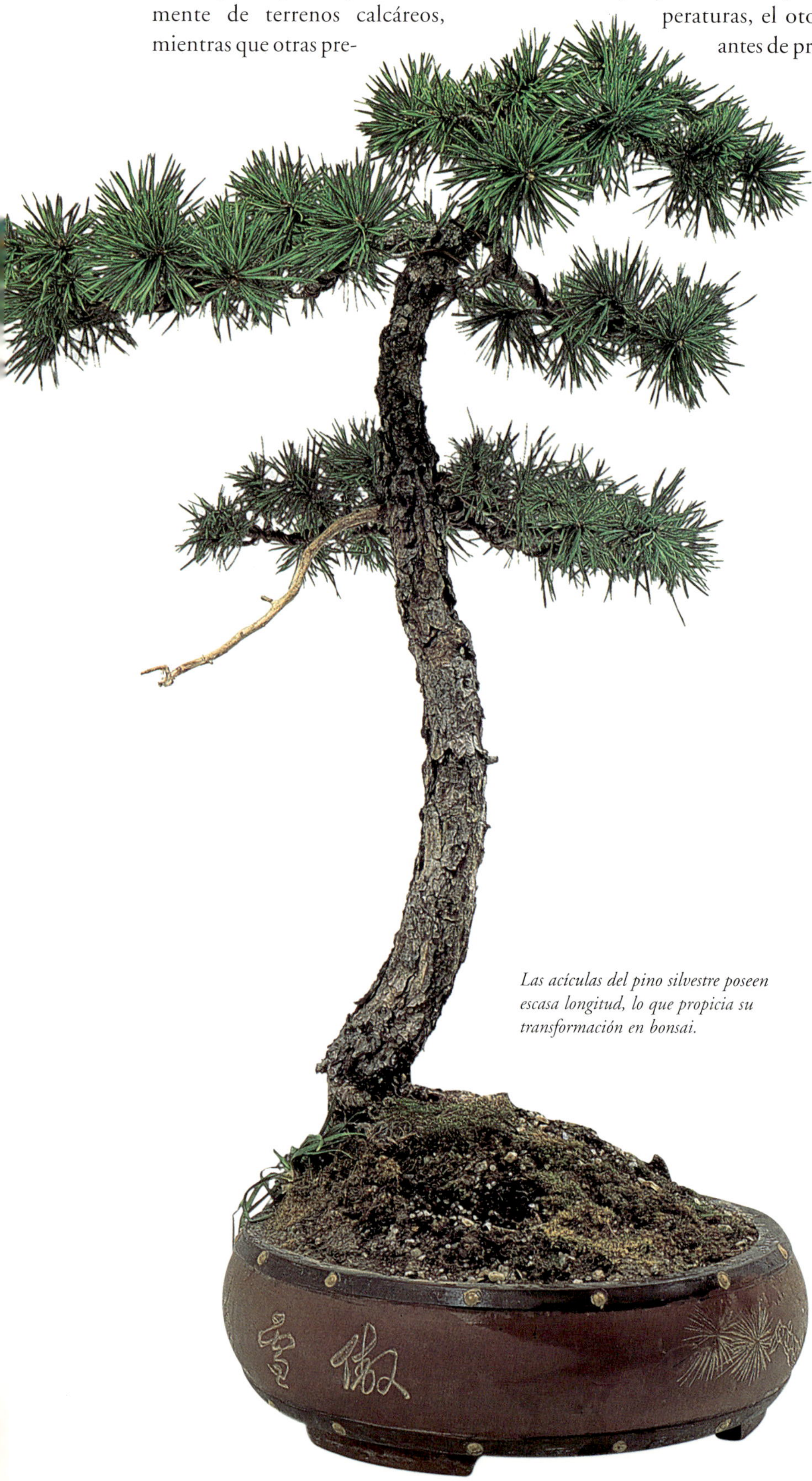

Las acículas del pino silvestre poseen escasa longitud, lo que propicia su transformación en bonsai.

MANTENIMIENTO ESTÉTICO

Conviene pinzar las acículas durante el otoño, retirando las secas y deterioradas en cualquier época del año. Cuando comiencen a surgir los nuevos brotes, y antes de que se abran, es preciso realizar el despunte, dejando una tercera parte de los mismos intacta a fin de propiciar la aparición de acículas de menor tamaño y más numerosas. Si se da el caso de que surgen varios brotes en el mismo extremo, al tratarse de dos, hay que despuntar primero el más largo, mientras que si son tres, la operación se realiza al contrario, comenzando por el más pequeño y acabando por el mayor. La poda de las ramas nunca debe practicarse en la época de crecimiento del pino, pues la pérdida de resina sería considerable, por lo que ha de escogerse el otoño como el momento más propicio para hacerlo.

Para modificar la dirección de las ramas resulta necesario recurrir al alambrado o a elementos tensores, que hay que situar antes de que comience la época desfavorable, y mantenerlos hasta que llegue la primavera, teniendo la precaución de que no queden incrustados en la corteza cuando permanezcan más tiempo.

PLAGAS Y ENFERMEDADES

Es preciso vigilar con detenimiento las hojas y las ramas con objeto de descubrir algún posible inquilino no deseado, como la procesionaria que forma nidos de seda en las ramas, las larvas de escarabajos barrenillos, los pulgones y las cochinillas, que deben ser tratados de manera adecuada para que no proliferen.

Respecto a las enfermedades más habituales, se debe controlar la posible aparición de pústulas de tonalidad parda, la roya, y el mal blanco de las raíces.

Como nota adicional, no hay que olvidar que un mal abonado puede provocar la aparición de puntas secas o rojizas en las

Técnicas de mantenimiento

	INVIERNO	PRIMAVERA	VERANO	OTOÑO
TRASPLANTE	*sí*	*sí*		
RIEGO	*	*	**	*
ABONO		*sí*	*sí*	*sí*
PODA		*sí*		*sí*
ALAMBRADO				*sí*

Reproducción

	INVIERNO	PRIMAVERA	VERANO	OTOÑO
ACODO		*sí*	*sí*	
ESQUEJE O ESTACA	*sí*			
INJERTO	*sí*			
PLANTÓN		*sí*		
SEMILLA	*sí*			

acículas, que podrían confundirse con el ataque de un hongo.

ESPECIES CARACTERÍSTICAS

Pinus cembra. Cembro. Este es un pino de alta montaña del que pueden conseguirse llamativos resultados en estilo de cascada y azotado por el viento. La cualidad más apreciada es la doble tonalidad que presenta su follaje, verde oscuro por fuera y gris por dentro.

Pinus densiflora. Pino rojo japonés. Oriunda del continente asiático, esta es una de las dos especies enanas, junto a *Pinus mugo*, del género *Pinus* sp., que se desarrolla con aspecto de matorral, sobre todo en los primeros años de vida.

Pinus mugo. Pino enano. Su hábitat natural se encuentra en las montañas de Centroeuropa, y está caracterizado por su lento crecimiento y el aspecto achaparrado que adquiere de adulto. Las reducidas dimensiones que definen a esta especie la convierten en especialmente apta para el cultivo en maceta.

Pinus nigra. Pino negro. Especie originaria del Sur y Centro de Europa, que precisa suelos calizos y pedregosos. Está provista de acículas largas y flexibles, con una tonalidad de corteza ciertamente oscura. El despunte de yemas es una práctica necesaria, que debe realizarse de forma reiterada para lograr unos buenos resultados.

Pinus pentaphylla. Pino de cinco agujas. Procede de Japón y, como señala su nombre, posee cinco acículas, agrupadas en el mismo punto de inserción. En las labores de poda de ramas, a diferencia del resto de especies, resulta preciso no retocar la herida hasta que se haya secado por completo.

Pinus sylvestris. Pino silvestre. Su corteza de tonalidad pálida lo delata, destacando al propio tiempo las pequeñas acículas y las piñas que produce. Su hábitat natural son las zonas montañosas del continente europeo, por lo que es capaz de soportar ambientes muy adversos y de marcado contraste entre estaciones.

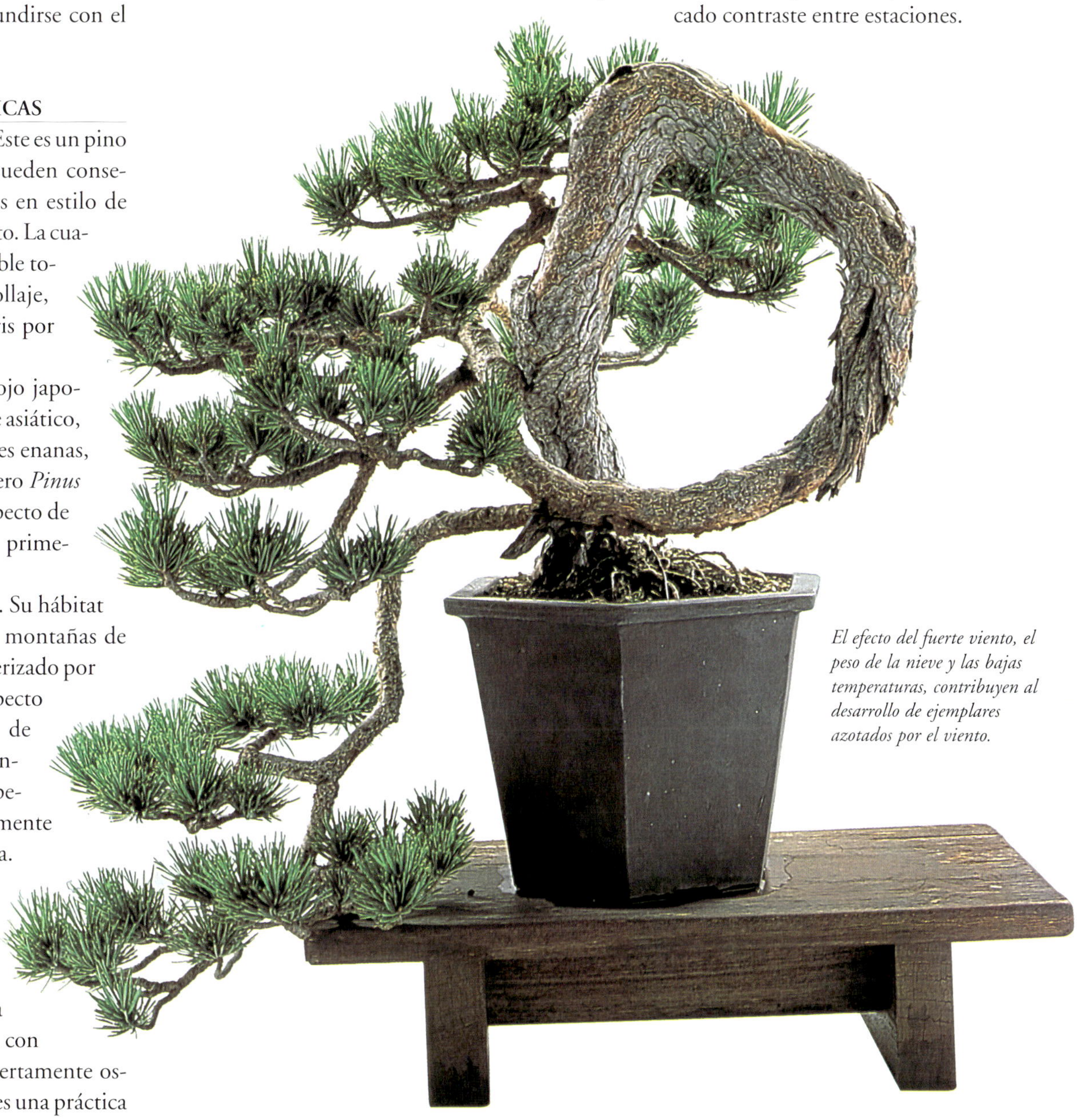

El efecto del fuerte viento, el peso de la nieve y las bajas temperaturas, contribuyen al desarrollo de ejemplares azotados por el viento.

QUERCUS SP.

Encina, Alcornoque

FAM. FAGÁCEAS

EN LAS REGIONES MÁS SEPTENTRIONALES DE EUROPA ES POSIBLE ENCONTRAR ALGUNAS ESPECIES DEL GÉNERO *QUERCUS SP.* CUYAS HOJAS PERSISTEN TODO EL AÑO. SU ASPECTO ES ROBUSTO Y FRONDOSO, Y ESTÁN CAPACITADAS PARA SOPORTAR LOS CAMBIOS CLIMÁTICOS MÁS RIGUROSOS ENTRE LAS DIFERENTES ESTACIONES.

AGUA

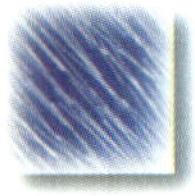

Precisa poca humedad

ATMÓSFERA

Buena ventilación y ambiente seco

LUZ

Agradece sol directo

Tanto en el alcornoque como en la encina, las hojas presentan una textura suave y lisa por el haz, en color verde oscuro, resultando aterciopelado y blanquecino el envés. Son ovaladas y en ocasiones están provistas de un contorno espinoso. Su crecimiento es muy lento, lo que propicia la formación de troncos muy robustos y copas de considerable belleza, en unos casos bastante compactas y en otros irregulares y abiertas. Como en el resto del género, los frutos, denominados bellotas, son muy característicos, pues presentan una cubierta de tonalidad parda y están enfundados en una pequeña caperuza en su base.

MANTENIMIENTO VEGETATIVO

Precisan de una ubicación soleada, en ambientes secos y calurosos, que es donde adquieren las cualidades más llamativas desde el punto de vista estético. El frío invernal, incluso las temperaturas bajo cero, no suponen ningún inconveniente para los ejemplares, aunque debido a las reducidas dimensiones de suelo en que se desarrollan las raíces en estos cultivos, siempre es recomendable conferir un mínimo de protección si las adversidades son excesivas.

Hay que proporcionar un mínimo aporte de agua, a base de riegos poco frecuentes, sólo cuando el substrato se seque, vigilando que el suelo disponga del drenaje adecuado. Es necesario realizar el abonado en primavera y otoño, a fin de facilitar recursos a los nuevos brotes y preparar al ejemplar para soportar el invierno. El trasplante conviene realizarlo cada uno o dos años, suministrando una base arcillosa compacta en la que exista una tercera parte de materia orgánica.

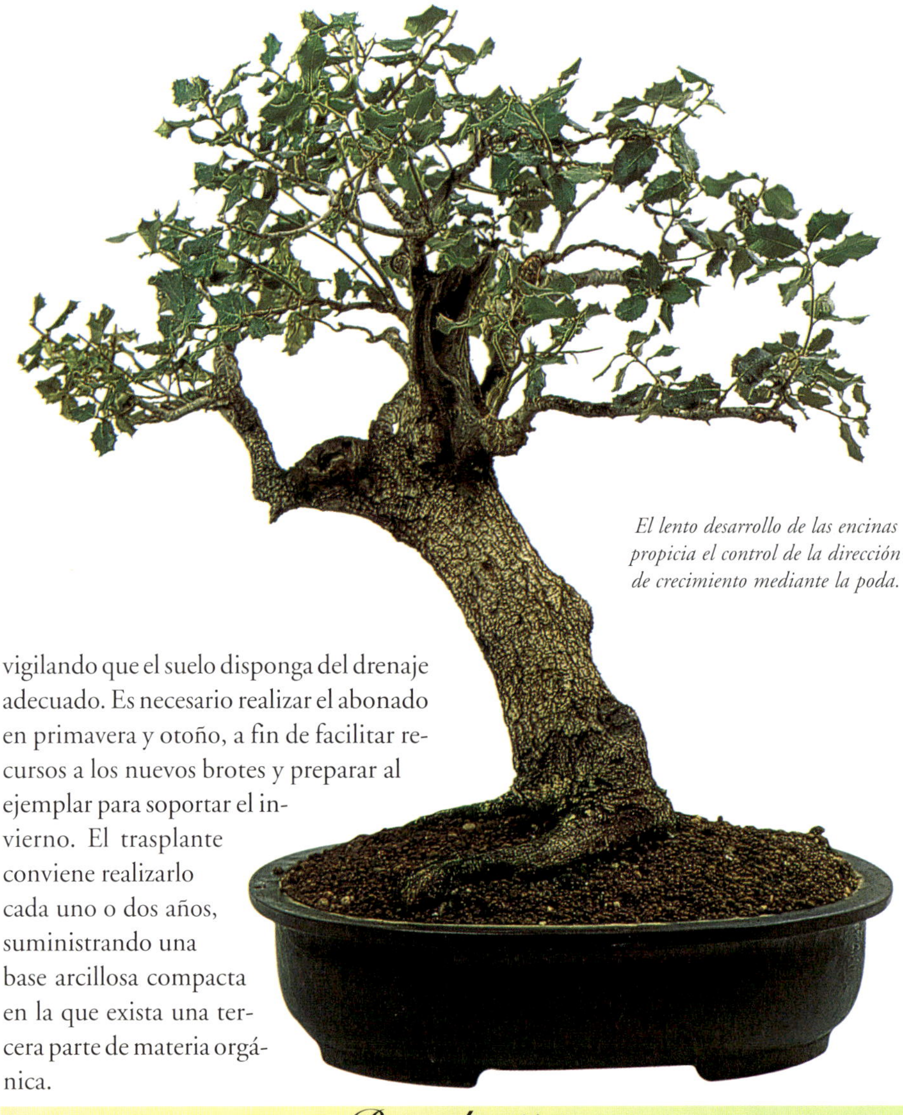

El lento desarrollo de las encinas propicia el control de la dirección de crecimiento mediante la poda.

Reproducción

	INVIERNO	PRIMAVERA	VERANO	OTOÑO
ACODO		*No es habitual*		
ESQUEJE O ESTACA	*sí*			
INJERTO		*No es habitual*		
PLANTÓN		*sí*		
SEMILLA				*sí*

Técnicas de mantenimiento

	INVIERNO	PRIMAVERA	VERANO	OTOÑO
TRASPLANTE	sí			
RIEGO	*	*	**	*
ABONO		sí		sí
PODA	sí	sí	sí	
ALAMBRADO		No conviene practicarlo		

MANTENIMIENTO ESTÉTICO

La poda de los nuevos brotes ha de efectuarse a finales de primavera y principios de verano, despuntándolos una vez hayan brotado varias hojas y el tallo no se encuentre endurecido. En invierno hay que podar las ramas leñosas, practicando unos cortes limpios y perfectamente terminados. Resulta recomendable eliminar las hojas que se desprenden a lo largo de todo el año, así como cepillar la base del tronco de la encina si proliferan manchas de color verde por exceso de humedad. La dirección de crecimiento de estas especies se logra por medio de la poda, pues su lenta evolución y la dureza de su madera dificultan el alambrado, en especial en el caso del alcornoque, ya que posee una corteza que se dañaría con suma facilidad.

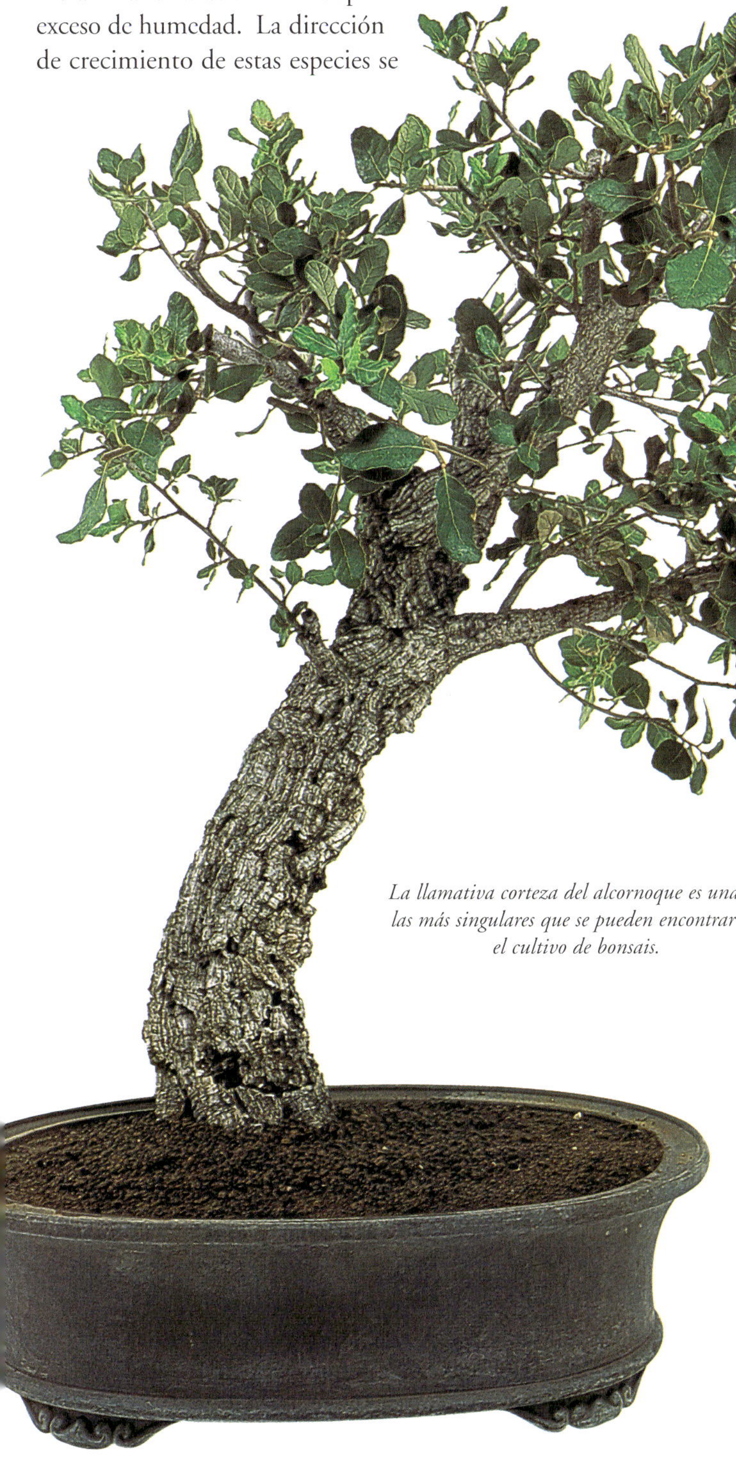

La llamativa corteza del alcornoque es una de las más singulares que se pueden encontrar en el cultivo de bonsais.

PLAGAS Y ENFERMEDADES

Suelen ser árboles resistentes a la mayoría de las plagas de insectos y cochinillas, aunque pueden verse afectados por hongos en ambientes demasiado húmedos. La proliferación de oídio debe controlarse tan pronto como sea posible, situando el ejemplar en un lugar más seco, reduciendo el aporte de agua y aplicando un fungicida adecuado tras eliminar las hojas enfermas.

ESPECIES CARACTERÍSTICAS

Quercus ilex. Encina. Desarrolla copas compactas y algo rechonchas. Dispone de hojas espinosas cuando el ambiente es seco y extremo, perdiéndolas en regiones de marcada humedad ambiental y menor contraste entre estaciones. La corteza es muy rugosa y está repleta de grietas no demasiado profundas.

Quercus suber. Alcornoque. El aspecto de la copa es abierto, con ramas de crecimiento vertical. Las hojas no son demasiado rígidas ni tienen espinas en el margen. La cualidad que mejor define a esta especie es sin duda su corteza, de enorme grosor y provista de grandes grietas. De ella se extrae el corcho.

Estilos

CHOKKAN

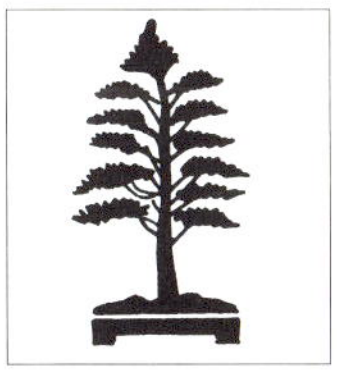

VERTICAL FORMAL

HOKIDACHI

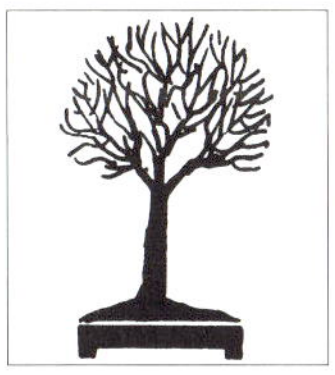

ESCOBA

MOYOGI

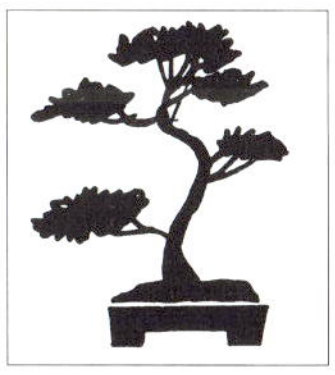

VERTICAL INFORMAL

SOKAN

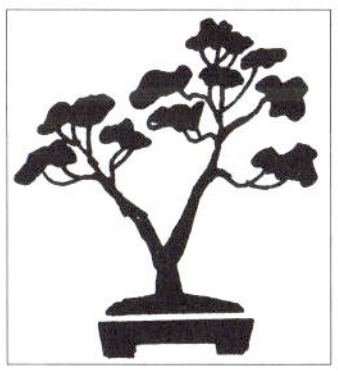

TRONCO GEMELO

SERISSA PHOETIDA

Serissa

FAM. RUBIÁCEAS

ESTA ESPECIE, ORIUNDA DEL SUDESTE ASIÁTICO, ES DE ASPECTO DELICADO Y EXIGENTE EN CUANTO A CONDICIONES AMBIENTALES, YA QUE SU HÁBITAT NATURAL PRESENTA UN MARCADO CARÁCTER TROPICAL CON TEMPERATURAS SUAVES. COMO PECULIARIDAD, CABE DESTACAR EL OLOR QUE DESPIDE SU CORTEZA AL SER MANIPULADA, MUY PECULIAR Y NO ESPECIALMENTE APTO PARA AMBIENTAR EL ENTORNO.

AGUA	ATMÓSFERA	LUZ
Pulverizado y riego regular	Cálida y húmeda	Abundante pero sin sol directo

La serissa es un arbusto de mediana talla y tonalidad pálida, tanto en la corteza como en el follaje, ideal para llevar a cabo el cultivo en forma de bonsai, cuya floración resulta abundante aunque no demasiado llamativa, ya que las flores son de pequeño tamaño. Sus hojas proliferan en gran número, tienen unas dimensiones reducidas, y poseen un contorno ovalado característico, existiendo algunas variedades que presentan un margen de colorido más claro.

MANTENIMIENTO VEGETATIVO

Prefiere abundante luz, aunque no soporta la exposición directa a los rayos del sol, y requiere una atmósfera cálida y húmeda, sin cambios bruscos de temperatura ni corrientes de aire. Durante el invierno ha de mantenerse protegida en el interior evitando someterla a temperaturas inferiores a los 12ºC, mientras que en verano puede disfrutar de la bonanza del clima en el exterior. Los riegos no conviene que sean excesivos, si bien es cierto que precisa humedad constante, especialmente en la parte aérea. Para lograr un aporte de agua apropiado, hay que pulverizar el follaje a diario y mantener el recipiente apoyado sobre una bandeja con guijarros o arcilla expandida siempre húmedos.

El substrato más indicado es el elaborado con compost ácido, ya sea tierra de brezo o castaño, mezclado con arcilla de origen silíceo. Esta mezcla debe ser reforzada con fertilizantes en el período de despunte de nuevos brotes, reduciendo las dosis durante la floración y el estío, reanudándolas en otoño hasta el inicio del invierno. El trasplante y la poda de las raíces ha de practicarse al principio de primavera, anualmente o cada dos años.

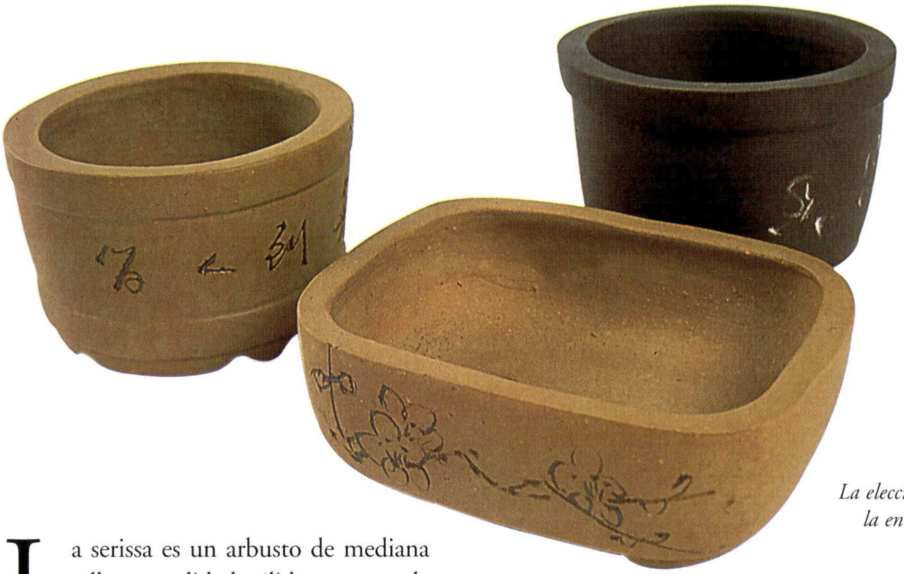

La elección del recipiente depende de las dimensiones del ejemplar, la envergadura de su copa y el estilo escogido para el cultivo.

Técnicas de mantenimiento

	INVIERNO	PRIMAVERA	VERANO	OTOÑO
TRASPLANTE		sí		
RIEGO	*	**	***	**
ABONO		sí		sí
PODA	sí			
ALAMBRADO			sí	sí

Reproducción

	INVIERNO	PRIMAVERA	VERANO	OTOÑO
ACODO		No suele dar buenos resultados		
ESQUEJE O ESTACA		sí		
INJERTO		No es habitual		
PLANTÓN		sí		
SEMILLA		No suele dar buenos resultados		

Estilos

CHOKKAN *HOKIDACHI* *NEJIKAN* *NEAGARI*

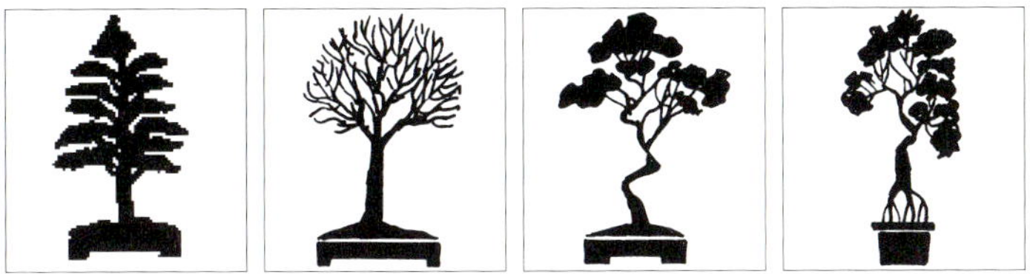

VERTICAL FORMAL *ESCOBA* *TORTUOSO* *RAÍCES VISTAS*

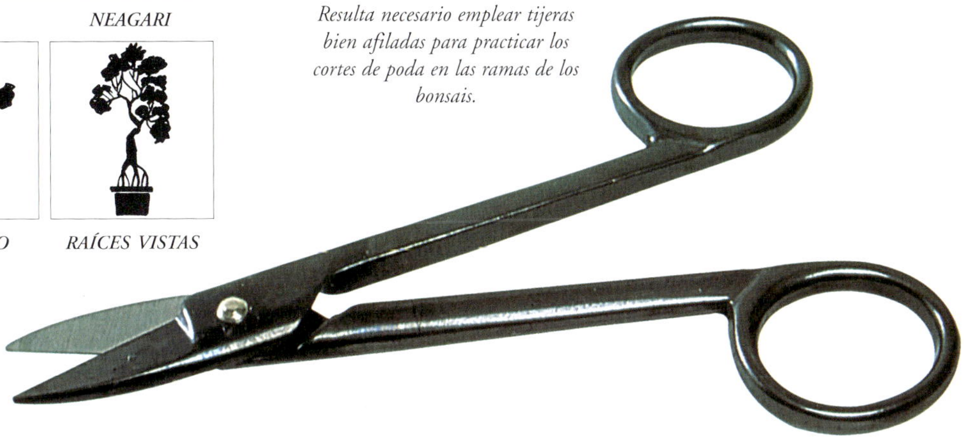

Resulta necesario emplear tijeras bien afiladas para practicar los cortes de poda en las ramas de los bonsais.

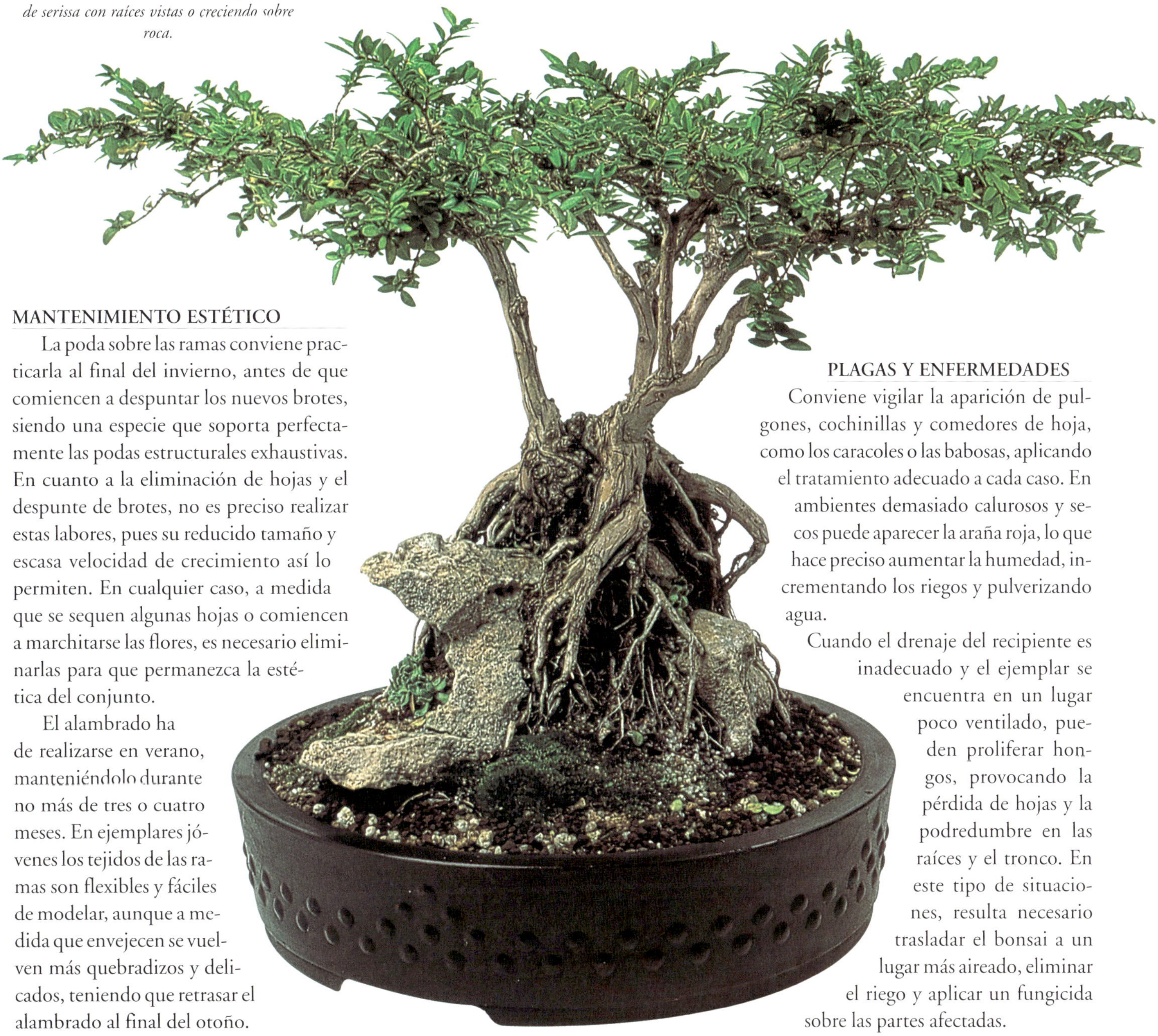

Es relativamente sencillo obtener ejemplares de serissa con raíces vistas o creciendo sobre roca.

MANTENIMIENTO ESTÉTICO

La poda sobre las ramas conviene practicarla al final del invierno, antes de que comiencen a despuntar los nuevos brotes, siendo una especie que soporta perfectamente las podas estructurales exhaustivas. En cuanto a la eliminación de hojas y el despunte de brotes, no es preciso realizar estas labores, pues su reducido tamaño y escasa velocidad de crecimiento así lo permiten. En cualquier caso, a medida que se sequen algunas hojas o comiencen a marchitarse las flores, es necesario eliminarlas para que permanezca la estética del conjunto.

El alambrado ha de realizarse en verano, manteniéndolo durante no más de tres o cuatro meses. En ejemplares jóvenes los tejidos de las ramas son flexibles y fáciles de modelar, aunque a medida que envejecen se vuelven más quebradizos y delicados, teniendo que retrasar el alambrado al final del otoño.

PLAGAS Y ENFERMEDADES

Conviene vigilar la aparición de pulgones, cochinillas y comedores de hoja, como los caracoles o las babosas, aplicando el tratamiento adecuado a cada caso. En ambientes demasiado calurosos y secos puede aparecer la araña roja, lo que hace preciso aumentar la humedad, incrementando los riegos y pulverizando agua.

Cuando el drenaje del recipiente es inadecuado y el ejemplar se encuentra en un lugar poco ventilado, pueden proliferar hongos, provocando la pérdida de hojas y la podredumbre en las raíces y el tronco. En este tipo de situaciones, resulta necesario trasladar el bonsai a un lugar más aireado, eliminar el riego y aplicar un fungicida sobre las partes afectadas.

Bonsais de hoja caduca

EL ENCANTO DE LAS ESPECIES ARBÓREAS NO SÓLO RESIDE EN EL ESPLENDOR DE SU FOLLAJE, SINO QUE ES FRECUENTE QUE LA SILUETA DESNUDA DE LA COPA DE LOS ÁRBOLES DE HOJA CADUCA TAMBIÉN SUPONGA UNA ESPLÉNDIDA PROPUESTA ORNAMENTAL, ESPECIALMENTE CUANDO EL ESTILO ELEGIDO PARA EL EJEMPLAR PRESENTA UNOS LOGROS ESTÉTICOS DIGNOS DE ELOGIO.

En lo que respecta a los requerimientos que precisan estos árboles para su cultivo en maceta, resulta imprescindible conocer las peculiaridades de cada ejemplar, informándose de las necesidades y las preferencias que demanda en el medio natural la especie a la que pertenece, y actuando en concordancia a fin de reproducirlas en la zona de cultivo. Por ejemplo, los abedules *(Betula sp.)* requieren mucha luz y agua, en ambientes frescos y secos, los carpes *(Carpinus sp.)* demandan sombra al menos durante el verano y abundante agua, soportando cualquier tipo de climatología, siempre y cuando no sea demasiado calurosa y seca, mientras que para los sauces *(Salix sp.)* la humedad ha de ser constante, ya que incluso soportan el encharcamiento, prefiriendo zonas soleadas en climatologías de marcada estacionalidad.

La mayoría de estas especies presentan una serie de necesidades y atenciones que, a grandes rasgos, son muy semejantes entre unas y otras. Las labores de poda de ramas leñosas y de cierto tamaño conviene practicarlas al final del invierno, cuando la savia aún no se ha movilizado, mientras que los nuevos brotes deben pinzarse de forma frecuente durante la primavera y el verano, con objeto de propiciar un control sobre el crecimiento de ramas y hojas.

Referente al modelado y la modificación de la dirección de crecimiento, resulta necesario apuntar que las especies de crecimiento rápido suelen precisar labores de alambrado y presión-tensión mediante cuerdas, torniquetes o separadores, combinadas en la medida de lo posible con la poda, siendo esta última técnica la más apropiada para aquellas que tengan un desarrollo más lento y, por consiguiente, una madera más rígida y robusta.

Suele ser habitual que en cada género de árboles existan varias especies aptas para el cultivo en maceta, aunque conviene escoger siempre aquellas que, de forma natural, brindan unas características peculiarmente aptas para su transformación en bonsai. El crecimiento lento, la talla reducida o la presencia de hojas de pequeño ta maño, son los criterios de

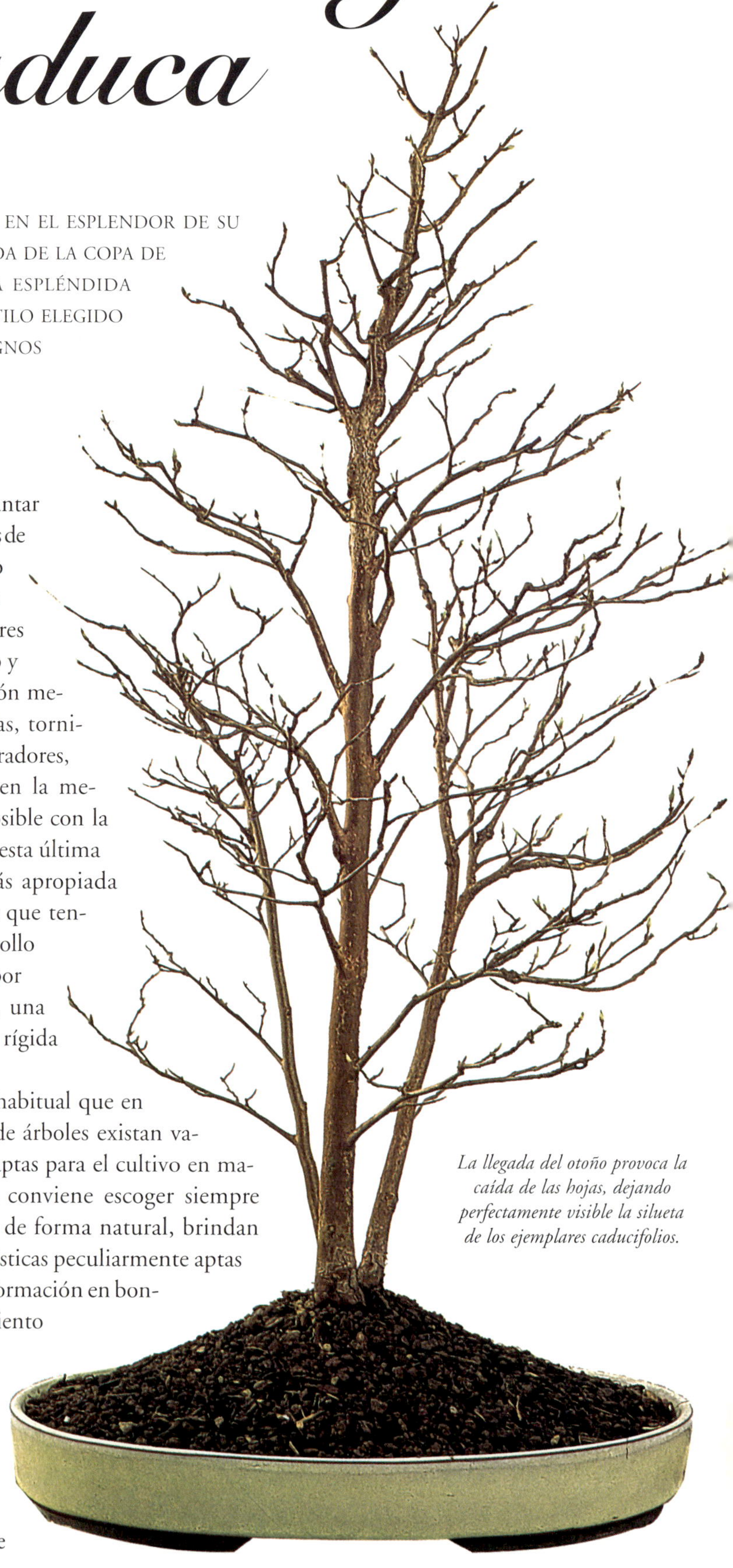

La llegada del otoño provoca la caída de las hojas, dejando perfectamente visible la silueta de los ejemplares caducifolios.

La mayoría de las especies de árboles de hoja caduca se agrupan en la naturaleza formando densos y frondosos bosques.

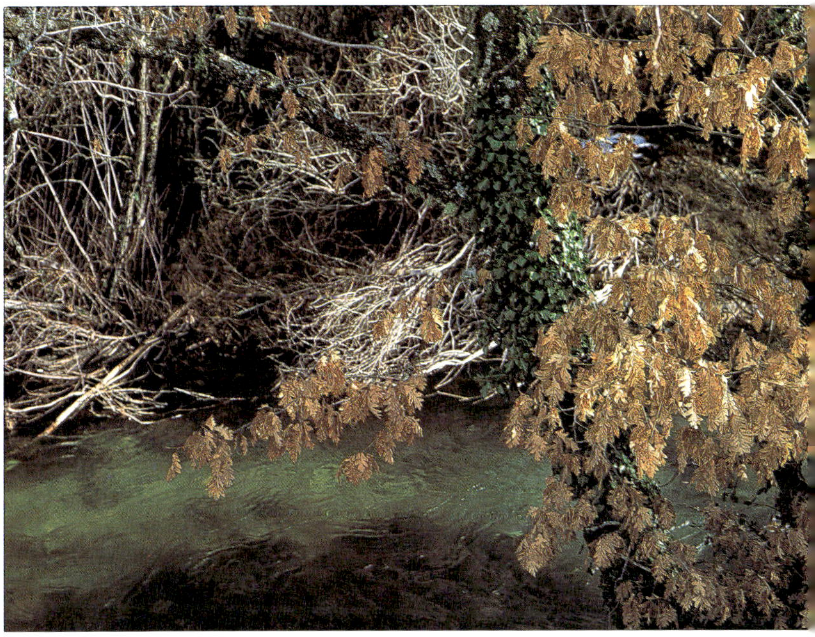

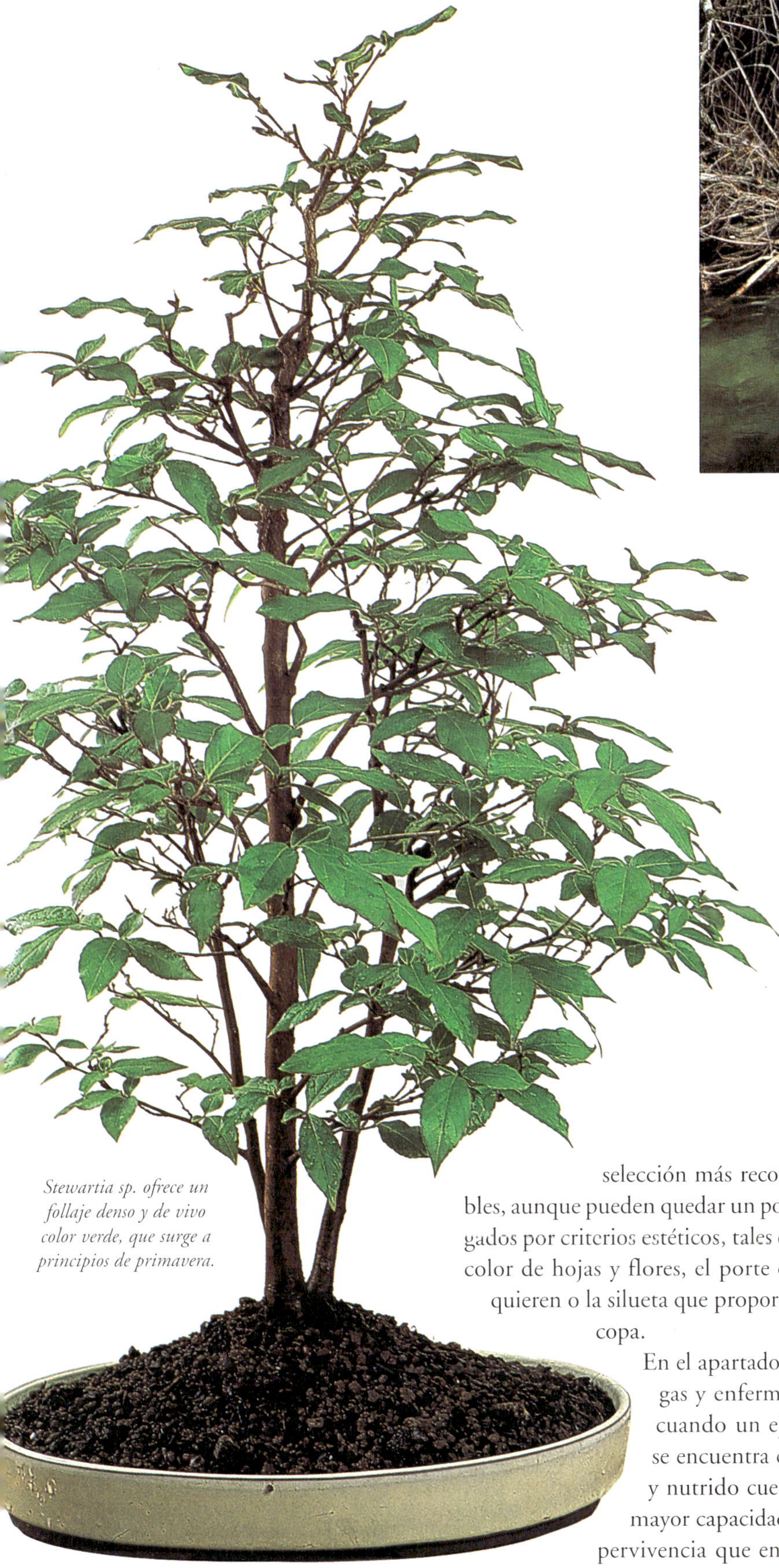

Stewartia sp. ofrece un follaje denso y de vivo color verde, que surge a principios de primavera.

selección más recomendables, aunque pueden quedar un poco relegados por criterios estéticos, tales como el color de hojas y flores, el porte que adquieren o la silueta que proporciona la copa.

En el apartado de plagas y enfermedades, cuando un ejemplar se encuentra cuidado y nutrido cuenta con mayor capacidad de supervivencia que en condiciones de cultivo inadecuadas. A pesar de ello, existen enfermedades específicas de cada especie, que es importante aprender a reconocer antes de que se produzcan, mientras que otras son más generalizadas, debido a la proximidad de plantas ornamentales en la zona de cultivo, como sucede con los pulgones, las cochinillas y algunas enfermedades de origen fúngico, o bien por mantener condiciones de excesiva humedad y falta de ventilación en plantas que no la requieren.

La elección del estilo a seguir en el cultivo de cualquier tipo de árbol caducifolio conviene que se realice a partir de los cánones que marca la naturaleza, observados en ejemplares que se desarrollan en su región de origen y están expuestos a diversos condicionantes climáticos, al igual que a las adversidades que en ocasiones provoca la orografía del terreno.

El método más práctico y recomendable para obtener nuevos ejemplares de bonsai es recurrir a los plantones ya desarrollados y que presenten un crecimiento próximo al requerido para el cultivo en maceta. Para las personas que poseen mayor destreza quedan las técnicas de acodo e injerto, a partir de las cuales es posible crear ejemplares de llamativas cualidades. La plantación de semillas tiene un encanto especial, aunque requiere bastante tiempo hasta poder disfrutar de ejemplares adultos.

ACER SP.

Arce

FAM. ACERÁCEAS

SU HÁBITAT NATURAL SE ENCUENTRA EN LAS REGIONES TEMPLADO-FRÍAS DEL HEMISFERIO NORTE EN LOS CONTINENTES DE EUROPA, AMÉRICA Y ASIA. LAS ESPECIES PERTENECIENTES A ESTE GÉNERO SON DE HOJA CADUCA, CON PORTE ARBUSTIVO O ARBÓREO, Y ENTRE SUS CUALIDADES ESTÉTICAS MÁS CARACTERÍSTICAS CABE DESTACAR LA TONALIDAD QUE ADQUIEREN AL LLEGAR EL OTOÑO, CON UNA VARIACIÓN CROMÁTICA QUE VA DESDE EL AMARILLO MÁS PURO HASTA EL COLOR PÚRPURA MÁS INTENSO.

AGUA

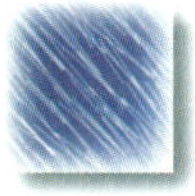

Alta humedad ambiental, riego moderado.

ATMÓSFERA

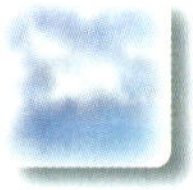

Indiferente, soporta diversos tipos de ambiente

LUZ

Pleno sol o sombra, dependiendo de la especie

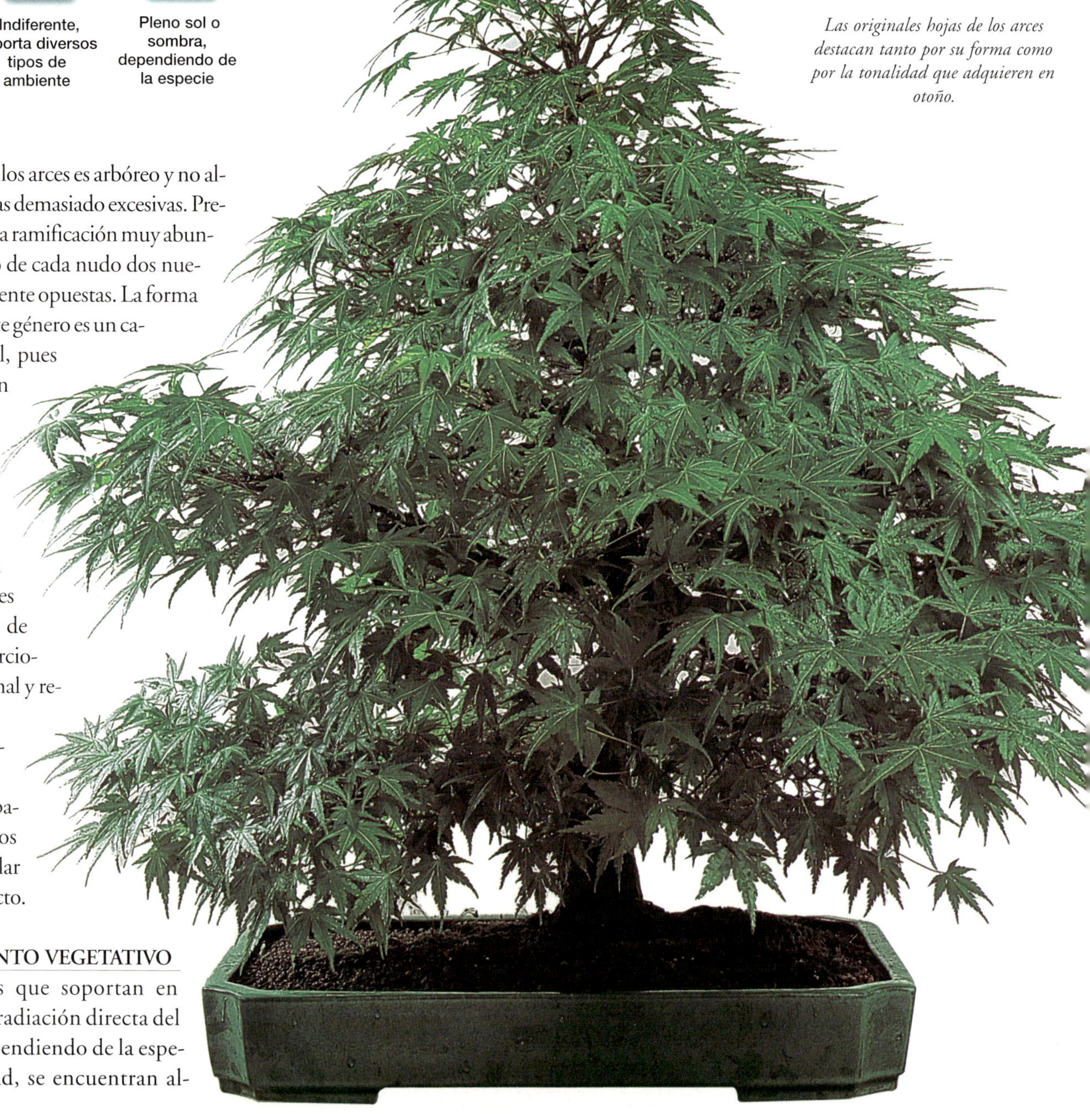

Las originales hojas de los arces destacan tanto por su forma como por la tonalidad que adquieren en otoño.

El porte de los arces es arbóreo y no alcanza tallas demasiado excesivas. Presentan una ramificación muy abundante, surgiendo de cada nudo dos nuevas ramas totalmente opuestas. La forma de las hojas en este género es un carácter diferencial, pues están divididas en varios lóbulos más o menos pronunciados y de contorno aserrado, que cambian de tonalidad antes de desprenderse de las ramas, proporcionando una original y relajante estampa otoñal. Tras la fecundación de sus discretas flores aparecen unos frutos alados, de singular y llamativo aspecto.

MANTENIMIENTO VEGETATIVO

Son plantas que soportan en gran medida la radiación directa del sol, aunque dependiendo de la especie o la variedad, se encuentran algunas que necesitan el resguardo de una sombra, debido a la delicadeza de sus hojas. En cualquier caso, la luminosidad ha de ser considerable. Requieren ambiente fresco y húmedo, con un mínimo de protección contra las heladas y el excesivo calor y la sequedad del verano. Precisan buena ventilación y un aporte de agua moderado, teniendo que incrementar los riegos en verano, al igual que el pulverizado de hojas y tallos, cuando la sequedad atmosférica sea excesiva.

Estilos

CHOKKAN	HOKIDACHI	MOYOGI	NEJIKAN	NEAGARI	YAMAYORI

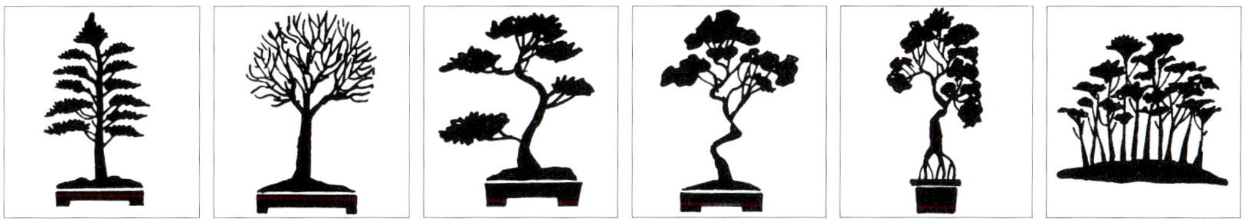

VERTICAL FORMAL	ESCOBA	VERTICAL INFORMAL	TORTUOSO	RAÍCES VISTAS	BOSQUECILLO

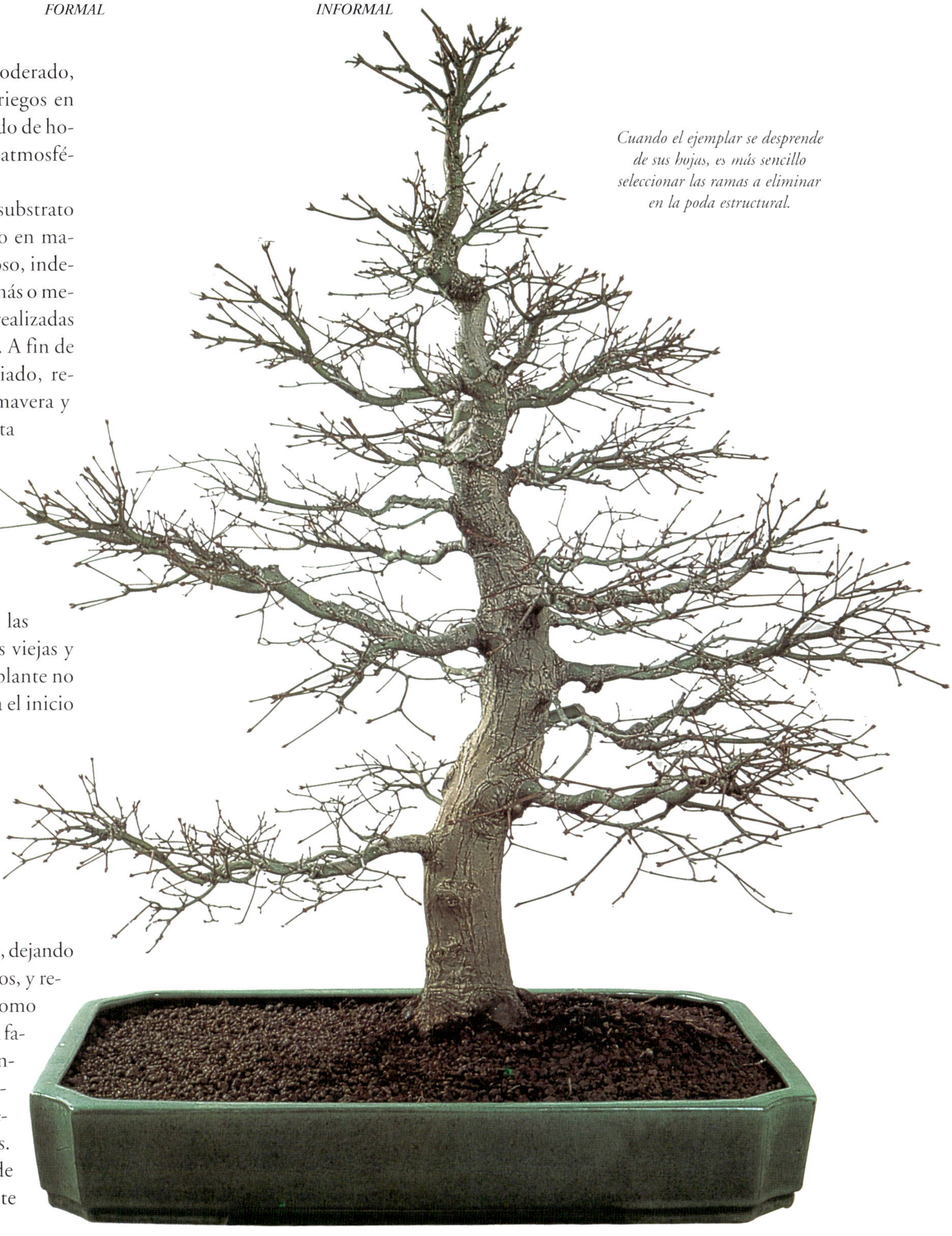

Cuando el ejemplar se desprende de sus hojas, es más sencillo seleccionar las ramas a eliminar en la poda estructural.

Para proporcionar un buen substrato es preciso emplear compost rico en materia orgánica y que resulte poroso, independientemente de su carácter más o menos ácido, aunque las mezclas realizadas con tierra calcárea les favorecen. A fin de mantener un desarrollo apropiado, resulta necesario fertilizar en primavera y otoño, con más motivo si se trata de abonos de descomposición lenta. El cambio de recipiente y la poda de raíces hay que practicarlo cada dos o tres años, antes de que comiencen a despuntar los primeros brotes, eliminando la tierra adherida a las raíces para poder retirar las más viejas y estropeadas. Tras realizar el trasplante no conviene abonar, al menos hasta el inicio del otoño.

MANTENIMIENTO ESTÉTICO

Debido a la rápida proliferación de nuevos brotes que presentan los arces, resulta conveniente despuntar las yemas cuando comiencen a desarrollarse, dejando en cada rama no más de dos nudos, y repetir la operación tantas veces como sea preciso mientras dure la época favorable del año. Al final del invierno hay que podar las ramas lignificadas (leñosas), procurando seguir los criterios estéticos básicos. En lo que respecta al pinzado de hojas, ha de mantenerse durante

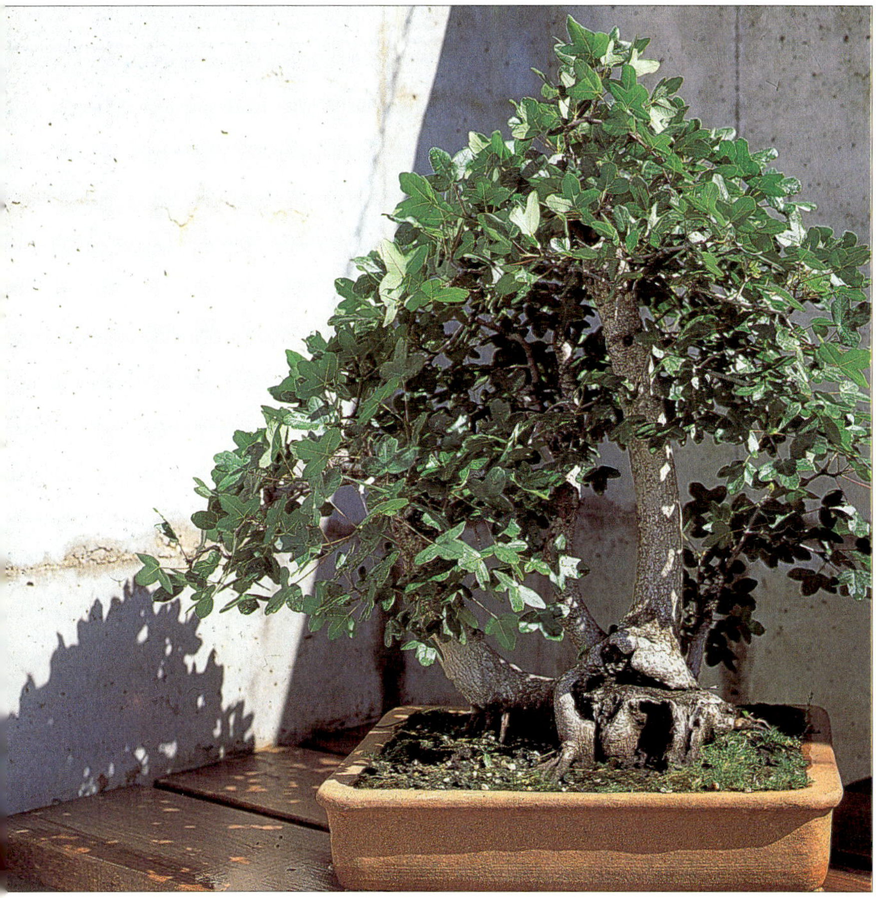

El arce de Montpellier resulta idóneo para el cultivo en maceta, adaptándose sin ningún tipo de inconveniente.

tancia, pueden aparecer pulgones y cochinillas en las axilas de las hojas o en los nuevos brotes. En tal caso, es preciso tratar el problema tan pronto sea descubierto, aplicando el insecticida más apropiado (una solución perfectamente indicada es recurrir a los específicos de sus homónimos a tamaño natural, reduciendo las concentraciones recomendadas a la mitad).

En ambientes demasiado húmedos y poco ventilados conviene vigilar la aparición de oídio, fácil de identificar por la presencia de manchas blanquecinas en las hojas. Mediante la aplicación de fungicidas derivados del azufre, además de tratarlo, es posible prevenir su presencia en próximas temporadas.

todo el período que abarcan las estaciones de primavera y verano, retirando aquellas que tengan un tamaño excesivo. Gracias a la dureza de estos árboles, la defoliación exhaustiva es una técnica apropiada cuando se desea provocar la presencia de hojas de menor tamaño, aunque nunca se debe poner en práctica el mismo año del trasplante. En ocasiones, es posible que aparezca verdín en la base del tronco, siendo recomendable cepillar con suavidad la superficie afectada para mejorar su aspecto.

A través de unas cuidadosas labores de poda, el estilo adjudicado a cada ejemplar de arce se consigue sin ningún tipo de problema, a pesar de que a veces puede resultar necesario modificar la dirección de alguna rama, especialmente si se pretende obtener un desarrollo horizontal en las mismas. Para ello, hay que recurrir a cualquiera de las técnicas de tensión y alambrado, siendo preciso en todo momento cubrir la corteza con pequeños protectores de caucho, rafia o láminas de madera, pues resulta algo delicada y podría quedar impresa la marca de la cuerda o el alambre.

PLAGAS Y ENFERMEDADES

Durante la primavera puede sufrir el ataque de escarabajos barrenillos que depositan sus huevos y provocan, con la proliferación de larvas, galerías bajo la corteza que perjudican seriamente al ejemplar. Es en esta estación cuando hay que actuar para controlar la presencia de los adultos.

Si las condiciones de cultivo son inapropiadas o la planta se encuentra debilitada tras el trasplante o cualquier otra circuns-

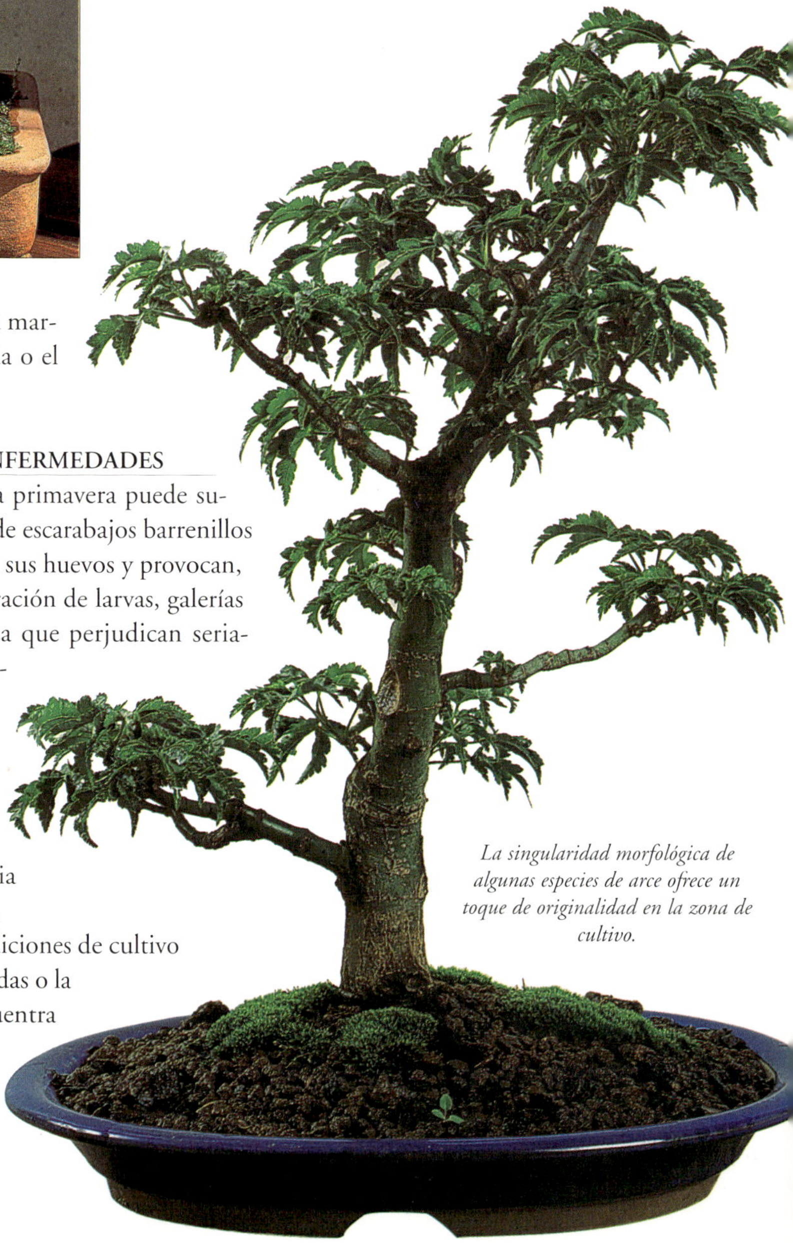

La singularidad morfológica de algunas especies de arce ofrece un toque de originalidad en la zona de cultivo.

La antracnosis es otra enfermedad producida por hongo que provoca la aparición de manchas rojizas en las hojas. El tratamiento es el mismo que en el caso del oídio, procurando en ambas patologías eliminar las hojas y los tallos afectados cuando el ataque haya sido considerable.

ESPECIES CARACTERÍSTICAS

Acer buergerianum. Arce de tres lóbulos. Oriunda del Sudeste Asiático, resulta especialmente indicada para obtener ejemplares de porte esbelto y elegante, destacando la división en tres foliolos de las hojas y las escamas que constituyen la corteza. La proximidad del invierno propicia el cambio de tonalidad en las hojas, verde en verano y rojiza-anaranjada en otoño.

Acer monspessulanum. Arce de Montpellier. Esta especie tiene su área de distribución en la Cuenca Mediterránea. Presenta hojas de pequeño tamaño y divididas en tres lóbulos bien diferenciados, que al llegar el otoño pierden la tonalidad verde para tornarse a un color amarillo dorado de gran intensidad.

Acer palmatum. Arce japonés. Como su nombre indica, proviene de Japón, resaltando por encima de otras cualidades el llamativo contorno de sus hojas, que se ve favorecido por la considerable belleza de las tonalidades otoñales que adquieren.

Dentro de esta especie conviene destacar la variedad *aureum*, caracterizada por poseer hojas divididas en cinco lóbulos de color verde, que mantienen el margen constantemente teñido de un tono rojizo muy tenue. En otoño se vuelven de color dorado. También se encuentra la *disectum atropurpureum*, una de las variedades más llamativas, pues a la intensa tonalidad púrpura de las hojas durante todo el año, se suma la presencia de unos foliolos muy estrechos y alargados.

Acer rubrum. Arce rojo. Procede de Norte América, concretamente de Canadá, destacando por la prematura coloración rojiza que presenta antes de que concluya el verano.

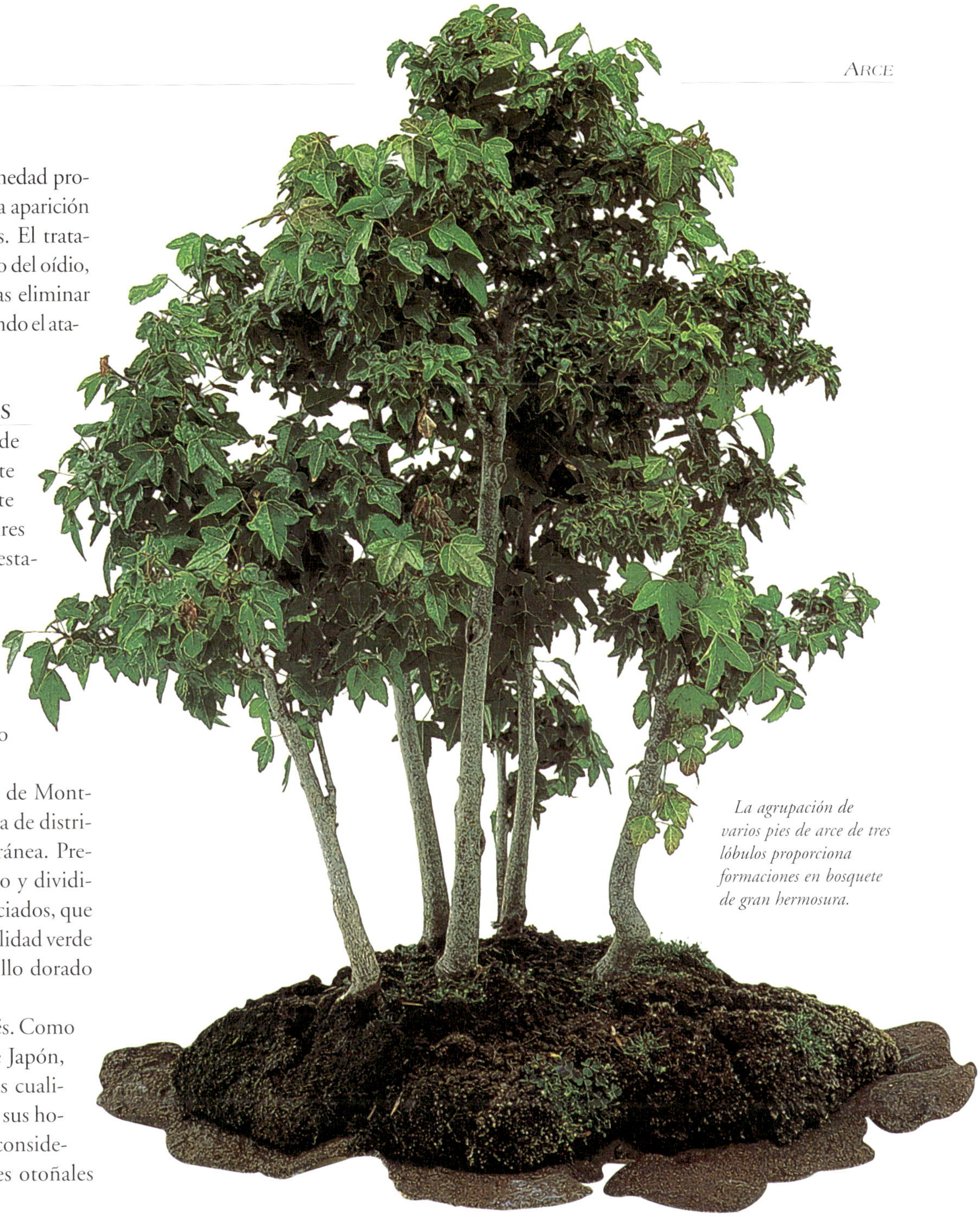

La agrupación de varios pies de arce de tres lóbulos proporciona formaciones en bosquete de gran hermosura.

Técnicas de mantenimiento

	INVIERNO	PRIMAVERA	VERANO	OTOÑO
TRASPLANTE		sí		
RIEGO	*	**	**	*
ABONO		sí		sí
PODA	sí	sí		
ALAMBRADO			sí	sí

Reproducción

	INVIERNO	PRIMAVERA	VERANO	OTOÑO
ACODO		sí		
ESQUEJE O ESTACA		sí		
INJERTO		sí		
PLANTÓN	sí			
SEMILLA		sí		

FAGUS SP.

Haya

FAM. FAGÁCEAS

ESTE GÉNERO SE HA ADAPTADO PERFECTAMENTE A LOS CLIMAS TEMPLADO-FRÍOS DE LOS DOS HEMISFERIOS, FORMANDO BOSQUES EN LOS QUE LA ESCASEZ DE LUZ ES LA TÓNICA GENERAL, CAUSADA POR LA ENORME CANTIDAD DE HOJAS QUE, DISTRIBUIDAS EN HORIZONTAL, CREAN ESTRATOS IMPENETRABLES POR LOS RAYOS DEL SOL.

AGUA	ATMÓSFERA	LUZ
Riego moderado, pulverizar regularmente	Húmeda y ventilada, ambiente no demasiado frío	Abundante, aunque acepta situaciones de semisombra

Su densa copa produce una masa considerable de hojas de contorno ovalado y aserrado, capaces de crear en su hábitat natural grandiosas y frondosas estampas, completadas con la presencia de grandes ramas y un tronco enorme, protegido por una suave y delgada corteza de tonalidad grisácea. En otoño, cambian su color verde intenso por una tonalidad dorada uniforme y de gran belleza.

Conviene destacar los peculiares frutos que produce en otoño, los "hayucos", cuya germinación es fácil de conseguir en substratos ricos y muy húmedos, así como las variedades que presentan ramas de crecimiento descendente y aquellas que ofrecen hojas teñidas de un intenso color rojizo.

MANTENIMIENTO VEGETATIVO

Soporta bien posiciones muy soleadas, aunque hay que cuidar que la superficie de cultivo no sufra demasiado el calor de los rayos solares, a fin de evitar que se deshidrate por completo. El ambiente ha de ser siempre húmedo, por lo que se recomienda

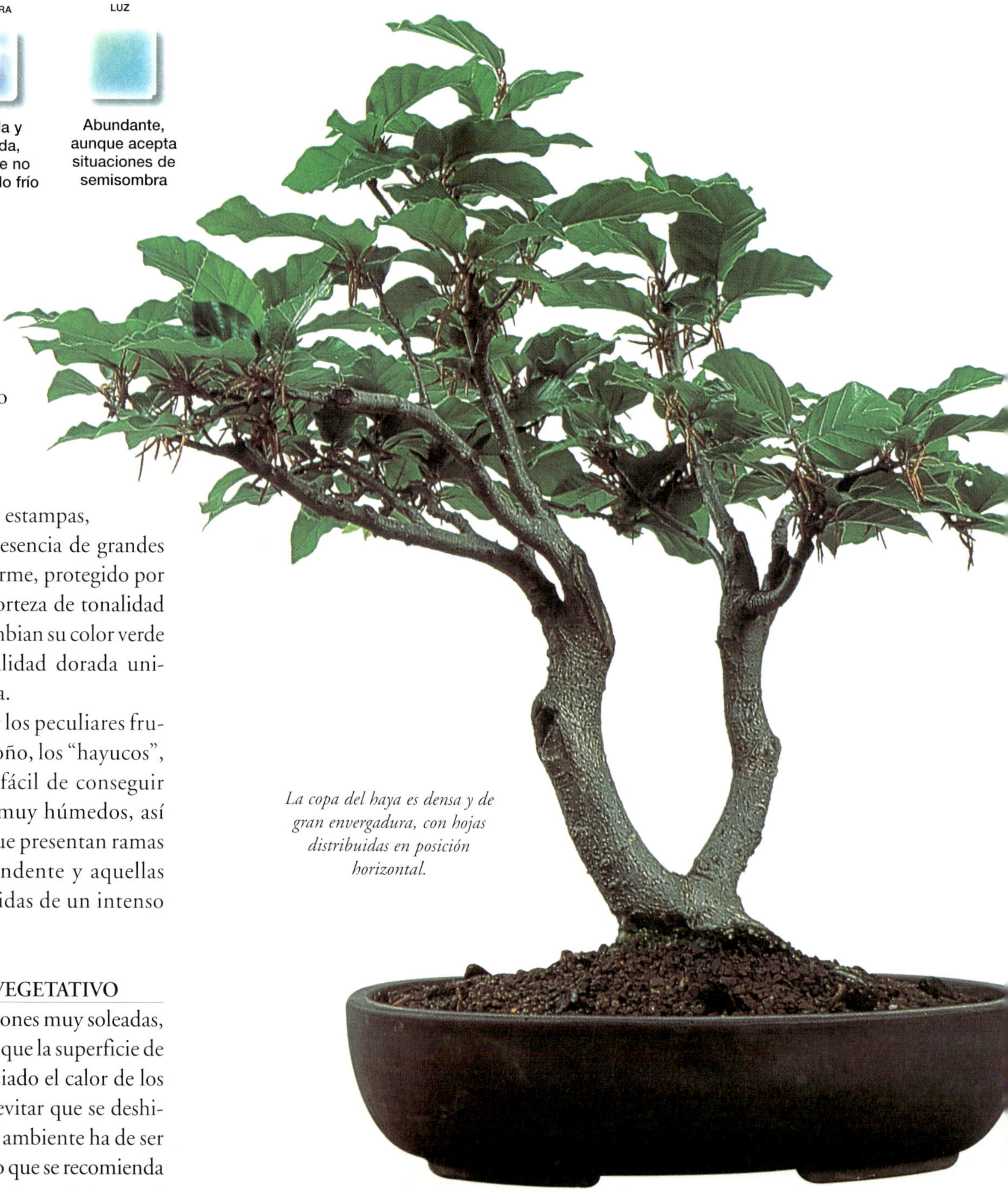

La copa del haya es densa y de gran envergadura, con hojas distribuidas en posición horizontal.

Estilos

CHOKKAN	HOKIDACHI	MOYOGI	ISHITSUKI	SEKIJOJU	YAMAYORI
VERTICAL FORMAL	ESCOBA	VERTICAL INFORMAL	ENRAIZADO EN PIEDRA	RAÍCES SOBRE ROCA	BOSQUECILLO

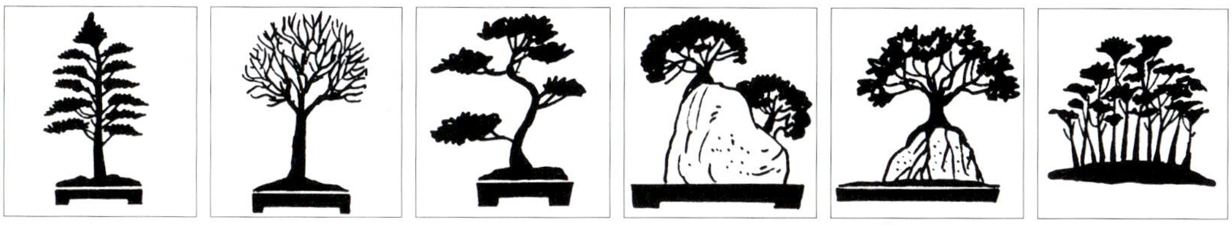

pulverizar agua a menudo, manteniendo al propio tiempo el substrato mojado, especialmente en verano.

Precisa un compost rico en materia orgánica, mezclado con un poco de arena para que el agua pueda filtrarse de forma adecuada. Cuando comienzan a surgir los primeros brotes, es necesario reforzar la reserva de nutrientes añadiendo fertilizantes, repitiendo la operación en otoño para que pueda pasar la época desfavorable sin ningún tipo de problemas.

Cada tres o cuatro años es preciso sustituir el substrato y llevar a cabo la poda de las raíces, con intención de propiciar el crecimiento y sanear el sistema radicular.

MANTENIMIENTO ESTÉTICO

Debido a la considerable proliferación de ramas y hojas que producen los ejemplares de haya, las labores de poda son fundamentales. Respecto a las hojas, es preciso eliminar algunas, las de mayor tamaño, durante el verano, favoreciendo así la proliferación de otras nuevas con menor superficie. En primavera, cuando las yemas comienzan a retoñar, hay que despuntarlas a fin de evitar que se desarrollen en exceso, pues si presentan más de dos o tres hojas la distancia entre nudos será considerable, y esto perjudica el valor estético del ejemplar.

Cuando sea preciso podar alguna rama, hay que esperar el momento propicio del año, el final del invierno, ya que la savia aún no se ha movilizado y la falta de hojas permite una mejor percepción global de la distribución de las mismas. Es de suma importancia que los cortes sean precisos y perfectamente terminados, para evitar que el ejemplar sufra deterioro estético o pueda ser atacado por algún organismo patógeno, resultando indicado emplear pasta protectora cuando la herida sea demasiado amplia.

Para proporcionar unas mejores condiciones de salud en este tipo de plantas, es necesario practicar las labores de limpieza de forma habitual. Durante el período vegetativo, pueden aparecer hojas secas que conviene retirar, aunque a lo largo del otoño y del invierno ha de evitarse esta práctica, pues la mayoría permanecen unidas a las ramas hasta la siguiente temporada (esta propiedad se denomina marcescencia, e indica que el árbol siempre tiene hojas, aunque en la época desfavorable estén secas). Así, sólo habrá que retirarlas cuando caigan sobre la superficie de cultivo.

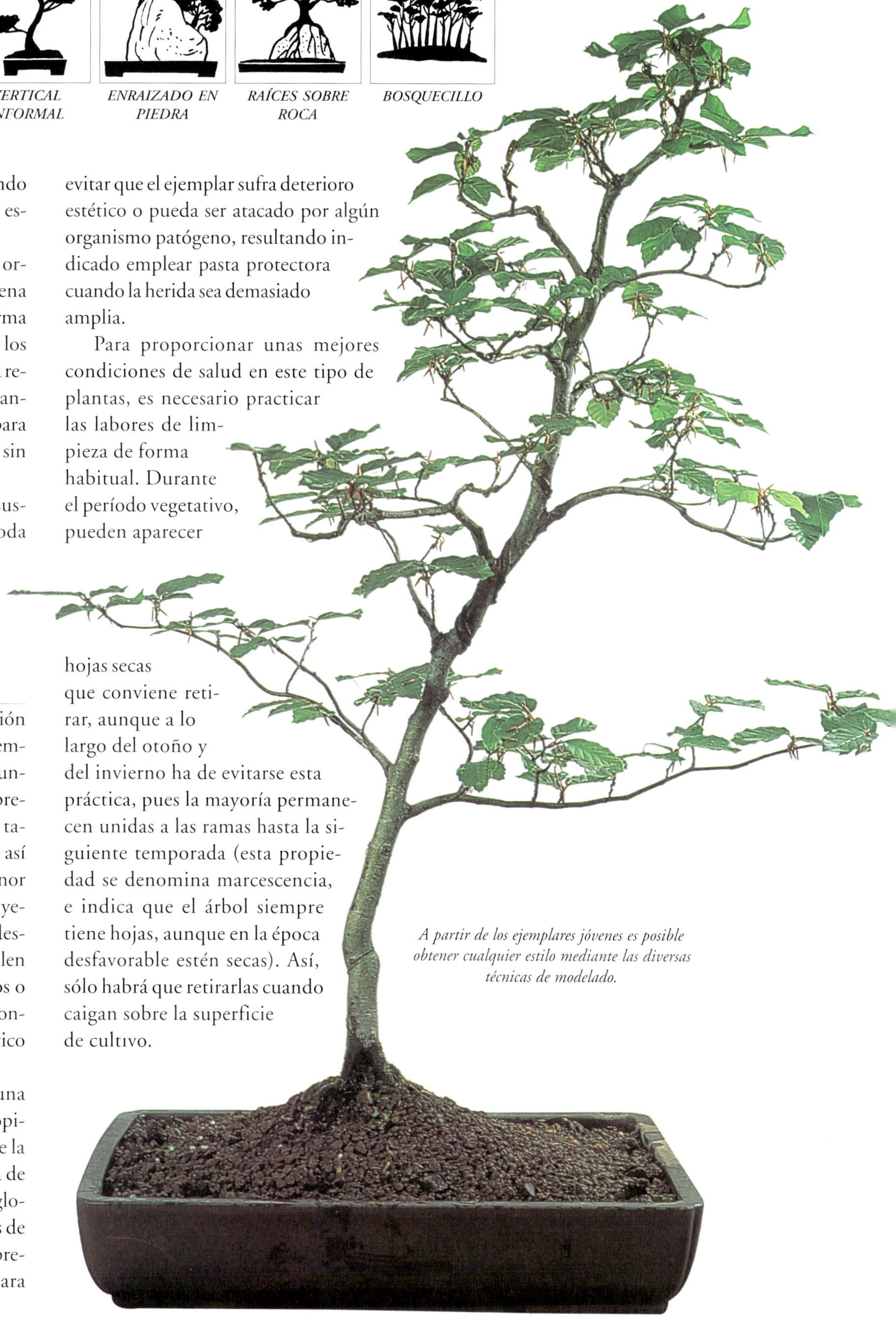

A partir de los ejemplares jóvenes es posible obtener cualquier estilo mediante las diversas técnicas de modelado.

Las dimensiones que alcanza Fagus sp. *requieren recipientes amplios y en ocasiones profundos.*

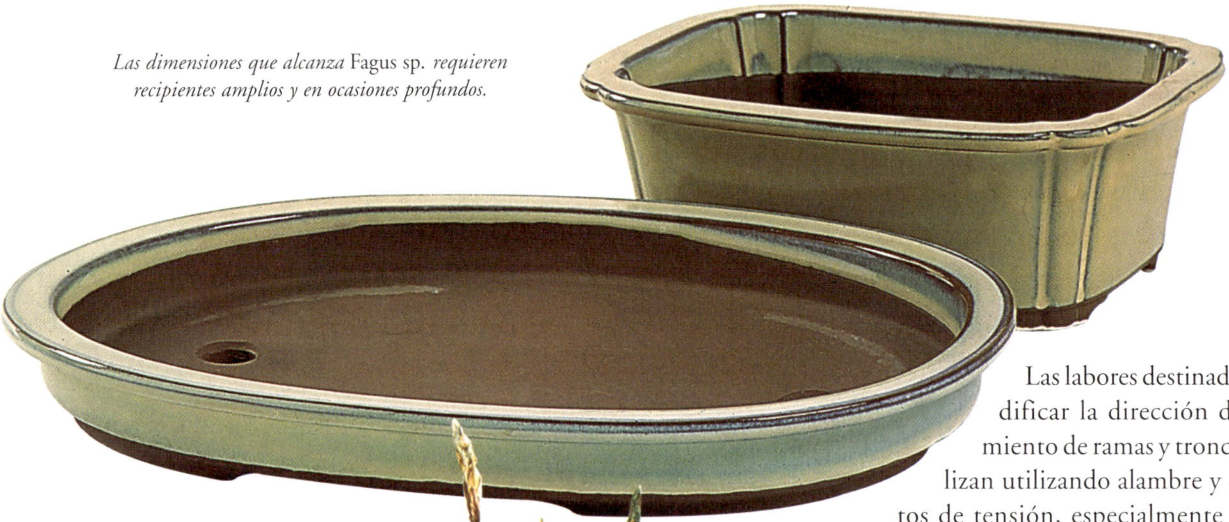

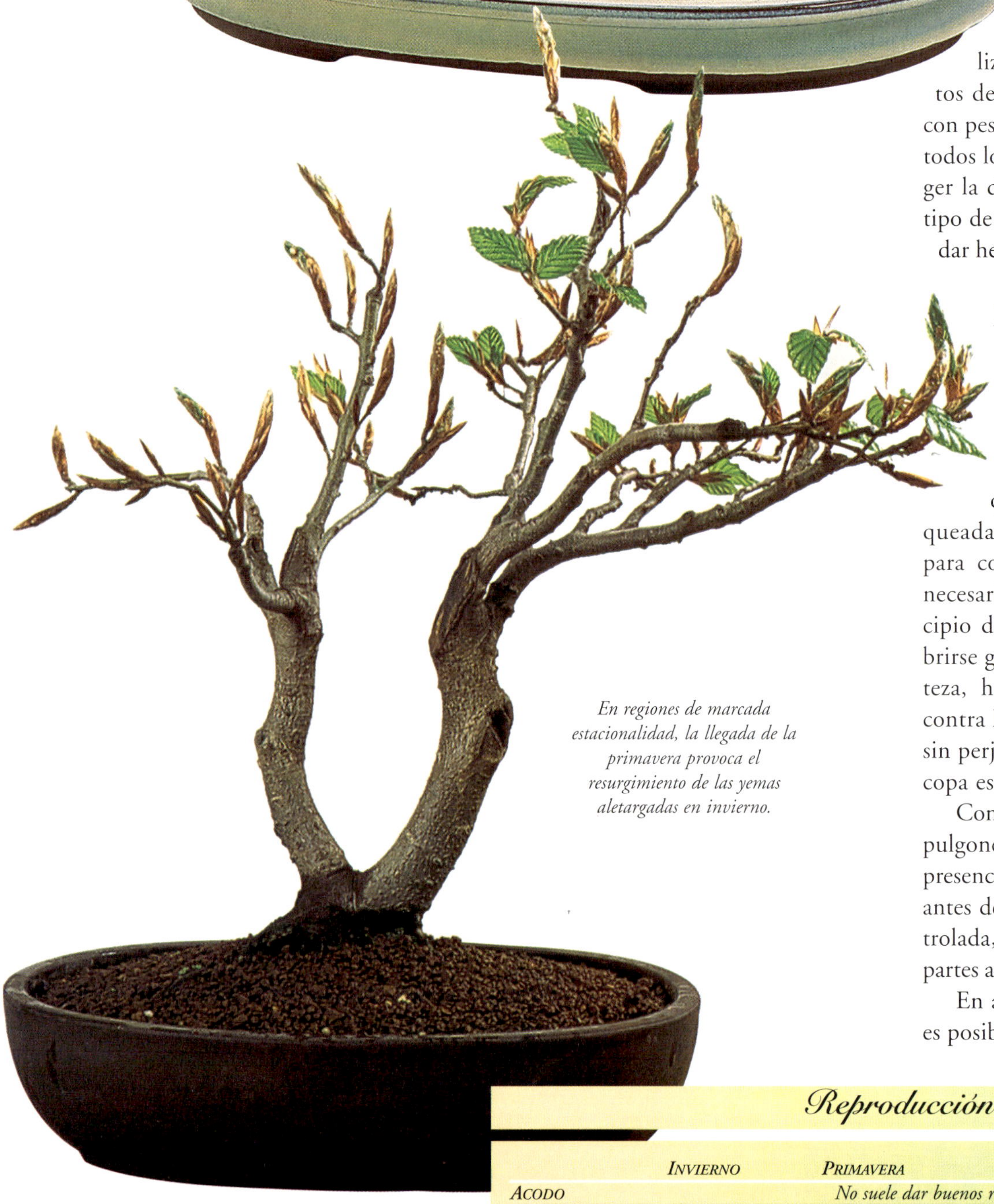

En regiones de marcada estacionalidad, la llegada de la primavera provoca el resurgimiento de las yemas aletargadas en invierno.

Las labores destinadas a modificar la dirección de crecimiento de ramas y tronco se realizan utilizando alambre y elementos de tensión, especialmente cuerdas con pesos o unidas a elementos fijos. En todos los casos, es imprescindible proteger la delicada corteza que poseen este tipo de ejemplares, ya que podrían quedar heridas.

PLAGAS Y ENFERMEDADES

Suelen ser propensos al ataque de diversas especies de escarabajo, por lo que se recomienda revisar la corteza de las ramas y el tronco, así como las hojas que pudieran aparecer mordisqueadas. Como método preventivo para controlar este tipo de plagas, es necesario pulverizar insecticida a principio de primavera. En caso de descubrirse galerías y perforaciones en la corteza, hay que aplicar un tratamiento contra larvas, eliminando las ramas que sin perjudicar en exceso la estética de la copa estuvieran afectadas.

Con el despunte de nuevos brotes, los pulgones y las cochinillas hacen acto de presencia, siendo preciso poner remedio antes de que proliferen de forma incontrolada, distribuyendo insecticida en las partes afectadas.

En ambientes con escasa ventilación es posible que surjan enfermedades pro-

Reproducción

	INVIERNO	PRIMAVERA	VERANO	OTOÑO
ACODO		*No suele dar buenos resultados*		
ESQUEJE O ESTACA	*sí*			
INJERTO		*sí*		
PLANTÓN		*sí*		
SEMILLA				*sí*

ducidas por hongos, como el oídio, caracterizadas por manchas blanquecinas sobre hojas y brotes. Una vez infectado el ejemplar, resulta imprescindible situarlo en un lugar aireado, restringiendo totalmente el riego y el aporte de agua pulverizado, al tiempo que habrá que aplicar fungicida a toda la parte aérea de la planta.

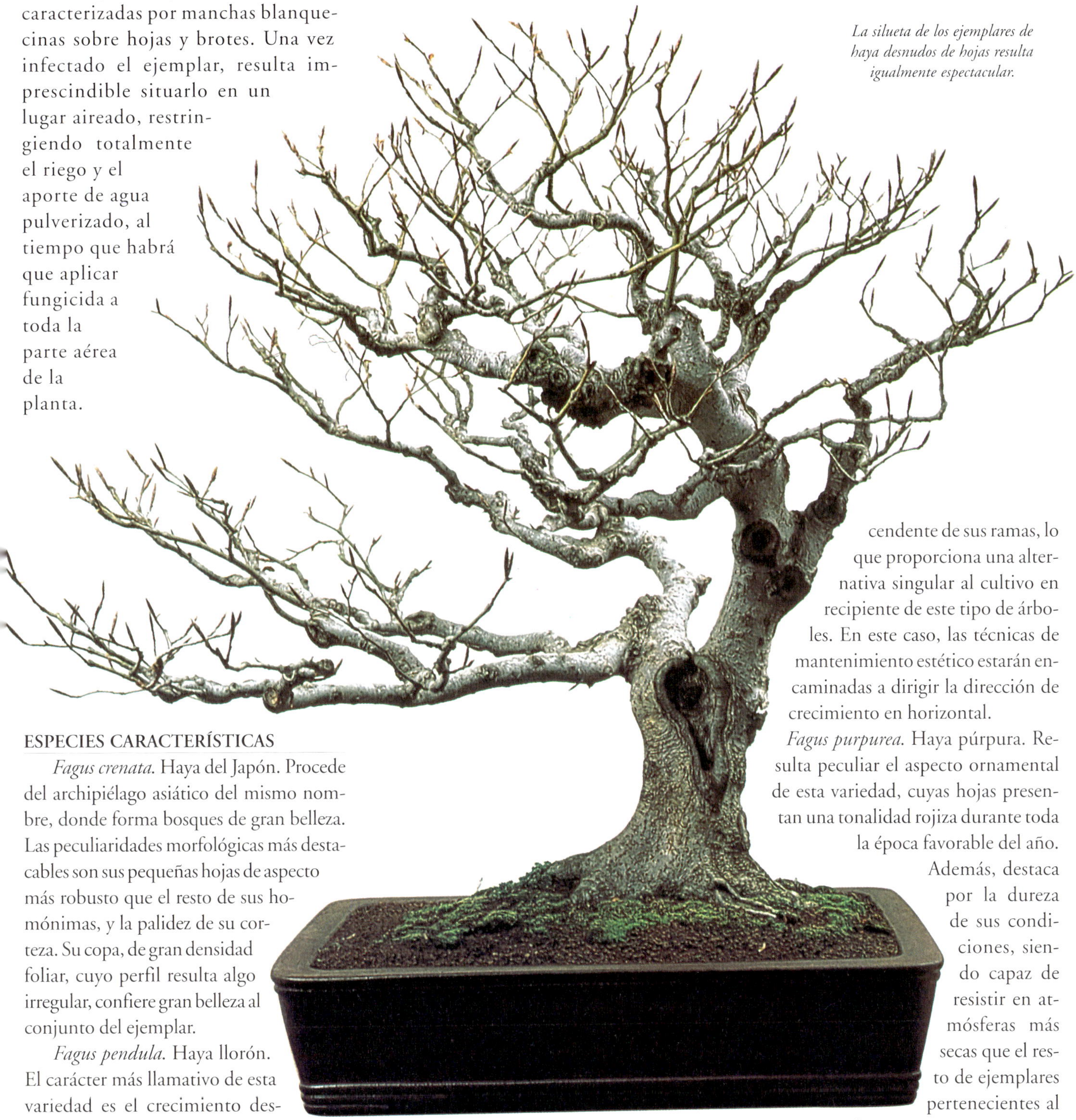

La silueta de los ejemplares de haya desnudos de hojas resulta igualmente espectacular.

ESPECIES CARACTERÍSTICAS

Fagus crenata. Haya del Japón. Procede del archipiélago asiático del mismo nombre, donde forma bosques de gran belleza. Las peculiaridades morfológicas más destacables son sus pequeñas hojas de aspecto más robusto que el resto de sus homónimas, y la palidez de su corteza. Su copa, de gran densidad foliar, cuyo perfil resulta algo irregular, confiere gran belleza al conjunto del ejemplar.

Fagus pendula. Haya llorón. El carácter más llamativo de esta variedad es el crecimiento descendente de sus ramas, lo que proporciona una alternativa singular al cultivo en recipiente de este tipo de árboles. En este caso, las técnicas de mantenimiento estético estarán encaminadas a dirigir la dirección de crecimiento en horizontal.

Fagus purpurea. Haya púrpura. Resulta peculiar el aspecto ornamental de esta variedad, cuyas hojas presentan una tonalidad rojiza durante toda la época favorable del año. Además, destaca por la dureza de sus condiciones, siendo capaz de resistir en atmósferas más secas que el resto de ejemplares pertenecientes al mismo género botánico.

Fagus sylvatica. Haya. Es oriunda del continente europeo, cuyo hábitat natural destaca por la abundancia de humedad y el ambiente fresco, donde los contrastes térmicos entre estaciones no son demasiado marcados. El porte que adquiere con el paso de los años es majestuoso y de considerable hermosura.

Técnicas de mantenimiento

	INVIERNO	PRIMAVERA	VERANO	OTOÑO
TRASPLANTE		sí		
RIEGO	*	**	***	**
ABONO		sí		sí
PODA	sí	sí	sí	
ALAMBRADO		sí	sí	

FRAXINUS SP.

Fresno

FAM. OLEÁCEAS

EL FRESNO ESTÁ PRESENTE EN TODA EUROPA, DESDE LA COSTA ATLÁNTICA HASTA EL CÁUCASO. ES PROPIO DE LAS ZONAS DE VALLE, DONDE NO FALTA EL AGUA Y EL SUELO ES NUTRITIVO Y PROFUNDO. LA PECULIARIDAD MÁS LLAMATIVA RADICA EN SU FLORACIÓN, QUE PRECEDE AL DESPUNTE DE LOS NUEVOS BROTES PRIMAVERALES.

AGUA

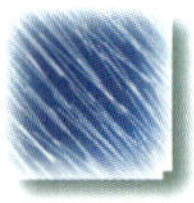

Abundante, sobre todo en verano

ATMÓSFERA

Requiere ambiente fresco y húmedo

LUZ

Prefiere abundante luz, incluso sol directo

Los ejemplares de este género poseen un porte arbóreo que puede llegar a alcanzar enorme desarrollo. Florecen al final del invierno, cuando las ramas aún están desnudas, situación que provoca el desarrollo a la par de las hojas y los frutos. Las primeras son compuestas y están divididas en un número impar de foliolos (de idénticas características morfológicas a las hojas sencillas), ovalados o lanceolados, y de contorno aserrado. Cuando se desprende de ellas, se descubre una formación de ramas estructurada y abundante, cubiertas por una corteza grisácea. Los frutos son samaras (semillas provistas de un ala membranosa), que favorecen su dispersión a través del viento.

MANTENIMIENTO VEGETATIVO

Precisa abundante luz y soporta los rayos directos y extenuantes del sol en las regiones meridionales, si las raíces disponen de abundante agua y el ambiente resulta ligeramente fresco y húmedo, siendo recomendable recurrir al pulverizado en los meses más calurosos del verano. En invierno admite sin problemas las bajas temperaturas. Necesita suelos algo profundos y provistos de una buena

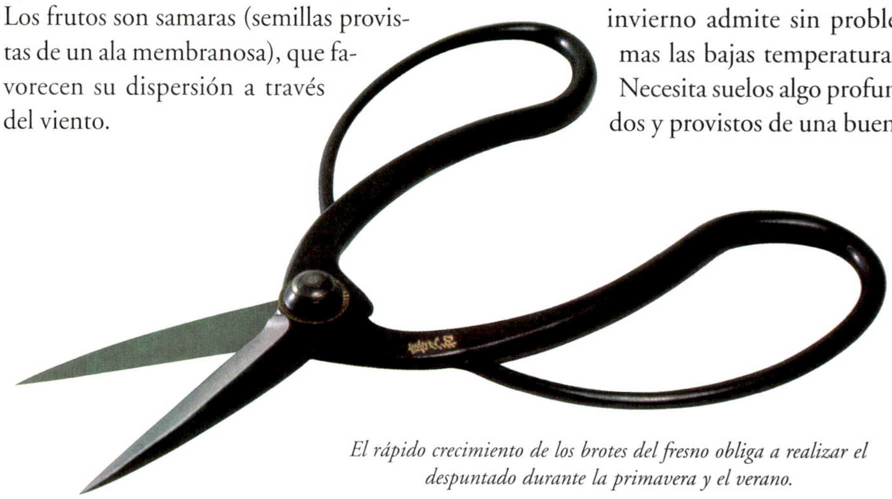

El rápido crecimiento de los brotes del fresno obliga a realizar el despuntado durante la primavera y el verano.

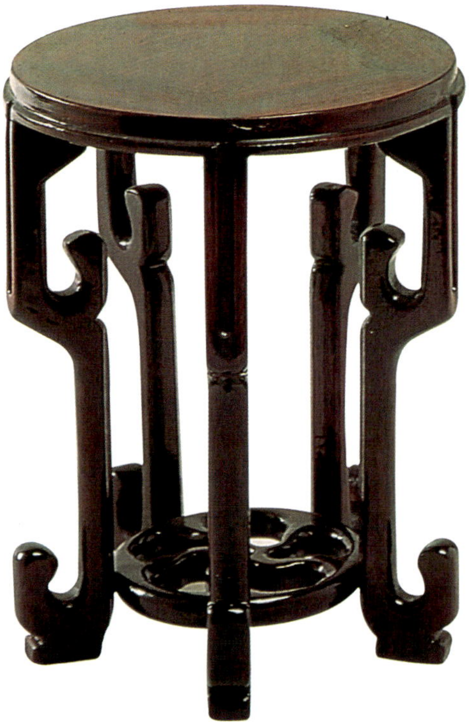

Para ensalzar la belleza de los bonsais conviene emplear pedestales que estén en concordancia con sus características estéticas.

Técnicas de mantenimiento

	INVIERNO	PRIMAVERA	VERANO	OTOÑO
TRASPLANTE	sí			
RIEGO	*	***	***	**
ABONO		sí		sí
PODA	sí	sí	sí	
ALAMBRADO				sí

Reproducción

	INVIERNO	PRIMAVERA	VERANO	OTOÑO
ACODO			sí	
ESQUEJE O ESTACA	sí			
INJERTO		No es habitual		
PLANTÓN		sí		
SEMILLA	sí			

carga de materia orgánica, sobre una base de tierra ácida. El abonado no conviene que sea excesivo, aunque sí regular desde primavera hasta otoño.

Es preciso practicar el trasplante cada uno o dos años, pues se trata de una especie que desarrolla sus raíces con gran rapidez.

MANTENIMIENTO ESTÉTICO

Debido a la gran proliferación de nuevos brotes que surgen a partir de la primavera y hasta aproximadamente el final del verano, es necesario realizar labores de despunte de los mismos, de modo que no se desarrollen más de dos o tres hojas en cada tramo, lo que favorece al mismo tiempo que éstas surjan en mayor número y con menor tamaño. No conviene eliminar los foliolos para provocar el mismo efecto, y en caso de tener que suprimir superficie foliar es preferible que se pincen hojas completas, siempre las de mayor desarrollo.

La poda de las ramas leñosas se practica en invierno, procurando no interferir en la producción de flores, que suele adelantarse al resto de especies. Cuando se estropeen los foliolos conviene eliminar la hoja completa, siempre y cuando este problema no afecte de forma generalizada al conjunto.

El alambrado es la técnica más apropiada para modificar la dirección de crecimiento de los fresnos, pues cuentan con una madera muy flexible, pero hay que vigilar que no se provocan daños en la corteza cuando el tronco y las ramas crecen en grosor.

PLAGAS Y ENFERMEDADES

Las afecciones más habituales que sufre esta planta son el ataque provocado por lecaninos y pulgón, aunque hay que estar pendientes de la posible presencia de orugas comedoras de hoja, cuya voracidad puede acabar con el follaje en cuestión de días. En cualquiera de los casos anteriores, es preciso recurrir al empleo de un insecticida apropiado, teniendo la precaución de reducir las dosis respecto a las empleadas en ejemplares de tamaño natural.

ESPECIES CARACTERÍSTICAS

Fraxinus angustifolia. Fresno de hoja pequeña. Soporta ambientes cálidos y secos, alcanzando desarrollos moderados. Sus hojas están compuestas por pocos foliolos de tonalidad clara y lanceolados.

Fraxinus excelsior. Fresno común. Su hábitat natural se encuentra en las regiones templado-frías de Europa, en ambientes algo húmedos y frescos, donde adquiere tallas de gran tamaño, con hojas compuestas de numerosos foliolos rechonchos y contorno ovalado.

Estilos

CHOKKAN	*MOYOGI*	*HOKIDACHI*	*YAMAYORI*
VERTICAL FORMAL	*VERTICAL INFORMAL*	*ESCOBA*	*BOSQUECILLO*

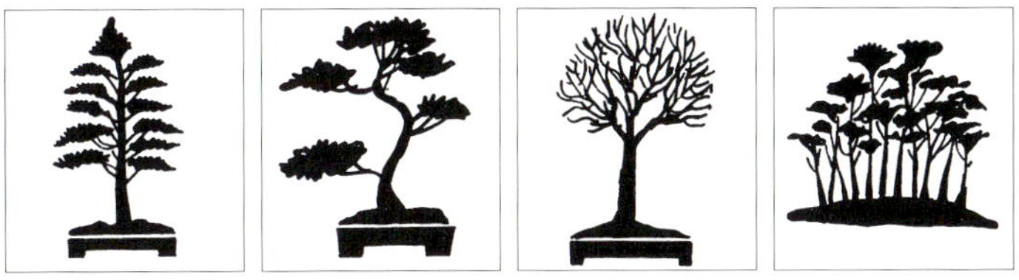

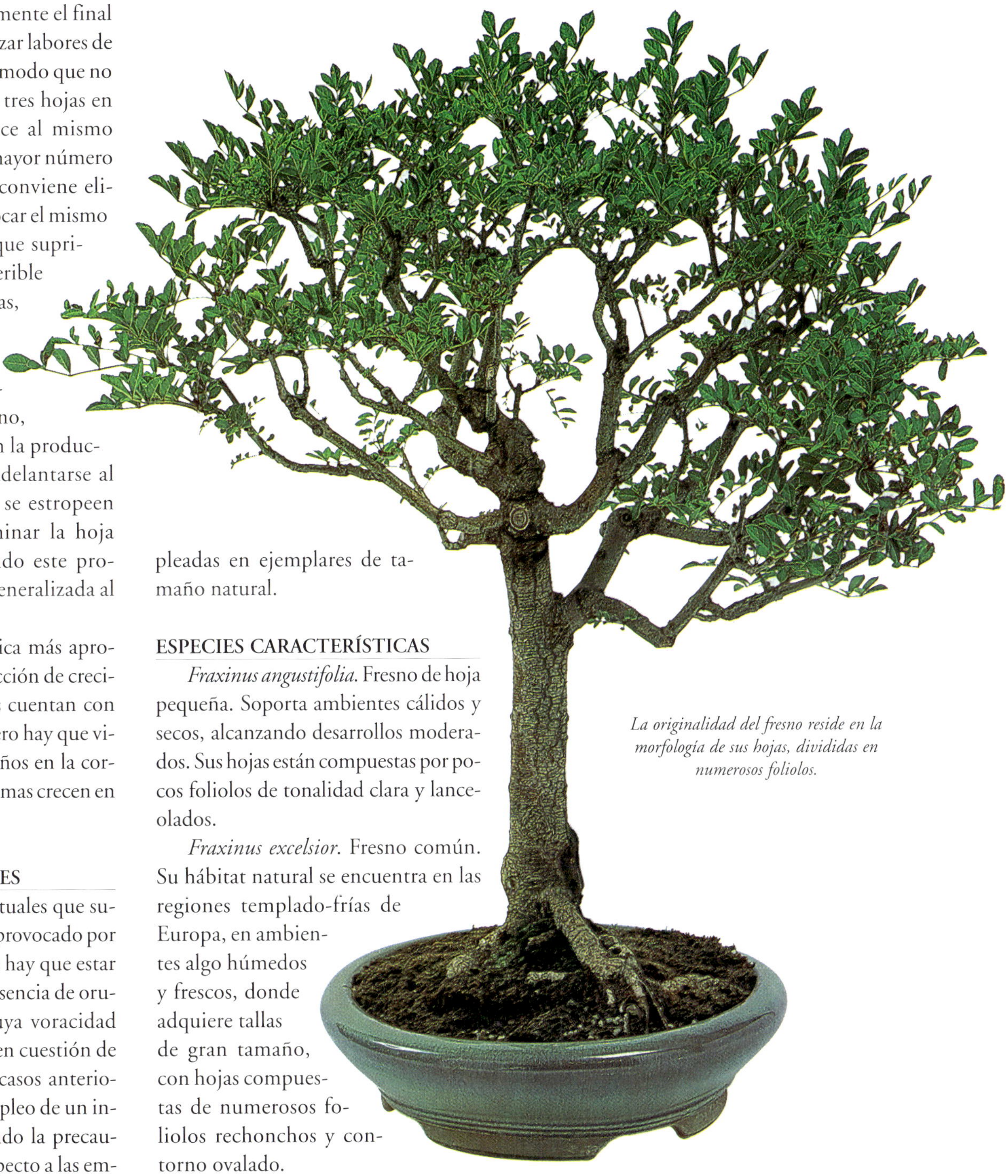

La originalidad del fresno reside en la morfología de sus hojas, divididas en numerosos foliolos.

GINKGO SP.

Ginkgo

FAM. GINKGOÁCEAS

EMBLEMÁTICO COMO POCOS, EL GINKGO ES UN ÁRBOL ORIUNDO DEL CONTINENTE ASIÁTICO, SOBRE EL QUE RECAE LA ORIGINALIDAD PROPIA DE LAS RELIQUIAS DEL PASADO, PUES SE TRATA DE UNA ESPECIE DE LA QUE EXISTEN REGISTROS FÓSILES QUE DATAN DE HACE MÁS DE 200 MILLONES DE AÑOS, CUANDO FORMABA PARTE DE LOS DENSOS BOSQUES SUBTROPICALES DE ASIA.

AGUA	ATMÓSFERA	LUZ
Moderada, pulverizar la parte aérea	Húmeda durante el verano, no soporta las heladas rigurosas	Abundante, acepta el sol directo

En estado natural es capaz de desarrollarse hasta alcanzar tallas de considerable envergadura, formando copas de singular y bello perfil, en las que se encuentran unas hojas poco usuales, ya que presentan un contorno con aspecto de abanico bilobulado.

Éstas crecen reunidas en grupos, insertadas en las ramas principales (macroblastos), a partir de pequeñas protuberancias (braquiblastos). Otras peculiaridades de este tipo de árboles son el sistema de fructificación carnosa, así como las raíces aéreas que a partir de las ramas descienden hasta la tierra.

MANTENIMIENTO VEGETATIVO

Requiere una zona de cultivo muy soleada y protegida de las bajas temperaturas invernales, especialmente en las regiones donde las heladas son habituales y rigurosas. Agradece la atmósfera al aire libre, al igual que los cambios de temperatura estacionales, teniendo la precaución de que durante la época favorable, si el ambiente es demasiado seco, la parte aérea disponga de un entorno húmedo constante, logrado mediante la aplicación de agua pulverizada.

No puede faltar humedad en el substrato, aunque es preciso dejarlo secar entre riegos. El suelo debe permitir que las raíces se desarrollen sin dificultad, empleando macetas profundas y un compost elaborado a partir de turba, arcilla y una pequeña parte de arena que facilite el drenaje. El abonado ha de ser regular excepto en las estaciones de verano e invierno. Conviene renovar el suelo y podar las raíces cada dos o tres años, siempre al final del invierno, prestando atención de no dañar las raíces aéreas si las tuviera.

MANTENIMIENTO ESTÉTICO

La poda de esta especie es algo singular, pues ha de realizarse de modo continuado desde el comienzo de la primavera

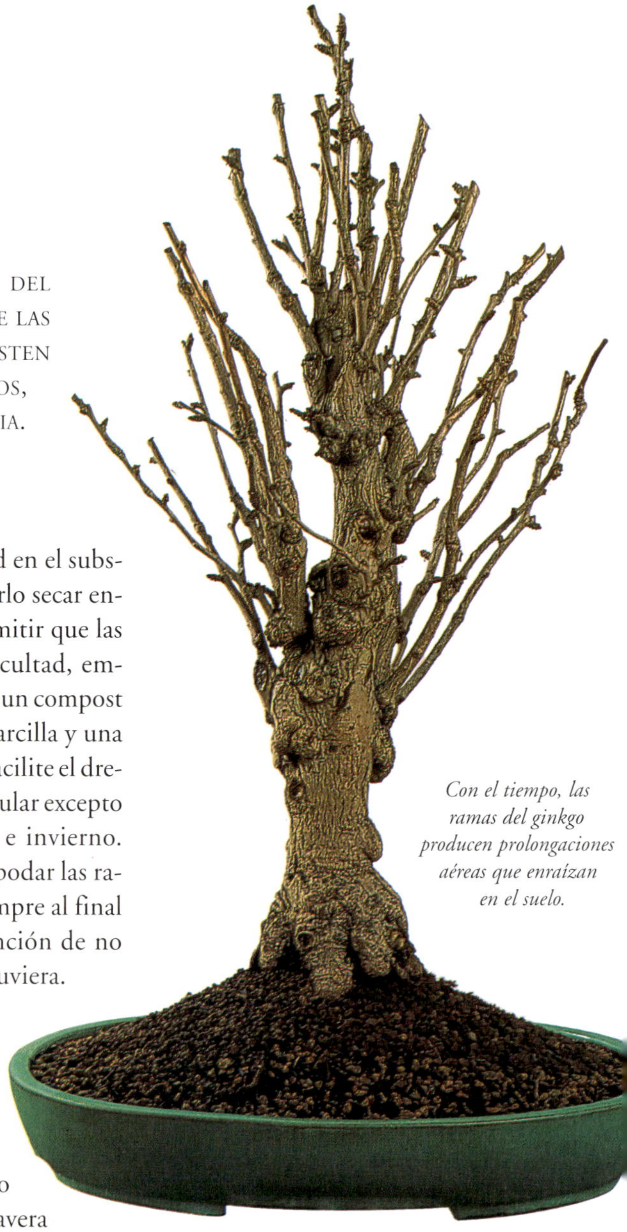

Con el tiempo, las ramas del ginkgo producen prolongaciones aéreas que enraízan en el suelo.

Técnicas de mantenimiento

	INVIERNO	*PRIMAVERA*	*VERANO*	*OTOÑO*
TRASPLANTE		*sí*		
RIEGO	*	**	**	*
ABONO		*sí*		*sí*
PODA		*sí*	*sí*	*sí*
ALAMBRADO		*No es habitual*		

Reproducción

	INVIERNO	*PRIMAVERA*	*VERANO*	*OTOÑO*
ACODO		*sí*		
ESQUEJE O ESTACA	*sí*			
INJERTO			*sí*	
PLANTÓN		*sí*		
SEMILLA		*sí (tras un año de reposo)*		

Estilos

CHOKKAN | NEJIKAN | NEAGARI | SEKIJOJU

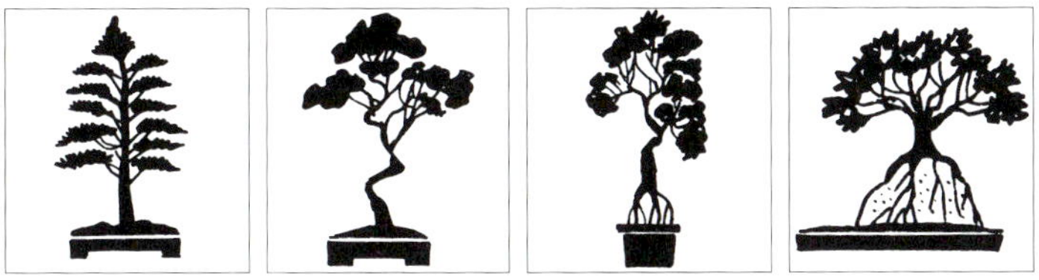

VERTICAL FORMAL | TORTUOSO | RAÍCES VISTAS | RAÍCES SOBRE ROCA

hasta el final del otoño, despuntando los nuevos brotes antes de que alcancen un desarrollo desmesurado, y eliminando algunas hojas en todas y cada una de las ramas, a fin de favorecer el crecimiento de otras nuevas más pequeñas. Al final del invierno conviene trabajar la estructura de la copa, seccionando las ramas que perjudiquen el valor estético del conjunto. Resulta indicado retirar las hojas y las pequeñas ramitas secas que no terminan de desprenderse de las ramas principales, así como cepillar la base del tronco si aparecen manchas de verdín por efecto de la humedad.

Para modificar la dirección de crecimiento del tronco y las ramas, es preciso recurrir al empleo de técnicas de modelado mediante separadores y elementos tensores, protegiendo la corteza en todo momento para evitar daños innecesarios.

PLAGAS Y ENFERMEDADES

La resistencia que caracteriza a este tipo de especie puede ser una de las explicaciones a tan llamativa capacidad de supervivencia evolutiva, ya que no es habitual encontrar organismos que parasiten sus hojas y tallos. A pesar de ello, conviene protegerla de la proliferación de hongos, máxime cuando la superficie de cultivo no presenta un sistema de drenaje adecuado.

ESPECIES CARACTERÍSTICAS

Ginkgo biloba. Ginkgo. Es el único representante del género en la actualidad, caracterizado por la enorme elegancia y la envergadura que alcanzan los ejemplares que se desarrollan en estado natural.

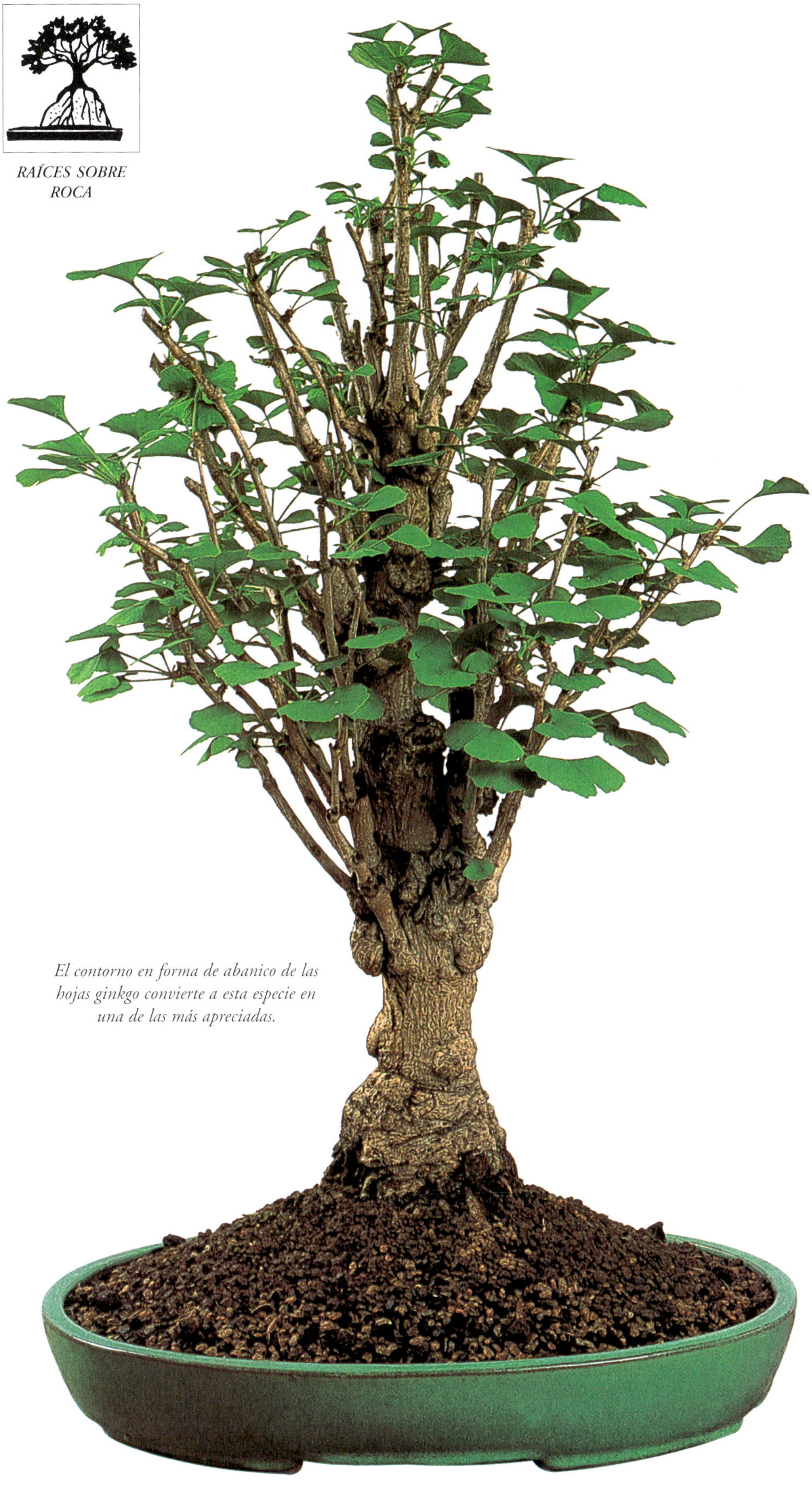

El contorno en forma de abanico de las hojas ginkgo convierte a esta especie en una de las más apreciadas.

QUERCUS SP.

Roble

FAM. FAGÁCEAS

EN EL GÉNERO *QUERCUS SP.* EXISTEN NUMEROSAS ESPECIES, AUNQUE EN ESTE CASO VAN A SER TRATADAS LAS DE HOJA CADUCA CONOCIDAS COMO ROBLES, HABITUALES EN LAS FORMACIONES BOSCOSAS Y LAS CADENAS MONTAÑOSAS DE LAS REGIONES TEMPLADO-FRÍAS DE EUROPA Y AMÉRICA DEL NORTE.

AGUA

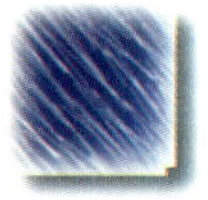

Abundante pero no encharcado

ATMÓSFERA

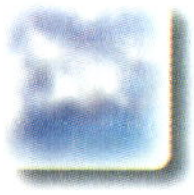

Húmeda y ambiente fresco

LUZ

Abundante, soporta el sol directo

Los robles son árboles de gran resistencia, con crecimiento muy lento pero capaces de alcanzar una altura y un volumen de copa considerables. El tronco y las ramas poseen una madera muy rígida y robusta, protegida por una corteza de aspecto peculiar, que se encuentra dividida en multitud de surcos y grietas. Las hojas están separadas en lóbulos más o menos pronunciados, cubiertas, al menos en el envés, por una capa de finos pelillos que les proporcionan una textura aterciopelada.

En primavera produce unas inflorescencias alargadas y de tonalidad amarillenta, cuyas flores se transforman en bellotas tras la fertilización.

MANTENIMIENTO VEGETATIVO

La disponibilidad de luz ha de ser abundante, aunque precisa ambiente fresco y suelo húmedo para soportar exposiciones muy soleadas durante el verano. Tolera perfectamente las bajas temperaturas invernales, pero resulta conveniente ofrecerle cierta protección ante condiciones extremas. La frecuencia de riego debe aumentarse en la época favorable, evitando siempre el encharcamiento continuo. En lo que concierne al tipo de suelo, no conviene que retenga demasiado el agua, siendo preciso emplear compost de origen vegetal y tierra arcillosa para obtener el substrato base.

Al concluir el invierno y hasta el inicio del verano, es necesario proporcionar un aporte adicional de nutrientes en forma de abono de descomposición lenta, y cuando se haya planteado el trasplante la siguiente temporada, también resulta recomendable fertilizar en otoño. La sustitución del suelo y la poda de las raíces suelen realizarse cada tres años.

MANTENIMIENTO ESTÉTICO

El inicio de la primavera provoca la aparición de numerosos brotes en los ápices de las ramas y las axilas de algunas hojas del año anterior. Conviene dejar que se desarrollen hasta que surjan varias hojas y, luego, despuntarlos por encima de la yema, repitiendo la operación a lo largo del verano. Las ramas deben podarse cuando la savia comienza a fluir, estableciendo una clara diferenciación entre ramas primarias, secundarias, etcétera. Las hojas secas que caen al suelo y aquellas que no se han desprendido una vez comenzada la nueva temporada, deben retirarse para evitar la proliferación de hongos, pero nunca quitarlas tras secarse en otoño, pues existen algunas especies marcescentes (no se desprenden de las hojas secas hasta que despuntan los brotes en primavera).

Este tipo de árboles deben ser modelados por medio de labores de poda, pues debido a su rigidez el alambrado no es recomendable.

PLAGAS Y ENFERMEDADES

Existe una especie de avispa que con su picadura provoca la aparición de agallas de aspecto globoso en la corteza, donde se desarrollan sus larvas. Esta irregularidad no confiere ningún peligro al ejemplar, convirtiéndose en un elemento de considerable originalidad que se desprenderá por sí mismo.

Es preciso descubrir la proliferación de diversos comedores de hojas para elimi-

Técnicas de mantenimiento

	INVIERNO	PRIMAVERA	VERANO	OTOÑO
TRASPLANTE	sí			
RIEGO	*	**	***	*
ABONO		sí		
PODA	sí	sí		
ALAMBRADO		No conviene practicarlo		

Reproducción

	INVIERNO	PRIMAVERA	VERANO	OTOÑO
ACODO		sí		
ESQUEJE O ESTACA	sí			
INJERTO		No es habitual		
PLANTÓN		sí		
SEMILLA				sí

narlos tan pronto sea posible, manualmente o utilizando insecticida.

El oídio suele ser habitual cuando el cultivo se realiza en ambientes poco ventilados y sombríos, resultando necesario eliminar las hojas afectadas y aplicar fungicida para controlar la enfermedad, así como volver a pulverizar la siguiente temporada antes de que se produzca el despunte primaveral de las nuevas hojas.

ESPECIES CARACTERÍSTICAS

Quercus pyrenaica. Melojo. Procede de las regiones más meridionales de Europa, por lo que tiene la facultad de soportar ambientes de marcados contrastes estacionales. La cualidad más llamativa es la considerable pilosidad que poseen tanto las hojas como los brotes nuevos.

Quercus robur. Roble carballo. Presenta unas hojas de contorno ovalado y provistas de grandes lóbulos. El haz es de tono verde oscuro, mientras que el envés tiene un matiz mucho más claro. Resulta delicado en ambientes secos y demasiado fríos.

Quercus rubra. Roble americano. Se caracteriza por unas ramas de color rojizo, con hojas provistas de lóbulos triangulares y dentados con aristas puntiagudas. El fruto está protegido por una envuelta repleta de delgadas y largas escamas.

Estilos

SHAKAN · *MOYOGI* · *ISHITSUKI* · *YAMAYORI*

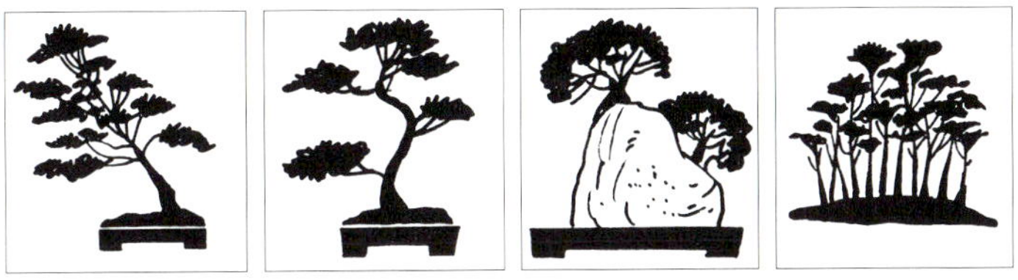

TRONCO INCLINADO · *VERTICAL INFORMAL* · *ENRAIZADO EN PIEDRA* · *BOSQUECILLO*

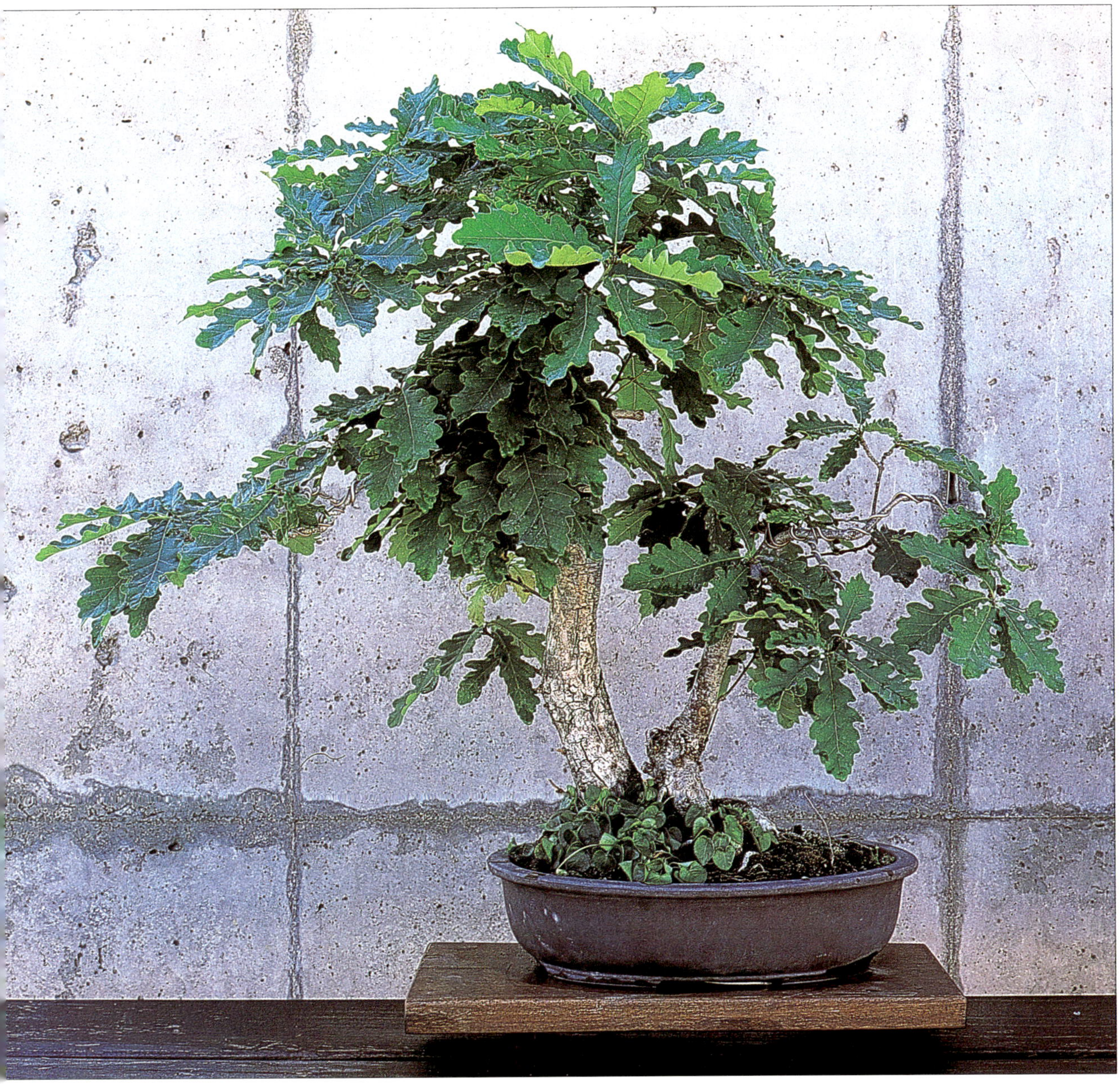

Eliminar las hojas de mayor tamaño de forma progresiva y continua, junto con el despunte de los nuevos brotes, resulta imprescindible en este cultivo.

TILIA SP.

Tilo

FAM. TILIÁCEAS

LOS TILOS HABITAN LAS REGIONES TEMPLADAS DE LOS CONTINENTES AMERICANO Y EUROPEO, FORMANDO BOSQUETES MUY CERRADOS EN LOS QUE APENAS PENETRA LA LUZ DEL SOL. EXISTEN VARIAS ESPECIES DE CARACTERÍSTICAS Y REQUERIMIENTOS MUY SEMEJANTES, AUNQUE LA DIFERENCIA MÁS IMPORTANTE ESTRIBA EN LAS DIMENSIONES DE SUS HOJAS.

AGUA

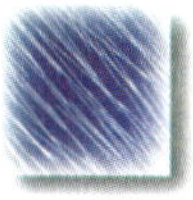

Disponibilidad de agua: Abundante

ATMÓSFERA

Clima templado, precisa humedad ambiental

LUZ

Abundante, soporta el sol directo en verano

Poseen unas hojas ovaladas y de contorno aserrado, de intenso color verde en el haz y plateado por el envés. Las flores son la parte más llamativa de esta planta, pues surgen de una especie de hoja lanceolada de tonalidad pálida, cargada de una fragancia de agradable aroma.

MANTENIMIENTO VEGETATIVO

Precisa de abundante luz, soportando tanto el intenso sol del verano como las bajas temperaturas invernales. En ambientes con buena ventilación y cierto grado de humedad, encuentra las mejores condiciones de cultivo. El riego debe ser abundante en verano y moderado en invierno, resultando necesario aportar abono de difusión lenta durante la primavera y el otoño.

En cuanto al tipo de suelo que requiere, conviene emplear una mezcla de substrato vegetal rico en materia orgánica, combinado con arcilla de carácter silíceo, y cerciorarse de que el recipiente dispone de un buen sistema de drenaje. El trasplante ha de realizarse cada dos o tres años, eliminando la tercera parte de las raíces que conforman el cepellón.

MANTENIMIENTO ESTÉTICO

La poda de ramas leñosas se practica en invierno, procurando que los cortes de poda sean limpios y queden bien terminados. Es preciso despuntar las hojas demasiado grandes y los nuevos brotes que surgen durante la primavera y el verano, con objeto de controlar el desarrollo de la copa y, al tiempo, disminuir progresivamente su tamaño.

Las labores de limpieza consisten en retirar las hojas secas o estropeadas, así como en eliminar las ramas secas que permanecen en el interior de la copa.

A fin de trabajar el estilo escogido para su cultivo, además de la poda, es posible recurrir al alambrado de tronco y ramas. Su flexible madera, especialmente en los primeros estadios de desarrollo, hace posible llevar a cabo los cambios de dirección más apropiados. Para lograrlo, resulta necesario ponerlo en práctica una vez las ramas han perdido las hojas durante el otoño, manteniéndolo hasta que comience la primavera.

PLAGAS Y ENFERMEDADES

No es una planta proclive a sufrir daños por efecto de las plagas y las enfermedades, aunque sí es necesario vigilar la aparición de pulgones en el envés de las hojas, combatiéndolos de modo adecuado lo antes posible.

También cabe la posibilidad de que le afecten determinadas enfermedades de origen fúngico, como podría ser el oídio, cuando las condiciones de cultivo son inapropiadas; es decir, exceso de humedad por un mal drenaje o poca ventilación en la zona donde ha sido ubicado el ejemplar.

ESPECIES CARACTERÍSTICAS

Tilia americana. Tilo americano. Su lugar de origen está situado en Norte América, y se caracteriza por presentar una copa más esférica que el resto de especies mencionadas a continuación. La reducción del tamaño y la longitud de sus hojas es una

Técnicas de mantenimiento

	INVIERNO	PRIMAVERA	VERANO	OTOÑO
TRASPLANTE	sí			
RIEGO	*	**	***	**
ABONO		sí		sí
PODA	sí	sí	sí	
ALAMBRADO				sí

Reproducción

	INVIERNO	PRIMAVERA	VERANO	OTOÑO
ACODO			sí	
ESQUEJE O ESTACA		sí		
INJERTO		sí		
PLANTÓN		sí		
SEMILLA				sí

Estilos

CHOKKAN	HOKIDACHI	BUJINGI	NEJIKAN
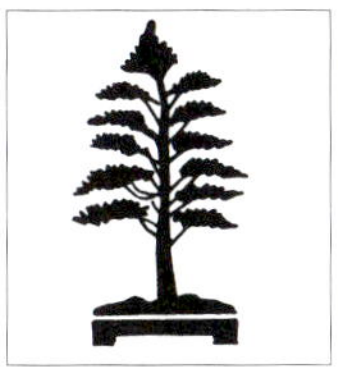	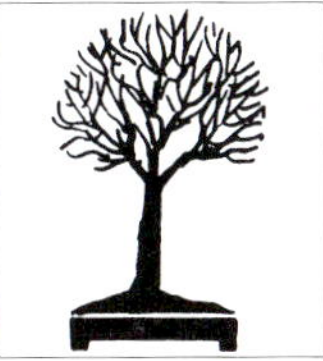	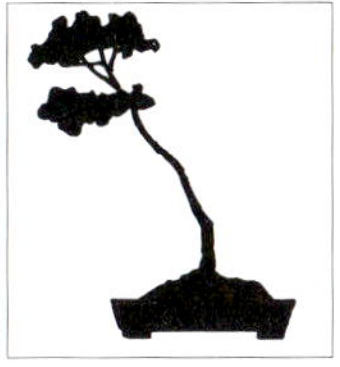	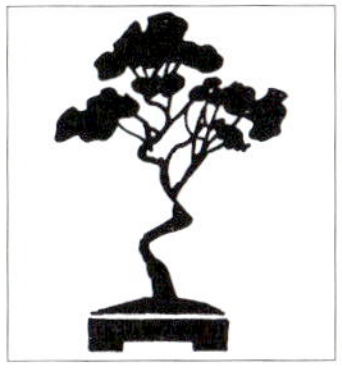
VERTICAL FORMAL	ESCOBA	FORMA DE LOS LITERATOS	TORTUOSO

de las labores más complicadas para su cultivo como bonsai.

Tilia cordata. Tilo de hoja pequeña. Esta es una especie de porte vigoroso aunque de características morfológicas más reducidas que el resto, lo que la convierte en una de las más apreciadas para el cultivo en maceta.

Tilia platyphyllos. Tilo común. Oriundo de Europa, adquiere unas dimensiones considerables en estado natural, destacando por las singulares flores que produce, cargadas de un intenso aroma.

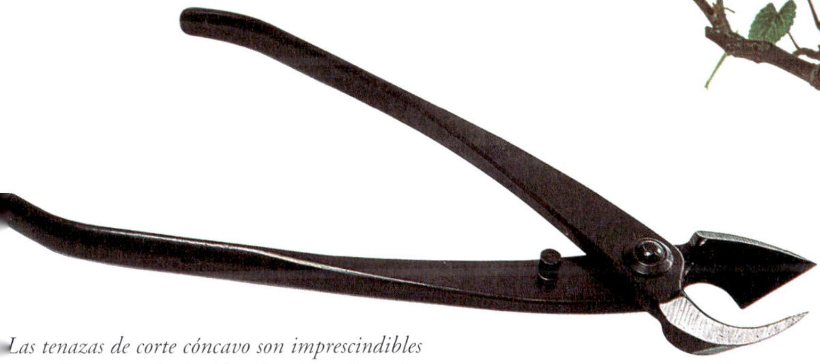

Las tenazas de corte cóncavo son imprescindibles para lograr que las heridas cicatricen de modo adecuado.

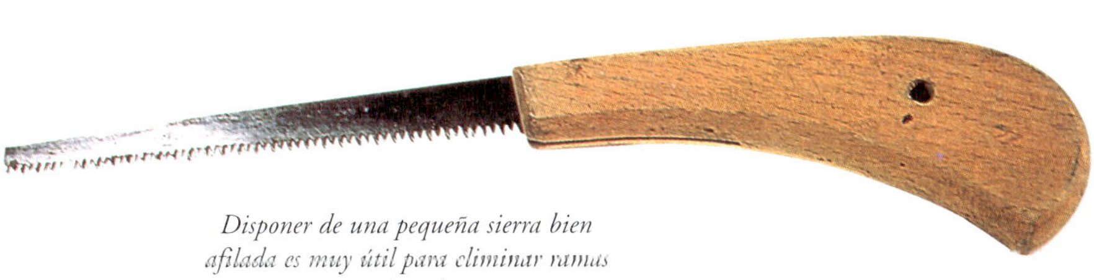

Disponer de una pequeña sierra bien afilada es muy útil para eliminar ramas no deseadas.

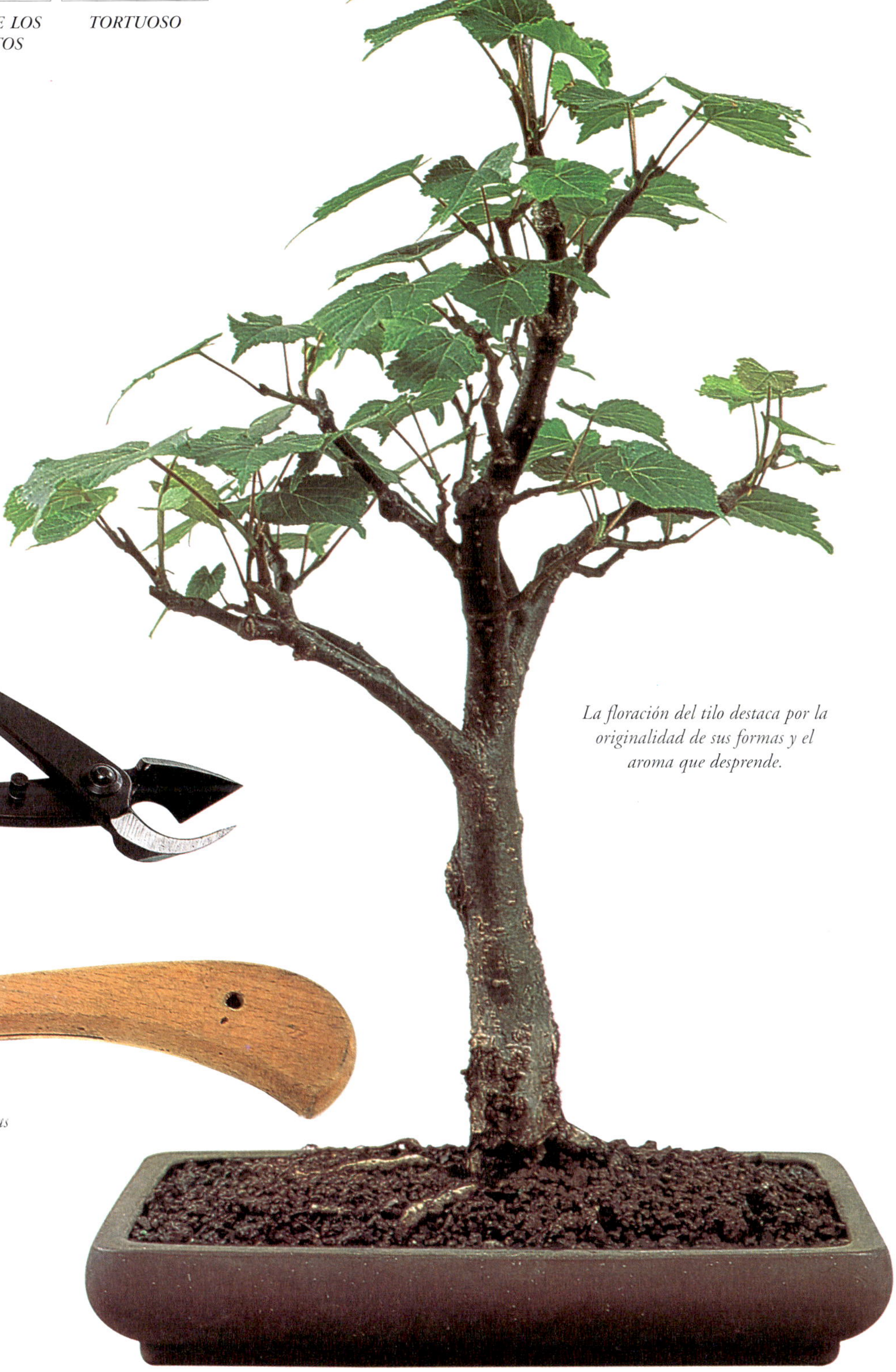

La floración del tilo destaca por la originalidad de sus formas y el aroma que desprende.

ULMUS SP.

Olmo

FAM. ULMÁCEAS

LOS OLMOS ESTÁN DISTRIBUIDOS POR LAS REGIONES HÚMEDAS Y TEMPLADAS DEL HEMISFERIO NORTE, FORMANDO BOSQUETES DE MAYOR O MENOR DENSIDAD EN VAGUADAS Y RIBERAS DE CURSOS FLUVIALES. LA GRAN DUREZA DE LAS ESPECIES PERTENECIENTES A ESTE GÉNERO, LES CONVIERTEN EN UNO DE LOS MÁS ADECUADOS PARA OBTENER EJEMPLARES DE BONSAI MUY LONGEVOS.

AGUA — ATMÓSFERA — LUZ

Abundante, sobre todo en verano — Tolera cualquier tipo de ambiente — Abundante, soporta el sol directo

El rápido crecimiento que caracteriza al olmo propicia la presencia de ejemplares de gran envergadura, con copas esbeltas y voluminosas, así como el desarrollo de troncos de considerable diámetro, fácilmente modelables en este tipo de cultivos y de los que es posible obtener formas inverosímiles en períodos de tiempo reducidos. La corteza suele contribuir a incrementar la sensación de envejecimiento, debido a su tonalidad, pardo oscura, y a la gran cantidad de grietas que presenta. Las ramas secundarias surgen en gran número, cubriéndose de numerosas hojas alternas, ovaladas y de contorno aserrado, con la nervadura perfectamente marcada. El carácter más llamativo de éstas es que tienen uno de los perfiles más arqueado que el otro.

La floración pasa desapercibida, aunque las semillas proporcionan un original manto a la copa, pues poseen un singular aspecto en forma de pequeños saquitos planos, redondeados y membranosos.

Los olmos resultan ideales para conseguir bosquetes en miniatura, no sólo por la facilidad con que se obtiene un reducido tamaño de sus hojas, y por tanto copas de gran densidad, sino a causa de la gran belleza de los troncos y las ramas desnudas cuando llega el otoño y el invierno.

MANTENIMIENTO VEGETATIVO

Soporta sin problemas la acción directa del sol, aunque los ambientes lige-

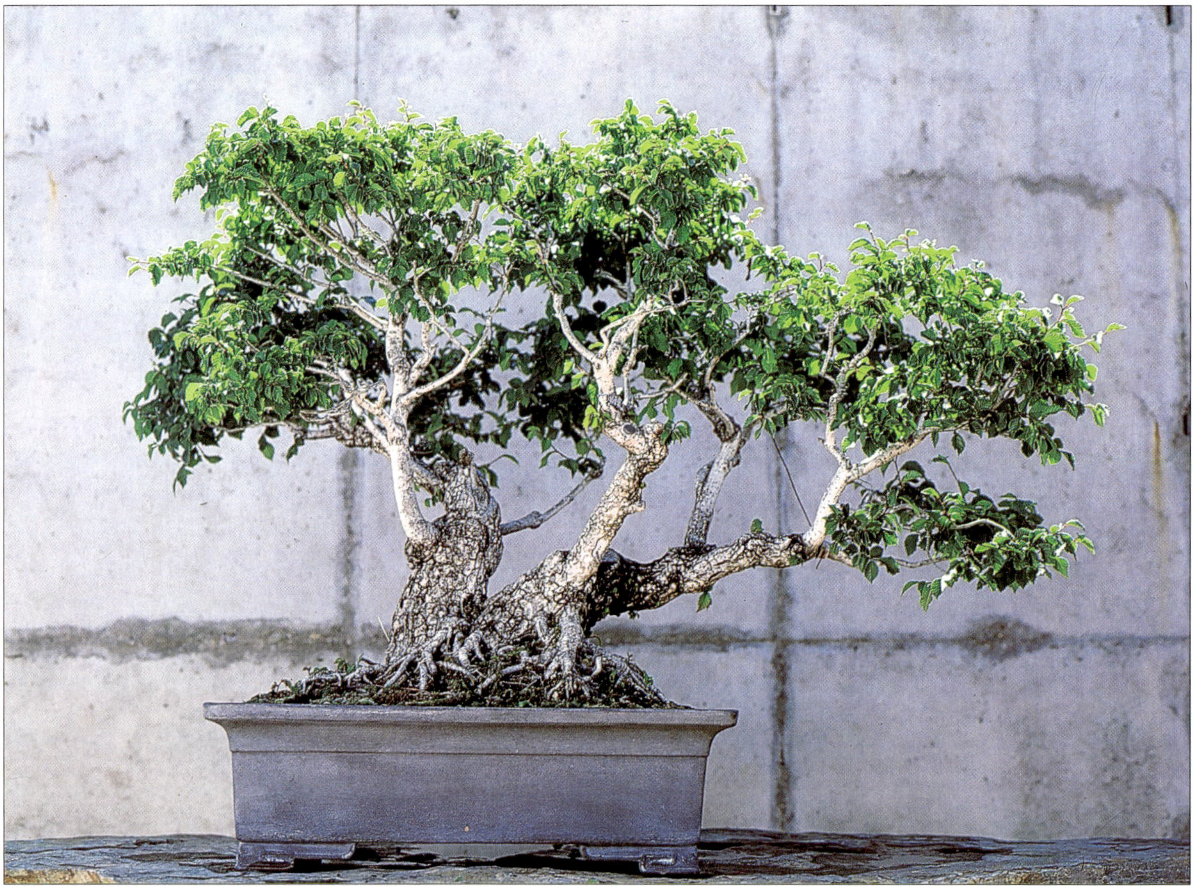

La resistencia y la frondosidad de los olmos permite realizar un cultivo sencillo y de excelentes resultados.

Estilos

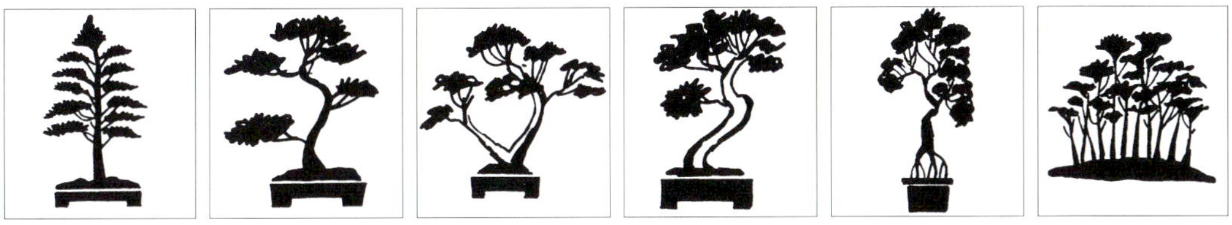

ramente sombríos también resultan aptos para ubicarle durante el verano, sobre todo cuando la atmósfera es demasiado seca. Es preciso que disponga de buena ventilación, aceptando de buen grado la presencia del viento. No debe faltarle agua a lo largo de la época favorable del año, a cuyo objeto hay que realizar riegos periódicos para mantener el suelo húmedo, sin preocuparse por eventuales encharcamientos.

El suelo tiene que ser esponjoso y nutritivo, que retenga la humedad, preferiblemente de carácter ácido y con un alto contenido en materia orgánica. El abono resulta necesario cuando los brotes no se desarrollan con normalidad; es decir, pocos brotes y con un crecimiento muy lento.

El trasplante se lleva a cabo aproximadamente cada dos años, y hay que practicar la poda de una tercera parte de la longitud total de las raíces, desenredándolas y eliminando al tiempo las que se encuentren más deterioradas y viejas. El momento propicio es la primavera, cuando la planta aún no se encuentre en todo el apogeo de su desarrollo.

MANTENIMIENTO ESTÉTICO

Cuando el suelo proporciona los nutrientes necesarios a las raíces, los brotes nuevos surgen con fuerza y vigor, momento en que hay que despuntarlos para controlar el crecimiento, realizando el corte cuando los tejidos todavía no se hayan lignificado (adquieran consistencia leñosa) y sólo existan dos o tres hojas nuevas a partir del extremo del año anterior. Esta labor es preciso practicarla durante toda la época de crecimiento, procurando

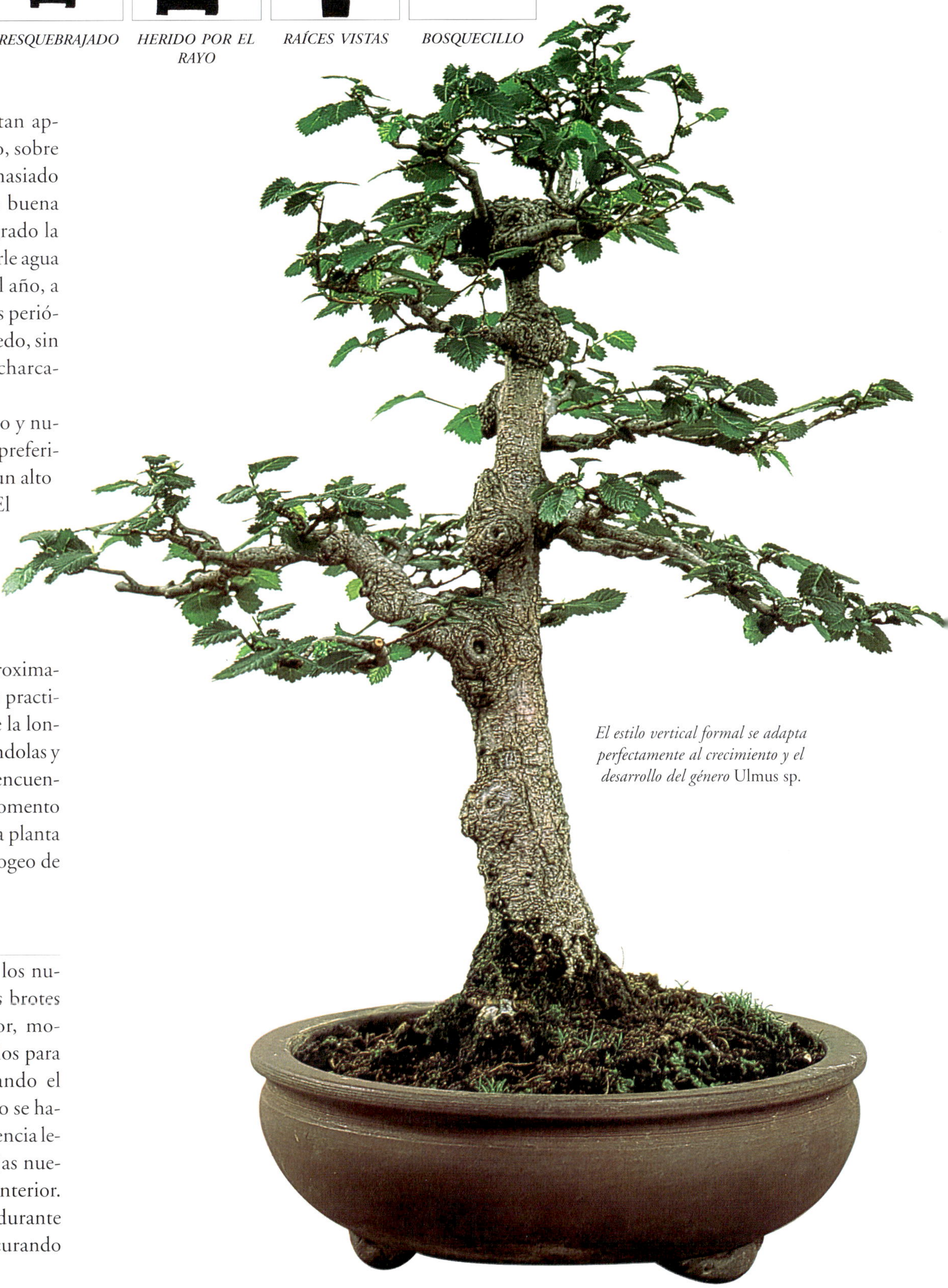

El estilo vertical formal se adapta perfectamente al crecimiento y el desarrollo del género Ulmus sp.

seccionar con un corte oblicuo y dejando siempre la hoja por debajo del mismo, sin dañar la yema asociada a ella. También es recomendable escoger aquella que se encuentre situada en la dirección hacia la cual se desea favorecer el crecimiento en volumen.

En cuanto a la poda de ramas, hay que esperar a que esté a punto de finalizar el invierno para obtener un porte compensado, con una copa en la que las ramas presenten un tamaño progresivamente menor a medida que se alejan del tronco. En verano es necesario eliminar las ramas que no dispongan de hojas y sanear el interior de la copa, lo que favorece la ventilación y la entrada de luz.

Las labores de limpieza consisten en retirar las hojas secas o estropeadas que pueden aparecer durante la primavera y el verano, así como todas aquellas que cubran la superficie de cultivo una vez se hayan desprendido en otoño.

Técnicas de mantenimiento

	INVIERNO	PRIMAVERA	VERANO	OTOÑO
TRASPLANTE		sí		
RIEGO	*	**	***	*
ABONO		sí	sí	sí
PODA	sí	sí	sí	
ALAMBRADO				sí

Reproducción

	INVIERNO	PRIMAVERA	VERANO	OTOÑO
ACODO			sí	
ESQUEJE O ESTACA		sí		
INJERTO		No es habitual		
PLANTÓN		sí		
SEMILLA	sí			sí

Para modificar la dirección de crecimiento del tronco en ejemplares jóvenes o de las ramas, el alambrado es una técnica eficaz, así como aquellas que emplean elementos que ejercen presión o tensión, como separadores, cuerdas o torniquetes. El momento más propicio para poner en práctica este tipo de labores es el inicio del verano, manteniéndolas hasta el otoño. En cualquier caso, hay que proteger la corteza y revisar a menudo los nudos y las zonas de contacto entre ambos elementos para no causar heridas, pues no conviene olvidar que el olmo presenta un desarrollo vigoroso.

PLAGAS Y ENFERMEDADES

Los escarabajos barrenillos son los organismos más perjudiciales, pudiendo acabar con el ejemplar si no se previene su presencia antes de que se desarrollen las larvas, ya que en tal caso resulta muy difícil controlar la plaga. La grafiosis es la enfermedad más dañina, pues provoca en cuestión de semanas la pérdida del olmo.

Es posible que aparezcan hojas comidas por orugas de diversa índole, para lo cual es necesario aplicar insecticidas de acción específica contra larvas.

En ambientes demasiado secos puede aparecer la araña roja, situación que ha de solventarse pulverizando agua diariamente cuando

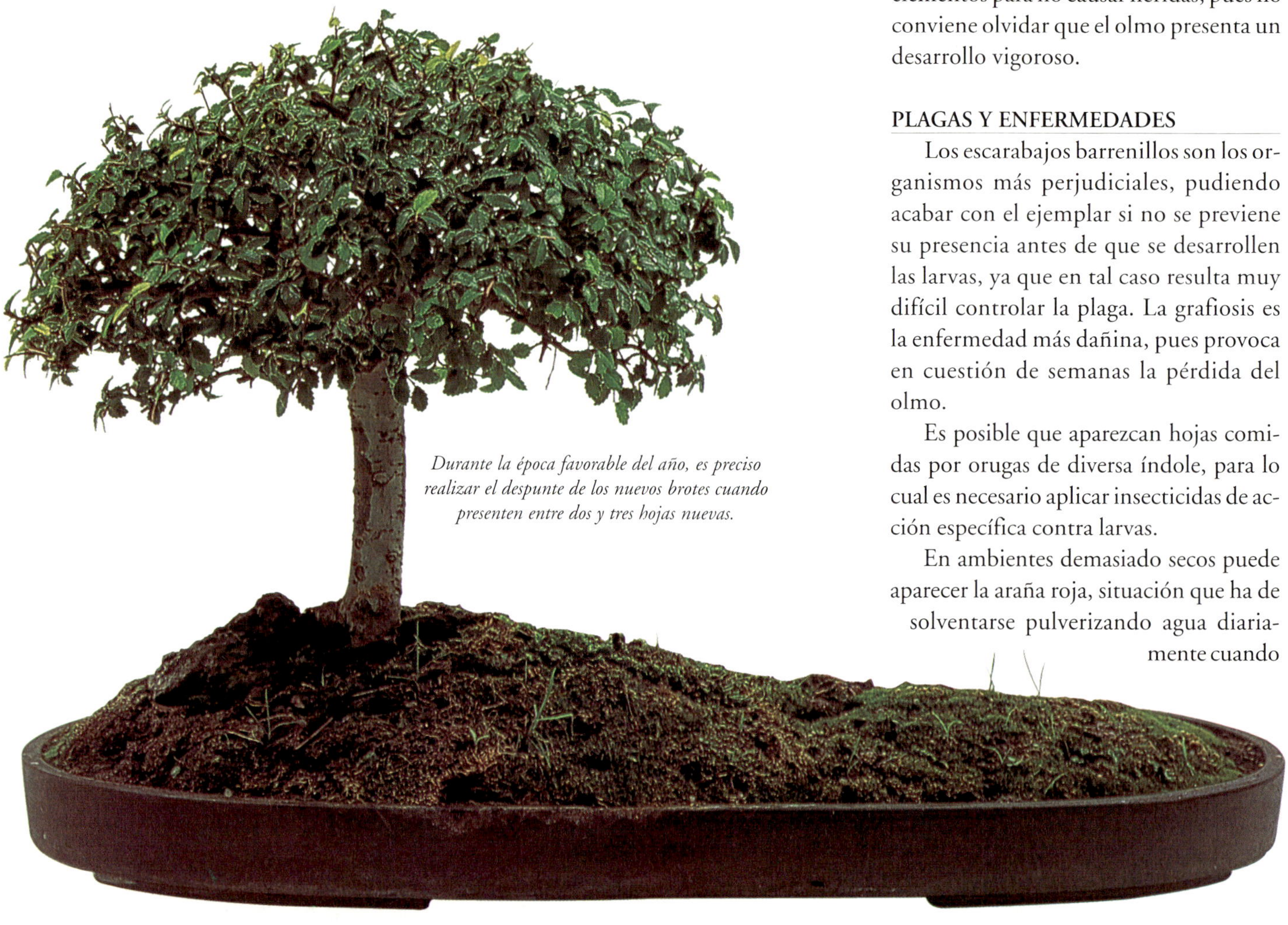

Durante la época favorable del año, es preciso realizar el despunte de los nuevos brotes cuando presenten entre dos y tres hojas nuevas.

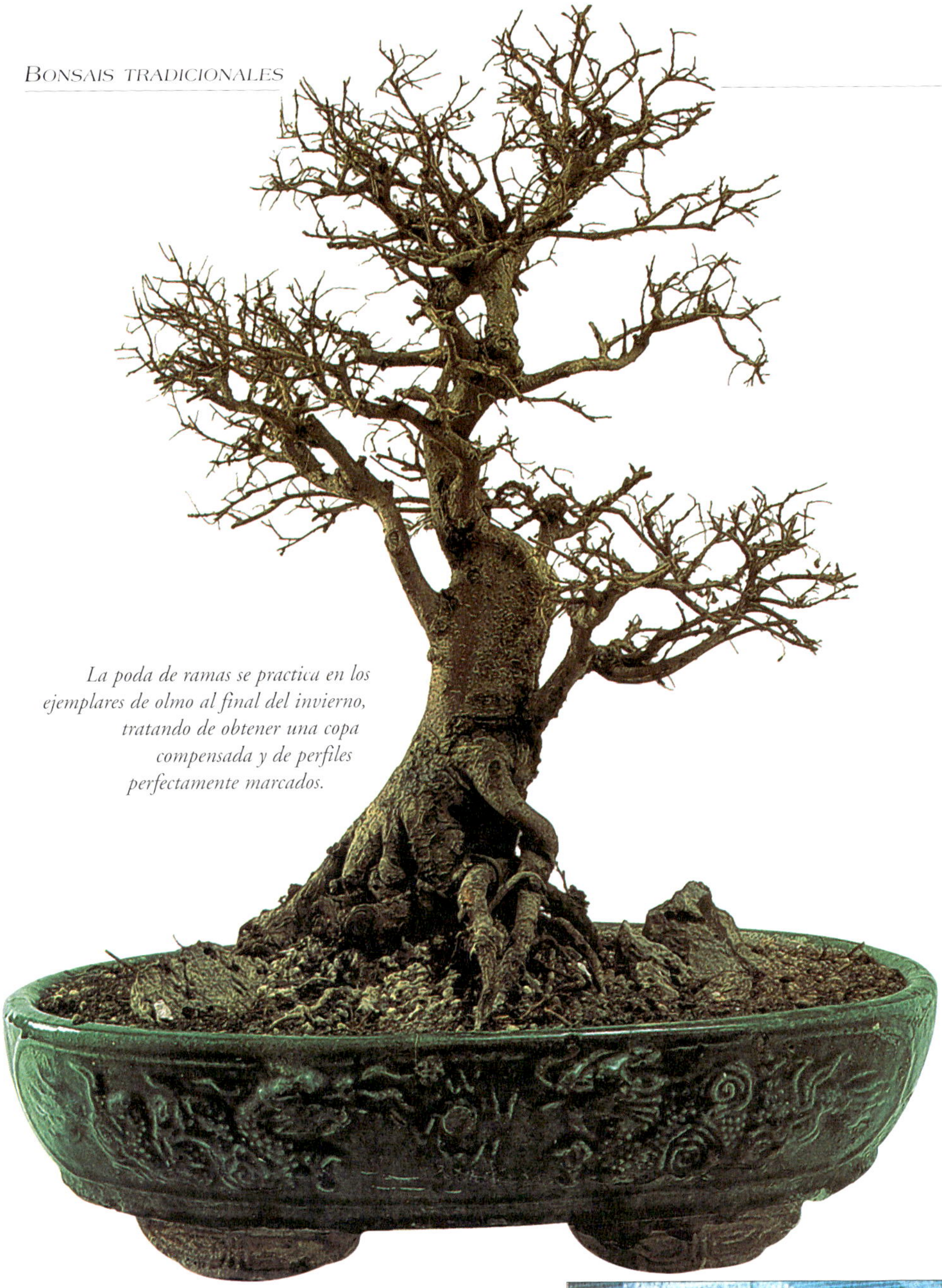

La poda de ramas se practica en los ejemplares de olmo al final del invierno, tratando de obtener una copa compensada y de perfiles perfectamente marcados.

sólo existan ejemplares aislados, o recurriendo al uso de acaricidas en caso de una proliferación desmesurada.

Las enfermedades producidas por hongo no suelen ser habituales, aunque a veces la abolladura de las hojas y la roya hacen acto de presencia. Para remediar los efectos dañinos que causan, es imprescindible aplicar un fungicida específico y eliminar las partes infectadas para evitar la propagación.

ESPECIES CARACTERÍSTICAS

Ulmus glabra. Olmo de montaña. Especie originaria de las zonas montañosas de Europa, posee una corteza lisa y hojas que resultan muy ásperas al tacto. Destaca por su resistencia a las bajas temperaturas invernales.

Ulmus minor. Olmo común. Oriundo de Europa, puede llegar a alcanzar treinta metros de altura formando copas más o menos abiertas, caracterizadas por la tonalidad verde claro de sus hojas, que presentan un tamaño medio y algo alargado. La corteza es muy rugosa y está surcada por numerosas grietas. Se trata de una de las especies que más sufre el ataque de los escarabajos barrenillos, llegando a perecer si le ataca la grafiosis.

Ulmus parvifolia. Olmo chino. Procede de Asia, donde forma densos bosques gracias a las enormes y majestuosas copas que tienen los distintos ejemplares. Las hojas aparecen más reducidas de tamaño que en otras especies del género. Posee una corteza lisa y de tonalidad grisácea.

En ocasiones, los olmos requieren labores de limpieza en hojas deterioradas y ramas secas.

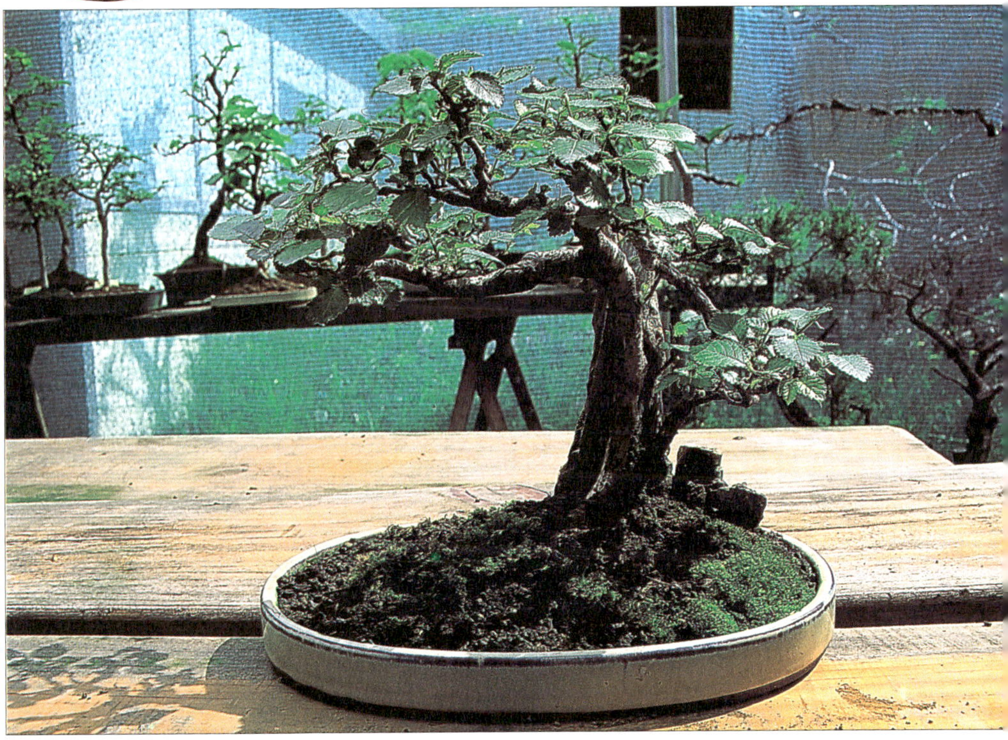

ZELKOVA SP.

Olmo Chino

FAM. ULMÁCEAS

SIENDO ORIUNDO DEL CONTINENTE ASIÁTICO, CUENTA CON UN ÁREA DE DISTRIBUCIÓN QUE SE EXTIENDE DESDE LA CUENCA MEDITERRÁNEA HASTA JAPÓN. PERTENECE A LA MISMA FAMILIA QUE LOS OLMOS, ESPECIES A LAS QUE ES MUY AFÍN, TANTO MORFOLÓGICAMENTE COMO DESDE EL PUNTO DE VISTA FISIOLÓGICO. UNA DE LAS ESTAMPAS MÁS LLAMATIVAS LA OFRECEN EN FORMACIONES DE BOSQUETES.

AGUA
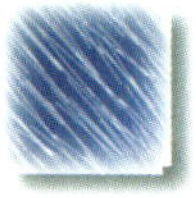
Abundante

ATMÓSFERA

Clima templado, precisa humedad ambiental

LUZ

Abundante, semisombra en verano

Este tipo de árboles presentan una suave y pálida corteza que, con el paso de los años, termina por hacerse algo rugosa e irregular. Las ramas de segundo y tercer orden se desarrollan formando una densa copa en la que aparecen hojas de aspecto ovalo-lanceolado, aserradas y acabadas en una delgada punta. Su color durante la primavera y el verano es verde claro, transformándose en una tonalidad dorada-anaranjada de gran belleza en el otoño.

MANTENIMIENTO VEGETATIVO

Agradece en buena medida la presencia del sol, sobre todo durante la época desfavorable del año, aunque en verano, cuando se cultiva en regiones demasiado calurosas, ha de estar algo más protegido de los rayos solares directos. Sus raíces pueden verse seriamente afectadas en inviernos gélidos, para lo cual es preciso encontrar un lugar resguardado, o bien mantener la bandeja cubierta por una capa de cortezas de pino o compost de origen vegetal. En cualquier circunstancia, ha de disfrutar de buena ventilación para evitar la aparición de hongos en las hojas. El riego debe ser abundante en verano, si el substrato está sometido a una evaporación excesiva, aunque hay que asegurarse de que el sistema de drenaje es eficaz, pues no soporta el encharcamiento. Además, conviene aplicar agua pulverizada en el follaje, a fin de mantener un ambiente húmedo en torno a la copa.

El suelo tiene que confeccionarse mezclando arena, tierra arcillosa y compost de origen vegetal, siendo preferible que predomine un marcado carácter ácido en la combinación. Requiere abonar en primavera, mientras se desarrollan los nuevos brotes, y en otoño, con el fin de asegurar que el ejemplar disponga del alimento necesario para soportar sin problemas el invierno.

El trasplante ha de practicarse cada dos o tres años, dependiendo de la velocidad de crecimiento del árbol. La época más apropiada para llevarlo a cabo es el comienzo de la primavera. Al tiempo que se sustituye el substrato, deben podarse las raíces, para que se renueven.

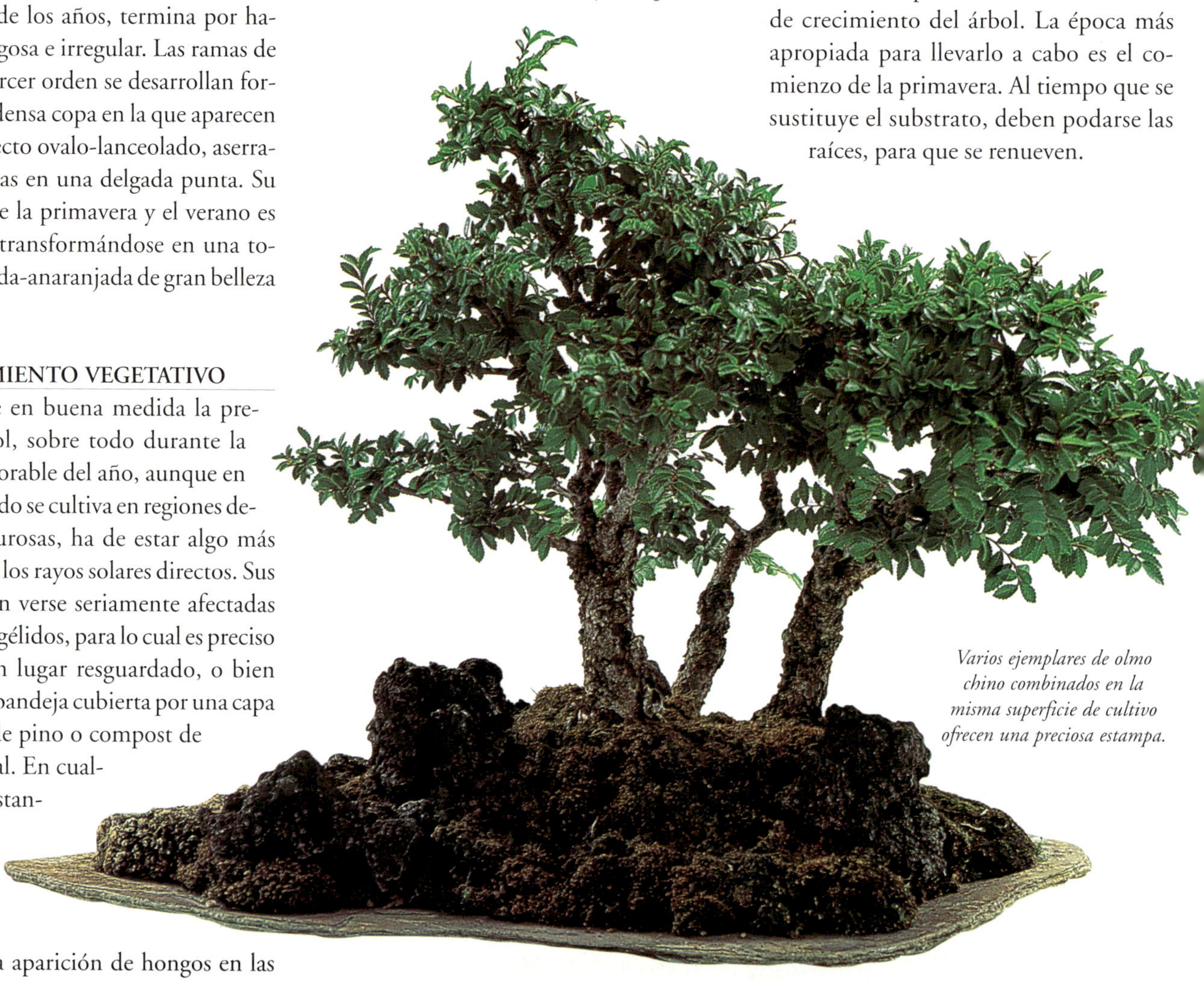

Varios ejemplares de olmo chino combinados en la misma superficie de cultivo ofrecen una preciosa estampa.

Estilos

CHOKKAN

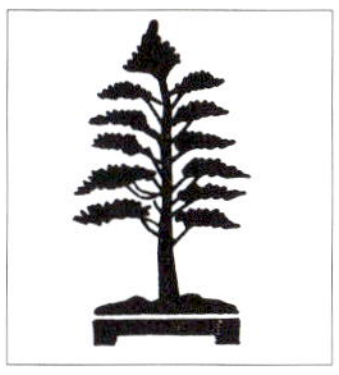

VERTICAL FORMAL

HOKIDACHI

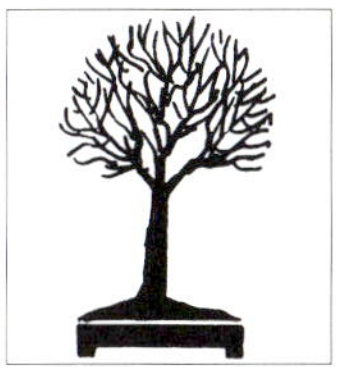

ESCOBA

BUJINGI

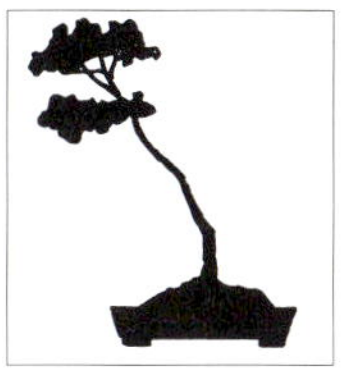

FORMA DE LOS LITERATOS

NEJIKAN

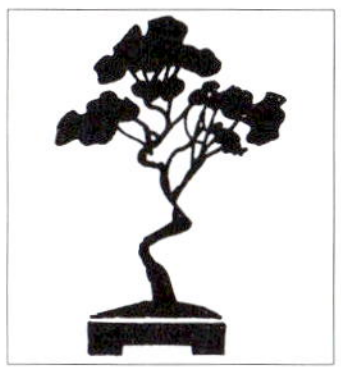

TORTUOSO

SABAMIKI

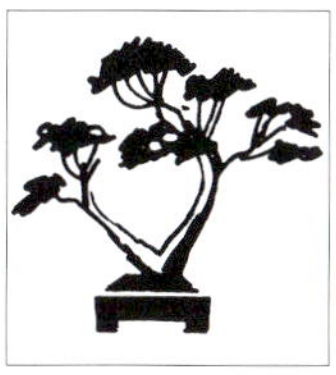

RESQUEBRAJADO

SOKAN

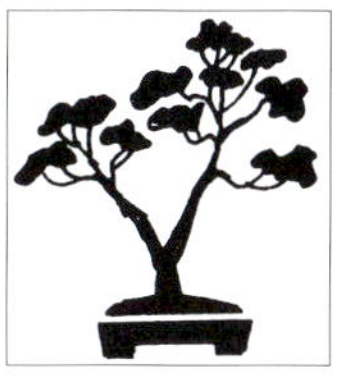

TRONCO GEMELO

MANTENIMIENTO ESTÉTICO

Respecto a la poda de ramas, hay que aprovechar el invierno para obtener una poda estructural adecuada, ya que sin hojas y con las yemas aún en letargo puede realizarse de forma idónea. Los cortes han de practicarse en oblicuo, justo por encima de un brote, encaminados a mantener una progresión sin cambios bruscos de tamaño entre los diferentes tipos de ramas. Debido al rápido crecimiento de los nuevos brotes, es preciso llevar a cabo un seguimiento exhaustivo

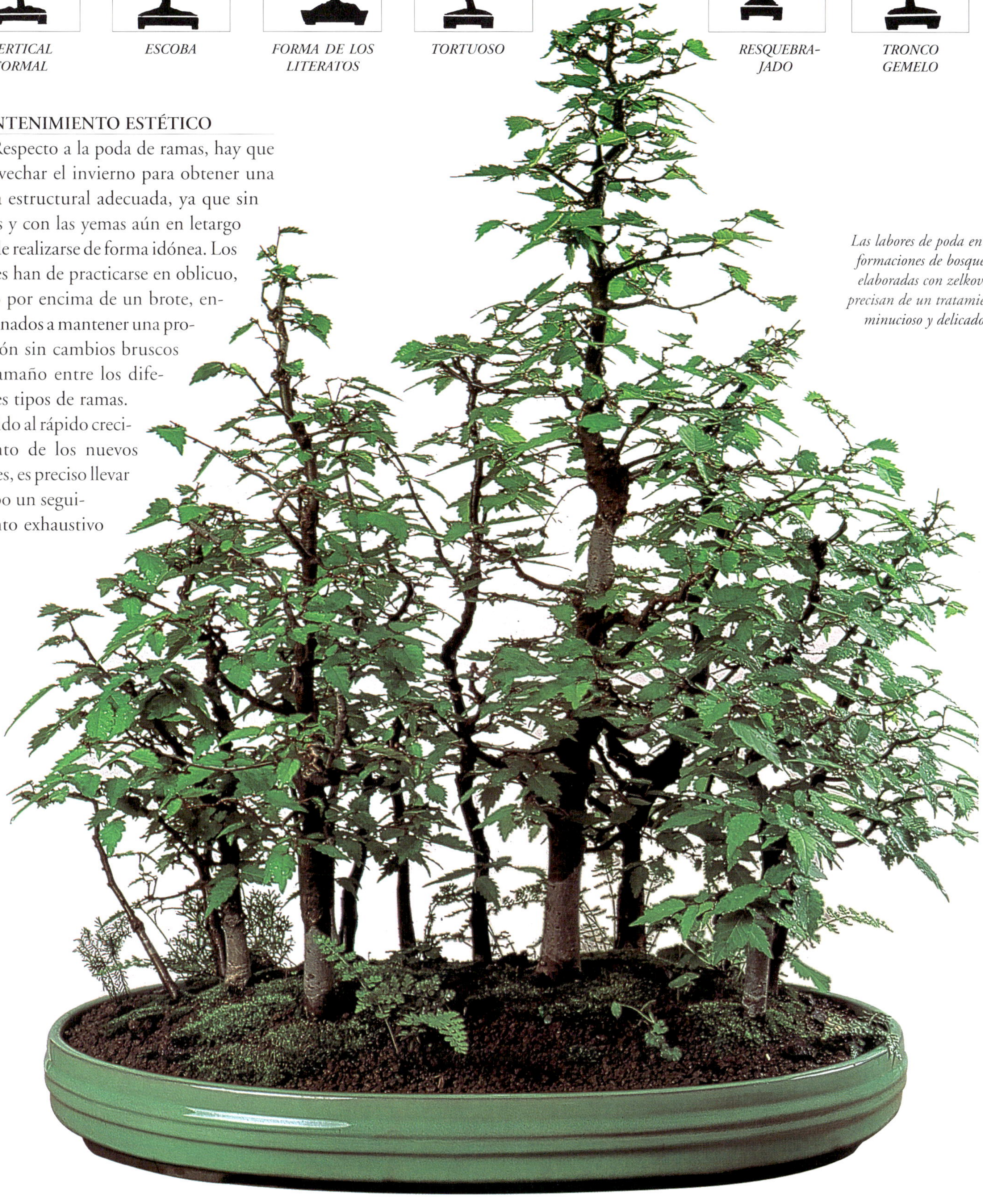

Las labores de poda en las formaciones de bosquete elaboradas con zelkovas precisan de un tratamiento minucioso y delicado.

de los mismos durante toda la época favorable del año, despuntándolos cuando surjan las primeras tres o cuatro hojas.

La retirada de hojas de excesivo tamaño y aquellas que presentan irregularidades en su morfología debe efectuarse de manera ininterrumpida, procurando, al tiempo, mantener la superficie de cultivo sin restos de hojas ni ramas muertas.

Para conferir la forma definitiva al ejemplar es recomendable recurrir exclusivamente a las labores de poda, aunque a partir de la caída otoñal de las hojas, puede practicarse el alambrado o ayudarse con técnicas de modelado a base de elementos tensores en las ramas nuevas, máxime en los ejemplares cuyo estilo requiera una modificación considerable de la dirección natural de crecimiento.

PLAGAS Y ENFERMEDADES

Suele sufrir el mismo tipo de enfermedades que las diferentes especies de olmo, pues su afinidad y características morfológicas son muy semejantes. Destaca la protección extraordinaria que debe proporcionársele ante el ataque de organismos patógenos que proliferan en ambientes excesivamente secos, como es el caso de la araña roja, sin olvidar a los diferentes tipos de larvas y orugas que encuentran en sus hojas un agradable manjar.

El ataque de chupadores de savia, como los pulgones y los lecaninos, puede convertirse en un problema si su presencia no se controla en los primeros estadios de desarrollo.

ESPECIES CARACTERÍSTICAS

Zelkova crenata. Zelkova del Cáucaso. Oriunda del sudeste europeo, forma bosquetes de considerable belleza, caracterizados siempre por ocupar ambientes húmedos y regiones térmicamente suaves.

Zelkova cretica. Zelkova de Creta. Las cualidades que mejor definen a esta especie, originaria de las islas situadas al este del mar Mediterráneo, son el desarrollo y el tamaño que alcanza, relativamente escasos.

Zelkova serrata. Olmo japonés. Como su nombre común indica, procede del archipiélago japonés, destacando en el aspecto morfológico la existencia de hojas con un contorno muy marcado, repleto de diminutos dientes, al igual que la enorme velocidad de desarrollo que posee cuando las condiciones de cultivo son las adecuadas.

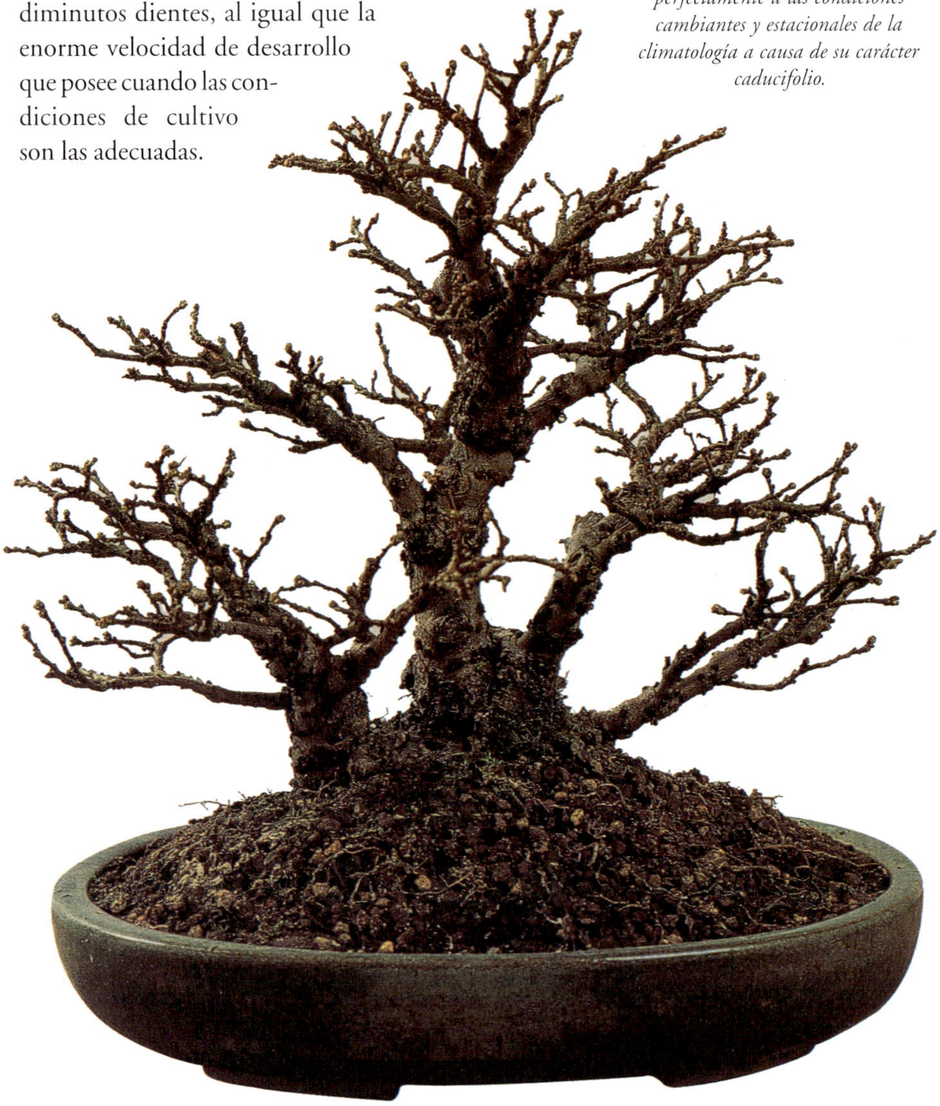

Esta especie se adapta perfectamente a las condiciones cambiantes y estacionales de la climatología a causa de su carácter caducifolio.

Técnicas de mantenimiento

	INVIERNO	PRIMAVERA	VERANO	OTOÑO
TRASPLANTE		*sí*		
RIEGO	*	**	***	**
ABONO		*sí*		*sí*
PODA	*sí*	*sí*	*sí*	
ALAMBRADO				*sí*

Reproducción

	INVIERNO	PRIMAVERA	VERANO	OTOÑO
ACODO			*sí*	
ESQUEJE O ESTACA		*sí*		
INJERTO		*No es habitual*		
PLANTÓN		*sí*		
SEMILLA				*sí*

Bonsais ornamentales

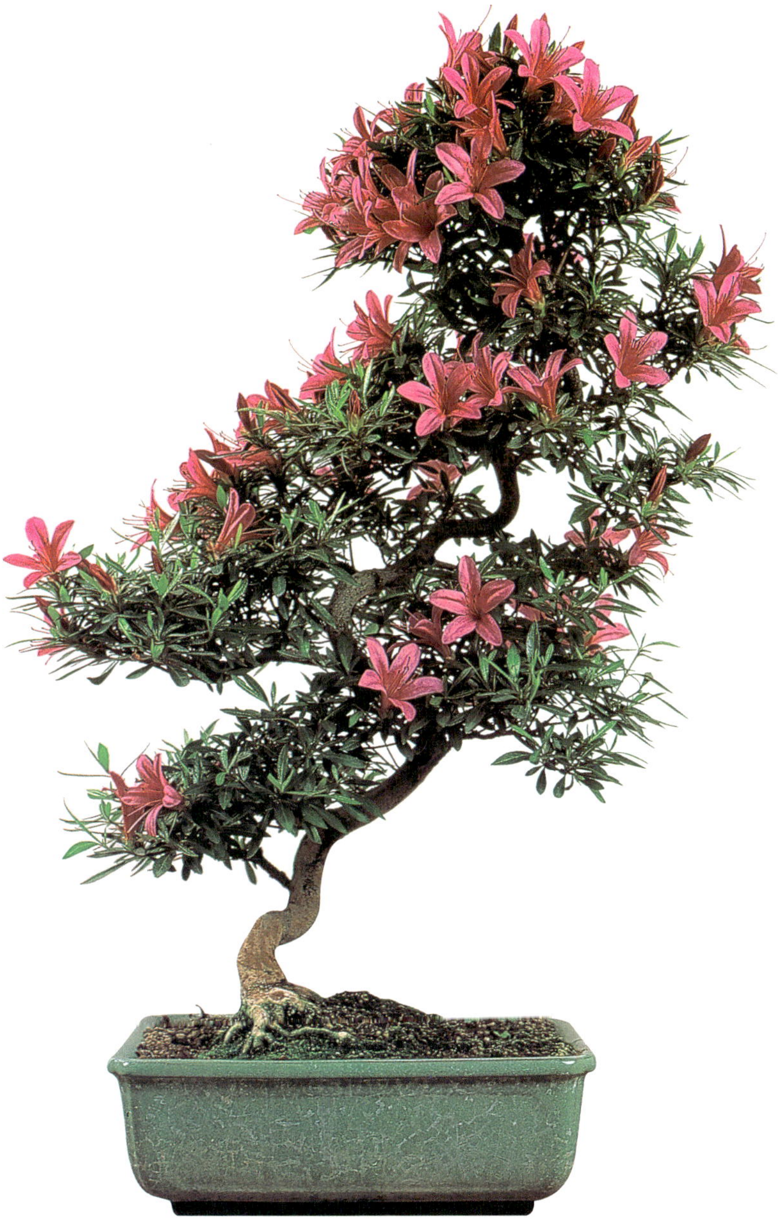

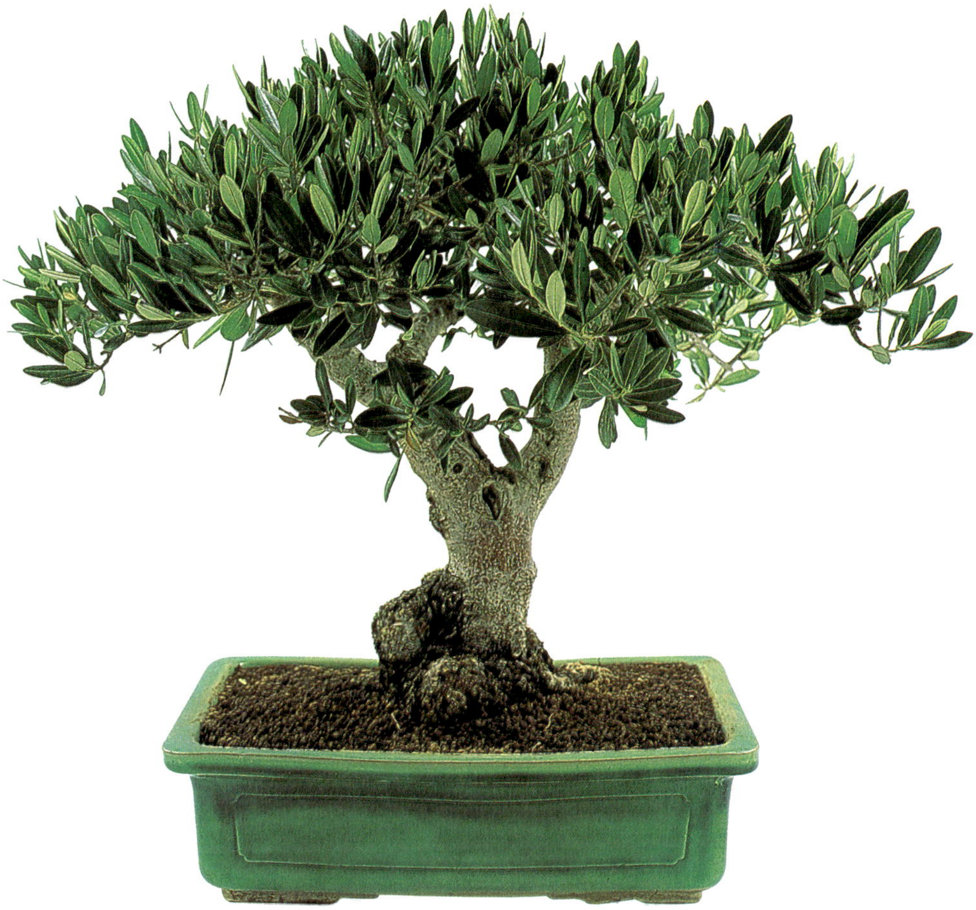

Bonsais ornamentales

El cuidado y el mantenimiento de las plantas en superficies de cultivo mínimas es todo un arte. Para ello, es preciso disponer de cierta sensibilidad, entendida como una percepción de lo que acontece en la naturaleza; es decir, los cambios y los efectos que producen los agentes atmosféricos sobre todas y cada una de las partes constituyentes de las plantas. Además, cada especie posee una serie de cualidades y características que implican necesidades y requerimientos concretos.

A través del ambiente en el que se desarrollan en estado natural es posible extraer numerosas conclusiones, como el tipo de suelo en que encuentran las mejores condiciones de cultivo, la abundancia o la escasez de agua que son capaces de soportar, el grado de insolación que demandan, etcétera.

Esta labor se complica a medida que se buscan nuevas especies procedentes de los ambientes más dispares y variados, sobre todo cuando se trata de grupos como el de las plantas que proceden de climas tropicales, los arbustos de porte reducido o las especies que proporcionan flores o frutos y que se cultivan convencionalmente en jardines.

Las atenciones a estas singularidades de la naturaleza, siempre desde el punto de vista ornamental, suponen una inagotable fuente de posibilidades para el disfrute del cultivador de bonsais. Para mantener tales cualidades es preciso conjugar a la perfección una mínima destreza en la práctica de labores estéticas y proporcionar a cada ejemplar todo lo que demanda en cada época del año.

Bonsais con flor o fruto

EL ENORME ATRACTIVO DE LOS BONSAIS RESIDE EN DIFERENTES ASPECTOS DE SU MORFOLOGÍA. SI EL PORTE Y EL FOLLAJE SON ASPECTOS APRECIABLES Y DESTACABLES EN CADA EJEMPLAR, AQUELLAS ESPECIES QUE DURANTE LAS ESTACIONES FAVORABLES DEL AÑO PRESENTAN UNA FLORACIÓN ABUNDANTE Y REPLETA DE COLOR, O BIEN ADORNAN SUS TALLOS EN OTOÑO CON FRUTOS DE VALIOSAS CUALIDADES ORNAMENTALES Y CULINARIAS, RESULTAN INDISPENSABLES PARA DISFRUTAR PLENAMENTE DE LA HERMOSURA DE LOS MISMOS.

La presencia de flores o frutos en las ramas de los minúsculos ejemplares de árboles y arbustos plantados en maceta, supone un aliciente para decidirse a practicar su cultivo, intentando reproducir las mismas condiciones que precisan para florecer y fructificar en estado natural. Esta posibilidad en ocasiones resulta muy favorecedora, ya que en determinadas especies la floración está estrechamente relacionada a la fructificación, y ambas pueden disfrutarse en el mismo ejemplar, como dos cualidades que proporcionan a las plantas ornamentales mayores cotas de belleza y hermosura. Aún cuando esta circunstancia supone una ventaja de incalculable valor para el cultivador, no conviene olvidar que los requerimientos en cuanto a aporte adicional de abono y mantenimiento, tanto vegetativo como estético, se incrementan en cierta medida.

BONSAIS DE FLOR

Los requerimientos en este tipo de bonsais son algo superiores al resto, pues para cada ejemplar la producción de flores supone un esfuerzo y, por tanto, un agotamiento adicional, que se debe tener muy en cuenta a la hora de iniciar su cultivo.

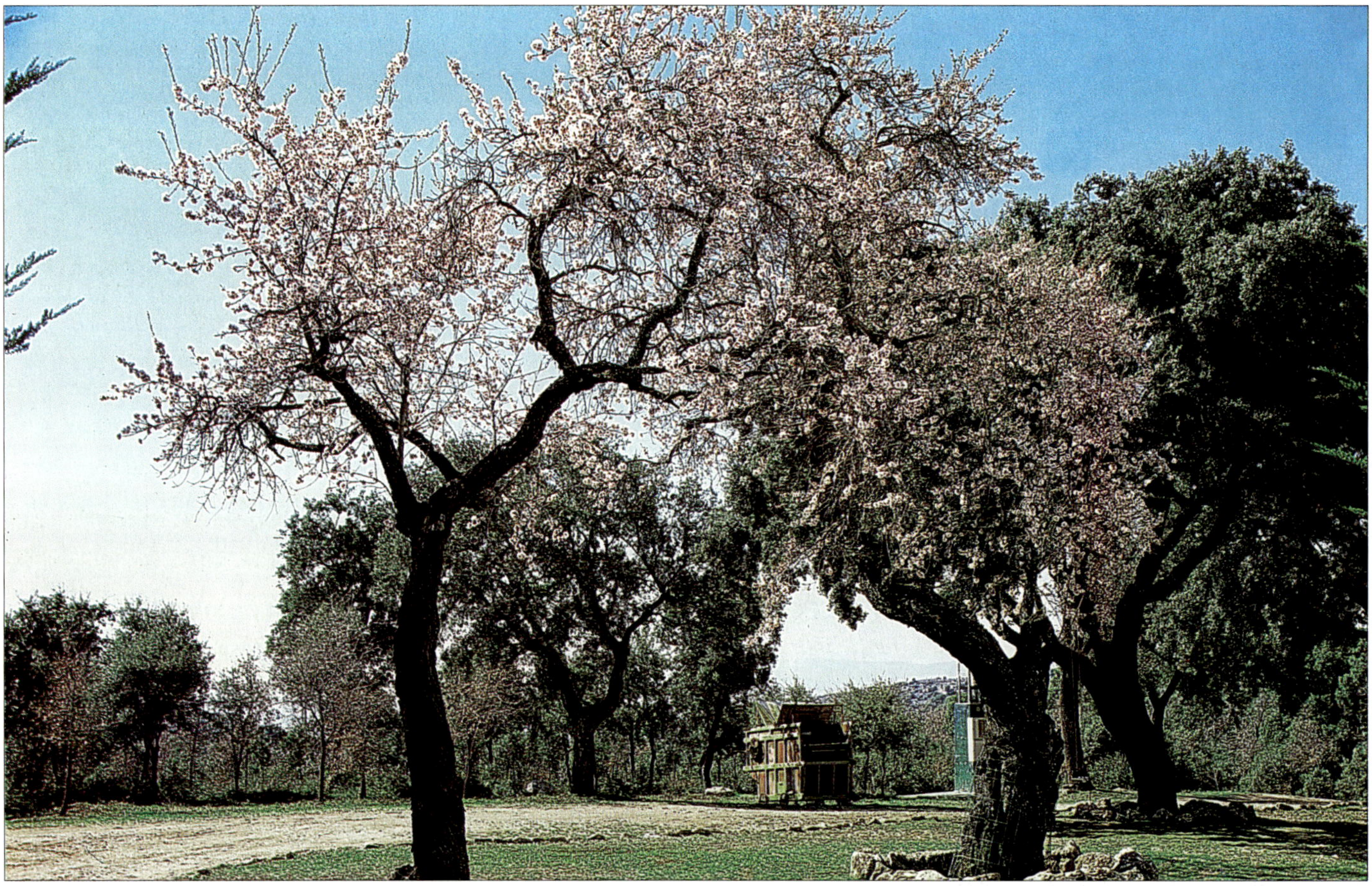

El esplendor de la floración en los ejemplares de porte arbóreo puede reproducirse en los bonsais.

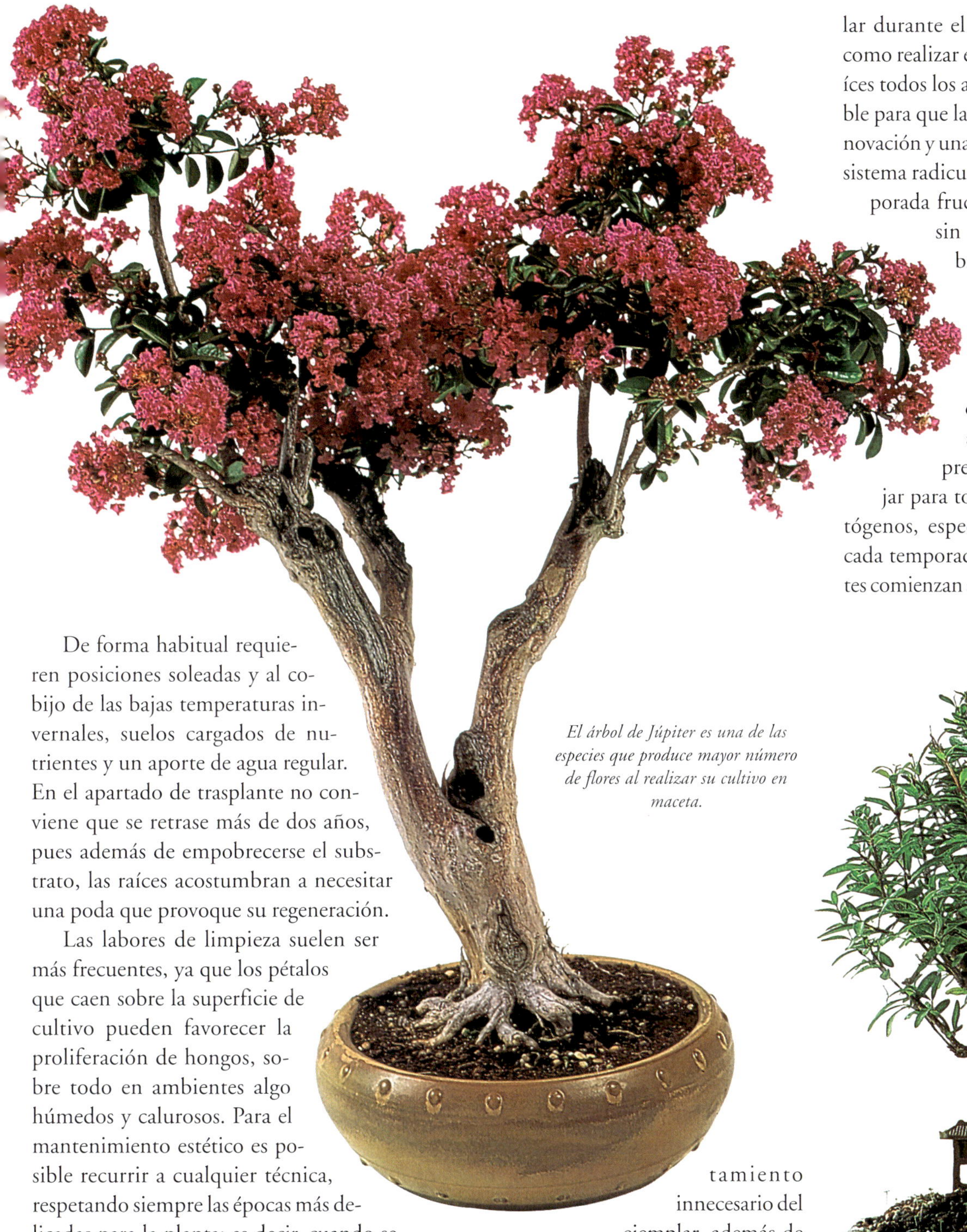

El árbol de Júpiter es una de las especies que produce mayor número de flores al realizar su cultivo en maceta.

De forma habitual requieren posiciones soleadas y al cobijo de las bajas temperaturas invernales, suelos cargados de nutrientes y un aporte de agua regular. En el apartado de trasplante no conviene que se retrase más de dos años, pues además de empobrecerse el substrato, las raíces acostumbran a necesitar una poda que provoque su regeneración.

Las labores de limpieza suelen ser más frecuentes, ya que los pétalos que caen sobre la superficie de cultivo pueden favorecer la proliferación de hongos, sobre todo en ambientes algo húmedos y calurosos. Para el mantenimiento estético es posible recurrir a cualquier técnica, respetando siempre las épocas más delicadas para la planta; es decir, cuando se encuentra en todo el apogeo de la floración.

BONSAIS DE FRUTO

Este tipo de bonsais necesitan unas labores de mantenimiento algo especiales debido a su condición, máxime en aquellas especies que producen grandes cantidades de frutos. En dichos casos es preciso aclarar las ramas antes de que estos maduren por completo, con objeto de evitar el agotamiento innecesario del ejemplar, además de resultar una medida recomendable para descargar de peso a las mismas. La ubicación en un lugar no demasiado soleado durante el proceso de fructificación puede ser una decisión muy acertada para mantener los frutos en las ramas el mayor tiempo posible, lo que proporciona un elemento de adorno de considerable valor estético, sin que alcancen un desarrollo desmesurado.

El aporte de abono es imprescindible, teniéndolo que mantener de forma regular durante el período de desarrollo, así como realizar el trasplante y la poda de raíces todos los años, condición indispensable para que la planta disponga de una renovación y una regeneración apropiada del sistema radicular, de modo que cada temporada fructifique abundantemente y sin sufrir ningún tipo de problemas.

Como dato importante, cabe destacar que en el apartado de plagas y enfermedades la vigilancia ha de ser más estrecha, debido a que estos ejemplares representan un suculento manjar para todo tipo de organismos patógenos, especialmente al comienzo de cada temporada, cuando los jugosos brotes comienzan a despuntar.

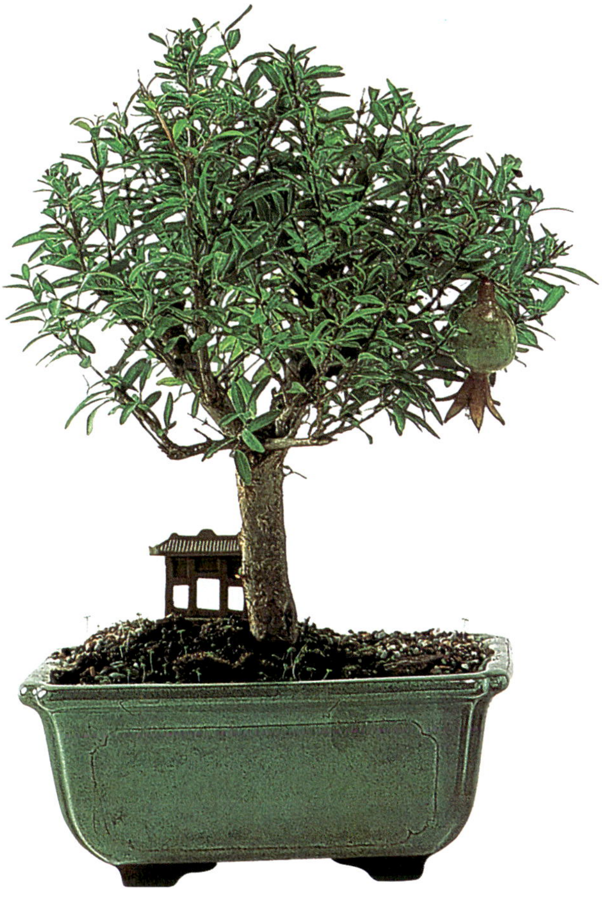

Una de las estampas más llamativas es la presencia de frutos en las reducidas ramas de los bonsais.

Arbutus unedo

Madroño

Fam. Ericáceas

Esta es una especie que procede del continente europeo, concretamente de las regiones en que predomina el clima mediterráneo, en especial en aquellas zonas donde el ambiente no es demasiado frío y existe suficiente disponibilidad de agua.

Agua	Atmósfera	Luz
Riego y pulverización abundantes	Húmeda y fresca	Prefiere buena iluminación

El madroño no presenta más que una especie apta para el cultivo convencional, lo cual no quiere decir que esta situación desmerezca su considerable valor como planta ornamental, a partir de la cual es posible lograr cultivos en maceta estéticamente muy atractivos.

Destaca por numerosos aspectos de su morfología, desde su porte en forma de llamativa copa repleta de hojas ovaladas que se mantienen todo el año, hasta los hermosos matices que proporciona la floración y la fructificación. Sus flores blancas en forma de pequeña campanilla se agrupan en numerosos racimos colgantes, llenando de belleza cada una de sus ramas. Una vez fecundadas, al cabo de una temporada completa, se convierten en unos dulces y suculentos frutos redondeados no demasiado grandes, caracterizados por una intensa tonalidad anaranjada. Estos reciben el mismo nombre que el propio árbol y conviene señalar que, una vez maduros, además de contener azúcares, poseen cierta cantidad de alcohol en su composición.

MANTENIMIENTO VEGETATIVO

Precisa un lugar bien iluminado, soportando sin problemas la luz directa del sol, aunque siempre en ambientes húmedos y frescos. El riego ha de ser regular todo el año, y resulta preciso que durante el estío en regiones más secas no sufra la falta de agua, tanto en el suelo como en la parte aérea, por lo que se recomienda pulverizar agua a menudo.

En cuanto al tipo de suelo, el madroño no es demasiado exigente. Se adapta perfectamente tanto a substratos ácidos como básicos, siendo importante en ambos casos que retengan bien la humedad y posean una buena carga de nutrientes. El abonado resulta necesario mantenerlo durante todo el año, excepto en invierno, pues la aparición de flores y frutos coinciden en el tiempo, ya que estos últimos tardan en madurar un año completo. El cambio

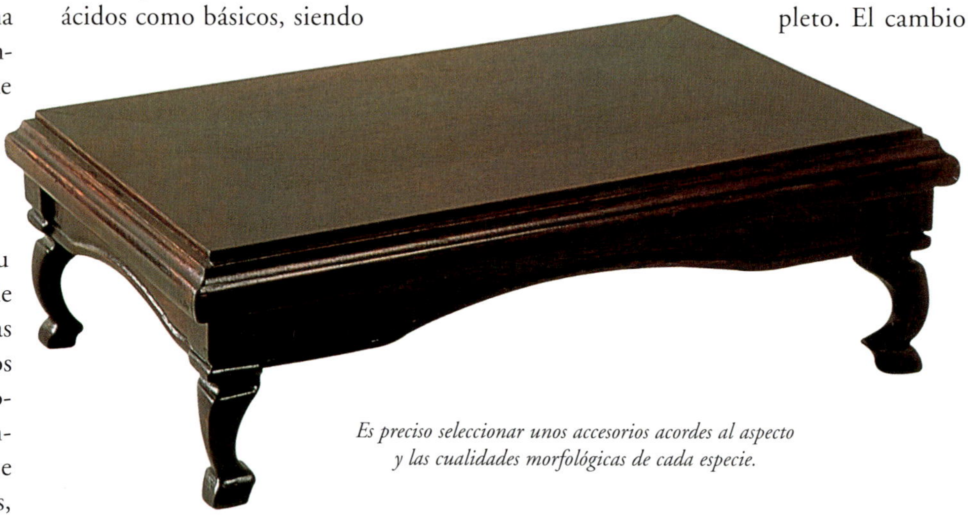

Es preciso seleccionar unos accesorios acordes al aspecto y las cualidades morfológicas de cada especie.

Técnicas de mantenimiento

	Invierno	Primavera	Verano	Otoño
Trasplante	sí			
Riego	*	**	***	**
Abono		sí	sí	sí
Poda	sí	sí		
Alambrado		No es habitual		

Reproducción

	Invierno	Primavera	Verano	Otoño
Acodo		No es habitual		
Esqueje o estaca	sí			
Injerto		No es habitual		
Plantón		sí		
Semilla	sí			

Estilos

HOKIDACHI	*NEJIKAN*	*NEAGARI*	*SOKAN*
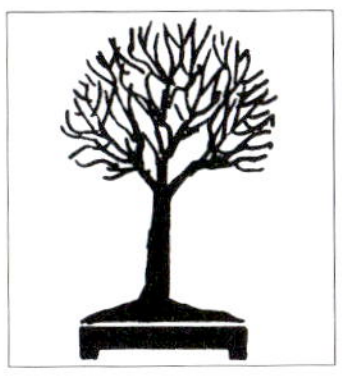	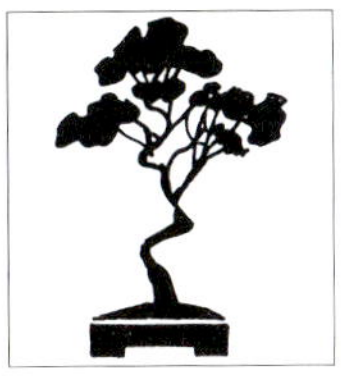	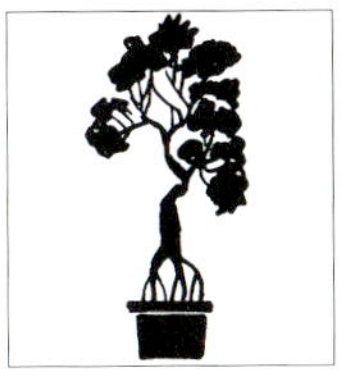	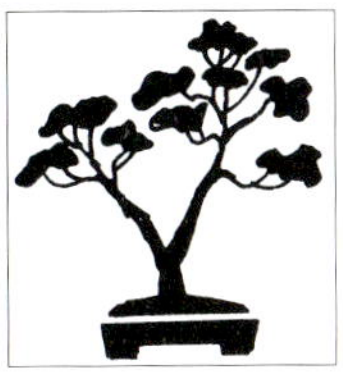
ESCOBA	*TORTUOSO*	*RAÍCES VISTAS*	*TRONCO GEMELO*

de maceta debe practicarse cada tres o cuatro años, pues se trata de una planta de crecimiento muy lento.

MANTENIMIENTO ESTÉTICO

La poda de ramas hay que realizarla al final del invierno, eliminando aquellas que perjudiquen el valor estético de la copa o presenten escasez de frutos y hojas. Para forzar la aparición de hojas de pequeño tamaño, es preciso pinzar las de mayor envergadura en cualquier época del año, despuntando los brotes cuando se hayan formado las primeras hojas en la estación primaveral. La renovación foliar es continua, por lo que resulta indicado retirar las hojas envejecidas y deterioradas, limpiando al tiempo la superficie de cultivo para mantenerla en perfecto estado.

Gracias al lento desarrollo que caracteriza a esta especie, el estilo se obtiene a partir de la poda, aunque mediante las diferentes técnicas de tensión es posible dirigir el crecimiento en determinadas circunstancias.

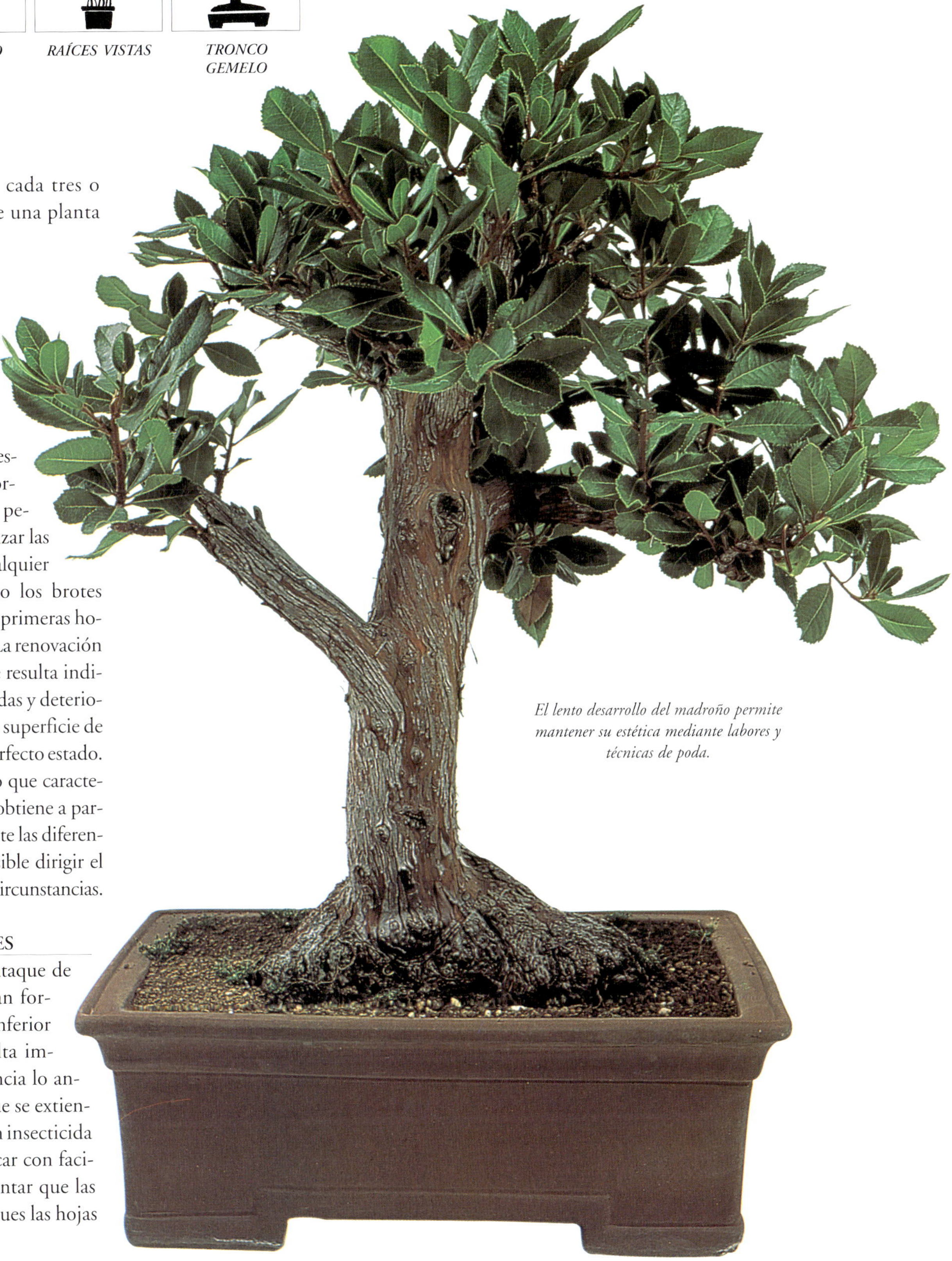

El lento desarrollo del madroño permite mantener su estética mediante labores y técnicas de poda.

PLAGAS Y ENFERMEDADES

Sufre con frecuencia el ataque de los pulgones, que se agrupan formando colonias en la parte inferior del limbo de la hoja. Resulta importante descubrir su presencia lo antes posible, a fin de evitar que se extiendan demasiado. Mediante un insecticida apropiado se pueden erradicar con facilidad, aunque conviene apuntar que las dosis deben ser muy bajas, pues las hojas caen con facilidad.

CHAENOMELES JAPONICA

Membrillero japonés

FAM. ROSÁCEAS

EL HÁBITAT NATURAL DE ESTA ESPECIE SE ENCUENTRA EN CHINA Y JAPÓN, DONDE ADQUIERE UN PORTE DESORDENADO Y DE REDUCIDO TAMAÑO, CON UNA ELEVADA PROLIFERACIÓN DE RAMAS. SUS FRUTOS CARNOSOS QUE APARECEN EN OTOÑO SON MUY APRECIADOS EN LA ELABORACIÓN DE MERMELADAS Y CONFITURAS.

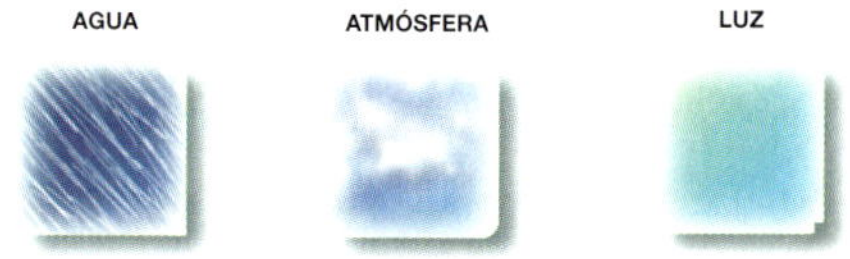

Riego regular y moderado | Cálida y con buena ventilación | Abundante, sol directo

El membrillero japonés, gracias a sus reducidas dimensiones y las interesantes cualidades estéticas de su morfología, se ha convertido en una especie muy apreciada para practicar su conversión en bonsai, pudiendo obtenerse estilos de gran valor estético.

La incursión de este arbusto de hoja caduca y en ocasiones espinoso en el grupo de las plantas ornamentales, se debe a la hermosa floración que produce durante la primavera. El color de los pétalos puede ser rojo, amarillo o rosa, presentes en las ramas al tiempo que comienzan a despuntar las hojas. Estas son enteras y de contorno ovalado, agrupadas sobre los largos e irregulares tallos que se desarrollan en todas direcciones.

Los frutos presentan cierto tamaño, una tonalidad amarilla y son comestibles, proporcionando de esta forma un contraste de colores en las diferentes estaciones que resulta poco usual.

MANTENIMIENTO VEGETATIVO

Requiere estar ubicado en un lugar con sol o al menos buena iluminación durante los meses más calurosos del año. La climatología más propicia para su cultivo es aquella cálida y exenta de heladas invernales, aunque las soporta en cierta medida si se sitúa en orientación sur. Los riegos han de ser regulares, teniendo especial cuidado de que durante la época de floración no les falte agua a las raíces.

El suelo tiene que ser muy nutritivo, logrado a partir de substrato vegetal y arena o arcilla de grano fino, preferiblemente ácido. Conviene trasplantar cada año o dejando uno de descanso, siempre después de la floración, situación que supone realizar un aporte adicional de abono, también después de la floración, interrumpiéndolo en los meses de verano.

MANTENIMIENTO ESTÉTICO

Las labores de poda se reducen a la eliminación de los tallos anuales al final del verano, así como al despunte de los brotes cuando presentan varias hojas nuevas, una vez ha concluido la floración. Tras la misma, los pétalos se desprenden, lo que hace preciso retirarlos para evitar la proliferación de podredumbre. En cuanto a los frutos, resulta necesario evitar que maduren por completo en las ramas, pues esta situación provocaría el agotamiento innecesario del ejemplar. A fin de dirigir el desarrollo de las ramas hay que recurrir al alambrado, manteniéndolo durante la época favorable del año.

PLAGAS Y ENFERMEDADES

La presencia de pulgones supone un inconveniente para los nuevos brotes si no se eliminan antes de que se conviertan en plaga.

Por otra parte, pueden surgir abultamientos provocados por infecciones de hongo en la superficie de los tallos. En este caso, es recomendable eliminarlos con herramientas bien afiladas, aplicar un fungicida adecuado y proteger la herida con pasta protectora y cicatrizante.

ESPECIES CARACTERÍSTICAS

Chaenomeles sinensis. Membrillero. Procede de China, y desarrolla un porte de

Técnicas de mantenimiento

	INVIERNO	PRIMAVERA	VERANO	OTOÑO
TRASPLANTE		sí		
RIEGO	*	**	**	*
ABONO		sí		sí
PODA		sí	sí	
ALAMBRADO		sí	sí	

Reproducción

	INVIERNO	PRIMAVERA	VERANO	OTOÑO
ACODO		sí	sí	
ESQUEJE O ESTACA	sí			
INJERTO		No es habitual		
PLANTÓN		sí		
SEMILLA	sí			

reducidas dimensiones. Las hojas presentan un contorno dentado, que sustituyen el color verde estival por el púrpura en otoño. Las flores son de tonalidad más pálida que en las otras especies.

Estilos

SHAKAN	MOYOGI	HAN-KENGAI	NEJIKAN

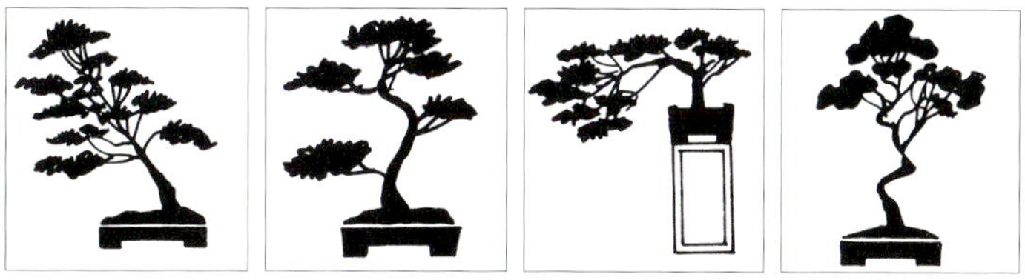

TRONCO INCLINADO	VERTICAL INFORMAL	SEMICASCADA	TORTUOSO

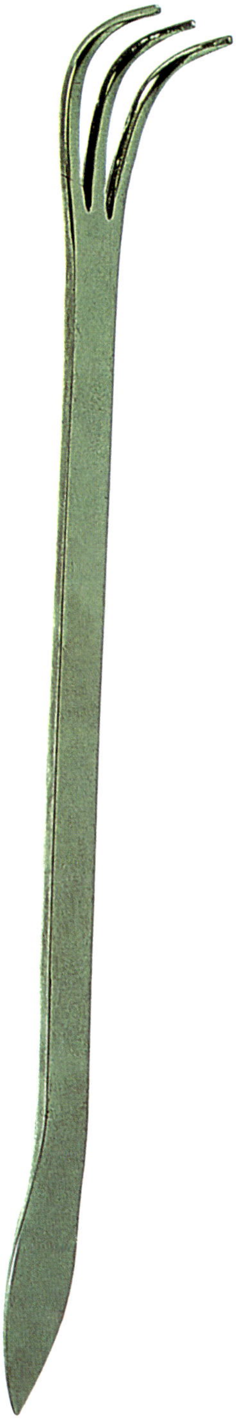

Al realizar el trasplante conviene eliminar los restos de substrato que quedan adheridos al cepellón de raíces.

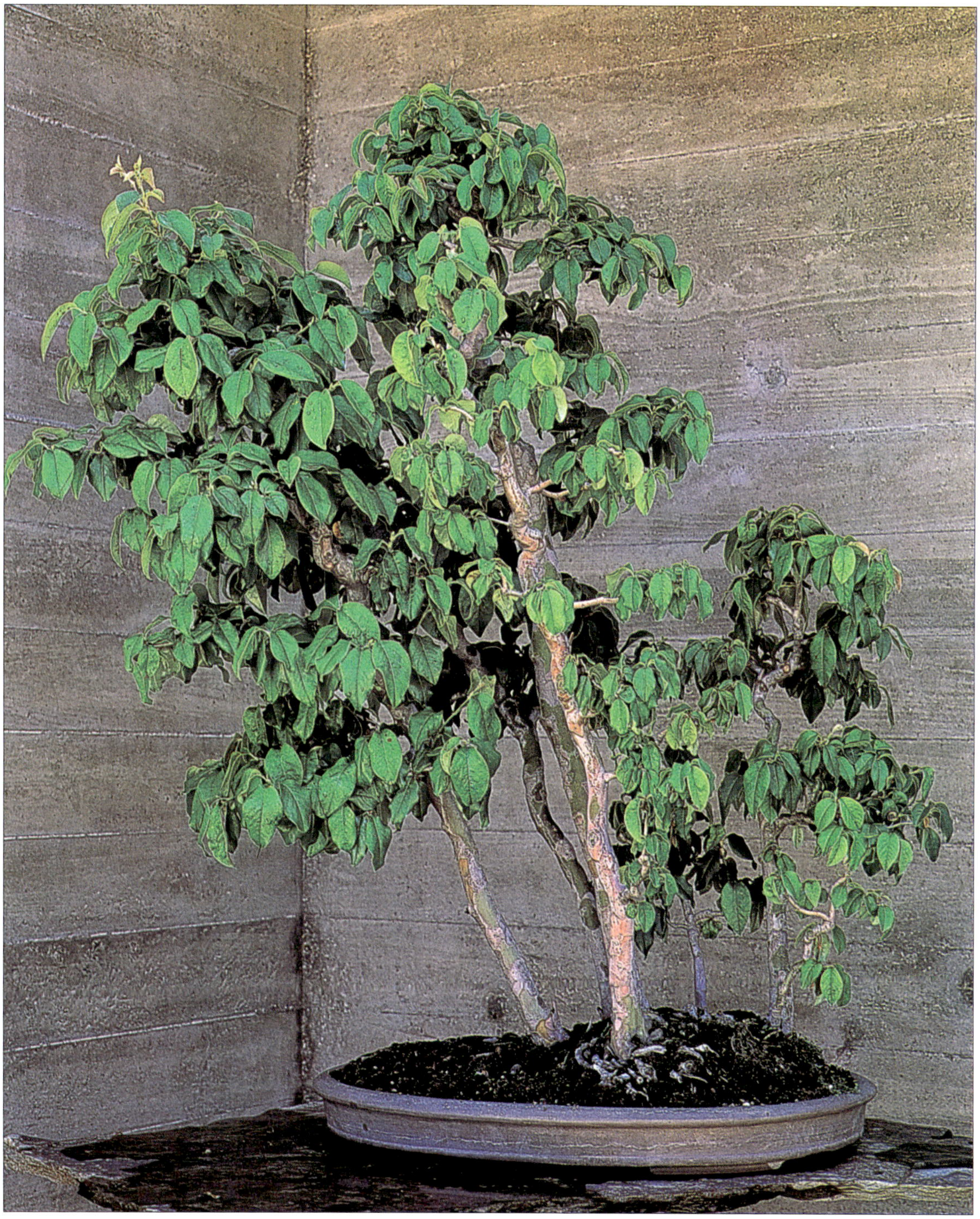

Pese al austero aspecto del follaje del membrillero japonés, su floración y fructificación son esplendorosas.

CITRUS SP.

Naranjo

FAM. RUTÁCEAS

AUNQUE DE ORIGEN ASIÁTICO, EN CONCRETO CHINA, EL NARANJO ES UN FRUTAL EXTENDIDO POR MULTITUD DE REGIONES TEMPLADO-CÁLIDAS DE TODO EL MUNDO, DEBIDO, SIN DUDA, TANTO AL CONSIDERABLE VALOR NUTRITIVO DE SUS FRUTOS, CARGADOS DE VITAMINA C, COMO AL EMBRIAGADOR AROMA QUE DESPIDEN SUS FLORES.

AGUA	ATMÓSFERA	LUZ
Riego moderado	Templada y seca, no soporta el frío ni el viento	Abundante y sol directo

Esta especie de porte arbóreo es perenne, con hojas ovaladas y rígidas, teñidas de un intenso color verde. Suele desarrollarse formando troncos erguidos que acaban en copas de contornos perfectamente delimitados, globosos y muy tupidos. En primavera se cubre de pequeñas flores de color blanco, denominadas azahar, que exhalan una intensa fragancia. Una vez fecundadas, se transforman en suculentos frutos de llamativa tonalidad anaranjada.

MANTENIMIENTO VEGETATIVO

La presencia del sol es imprescindible a la hora de obtener el desarrollo y la fructificación adecuados. No soporta las heladas, siendo preciso cultivarlos como bonsai de interior en regiones demasiado frías y ventosas. Resulta favorable mantener un ambiente seco en torno a la parte aérea, aunque no por ello puede faltarle agua en el suelo. La mezcla de substrato debe elaborarse teniendo en cuenta la capacidad de drenaje del mismo, pues el encharcamiento es muy perjudicial para las raíces. Conviene abonar en primavera y verano para propiciar la abundancia de flores y frutos.

En lo que concierne al trasplante, los requerimientos son considerables, pues precisa que se realice cada uno o dos años, eliminando la tercera parte de las raíces que conforman el cepellón. Necesita recipientes de cierta profundidad y provistos de un buen sistema de drenaje.

MANTENIMIENTO ESTÉTICO

Para lograr un control adecuado sobre las ramas que dan forma a la copa, hay que recurrir principalmente a la poda, practicada durante la estación invernal. En cuanto a las hojas, es preciso realizar el pinzado a lo largo de la época favorable del año, eliminando aquellas que resulten demasiado grandes.

Las labores de limpieza consisten en re-

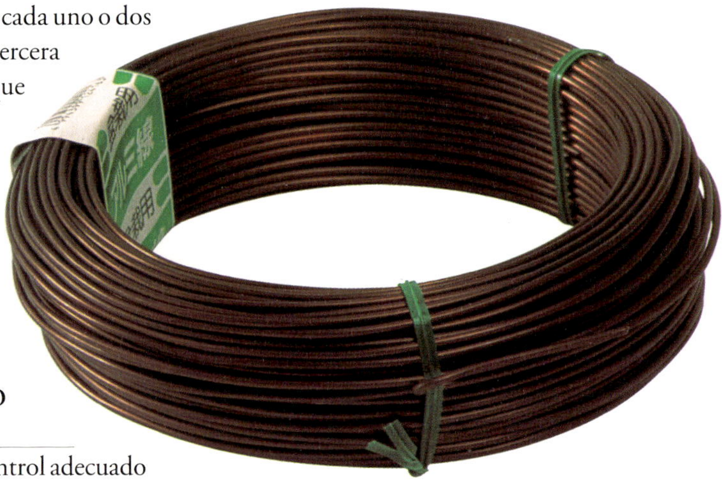

El hilo de cobre de diferentes grosores está especialmente indicado para poner en práctica las labores de alambrado.

Técnicas de mantenimiento

	INVIERNO	PRIMAVERA	VERANO	OTOÑO
TRASPLANTE	sí			
RIEGO	*	**	**	*
ABONO		sí	sí	
PODA	sí	sí	sí	
ALAMBRADO		No es habitual		

Reproducción

	INVIERNO	PRIMAVERA	VERANO	OTOÑO
ACODO		sí		
ESQUEJE O ESTACA	sí			
INJERTO		sí		
PLANTÓN		sí		
SEMILLA		sí		

tirar las flores marchitas que permanecen en las ramas, así como todas aquellas que caen al suelo, ya que suponen una fuente de alimento ideal para los hongos, sobre todo tras quedar humedecidas por el riego.

El naranjo adquiere el estilo deseado por medio de la poda, y resulta poco habitual recurrir al alambrado para modificar la dirección de crecimiento de sus ramas.

Estilos

CHOKKAN — HOKIDACHI — MOYOGI — NEAGARI

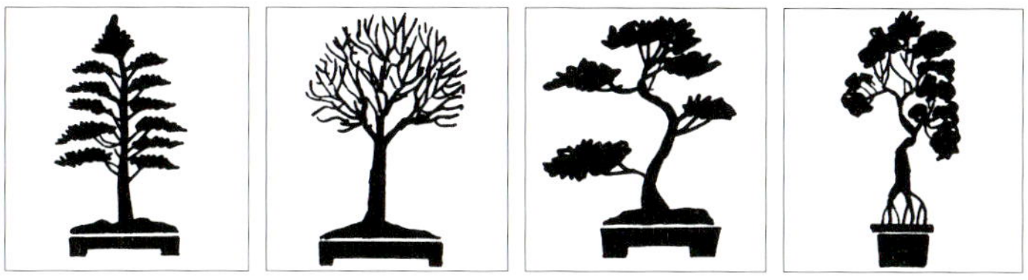

VERTICAL FORMAL — ESCOBA — VERTICAL INFORMAL — RAÍCES VISTAS

PLAGAS Y ENFERMEDADES

En el apartado de plagas, conviene destacar la vulnerabilidad de esta especie ante la mosca blanca y las cochinillas algodonosas. Mientras que la primera sc reduce aplicando un insecticida polivalente, en el segundo caso es preciso recurrir a productos específicos para la cochinilla, resultando recomendable eliminar los ejemplares que se descubran a simple vista mediante un palillo con algodón impregnado en alcohol.

Cuando se realiza el cultivo en suelos con un sistema de drenaje deficiente, se favorece la aparición de enfermedades de origen fúngico en las raíces. Si el ataque ha resultado inevitable, es fundamental tratar el bonsai lo antes posible con un fungicida sistémico, situándolo en un ambiente más seco y suprimiendo el riego hasta comprobar que se repone.

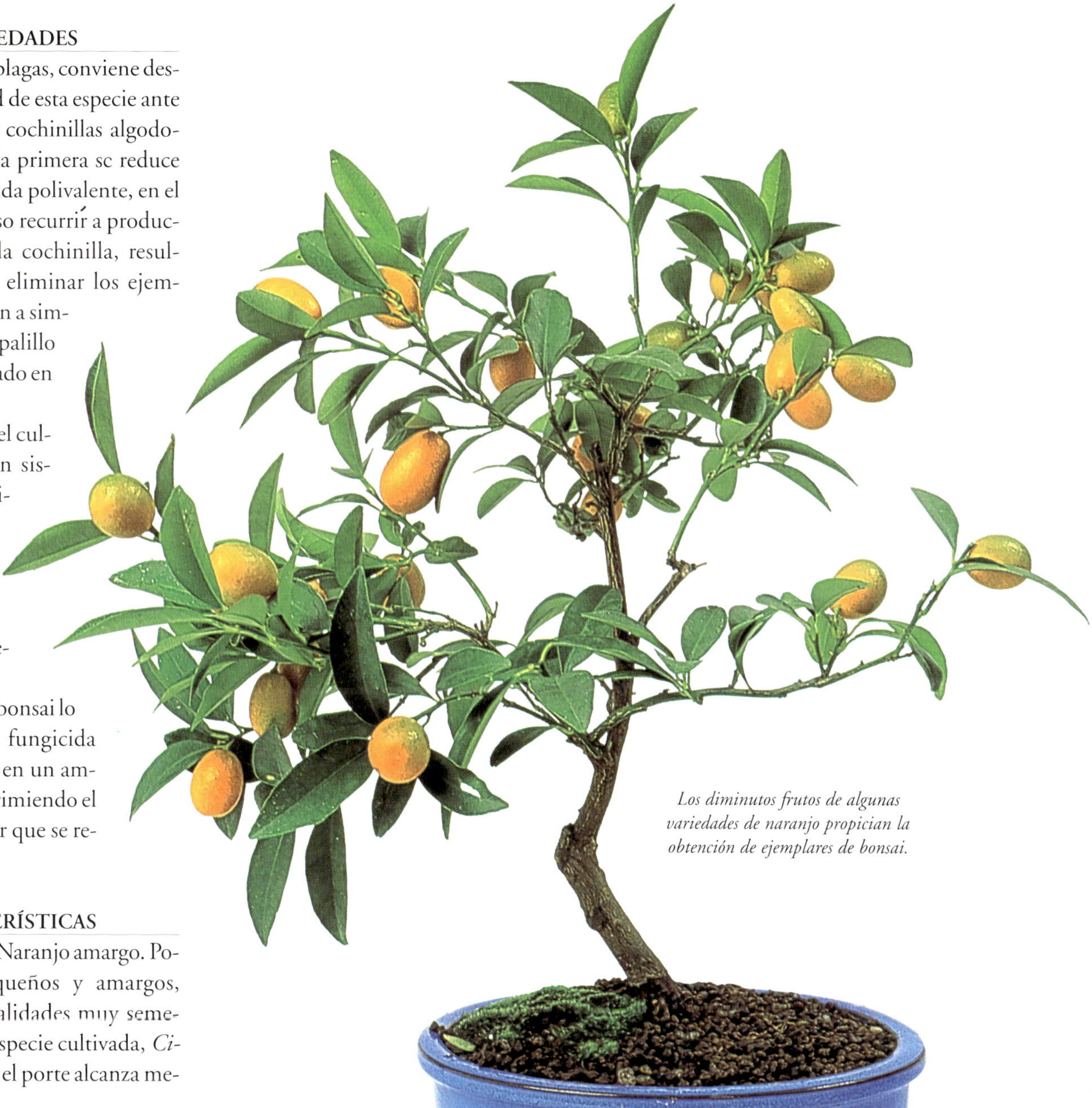

Los diminutos frutos de algunas variedades de naranjo propician la obtención de ejemplares de bonsai.

ESPECIES CARACTERÍSTICAS

Citrus aurantium. Naranjo amargo. Posee unos frutos pequeños y amargos, siendo el resto de cualidades muy semejantes a las de la otra especie cultivada, *Citrus sinensis,* salvo que el porte alcanza menor desarrollo.

Citrus sinensis. Naranjo. Se caracteriza principalmente por la gran cantidad de azúcares que acumulan sus naranjas, y destaca por el enorme número de variedades que presenta, en especial aquellas que producen frutos enanos.

CRATAEGUS OXYACANTHA

Majuelo

FAM. ROSÁCEAS

AUNQUE EL MAJUELO ES ORIUNDO DE LA CUENCA MEDITERRÁNEA, LA DISTRIBUCIÓN DE ESTA ESPECIE RESULTA MUY AMPLIA Y ABARCA LAS REGIONES DE CLIMA TEMPLADO-FRÍO DEL HEMISFERIO NORTE, DESTACANDO POR LAS EXUBERANTES FORMACIONES ARBUSTIVAS QUE PRODUCE CADA EJEMPLAR EN LOS MÁRGENES Y LOS CLAROS DE BOSQUES DE CADUCIFOLIOS MÁS FRONDOSOS Y REPRESENTATIVOS DE ESTAS ZONAS.

AGUA	ATMÓSFERA	LUZ
Riego moderado, especialmente durante la floración	Buena ventilación y calor moderado	Abundante

Adquiere todo su esplendor en dos épocas del año, durante la primavera gracias a la floración, y a finales de verano, propiciado por sus frutos.

Se trata de un arbusto espinoso de hoja caduca, de gran fortaleza y al tiempo belleza, por las flores blancas o rosadas que da, diminutas pero muy numerosas. Las hojas, también pequeñas, poseen un contorno dividido en grandes dientes agrupados en el extremo más alejado del peciolo. Al concluir el verano, la hermosura de esta planta se ve incrementada por la aparición de abundantes frutos comestibles, de reducidas dimensiones, ovalados y teñidos de un intenso color rojo o anaranjado.

MANTENIMIENTO VEGETATIVO

Demanda situaciones de cultivo donde la luz y los rayos solares sean abundantes, aunque conviene vigilar que el suelo donde se desarrollan las raíces no se vea afectado en las épocas más calurosas del año, ya que sufre innecesariamente y las hojas pronto se marchitan. En consecuencia, es preciso mantener un riego moderado durante los meses más propicios de la primavera y el otoño, así como aumentar las dosis de agua en verano, ubicando el ejemplar en una zona de semisombra. Respecto a las bajas

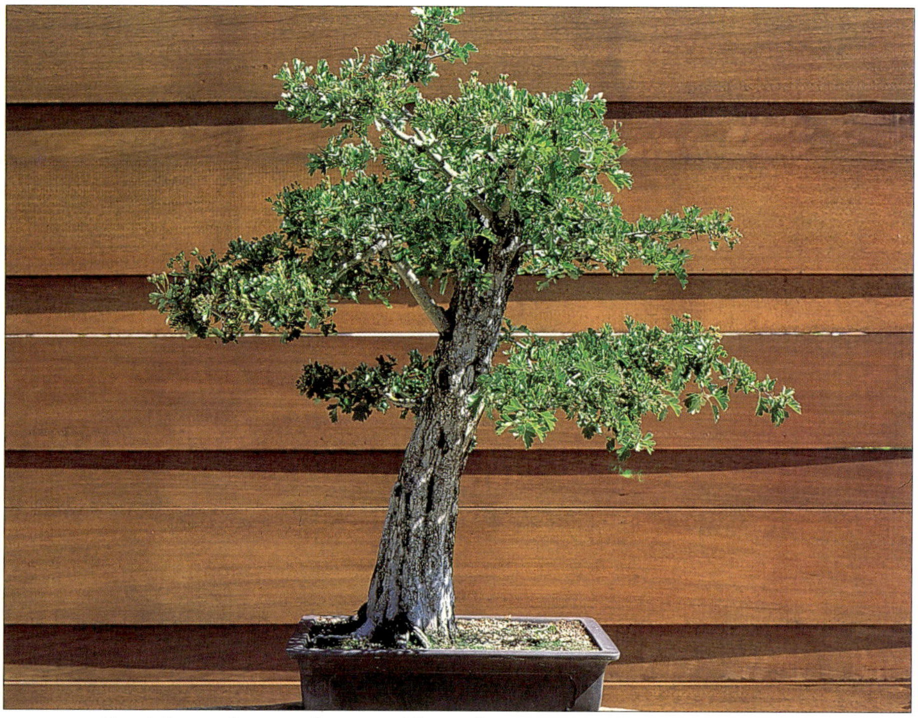

Con el tiempo, el tronco y la corteza del majuelo aparecen surcados por profundas grietas.

Técnicas de mantenimiento

	INVIERNO	PRIMAVERA	VERANO	OTOÑO
TRASPLANTE	sí			
RIEGO	*	**	**	*
ABONO		sí	sí	
PODA	sí	sí		
ALAMBRADO				sí

Reproducción

	INVIERNO	PRIMAVERA	VERANO	OTOÑO
ACODO		sí		
ESQUEJE O ESTACA	sí			
INJERTO		sí		
PLANTÓN		sí		
SEMILLA			sí	

Estilos

SHAKAN	NEJIKAN	SOKAN	KABUDACHI

TRONCO INCLINADO	TORTUOSO	TRONCO GEMELO	MATA

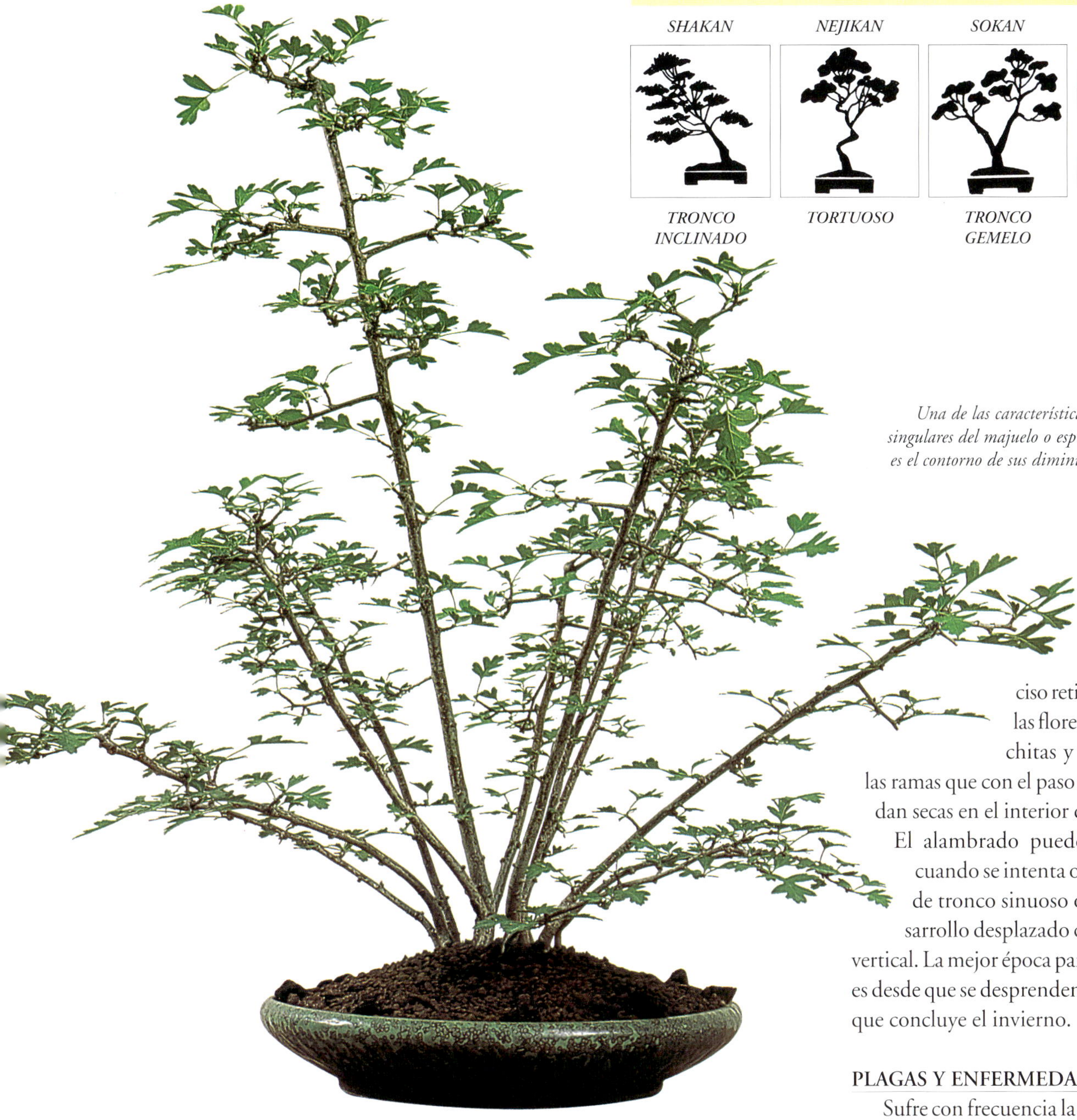

Una de las características más singulares del majuelo o espino blanco es el contorno de sus diminutas hojas.

temperaturas, las soporta sin ningún tipo de problemas.

El substrato más apropiado es el elaborado con arcilla de origen silíceo, arena y materia orgánica de origen vegetal, desechando aquellas mezclas que presenten un carácter calcáreo y retengan demasiado el agua. Desde primavera hasta el otoño resulta adecuado proporcionar un suministro de nutrientes adicional, a fin de favorecer una floración y una fructificación abundantes.

Para propiciar un desarrollo óptimo y al tiempo mantener de forma saludable el cepellón de raíces, es necesario renovar el substrato y podar las raíces cada año.

MANTENIMIENTO ESTÉTICO

La poda de las ramas de mayor grosor ha de practicarse durante el invierno, mientras que la de aquellas que presentan reducidas dimensiones y no han florecido de forma adecuada, puede realizarse tras la caída de los pétalos, al final de la primavera. Conviene despuntar los nuevos brotes cuando aún no han adquirido consistencia leñosa. Para mantener un aspecto inmejorable en este tipo de ejemplares, resulta preciso retirar los pétalos de las flores y las hojas marchitas y secas, así como las ramas que con el paso del tiempo quedan secas en el interior de la copa.

El alambrado puede ser necesario cuando se intenta obtener un estilo de tronco sinuoso o un tipo de desarrollo desplazado con respecto a la vertical. La mejor época para llevarlo a cabo es desde que se desprenden los frutos hasta que concluye el invierno.

PLAGAS Y ENFERMEDADES

Sufre con frecuencia la presencia de organismos devoradores de hojas, especialmente las orugas verdes enrolladoras de hoja, así como el ataque de cierto tipo de hongos cuando la ubicación es inadecuada; es decir, lugares poco iluminados y con escasa ventilación. Es preciso destacar a la roya y el oidio, hongos que pueden ser combatidos con un fungicida sistémico.

ESPECIES CARACTERÍSTICAS

Crataegus cuneata. Espino blanco. Esta especie procede de Japón y florece en tono blanco o rosado, creando llamativas formaciones arbustivas.

FICUS CARICA
Higuera
FAM: MORÁCEAS

LOS FICUS ABARCAN UNA AMPLIA DISTRIBUCIÓN, PUES ADEMÁS DE DESARROLLARSE EN LOS TRES CONTINENTES ATRAVESADOS POR LA FRANJA ECUATORIAL, ESTÁN TAMBIÉN ADAPTADOS A LA CLIMATOLOGÍA MEDITERRÁNEA, EMPLEÁNDOSE PARA LA PRODUCCIÓN FRUTÍCOLA Y COMO ELEMENTO DE PROTECCIÓN ANTE LAS TEMPERATURAS ELEVADAS Y LAS IRRADIACIONES SOLARES DIRECTAS. EN ESTE CASO CONCRETO, ES ORIGINARIO DE ORIENTE PRÓXIMO, Y ENCUENTRA EN EL ENCLAVE MEDITERRÁNEO UN AMBIENTE IDÓNEO PARA SU DESARROLLO.

AGUA

Precisa riego abundante, máxime en verano

ATMÓSFERA

Húmeda y fresca, aunque soporta algo la sequedad ambiental

LUZ

Abundante, necesita la presencia de los rayos solares

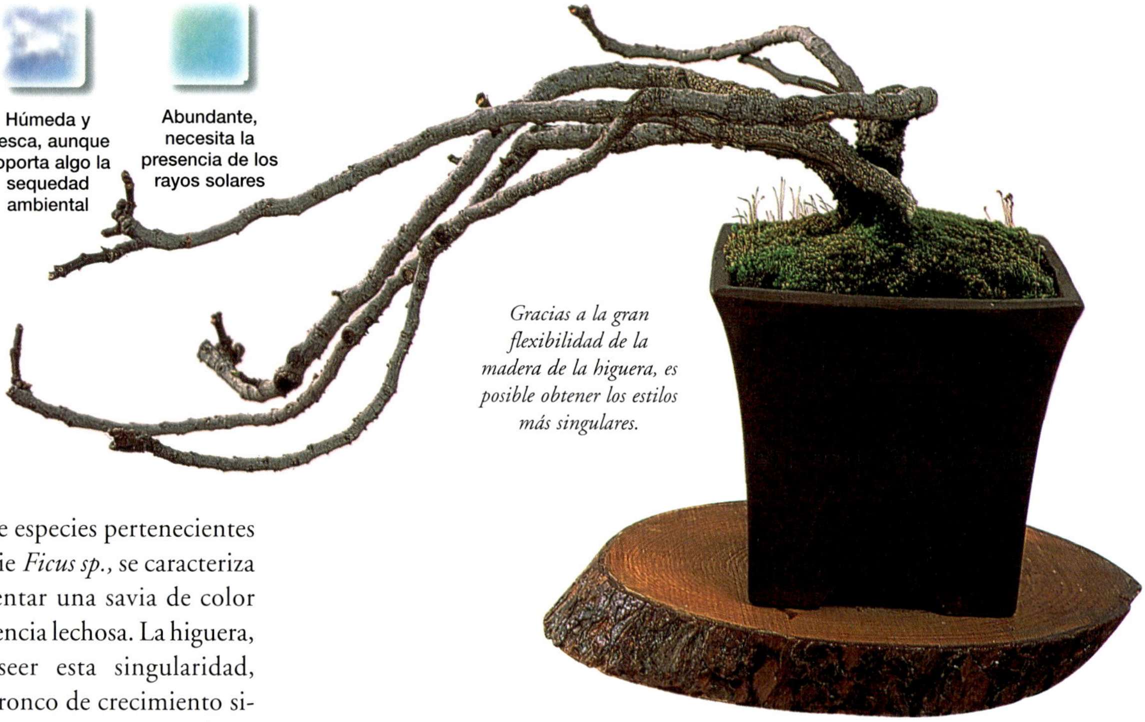

Gracias a la gran flexibilidad de la madera de la higuera, es posible obtener los estilos más singulares.

El grupo de especies pertenecientes a la especie *Ficus sp.,* se caracteriza por presentar una savia de color blanco y consistencia lechosa. La higuera, además de poseer esta singularidad, cuenta con un tronco de crecimiento sinuoso y corto, con ramas que tienden a formar copas redondeadas y muy abiertas. Las hojas son caducas, grandes y divididas en lóbulos amplios. A finales de verano, sus no demasiado llamativas flores se convierten en suculentos y dulces frutos de aspecto globoso, que madurados en ambientes naturales son muy apreciados por el alto valor calórico que contienen y la facilidad con que pueden conservarse.

Ofrece excelentes posibilidades para obtener bellos ejemplares enraizados en roca o quebrados por el rayo, pero hay que tener precaución para que la pérdida de savia en las labores de mantenimiento estético no resulte excesiva.

Técnicas de mantenimiento

	INVIERNO	PRIMAVERA	VERANO	OTOÑO
TRASPLANTE	sí			
RIEGO	*	**	***	**
ABONO		sí	sí	sí
PODA	sí	sí		
ALAMBRADO				sí

Reproducción

	INVIERNO	PRIMAVERA	VERANO	OTOÑO
ACODO		sí		
ESQUEJE O ESTACA	sí			
INJERTO		sí		
PLANTÓN		sí		
SEMILLA	sí			

Estilos

NEJIKAN

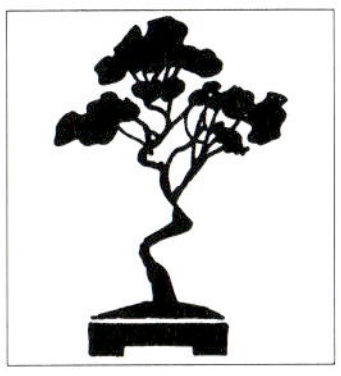

TORTUOSO

SHARIMIKI

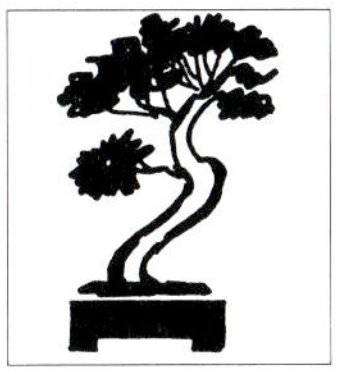

HERIDO POR EL RAYO

ISHITSUKI

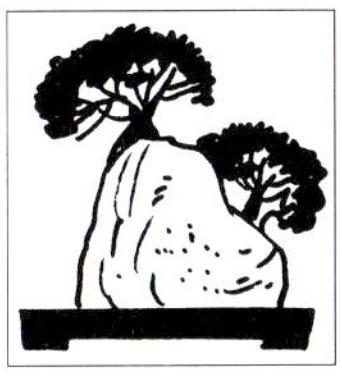

ENRAIZADO EN PIEDRA

SAMBON-YOSE

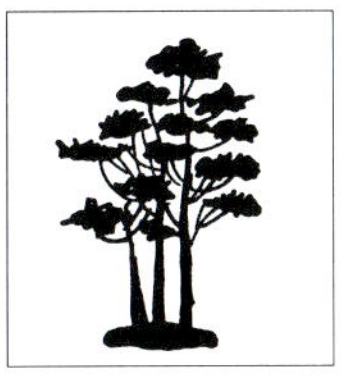

TRES TRONCOS

MANTENIMIENTO VEGETATIVO

Este es un árbol que agradece la presencia del sol, pero que tiene la facultad de soportar los fríos más extremos durante el invierno, siempre y cuando sus raíces se encuentren perfectamente protegidas. Se ve favorecido en ambientes húmedos y frescos, donde no le falte el agua, en especial en los veranos calurosos. El suelo más apropiado es aquel rico en componentes orgánicos y con una buena capacidad para filtrar el exceso de agua, a pesar de que se adapta a cualquier tipo de substrato, pues incluso es capaz de enraizar en las grietas de las rocas. Conviene abonar de modo regular, excepto cuando el tronco y las ramas quedan sin hojas. A causa del rápido crecimiento que le caracteriza, es recomendable practicar el trasplante cada año.

MANTENIMIENTO ESTÉTICO

Las labores de poda consisten en seccionar las ramas que perjudiquen la estética del ejemplar, procurando llevarla a cabo antes de que broten las hojas al comienzo de la primavera. También es preciso eliminar por completo las hojas cuando adquieren cierto desarrollo, a fin de favorecer la aparición de otras nuevas de menor tamaño, evitando que esta operación coincida con la presencia de los primeros frutos. En pleno verano es preferible eludir esta práctica, pues la pérdida de savia puede ser excesiva.

Tras la fructificación, no conviene dejar que los higos maduren por completo, ya que esto supone un gasto excesivo para la planta y favorece, al propio tiempo, la aparición de otros de menor tamaño. Cuando los nuevos brotes adquieran unos centímetros de longitud, es necesario despuntarlos para reducir las dimensiones desproporcionadas de la copa.

Para cambiar la dirección de crecimiento de las ramas, hay que recurrir a las técnicas con elementos de tensión, empleando pesos, cuerdas o separadores, teniendo en todo momento la precaución de utilizar protectores para la corteza, como tiras de rafia y tacos de madera o caucho, así como al alambrado de las ramas más jóvenes, siempre que sean leñosas.

PLAGAS Y ENFERMEDADES

Esta es una especie muy resistente al ataque de insectos y hongos, aunque hay que estar pendiente de la posible aparición de cochinilla, que se agrupa en torno a los nuevos brotes primaverales.

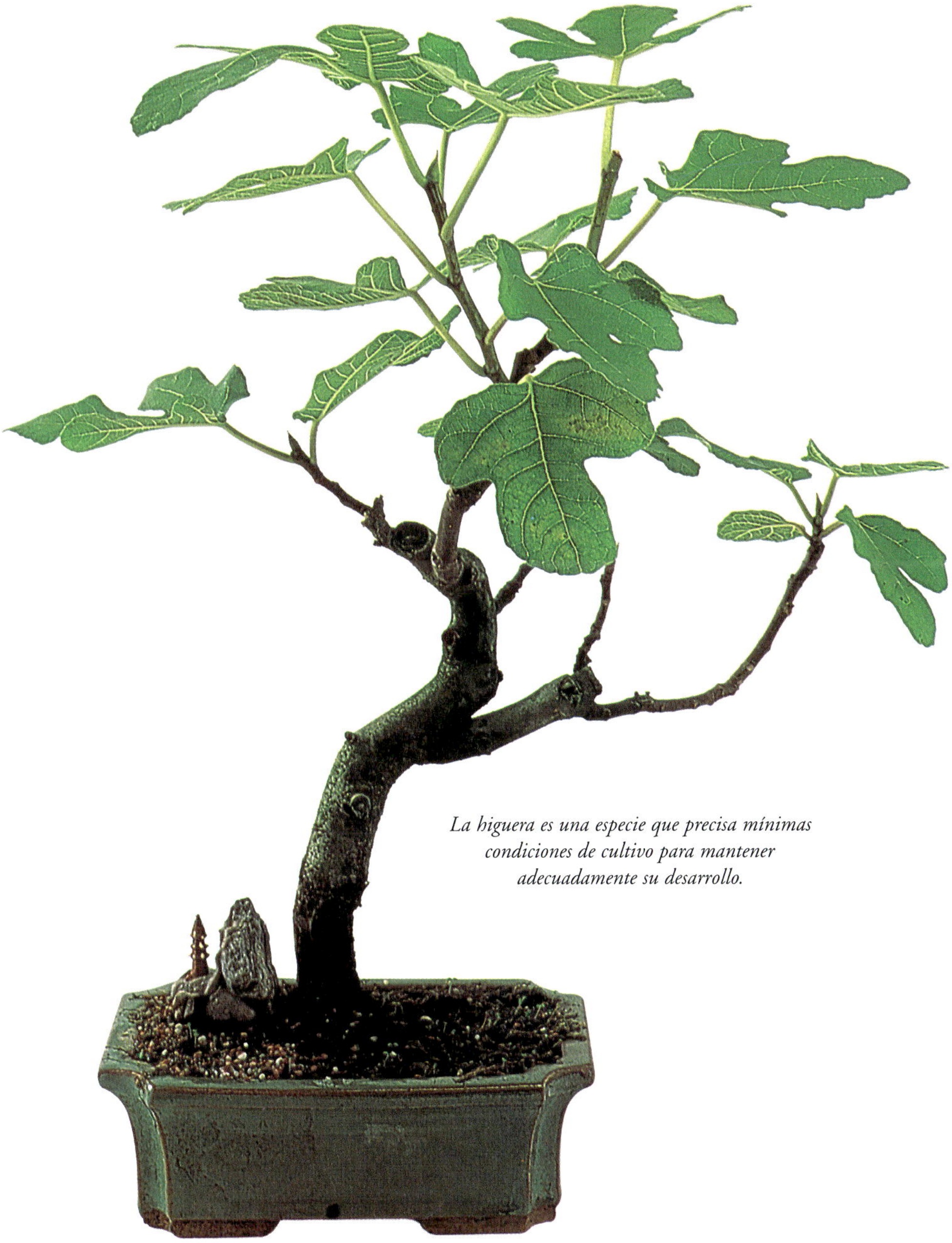

La higuera es una especie que precisa mínimas condiciones de cultivo para mantener adecuadamente su desarrollo.

MALUS SP.

Manzano

FAM. ROSÁCEAE

EL ORIGEN DE SU CULTIVO ESTÁ LOCALIZADO EN LAS REGIONES TEMPLADAS DEL HEMISFERIO NORTE, DESTACANDO LAS VARIEDADES SILVESTRES EXISTENTES EN EL CONTINENTE EUROPEO. LAS ESPECIES ORNAMENTALES PRESENTAN TALLA Y ENVERGADURA DE TAMAÑO MEDIO, CON UNA FLORACIÓN DE GRAN INTENSIDAD CROMÁTICA Y FRUTOS PEQUEÑOS, LO QUE LAS CONVIERTE EN IDEALES PARA OBTENER BONSAIS.

AGUA	ATMÓSFERA	LUZ
Aporte regular durante la época favorable	Soporta cualquier ambiente	Abundante, exposición directa al sol

Los manzanos son árboles de hoja caduca, con porte vigoroso y copa de contorno irregular. El desarrollo es rápido, cubriéndose a principios de primavera de incontables flores que despuntan al tiempo que las hojas, llenando las ramas de un intenso color rosado o blanco. Las hojas son enteras y de contorno liso, proporcionando un bonito contraste con su tonalidad verde a los frutos que maduran en otoño.

MANTENIMIENTO VEGETATIVO

Necesita estar ubicado a pleno sol, situación que favorece la floración y la fructificación. Se adapta perfectamente a cualquier tipo de ambiente y climatología, incluso a los fuertes contrastes de temperatura entre las diferentes estaciones.

El riego debe ser regular pero no excesivo, lo que hace preciso procurar que durante las épocas de máximo apogeo no falte humedad en el suelo. El substrato conviene elaborarlo mezclando compost de origen vegetal y arena, acondicionando la base del recipiente con una capa de drenaje.

Tras el marchitamiento de las flores, es necesario aportar abono de descomposición lenta para que asegure el suministro de nutrientes hasta la caída de las hojas. Al final del invierno se practica el trasplante, reduciendo el volumen de las raíces en un tercio.

MANTENIMIENTO ESTÉTICO

Antes de que comiencen a surgir las flores y las hojas, hay que realizar la poda de las ramas más gruesas a fin de obtener una copa vigorosa y abierta, mientras que el control del crecimiento y del desarrollo foliar ha de lograrse durante la primavera y el verano, tras la floración, despuntando los brotes antes de que se alarguen demasiado y lleguen a adquirir consistencia leñosa.

Si la producción de frutos es excesiva, conviene reducir

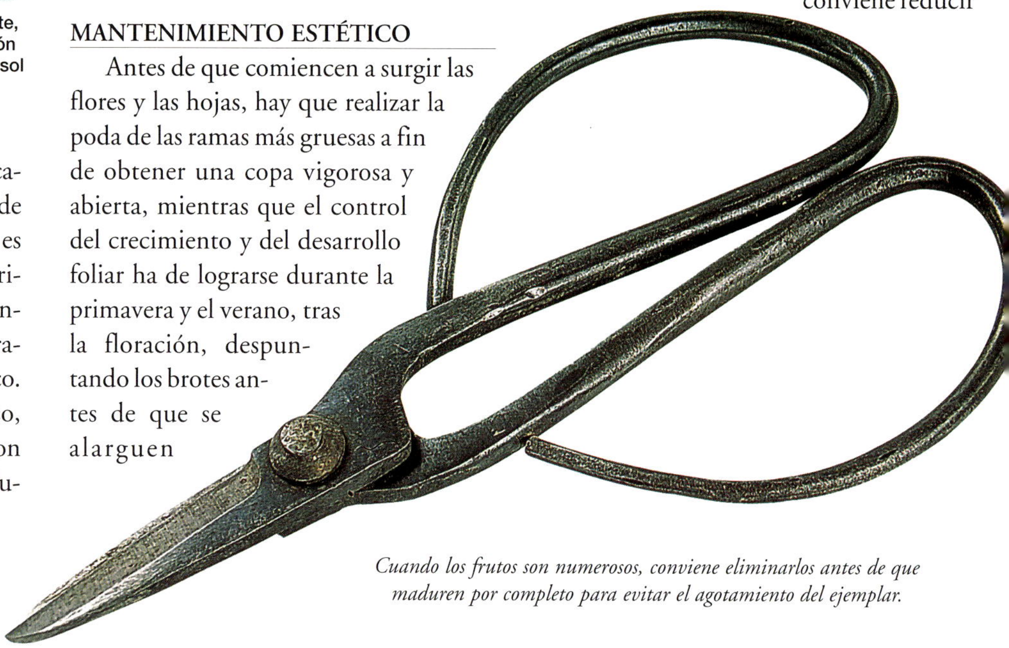

Cuando los frutos son numerosos, conviene eliminarlos antes de que maduren por completo para evitar el agotamiento del ejemplar.

Técnicas de mantenimiento

	INVIERNO	PRIMAVERA	VERANO	OTOÑO
TRASPLANTE	sí			
RIEGO	*	**	**	**
ABONO		sí	sí	sí
PODA	sí	sí	sí	sí
ALAMBRADO		sí	sí	

Reproducción

	INVIERNO	PRIMAVERA	VERANO	OTOÑO
ACODO		No es habitual		
ESQUEJE O ESTACA	sí			
INJERTO		sí		
PLANTÓN		sí		
SEMILLA	sí			

drásticamente su número antes de que maduren por completo, pues provocarían el agotamiento del ejemplar, al igual que eliminar aquellos que presenten malformaciones. Es preciso retirar las hojas y los pétalos de las flores cuando se desprendan de las ramas, ya que de esta forma se mantiene el buen aspecto y se evita la proliferación de hongos.

La dirección de crecimiento de las ramas se logra mediante alambrado, instalado desde la primavera hasta el final del verano, protegiendo siempre la delicada corteza para no provocar heridas.

PLAGAS Y ENFERMEDADES

En ambientes demasiado secos, cabe la posibilidad de que aparezcan arañas rojas, así como orugas que devoran las hojas hasta dejar sólo la nervadura. Es preciso mantener un control exhaustivo sobre los pulgones, especialmente en primavera, época que aprovechan para atacar a los nuevos brotes.

Las enfermedades más habituales son las provocadas por los hongos, que se traducen en el marchitamiento de las hojas y las flores, así como en la aparición de grietas.

ESPECIES CARACTERÍSTICAS

Malus baccata. Manzano silvestre. Oriundo del Norte de Europa, destaca por su vigor y la producción de frutos de reducidas dimensiones.

Malus communis. Manzano común. Es posible encontrar esta especie en las regiones templadas del Hemisferio Norte, cultivada para obtener sus suculentos frutos. Tiene un crecimiento muy rápido y posee flores de tonalidad rosácea o blanca.

Malus floribunda. Manzano ornamental. Esta especie es originaria de Japón, y existen numerosas variedades de singulares cualidades de la misma, como por ejemplo la presencia de hojas en tonos escarlata.

Estilos

CHOKKAN | *HOKIDACHI* | *NEJIKAN* | *KARABUKI*

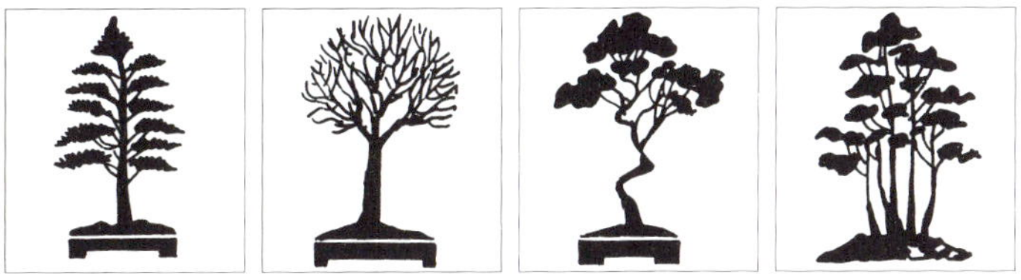

VERTICAL FORMAL | *ESCOBA* | *TORTUOSO* | *CAPARAZÓN DE OSTRA*

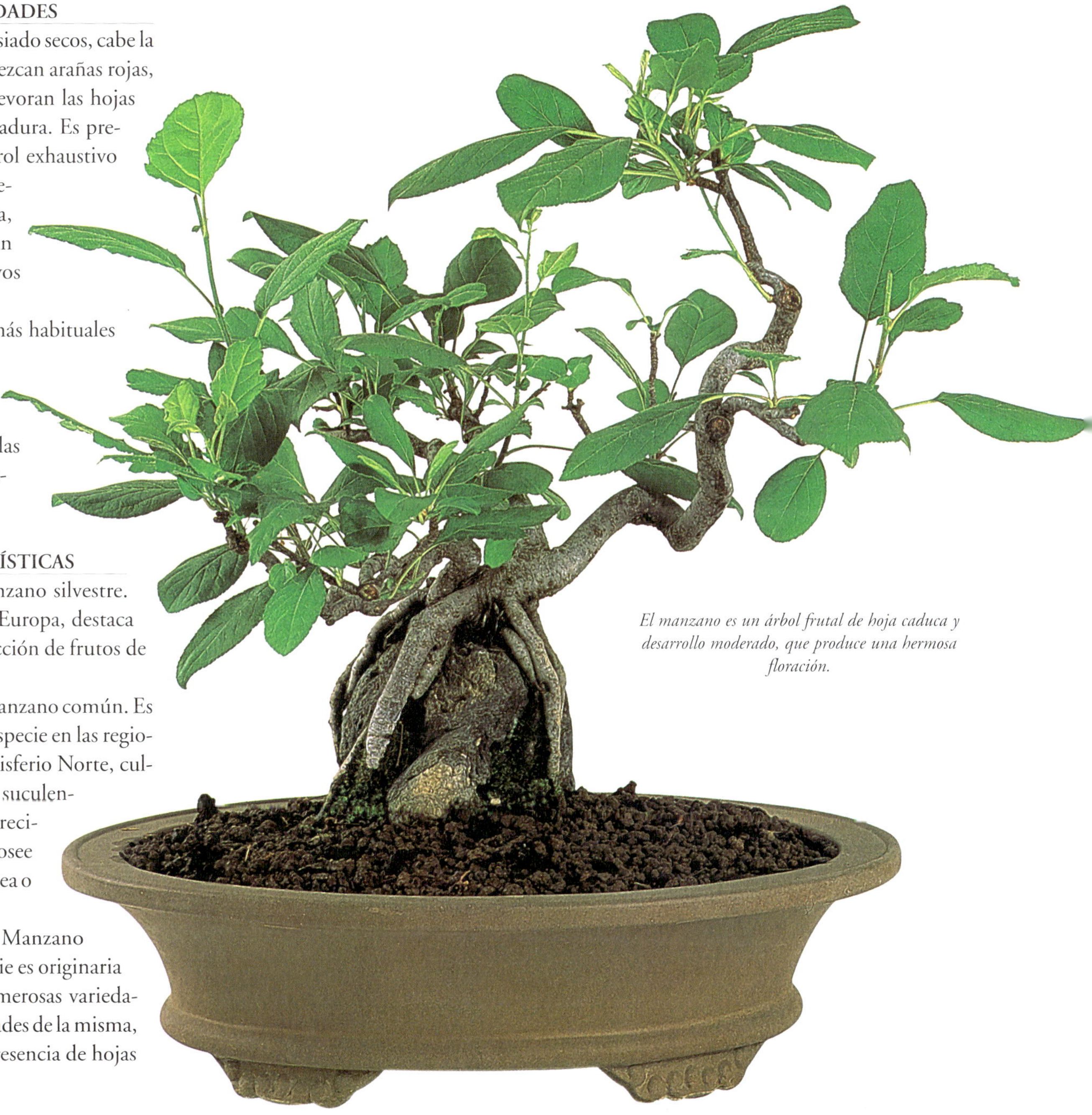

El manzano es un árbol frutal de hoja caduca y desarrollo moderado, que produce una hermosa floración.

OLEA EUROPAEA
Olivo
FAM. OLERÁCEAS

EN LOS AMBIENTES SECOS Y CÁLIDOS QUE PROPICIA LA PROXIMIDAD AL MAR MEDITERRÁNEO, SE ENCUENTRA EL LUGAR DE ORIGEN DE ESTA SINGULAR ESPECIE. LIGADA DESDE TIEMPOS ANCESTRALES A LA VIDA COTIDIANA DE LAS GENTES QUE HABITABAN ESTAS REGIONES, SUS FRUTOS, LAS ACEITUNAS, SON APRECIADOS POR SU ALTO CONTENIDO EN ACEITES DE GRAN CALIDAD.

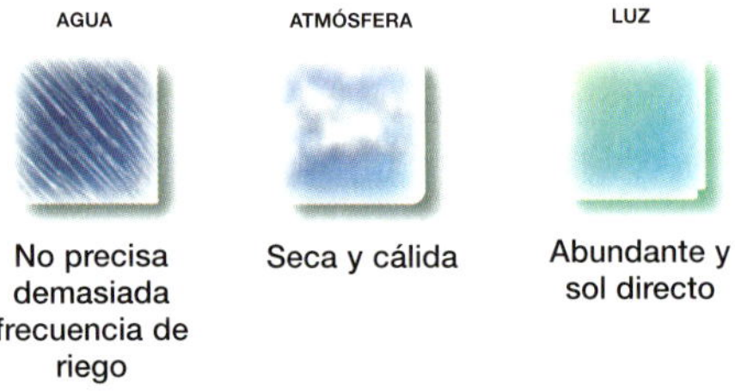

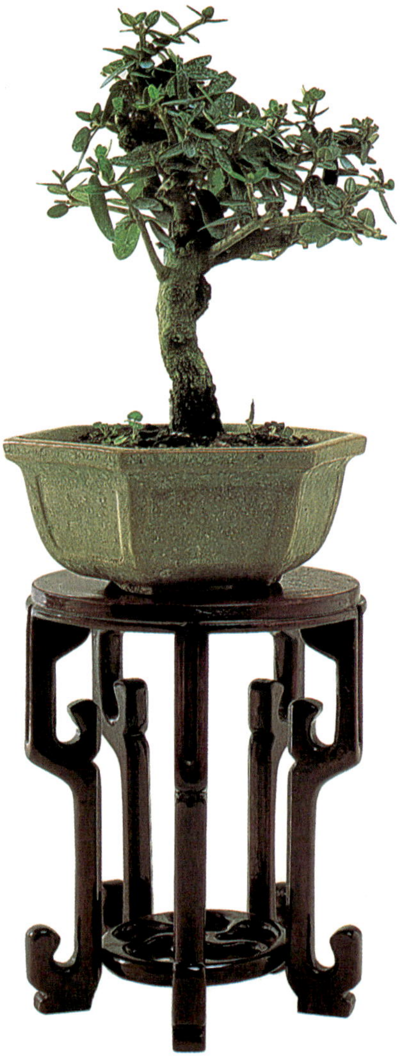

Los ambientes cálidos y secos son ideales para favorecer el desarrollo y la fructificación del olivo.

El olivo es una especie de la cual existen muchas variedades cultivadas dependiendo del fruto que producen, subrayando el enorme valor estético que proporcionan los ejemplares centenarios, gracias al singular porte que adquieren por efecto de la poda y las irregularidades que pueden llegar a alcanzar el tronco y la corteza.

En cuanto a las cualidades más llamativas de su morfología, cabe señalar su tronco grueso y muy irregular, con escasas ramas repletas de resistentes hojas perennes, lanceoladas y con un marcado contraste de color entre el haz, verde muy claro, y el envés, plateado y cubierto por completo de una capa de diminutos pelillos. En otoño maduran los frutos, de pequeño tamaño y tonalidad pardo-verdosa muy oscura.

Su representante silvestre, el acebuche, está caracterizado por presentar un porte arbustivo, así como por disponer de frutos que no adquieren demasiado desarrollo.

MANTENIMIENTO VEGETATIVO

Sus características morfológicas posibilitan que sea capaz de soportar ambientes castigados por el intenso sol y las altas temperaturas, aún con escasa disponibilidad de agua. En regiones de invierno riguroso debe mantenerse en un lugar orientado al sur y, si es preciso, protegido de las bajas temperaturas extremas.

Los riegos han de ser poco frecuentes, efectuándolos solamente cuando la tierra se encuentra totalmente seca tras el último aporte de agua. Prefiere substratos arcillosos de carácter ácido, con poca carga nutritiva y que dispongan de un buen sistema de drenaje. No conviene abonar salvo en los años en que no ha sido realizado el trasplante, siendo recomendable utilizar un abono de difusión lenta. El cambio de maceta y la poda de

Técnicas de mantenimiento

	INVIERNO	PRIMAVERA	VERANO	OTOÑO
TRASPLANTE	sí			
RIEGO	*	*	**	*
ABONO		sí		
PODA	sí	sí		
ALAMBRADO	sí		sí	sí

Reproducción

	INVIERNO	PRIMAVERA	VERANO	OTOÑO
ACODO			sí	
ESQUEJE O ESTACA	sí			
INJERTO		sí		
PLANTÓN		sí		
SEMILLA	sí			

las raíces conviene no retrasarlo más de dos años, aunque en ejemplares jóvenes es preciso que sea anual, practicándolo a finales de invierno o principios de primavera.

MANTENIMIENTO ESTÉTICO

Esta especie ofrece un amplio abanico de posibilidades en cuanto a estilos diferentes de modelado, ya sea a través de la poda, el alambrado o las técnicas de tensión y presión. Las ramas de mayor tamaño deben podarse a finales de invierno, teniendo la precaución de que la herida quede terminada y protegida de modo adecuado. Durante la primavera es necesario pinzar los brotes nuevos, antes de que se desarrollen en exceso.

Para mantener el buen aspecto del ejemplar, hay que eliminar los brotes que surgen en el tronco tan pronto sea posible, así como retirar las hojas que comienzan a amarillear y aquellas que poseen un tamaño desproporcionadamente grande.

La modificación de la dirección de crecimiento se consigue alambrando las ramas que presenten un mínimo de rigidez, siendo posible obtener buenos resultados empleando torniquetes, separadores y cuerdas que produzcan fuerzas de tensión y presión sobre el tronco y las ramas.

PLAGAS Y ENFERMEDADES

El olivo es un árbol de gran resistencia, aunque puede sufrir el ataque de hongos cuando se desarrolla en ambientes excesivamente húmedos y con poca ventilación, en cuyo caso conviene suspender el riego, manteniendo el ejemplar en un lugar soleado y seco, al tiempo que se realiza el tratamiento adecuado a base de fungicidas.

En ocasiones, el deterioro del follaje o la aparición de desajustes en el crecimiento, la floración y la fructificación suele venir provocado por un deficiente suministro de nutrientes.

Uno de los problemas que con mayor frecuencia sufren los olivos es el padecimiento de tuberculosis, distinguible por la aparición de ampollas en la superficie de ramas y tronco. Su erradicación es prácticamente imposible, si bien puede controlarse en buena medida extirpando estas protuberancias mediante técnicas de poda y aplicando productos fitosanitarios elaborados a base de cobre.

Estilos

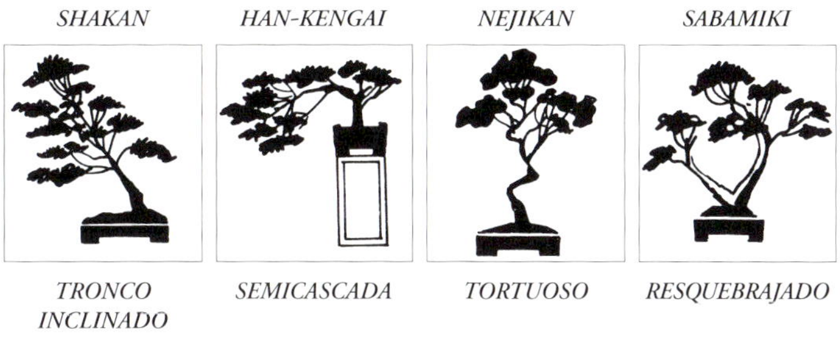

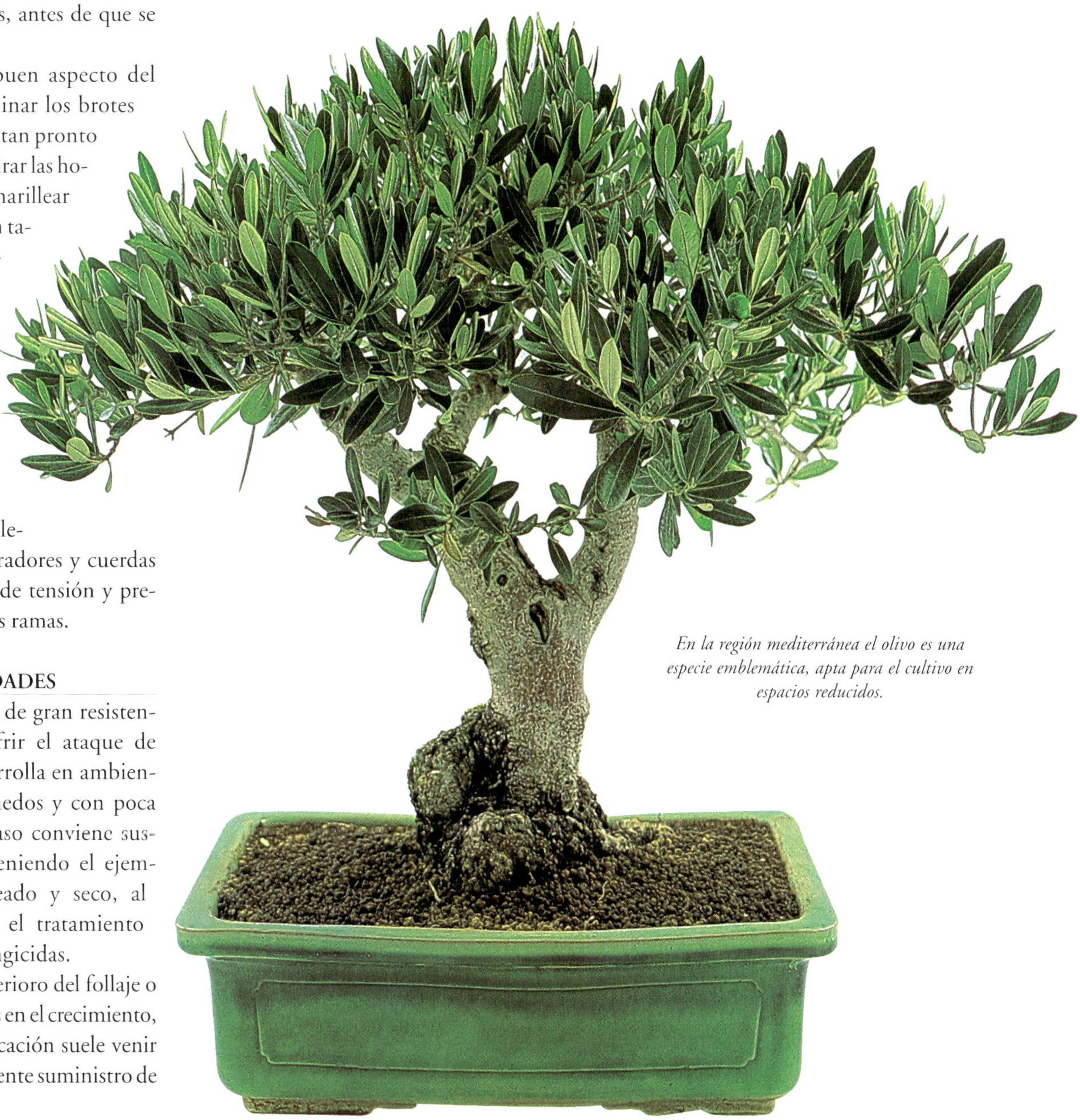

En la región mediterránea el olivo es una especie emblemática, apta para el cultivo en espacios reducidos.

PRUNUS SP.

Cerezo

FAM. ROSÁCEAS

DENTRO DEL GÉNERO *PRUNUS SP.*, EXISTEN UN BUEN NÚMERO DE ESPECIES FRUTALES QUE DESTACAN POR EL VALOR ORNAMENTAL DE SU FOLLAJE Y FLORACIÓN. LAS MÁS VALIOSAS SON LAS QUE PROCEDEN DEL SUDESTE ASIÁTICO, AUNQUE EN EL CONTINENTE EUROPEO Y EN AMÉRICA TAMBIÉN SE ENCUENTRAN LLAMATIVAS VARIEDADES APTAS PARA EL CULTIVO EN MACETA.

AGUA

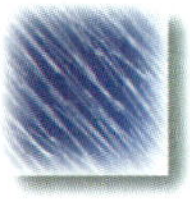

Riego regular, suelo con buen drenaje

ATMÓSFERA

Temperaturas suaves, aunque soporta el frío

LUZ

Abundante y sol directo

Suelen presentar unos troncos de crecimiento muy vertical, provistos de corteza lisa y singularmente surcada por grietas horizontales poco profundas, que contrastan con los tonos claros verdosos, grisáceos y rojizos del resto de superficie. La madera es muy flexible a causa de las resinas que contiene.

El follaje es caduco formado por hojas ovaladas o lanceoladas y finamente dentadas, en tonos que van desde el verde más claro hasta los granates más intensos y vistosos. En la época de floración, anterior al despunte de las yemas, las ramas se cubren por completo de numerosas flores formadas por cinco pétalos, teñidos de color blanco o más o menos rosados. Una vez fecundadas, aparecen frutos tan apreciados como las almendras, las cerezas o los albaricoques.

MANTENIMIENTO VEGETATIVO

Como la mayoría de los frutales, demandan considerables dosis de luminosidad y sol directo para que la floración y la fructificación sean duraderas y abundantes. Precisan ambientes cálidos en general, a pesar de que soportan sin problemas el rigor del invierno, siempre y cuando disfruten de una posición de cultivo orientada al sur, con una buena ventilación.

El riego ha de ser escaso durante los inviernos fríos, aunque conviene proporcionar agua con regularidad en la época favorable del año, dejando que el substrato se seque antes de volver a regar. El suelo debe contener una buena proporción de materia orgánica, sin por ello impedir la eliminación del exceso de agua. Para ello, es recomendable emplear compost de origen vegetal mezclado con arcilla y un poco de arena.

El suministro adicional de nutrientes se realiza durante los meses favorables,

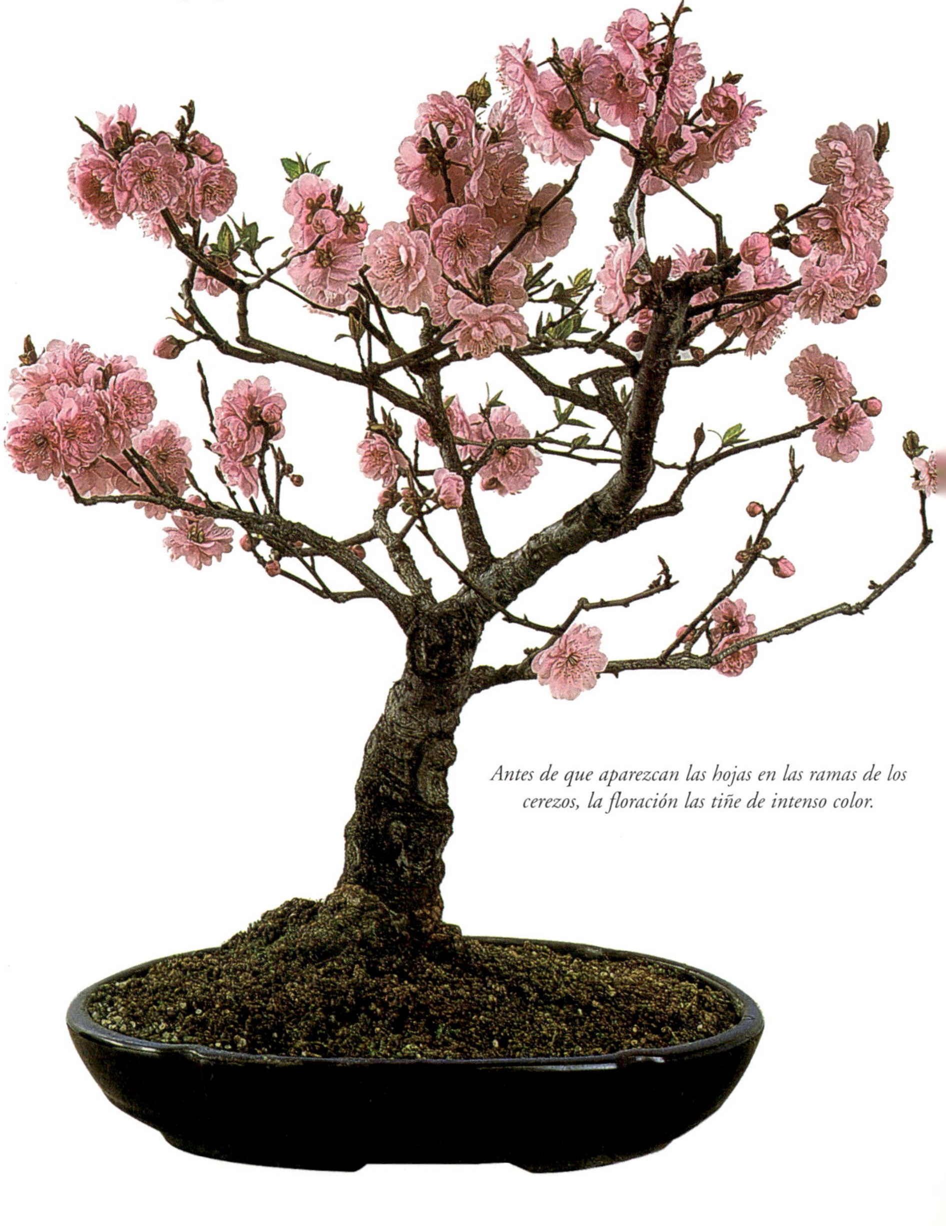

Antes de que aparezcan las hojas en las ramas de los cerezos, la floración las tiñe de intenso color.

Estilos

CHOKKAN

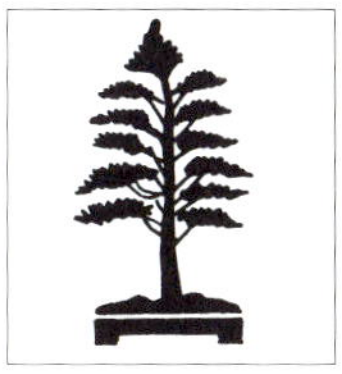

VERTICAL FORMAL

MOYOGI

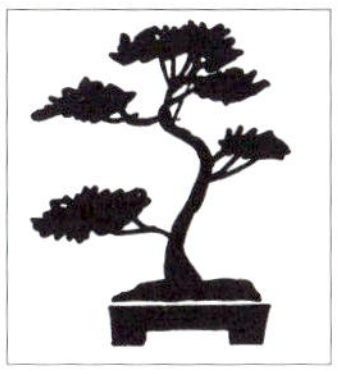

VERTICAL INFORMAL

HOKIDACHI

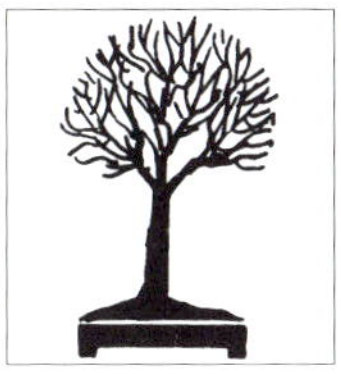

ESCOBA

BUJINGI

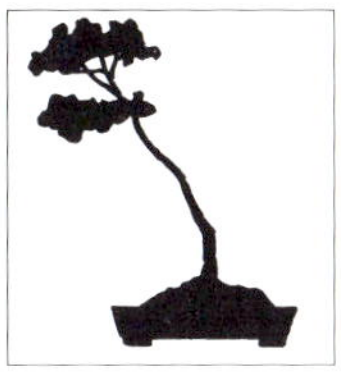

FORMA DE LOS LITERATOS

NEAGARI

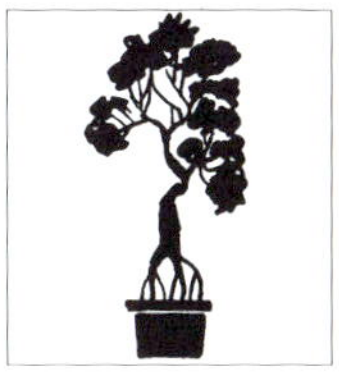

RAÍCES VISTAS

ISHITSUKI

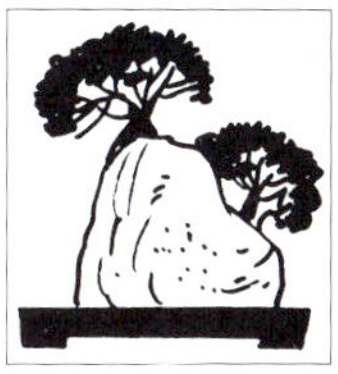

ENRAIZADO EN PIEDRA

esperando a que haya concluido la floración y las raíces hayan alcanzado un mínimo desarrollo tras el trasplante. Éste ha de realizarse cada año, procurando eliminar la tercera parte del cepellón de raíces que, a diferencia de la parte aérea, se desarrolla considerablemente. El momento ideal para llevarlo a cabo es en pleno invierno, adelantándose a finales de otoño en el caso de los almendros, a pesar de que tras la floración también es posible lograrlo sin problemas.

MANTENIMIENTO ESTÉTICO

La eliminación de las ramas más viejas y deterioradas ha de realizarse al final del otoño o principio de invierno tras la caída de las hojas, siendo importante adelantarlo a la movilización de la savia para evitar el deterioro innecesario del ejemplar. Esta labor debe contribuir a mantener la silueta de la copa, de modo que propicie el desarrollo en grosor de las ramas principales que proporcionan sus cualidades estéticas. Con esta medida, se favorece la proliferación de nuevos brotes repletos de vigor y, al tiempo, las ramas más jóvenes reciben toda la fuerza de los nutrientes aportados por las raíces, lo que se traduce en una floración intensa y llena de vida.

Con respecto al despunte de yemas, ha de practicarse tras la floración y de forma selectiva, eliminándolas cuando contribuyan a prolongar demasiado la longitud de las ramas principales. Conviene esperar a que se formen varias hojas y la copa adquiera un mínimo de frondosidad, pero sin dejar que el extremo llegue a transformar su delicada consistencia en leñosa. Es necesario tener cierto cuidado para no perjudicar la fructificación, pues una vez caen los pétalos, los frutos comienzan a desarrollarse a partir de los tejidos femeninos de cada flor (pistilos).

Para evitar posibles daños causados por agentes patógenos, las labores de limpieza han de ser exhaustivas, eliminando todos los restos de hojas, pétalos y ramas que no estén sanas o se encuentren deterioradas y comiencen a desprenderse. Hay que vigilar la proliferación de pulgones y cochinillas, al igual que las irregularidades de cualquier tipo provocadas por hongos en los primeros estadios de desarrollo, ya que en las fases tempranas de crecimiento de estos organismos perjudiciales es cuando mejor pueden controlarse y erradicarse.

El mantenimiento estético y el cambio de dirección se logra sin problemas mediante

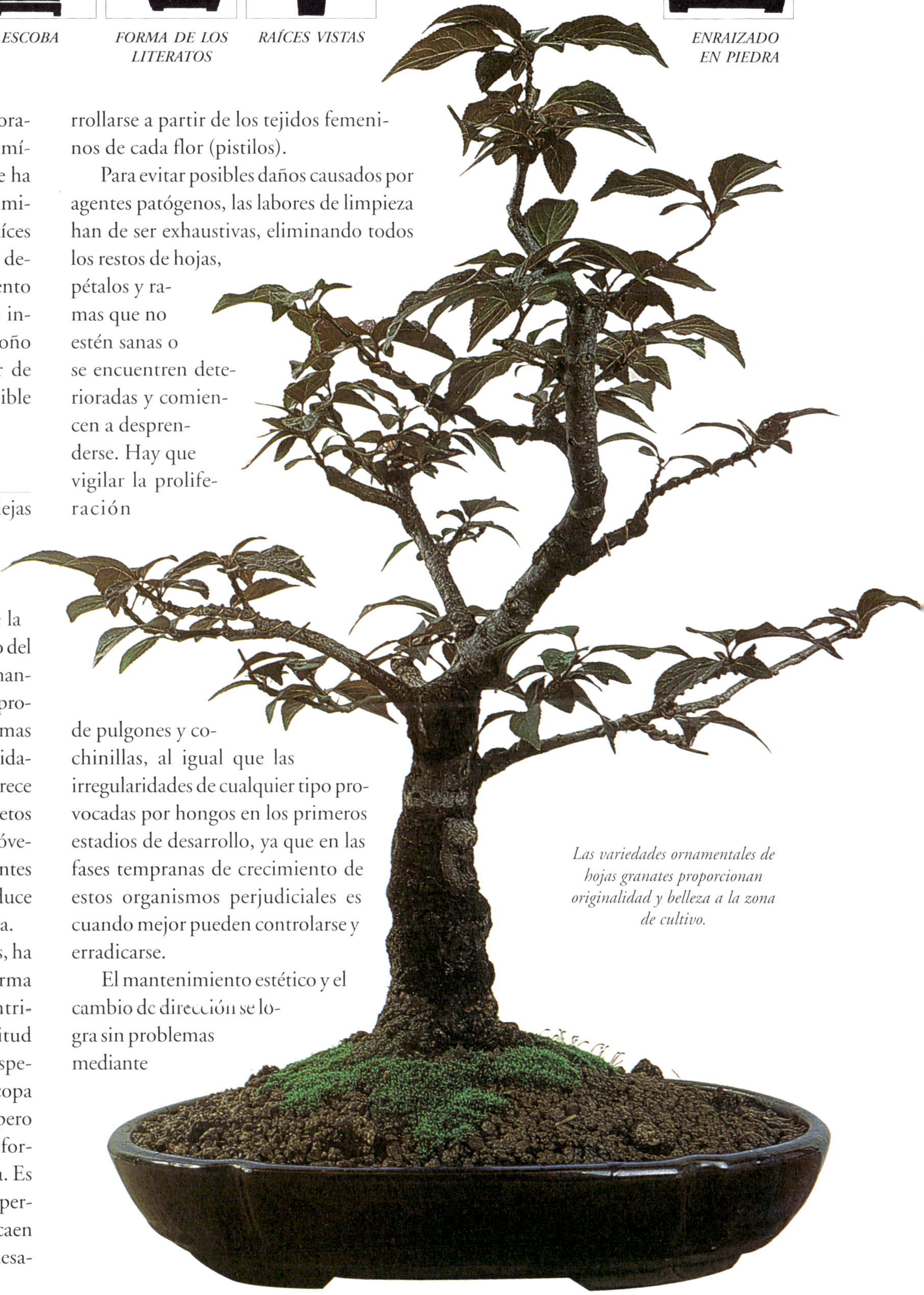

Las variedades ornamentales de hojas granates proporcionan originalidad y belleza a la zona de cultivo.

A fin de obtener una floración abundante en las especies pertenecientes al género Prunus sp., *es preciso aportar las dosis de abono adecuadas.*

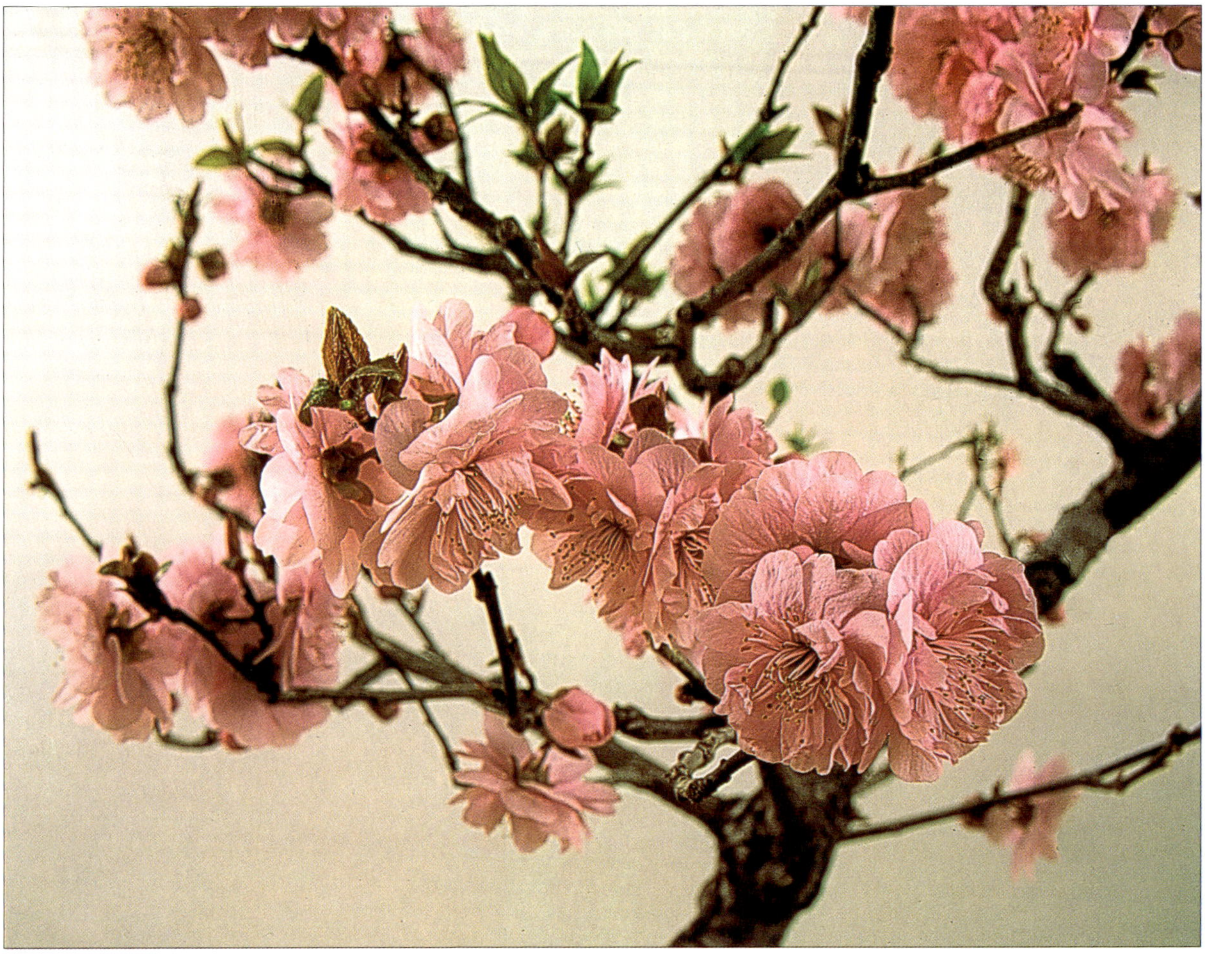

la poda, ya que estas especies son de crecimiento lento, aún cuando por medio del alambrado y las técnicas de tensión y presión, también se obtienen buenos resultados, teniendo que incorporar el alambre, el torniquete o las cuerdas y separadores a partir de la floración y hasta que concluya el otoño. En cualquier caso, es necesario proteger la corteza y reajustar estos elementos cada cierto tiempo para evitar producir heridas, así como realizar un trabajo minucioso de instalación con el fin de no dañar las flores fecundadas ni los nuevos brotes.

PLAGAS Y ENFERMEDADES

Las orugas enrolladoras de hojas provocan serios daños en el follaje si no se controlan en un primer momento, al igual que otros parásitos comunes en los jardines, como pue-

Reproducción

	INVIERNO	PRIMAVERA	VERANO	OTOÑO
ACODO		sí	sí	
ESQUEJE O ESTACA	sí			
INJERTO		sí		
PLANTÓN		sí		
SEMILLA	sí			

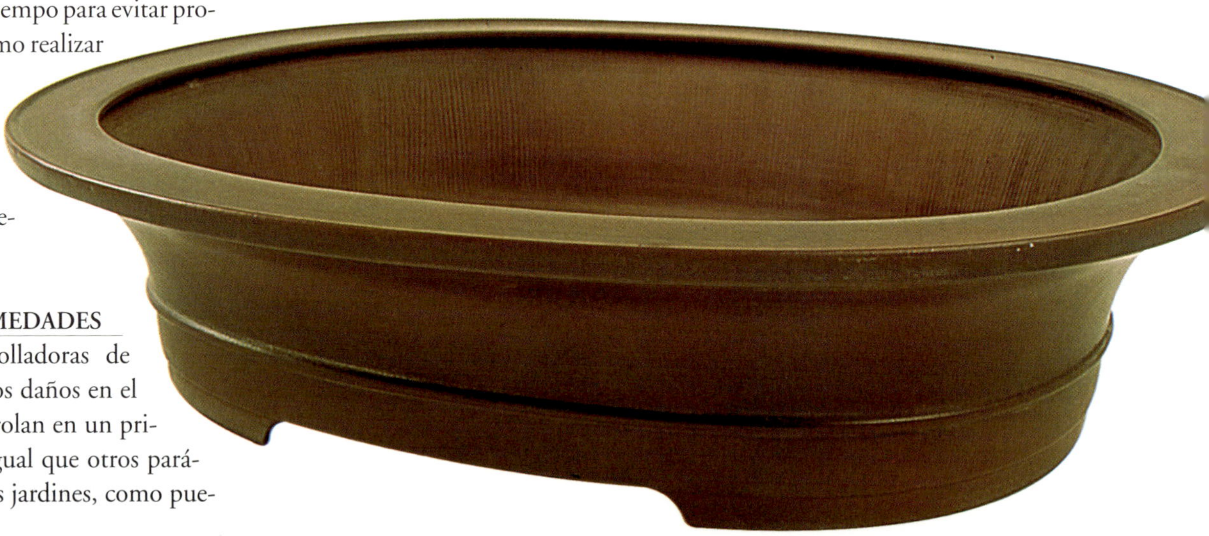

En el caso de los ejemplares de flor y fruto, los recipientes de cultivo pueden ser de rasgos menos tradicionales.

den ser cochinillas, araña roja y, los más perjudiciales, los escarabajos barrenillos y los pulgones, en estrecha relación con la presencia de hormigas. Para combatirlos es preciso recurrir al insecticida específico para cada caso, procurando solucionar el problema antes de que se convierta en una plaga.

En lo que concierne a las enfermedades provocadas por hongos, la abolladura es una de las más habituales, siendo preciso eliminar las hojas dañadas y pulverizar fungicidas sistémicos para erradicarla. El oidio es otro de los males que sufren las hojas cuando las condiciones de cultivo no son las apropiadas; es decir, ambiente húmedo y sombrío. La roya, caracterizada por la aparición de pequeñas manchas pardo-oscuras en el limbo foliar, es difícil de erradicar si no se toman medidas preventivas antes del inicio de la temporada favorable.

ESPECIES CARACTERÍSTICAS

Prunus amygdalus. Almendro. Es originario de Asia pero está ampliamente difundido por las regiones templado-frías de todo el mundo, gracias al considerable valor nutritivo y culinario de sus frutos. Presenta unas hojas ovaladas de pequeño tamaño y margen dentado. La floración es muy abundante, cubriéndose todas las ramas durante el final del invierno y principio de primavera de un manto blanco. Los frutos poseen una cubierta leñosa.

Prunus cerasifera. Cerezo ornamental. Proviene del sudeste asiático, y destacan la enorme cantidad de variedades con que cuenta, caracterizadas por la abundante y hermosa floración, que brota en tonalidades rosadas, y por el color granate de las hojas. En cuanto a sus requerimientos, hay que señalar que soporta sin problemas situaciones sin demasiada disponibilidad de radiación solar.

Prunus mume. Albaricoquero. Esta especie es oriunda de la costa este de Asia. Resalta la suave y cálida tonalidad rosada o rojiza de sus flores, así como el color verdoso de la corteza. Las hojas son ovaladas con el margen dentado, y se desprenden de las ramas con la llegada del otoño, cambiando el tono verde por el amarillo. Se trata de una de las especies que menos soporta las bajas temperaturas invernales, lo que hace preciso mantenerla en cultivos de interior en determinadas circunstancias. Prefiere los suelos ligeramente calcáreos y admite el riego con agua de las mismas características.

Técnicas de mantenimiento

	INVIERNO	PRIMAVERA	VERANO	OTOÑO
TRASPLANTE	*sí*			
RIEGO	*	***	***	*
ABONO		*sí*		*sí*
PODA	*sí*			*sí*
ALAMBRADO		*sí*	*sí*	

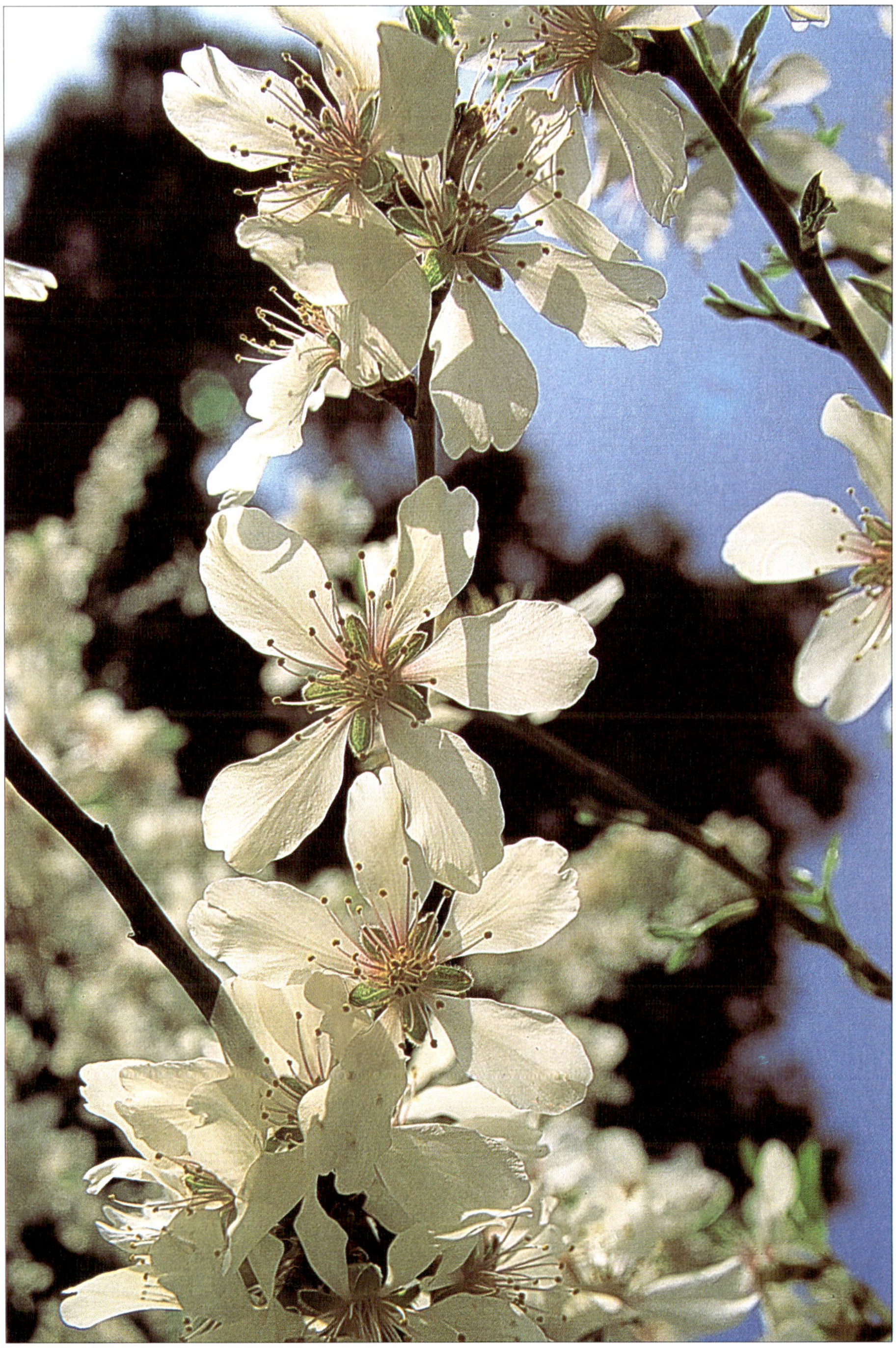

La floración del almendro, además de ser la más temprana, es característica por su tonalidad blanca.

PUNICA GRANATUM

Granado

F. PUNICÁCEAS

ESTA PLANTA ES ORIGINARIA DE ORIENTE PRÓXIMO, DESDE DONDE SE EXTENDIÓ SU CULTIVO HASTA OCUPAR ACTUALMENTE TODA LA FRANJA COSTERA DE LA CUENCA MEDITERRÁNEA. ES UN ÁRBOL QUE NO ALCANZA DEMASIADO DESARROLLO, CON PORTE DE GRAN VALOR ORNAMENTAL, POR LO QUE RESULTA MUY APROPIADO PARA OBTENER EJEMPLARES DE BONSAI.

AGUA

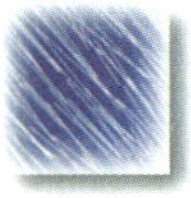

Riego moderado

ATMÓSFERA

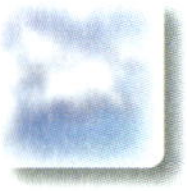

Buena ventilación y estacionalidad climática

LUZ

Abundante, en verano requiere semisombra

Se trata de un árbol de hoja caduca, de crecimiento lento y muy irregular. La corteza del tronco adquiere con el tiempo un aspecto muy llamativo, pues aparece cubierta de nudos y cambios de dirección, surcada por numerosas y profundas grietas. Las ramas son espinosas y presentan hojas de pequeño tamaño, lanceoladas y sencillas.

Las cualidades más destacadas son la floración y la fructificación. Tiene unas flores grandes y de intenso color rojo, presentes durante buena parte de la época favorable. En otoño se trasforman en frutos globosos y de tonalidad anaranjada, denominados granadas, repletos de semillas cubiertas de una pulpa carnosa de excelente sabor.

Esta singular planta, de la cual existen variedades enanas de flor y fruto, adquiere gran belleza con el paso de los años, destacando el aspecto logrado cuando se trabaja de forma adecuada la dirección de crecimiento de su tronco.

MANTENIMIENTO VEGETATIVO

La abundancia de luz es imprescindible para esta especie, ya que la necesita para que surja su bella floración. En verano conviene que disponga de una mínima protección solar en los momentos más calurosos del día, por lo que ha de ocupar lugares de semisombra. Prefiere ambiente cálido y seco, aunque con suficiente disponibilidad de agua. Sufre considerablemente el efecto de las heladas, pero en las regiones de marcada estacionalidad climática necesita los contrastes térmicos.

El riego debe ser moderado, sin volver a aportar más agua hasta que el suelo se seque, a pesar de que en veranos calurosos resulta necesario incrementar la frecuencia.

Conviene emplear un substrato rico en materia orgánica, pero que al tiempo facilite el drenaje del exceso de agua. De este modo, el abonado sólo será preciso durante la primavera y el otoño de los años en que no ha sido trasplantado. Esta labor se realiza cada dos o tres años, a causa del lento crecimiento típico de la especie. El momento más apropiado para realizar la sustitución del substrato y la poda de raíces es el final del invierno, antes de que la savia comience a movilizarse.

MANTENIMIENTO ESTÉTICO

Cuando han surgido los nuevos brotes, conviene mantenerlos controlados mediante un despunte, no dejando que se desarrollen

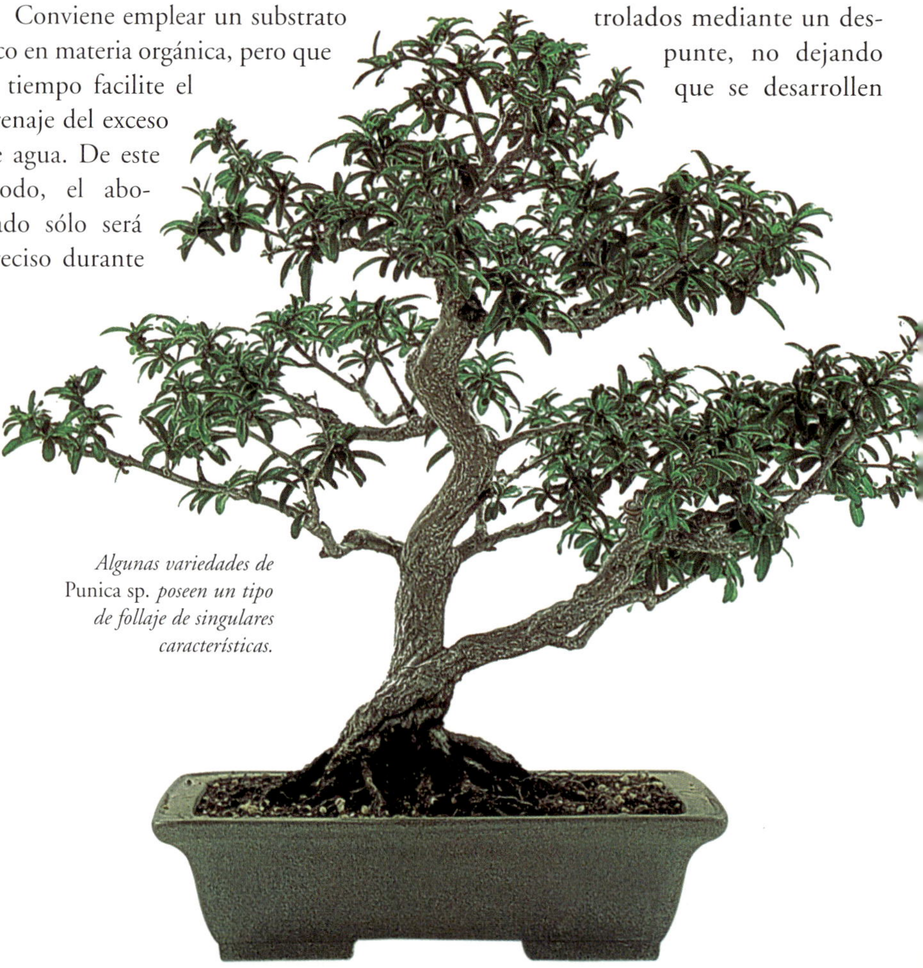

Algunas variedades de Punica sp. *poseen un tipo de follaje de singulares características.*

Técnicas de mantenimiento

	INVIERNO	PRIMAVERA	VERANO	OTOÑO
TRASPLANTE	sí			
RIEGO	*	**	***	*
ABONO		sí		sí
PODA	sí	sí	sí	
ALAMBRADO			sí	sí

Reproducción

	INVIERNO	PRIMAVERA	VERANO	OTOÑO
ACODO		sí		
ESQUEJE O ESTACA		sí	sí	
INJERTO		sí		
PLANTÓN		sí		
SEMILLA	sí			

en longitud una vez hayan adquirido consistencia leñosa. Durante el invierno, es preciso eliminar las ramas secas o aquellas que perjudiquen la estética del ejemplar, teniendo cuidado de no seccionar las espinas.

Las labores de limpieza y mantenimiento consisten en retirar los pétalos marchitos, las hojas secas y los frutos demasiado voluminosos o abundantes.

Para modelar la copa resulta preferible emplear técnicas de tensión con separadores y cuerda, ya que las ramas se quiebran con facilidad, aunque el alambrado se puede poner en práctica presionando con delicadeza y protegiendo siempre la corteza con rafia.

PLAGAS Y ENFERMEDADES

La presencia de pulgones y cochinilla en torno a las yemas y los brotes nuevos suele derivar en una plaga si no se controla a principio de primavera.

En ambientes poco soleados y con exceso de humedad puede proliferar el oídio, situación que se debe solventar cambiando de posición el ejemplar y aplicando el fungicida específico para combatirlo.

Estilos

HOKIDACHI	NEJIKAN	SABAMIKI	NEAGARI

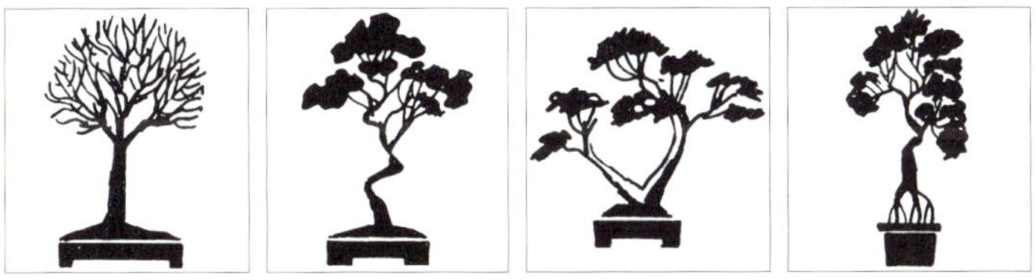

ESCOBA	TORTUOSO	RESQUEBRAJADO	RAÍCES VISTAS

El granado es una especie de abundante y hermosa floración, cuyos pétalos muestran una tonalidad roja intensa.

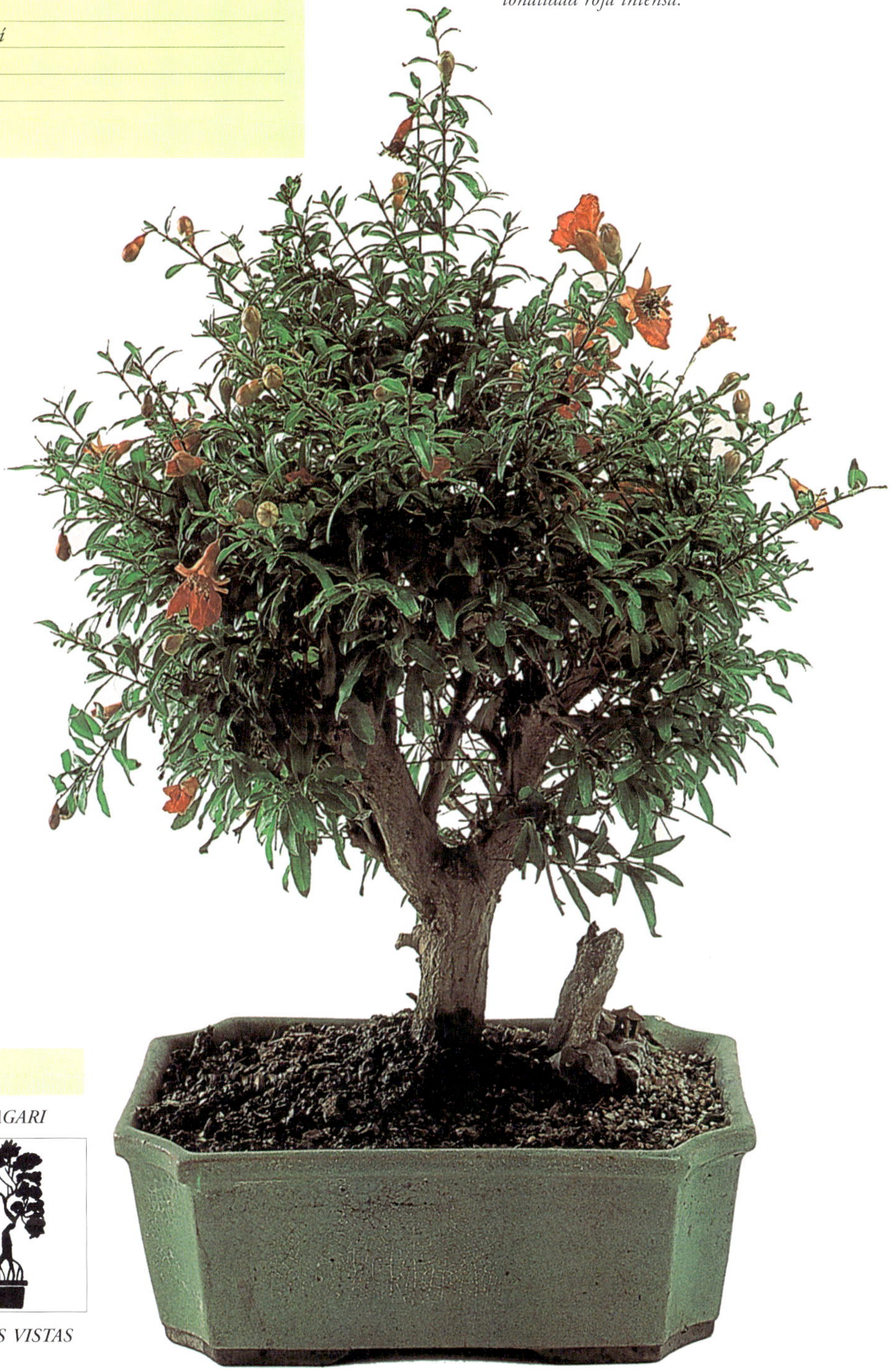

RHODODENDRON SIMSII

Azalea

FAM. ERICÁCEAS

EL GÉNERO *RHODODENDRON SP.* ESTÁ AMPLIAMENTE DISTRIBUIDO POR TODO EL MUNDO, E INCLUYE DOS GRUPOS QUE ES PRECISO DIFERENCIAR, EL DE LOS RODODENDROS, PLANTAS QUE PUEDEN LLEGAR A ALCANZAR DESARROLLOS CONSIDERABLES, Y EL DE LAS AZALEAS, APRECIADAS POR SUS EXCELENTES CUALIDADES MORFOLÓGICAS, ASÍ COMO POR UNA ABUNDANTE Y ORIGINAL FLORACIÓN. ESTAS ÚLTIMAS SON EN SU MAYORÍA ORIGINARIAS DE ASIA, AUNQUE EXISTEN ALGUNAS VARIEDADES ORNAMENTALES QUE PROCEDEN DEL CONTINENTE AMERICANO.

AGUA

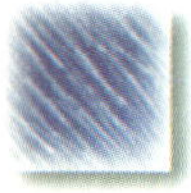

Abundante, precisa encharcamiento en floración

ATMÓSFERA

Muy húmeda y fresca

LUZ

Escasa, posición de sombra durante la floración

Las azaleas son arbustos de mediana talla perennes o caducos, cuyos rasgos diferenciales más característicos son el tamaño y la morfología de sus hojas, así como la riqueza de su floración. En el caso concreto de *Rhododendron simsii,* se trata de una especie oriunda de China, ampliamente distribuida como planta ornamental. Se caracteriza por disponer de hojas muy pequeñas y ovaladas, que quedan ocultas durante la época de floración por un tupido manto de flores dobles en color rojo o rosa. Cuenta con tallos de gran robustez y prolífica ramificación, provistos de una corteza delgada pero muy áspera e irregular, en color pardo-rojizo muy oscuro.

En el resto de especies, además de la floración y el carácter perenne o caduco del follaje, el contorno y el tamaño de las hojas resulta muy variable, abarcando un amplio número de posibilidades, que van desde las perfectamente ovaladas hasta las más estrechas y lanceoladas, pasando por aquellas que disponen de un ápice romo o que lo tienen pronunciado, en ocasiones muy pequeñas y en otras de un tamaño algo más desarrollado. Poseen un color verde oscuro y están recubiertas de una pelusilla áspera en cierta medida.

La floración es abundante y se concentra en el extremo de las ramas, formando una mancha de intenso color, continua y de considerable belleza. Las flores son simples o dobles, en tonalidades que van desde el blanco más puro hasta el rojo más vivo, pasando por el rosa, el naranja o el fucsia, a las que se le añaden aquellas que mediante injerto muestran dos colores distintos en el mismo ejem-

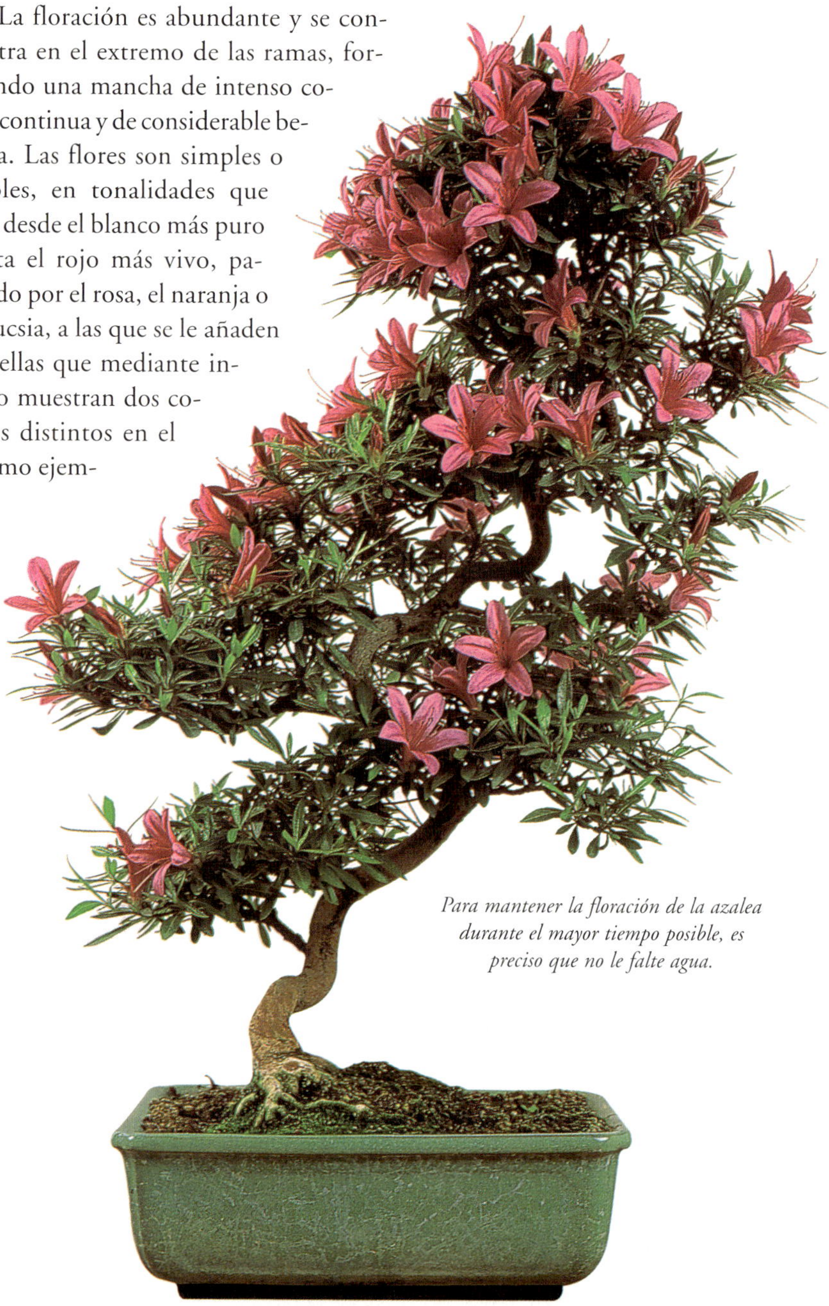

Para mantener la floración de la azalea durante el mayor tiempo posible, es preciso que no le falte agua.

plar, o bien disponen de pétalos teñidos en blanco y rosa o blanco y rojo.

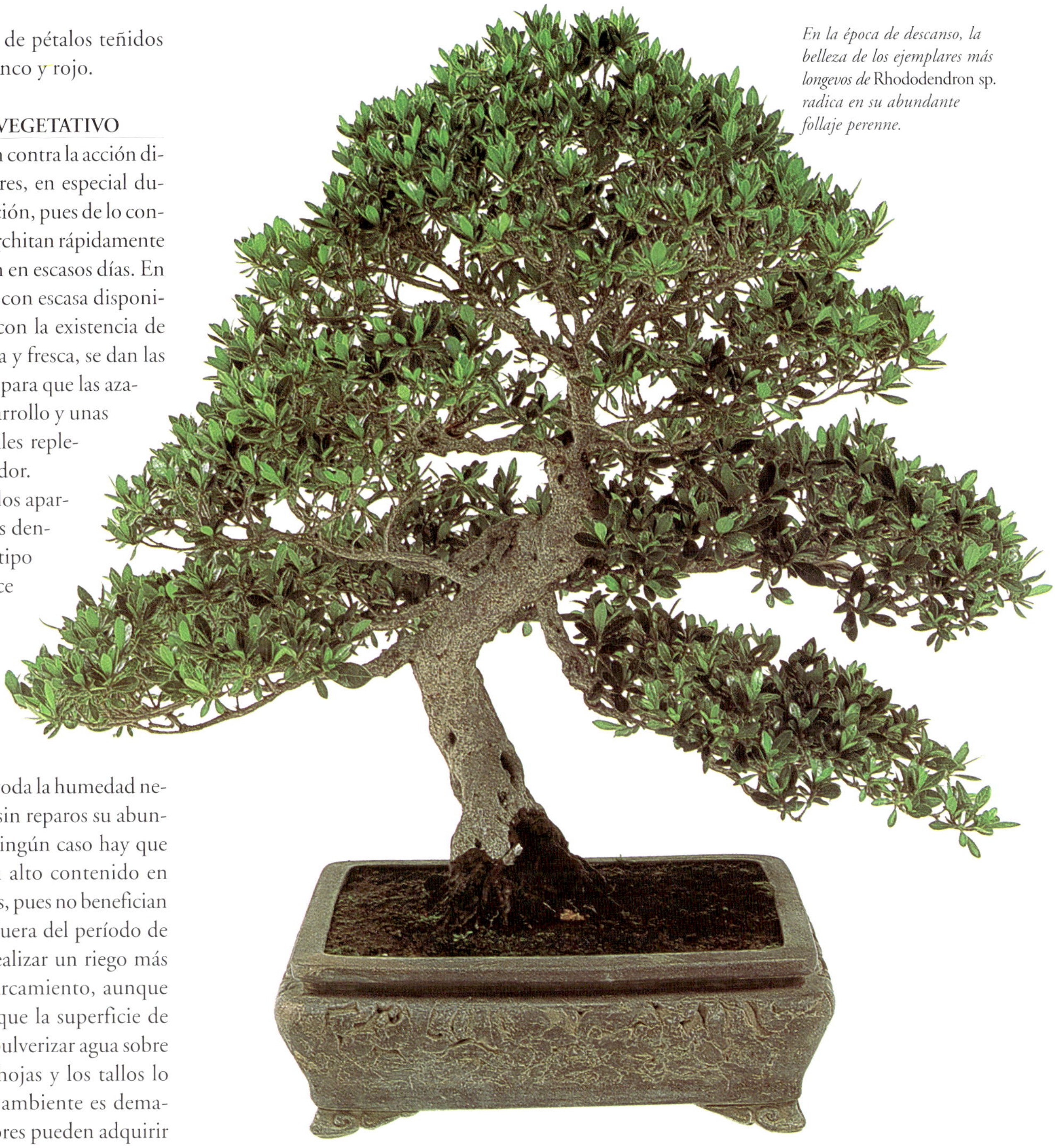

En la época de descanso, la belleza de los ejemplares más longevos de Rhododendron sp. *radica en su abundante follaje perenne.*

MANTENIMIENTO VEGETATIVO

Precisan protección contra la acción directa de los rayos solares, en especial durante la época de floración, pues de lo contrario los pétalos se marchitan rápidamente y las flores desaparecen en escasos días. En ambientes sombríos y con escasa disponibilidad de luz, junto con la existencia de una atmósfera húmeda y fresca, se dan las condiciones propicias para que las azaleas adquieran un desarrollo y unas cualidades ornamentales repletas de belleza y esplendor.

El riego es uno de los apartados más importantes dentro del cuidado de este tipo de arbustos, lo que hace necesario mantener la base del recipiente de cultivo sumergido continuamente en agua, con objeto de que el cepellón disponga de toda la humedad necesaria para producir sin reparos su abundante floración. En ningún caso hay que emplear agua con un alto contenido en componentes calcáreos, pues no benefician en nada a la planta. Fuera del período de floración, conviene realizar un riego más moderado (sin encharcamiento, aunque evitando que se deseque la superficie de cultivo), al igual que pulverizar agua sobre el follaje porque las hojas y los tallos lo agradecen cuando el ambiente es demasiado seco, pero las flores pueden adquirir manchas que perjudicarían su hermoso aspecto.

En cuanto al tipo de suelo que requieren, también resulta algo especial, ya que ha de estar compuesto por un substrato ácido y rico en materia orgánica, con una gran capacidad para retener el agua. Durante la primavera y el otoño el aporte de fertilizantes debe ser regular, siendo preferible que posean un alto contenido en hierro.

Los trasplantes y la poda de raíces hay que realizarlos tras la floración, anualmente cuando se trate de ejemplares jóvenes y cada dos años en aquellos que posean mayor edad. El cepellón de raíces puede reducirse en una tercera parte de su tamaño original, procurando eliminar durante la operación aquellas que se encuentren deterioradas o se hayan desarrollado excesivamente.

MANTENIMIENTO ESTÉTICO

Las labores de poda se practican a final de primavera o a principio de verano, dependiendo de la época de floración, pues hay que realizar la eliminación de las ramas una vez ha concluido. Conviene despuntar los nuevos brotes antes de que se endurezcan demasiado, procurando dejar al menos dos o tres hojas en cada extremo. Las labores de limpieza deben ser regulares, tanto en la época de floración, eliminando las flores marchitas y secas, así como durante el resto del año, retirando las hojas que en las especies perennes se desprenden poco a poco de las ramas de un modo continuo, o que en otoño caen de

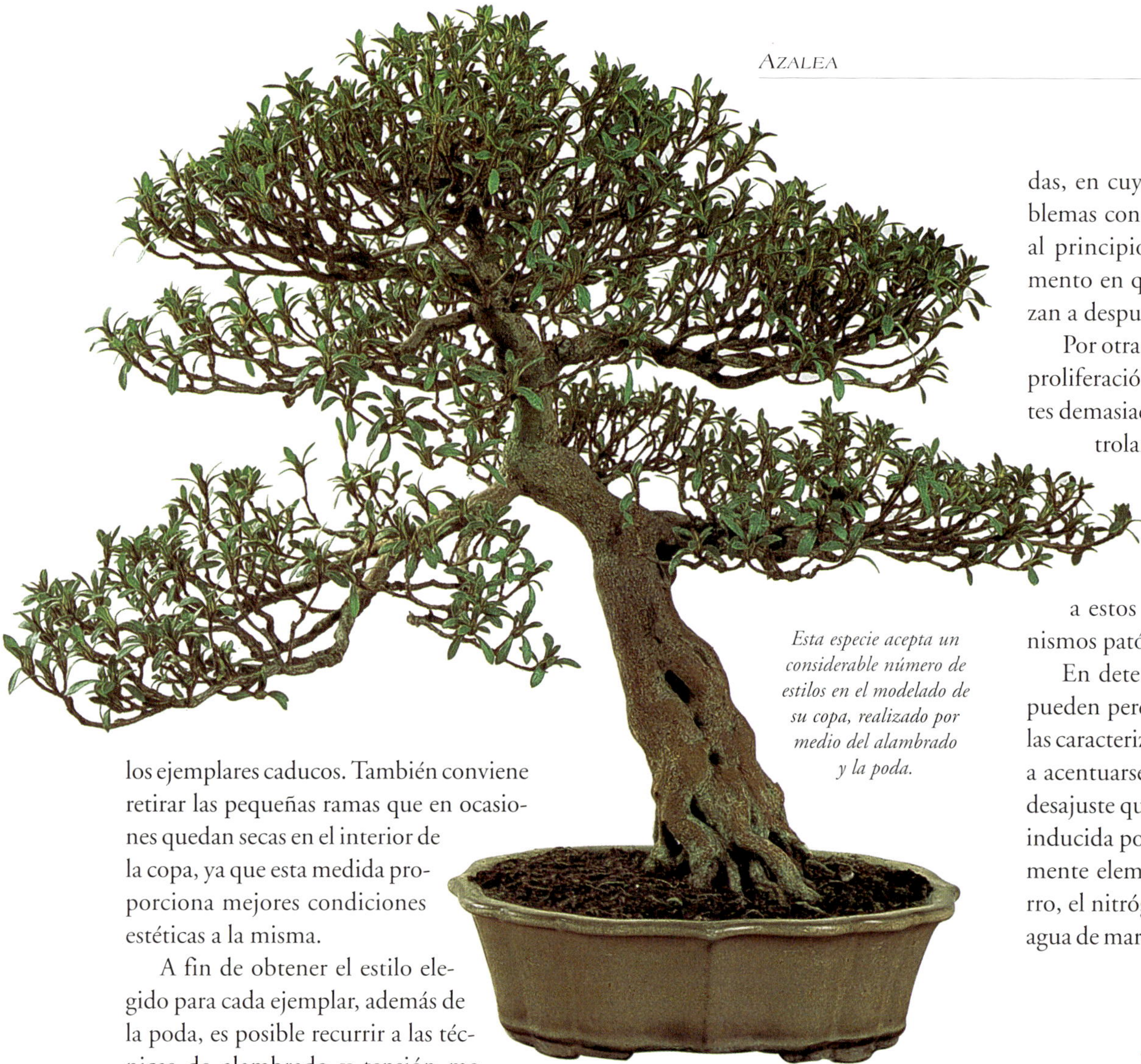

Esta especie acepta un considerable número de estilos en el modelado de su copa, realizado por medio del alambrado y la poda.

los ejemplares caducos. También conviene retirar las pequeñas ramas que en ocasiones quedan secas en el interior de la copa, ya que esta medida proporciona mejores condiciones estéticas a la misma.

A fin de obtener el estilo elegido para cada ejemplar, además de la poda, es posible recurrir a las técnicas de alambrado y tensión mediante cuerdas y separadores, prestando siempre atención de que el cambio de dirección de crecimiento se realice de forma progresiva, sin ejercer excesiva presión, pues las azaleas poseen una madera muy rígida y quebradiza. El mejor momento para poner en práctica estas labores es desde la primavera hasta el otoño.

PLAGAS Y ENFERMEDADES

El género *Rhododendron* sp. suele ser muy resistente al ataque de los diversos tipos de plagas, siempre y cuando se mantengan las condiciones de cultivo apropiadas, en cuyo defecto pueden surgir problemas con los pulgones y las cochinillas al principio de la época favorable, momento en que los nuevos brotes comienzan a despuntar.

Por otra parte, cabe la posibilidad de la proliferación de la araña roja en ambientes demasiado secos y calurosos. Para controlar estas plagas es preciso modificar las condiciones en que se encuentra el ejemplar, y aplicar el insecticida o acaricida adecuado para reducir a estos insidiosos y habituales organismos patógenos.

En determinadas ocasiones, las hojas pueden perder el intenso color verde que las caracteriza, sufriendo clorosis, que llega a acentuarse si no se corrige el origen del desajuste que la ha provocado. Suele venir inducida por falta de nutrientes, especialmente elementos minerales como el hierro, el nitrógeno o el magnesio, aporte de agua de marcado carácter básico (alto con-

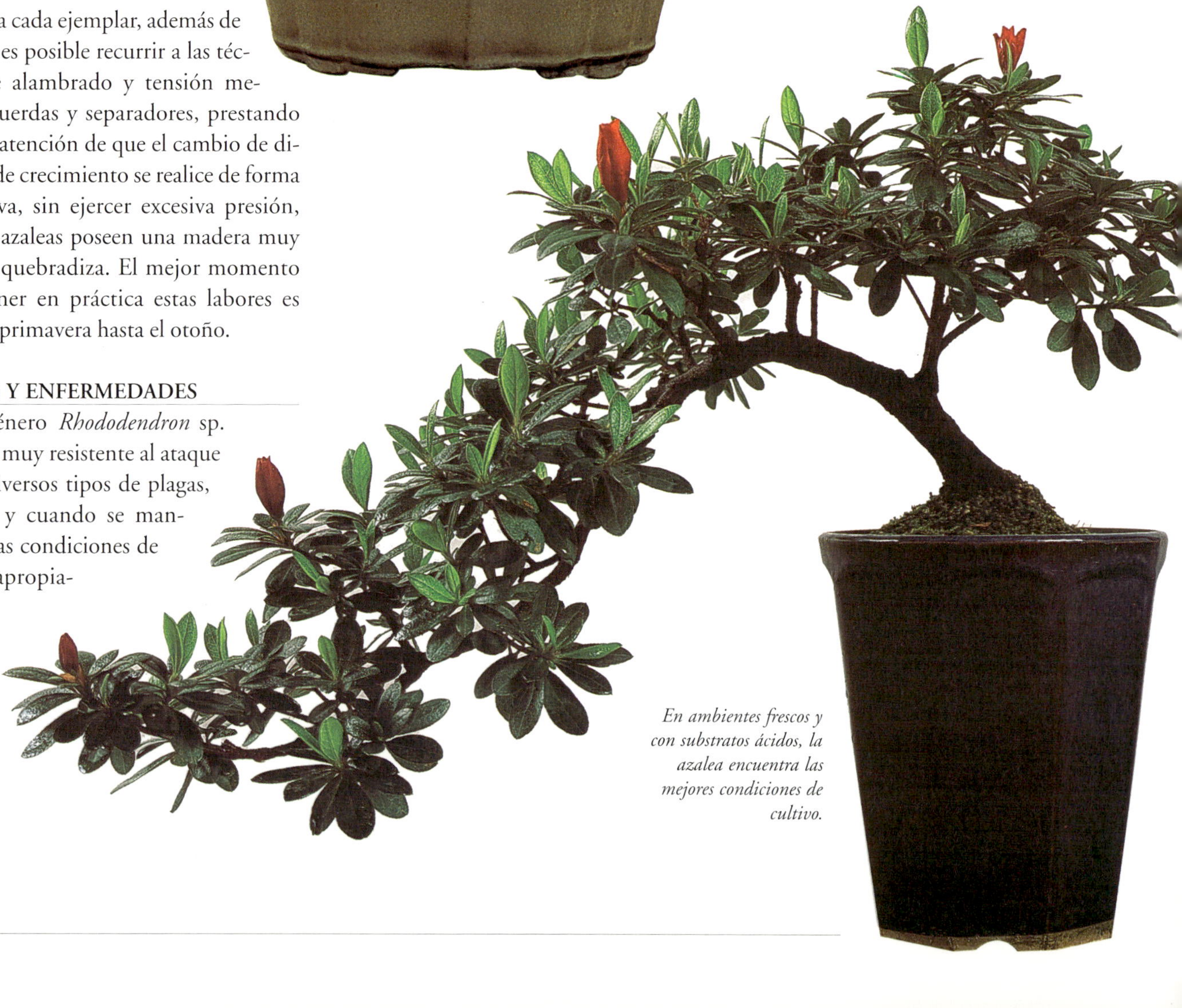

En ambientes frescos y con substratos ácidos, la azalea encuentra las mejores condiciones de cultivo.

Estilos

CHOKKAN · HOKIDACHI · MOYOGI · NEJIKAN · SEKIJOJU · SOKAN

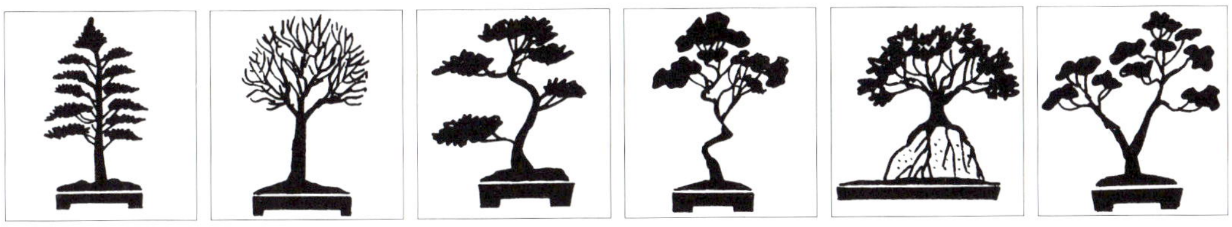

VERTICAL FORMAL · ESCOBA · VERTICAL INFORMAL · TORTUOSO · RAÍCES SOBRE ROCA · TRONCO GEMELO

tenido en carbonatos) o por falta de luz.

Las enfermedades de origen fúngico pueden aparecer con mayor facilidad, sobre todo cuando confluyen, junto con el obligatorio exceso de humedad, altas temperaturas y escasa ventilación, además de una acumulación por descuido de hojas y flores sobre la superficie de cultivo.

Puede darse el caso de que aparezcan manchas pardas sobre las hojas y bordes grisáceos. Ante tal eventualidad, hay que eliminar las hojas afectadas y aplicar un fungicida adecuado, al tiempo que mejorar las condiciones de cultivo.

ESPECIES CARACTERÍSTICAS

Rhododendron bakeri. Esta especie de hoja caduca tiene su hábitat natural en Norte América, y se diferencia perfectamente del resto por la tonalidad más clara de sus hojas ovaladas. Los pétalos pueden ser rojos o anaranjados.

Rhododendron indicum. Originaria de Japón, es una planta perenne que posee unas hojas de pequeño tamaño y contorno ovalado. La floración, algo tardía, ofrece matices cromáticos muy variados que van desde el rojo hasta el blanco, sin olvidar los tonos rosados y las combinaciones de varios colores. Pueden encontrarse diferentes tipos de flores en el mismo ejemplar.

Rhododendron japonicum. Como indica su nombre específico, procede del archipiélago japonés. Presenta hojas caducas, lanceoladas y ofrece una original floración en tonos poco habituales, como el amarillo o el naranja.

Rhododendron kaempferi. Procede de Japón y resulta especialmente llamativa por la intensa coloración de sus flores simples, habitualmente de color rosa. También es conocida como *Rhododendron obtusa,* destacando por la cualidad de presentar una floración tardía y hojas perennes.

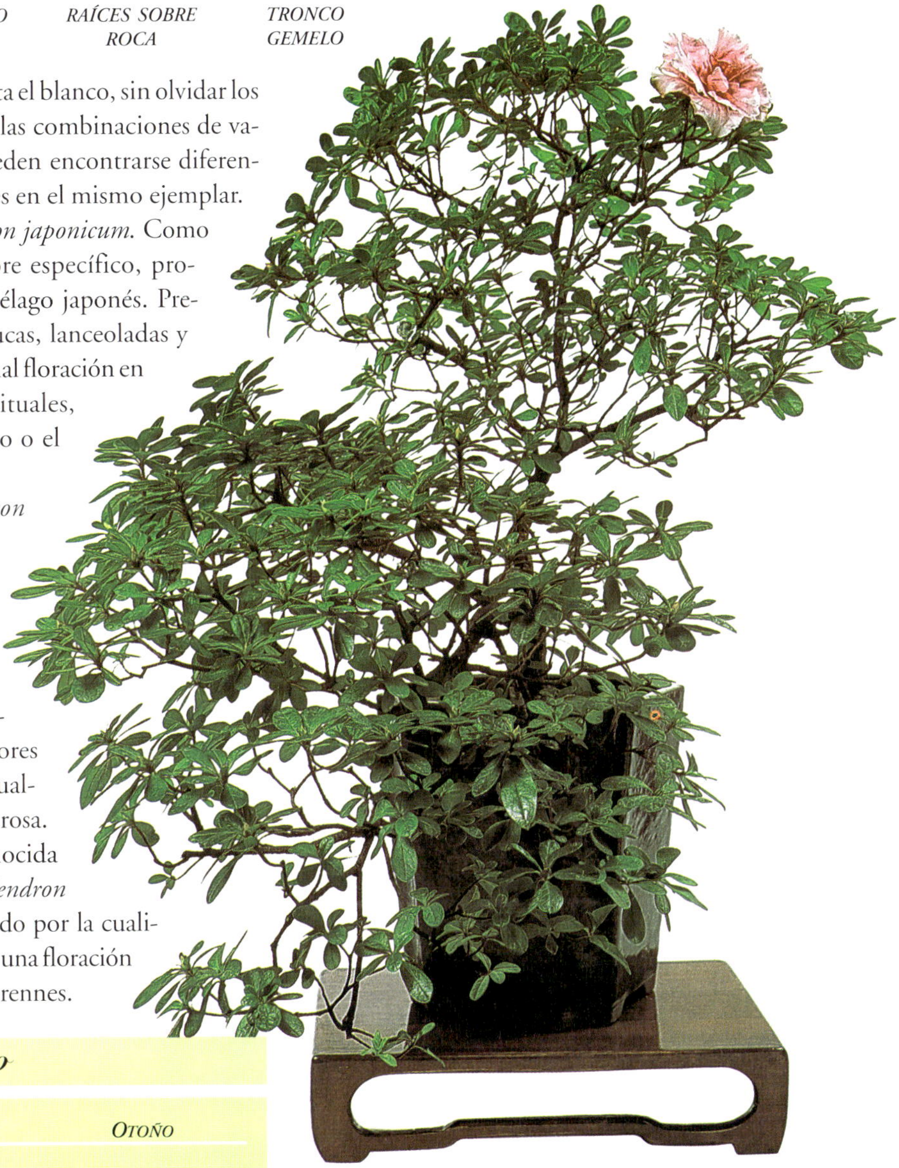

Tras la floración, hay que controlar el desarrollo de los nuevos brotes, efectuando periódicamente el pinzado de los mismos.

Técnicas de mantenimiento

	INVIERNO	PRIMAVERA	VERANO	OTOÑO
TRASPLANTE		sí		
RIEGO	***	***	**	**
ABONO		sí		sí
PODA		sí		
ALAMBRADO		sí	sí	sí

Reproducción

	INVIERNO	PRIMAVERA	VERANO	OTOÑO
ACODO			sí	
ESQUEJE O ESTACA		sí		
INJERTO		sí		
PLANTÓN				sí
SEMILLA		sí		

WISTERIA SP.

Glicinia

FAM. LEGUMINOSAS

LAS ESPECIES PERTENECIENTES A ESTE GÉNERO PROCEDEN DE NORTEAMÉRICA Y ASIA, Y SE DESARROLLAN EN HÁBITATS OCUPADOS POR ÁRBOLES SOBRE LOS QUE TREPAN, LLEGANDO A ALCANZAR LONGITUDES DE HASTA CUARENTA METROS. SU FLORACIÓN RESULTA ESPECTACULAR, PRODUCIÉNDOSE SOBRE LOS TALLOS DESNUDOS DE HOJAS.

AGUA

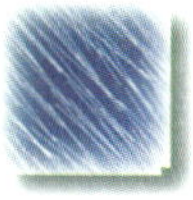

Abundante y con buen drenaje

ATMÓSFERA

Buena ventilación y ambiente cálido

LUZ

Abundante, prefiere posiciones soleadas

Los tallos de la glicinia son de tonalidad grisácea y considerable robustez, a partir de los cuales surgen numerosas hojas compuestas por varios foliolos de color verde muy pálido, que se desprenden a lo largo del otoño. La floración es muy abundante y llamativa, pues se forman verdaderas cortinas de color con sus grandes racimos de flores de color lila, pero resulta poco duradera, concentrándose en las primeras semanas de la primavera, desapareciendo luego por completo el resto de la temporada.

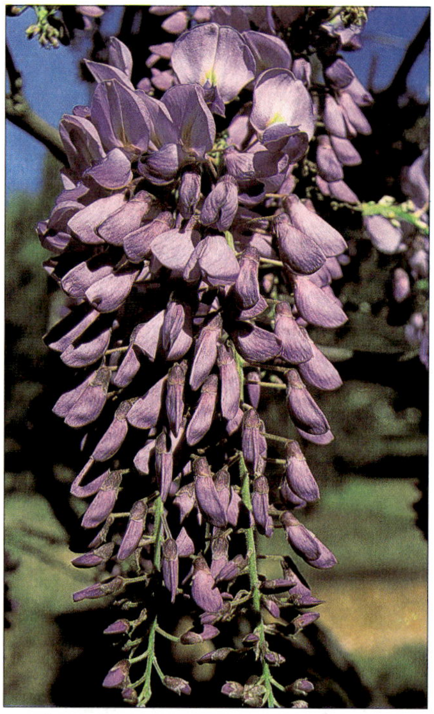

La flor de la glicinia es una de las pocas especies que no se ha logrado reducir acorde a las dimensiones del ejemplar.

MANTENIMIENTO VEGETATIVO

La glicinia es una trepadora que necesita abundante sol para desarrollarse y florecer de forma adecuada. Prefiere las regiones de temperaturas elevadas durante el verano y templadas en invierno, y no soporta las bajas temperaturas extremas. Conviene situar la maceta en un lugar con buena ventilación, así como proporcionar abundante agua durante las estaciones más secas, teniendo siempre en cuenta que el sistema de drenaje debe ser eficaz.

Precisa un tipo de suelo mullido y suelto, rico en materia orgánica, por lo que requiere emplear una mezcla de compost de origen vegetal combinado con un poco de arcilla y arena. A fin de evitar la clorosis (pérdida de color en el follaje), es necesario aportar abono de disgregación lenta tras la floración.

Anualmente hay que practicar el trasplante, sustituyendo el compost y eliminando parte del cepellón, en especial las raíces deterioradas o demasiado desarrolladas, teniendo que realizarlo antes de la floración.

MANTENIMIENTO ESTÉTICO

Para evitar que los tallos trepadores se alarguen indefinidamente, es preciso practicar el despunte de los brotes a menudo, lo que propicia el desarrollo en grosor de los mismos. Tras la caída de las hojas, hay que realizar una poda exhaustiva de las ramas anuales, a fin de favorecer la floración para el año siguiente.

Técnicas de mantenimiento

	INVIERNO	PRIMAVERA	VERANO	OTOÑO
TRASPLANTE	sí			
RIEGO	*	***	***	*
ABONO		sí	sí	
PODA	sí	sí		sí
ALAMBRADO	sí			sí

Reproducción

	INVIERNO	PRIMAVERA	VERANO	OTOÑO
ACODO			sí	
ESQUEJE O ESTACA	sí			
INJERTO	sí	sí		
PLANTÓN		sí		
SEMILLA	sí			

Estilos

SHAKAN

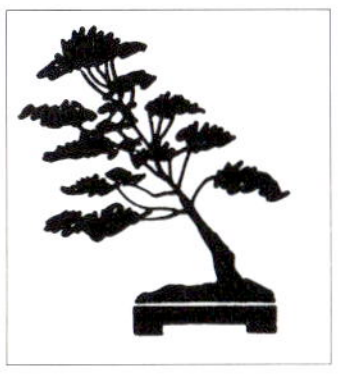

TRONCO INCLINADO

KENGAI

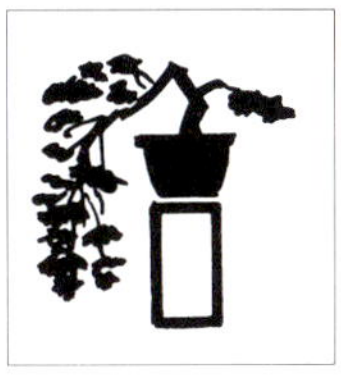

CASCADA

MOYOGI

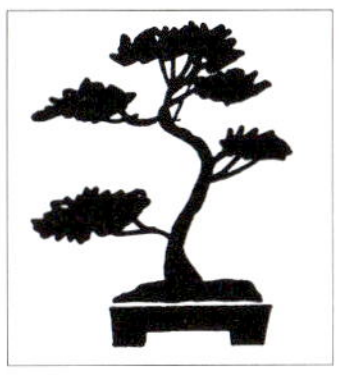

VERTICAL INFORMAL

HAN-KENGAI

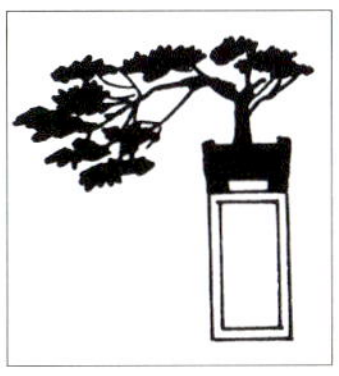

SEMICASCADA

Conviene eliminar los racimos una vez se han desprendido las flores, así como las hojas de tamaño desmesurado o que presenten algún foliolo deteriorado o seco. El desarrollo estético de las ramas se mantiene perfectamente mediante la poda, aunque también es posible realizar el alambrado tras la caída de las hojas, dejándolo que permanezca hasta que concluya el invierno.

PLAGAS Y ENFERMEDADES

Los brotes tiernos de temporada suponen un manjar exquisito para las cochinillas, pulgones y otros parásitos, que se sitúan principalmente en las axilas de las hojas y en el ápice de las yemas. También es posible encontrar hojas malformadas y que pierden toda la coloración, tornándose amarillas. Para evitar el daño producido, en este caso por algunos virus específicos, resulta imprescindible para sanear la planta eliminar totalmente las hojas afectadas.

ESPECIES CARACTERÍSTICAS

Wisteria floribunda. Glicinia del Japón. Tiene floración de color lila o blanca, y se diferencia por el modo en que trepan sus tallos, enroscándose en el sentido de las agujas del reloj.

Wisteria sinensis. Glicinia. Es oriunda de China. Sus flores de color lila presentan un tamaño reducido, y el desarrollo de los tallos se produce siempre en sentido inverso al de las agujas del reloj.

Para obtener una abundante floración cada temporada, es muy importante que las labores de poda se realicen correcta y exhaustivamente.

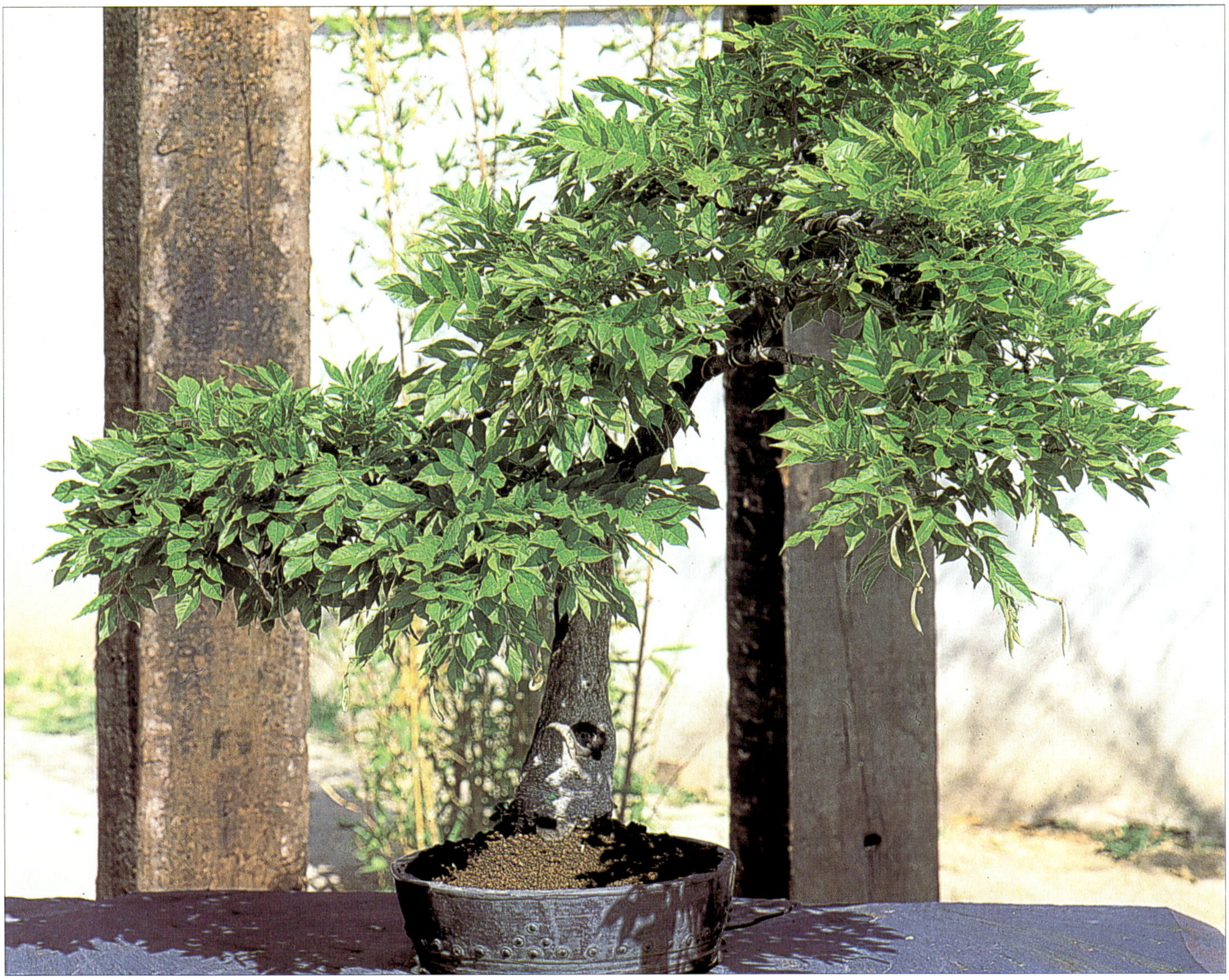

Bonsais arbustivos o de interior

LAS ESPECIES EMPLEADAS DE FORMA HABITUAL COMO ORNAMENTALES, CUYAS CARACTERÍSTICAS MORFOLÓGICAS PROPORCIONAN UNA SERIE DE CUALIDADES APTAS PARA OBTENER LLAMATIVOS EJEMPLARES CULTIVADOS EN MACETA, ASÍ COMO TODAS AQUELLAS PLANTAS DE PORTE ARBUSTIVO QUE OFRECEN TUPIDOS FOLLAJES, DELICIOSAS FLORES Y FRUTOS, Y ADEMÁS CUENTAN CON DIMENSIONES REDUCIDAS, RESULTAN IDEALES PARA LOGRAR SU TRANSFORMACIÓN EN ORIGINALES BONSAIS.

En este amplio grupo de plantas figuran los ejemplares de bonsai menos usuales. Se trata de ejemplares que, o bien poseen un porte y unas dimensiones de reducido tamaño, representados por especies arbustivas o que adquieren formaciones de mata, o de plantas cuyo origen tropical o subtropical impide que sean capaces de soportar las condiciones ambientales del exterior en regiones de marcada estacionalidad; es decir, las especies conocidas como plantas de interior.

BONSAIS ARBUSTIVOS

Los arbustos ofrecen una gran ventaja tanto para el experto como para el aficionado al cultivo del bonsai. Sus reducidas dimensiones propician que las labores de modelado resulten más sencillas de poner en práctica que en el resto de especies, pues en la mayoría de los casos no es preciso reducir el tamaño de las hojas, ni siquiera las proporciones.

La mayoría de las personas elige ejemplares procedentes de la región donde va a cultivarlos, motivo por el que la climatología externa resulta favorable para mantenerlos en perfectas condiciones climáticas, sin que sea óbice para buscar siempre la situación más propicia en cada caso específico.

Es frecuente que tengan un desarrollo lento y una madera muy flexible, lo que permite conseguir estilos más difíciles de obtener que con otras especies de porte arbóreo. En el apartado de enfermedades y plagas resultan bastante resistentes, debido

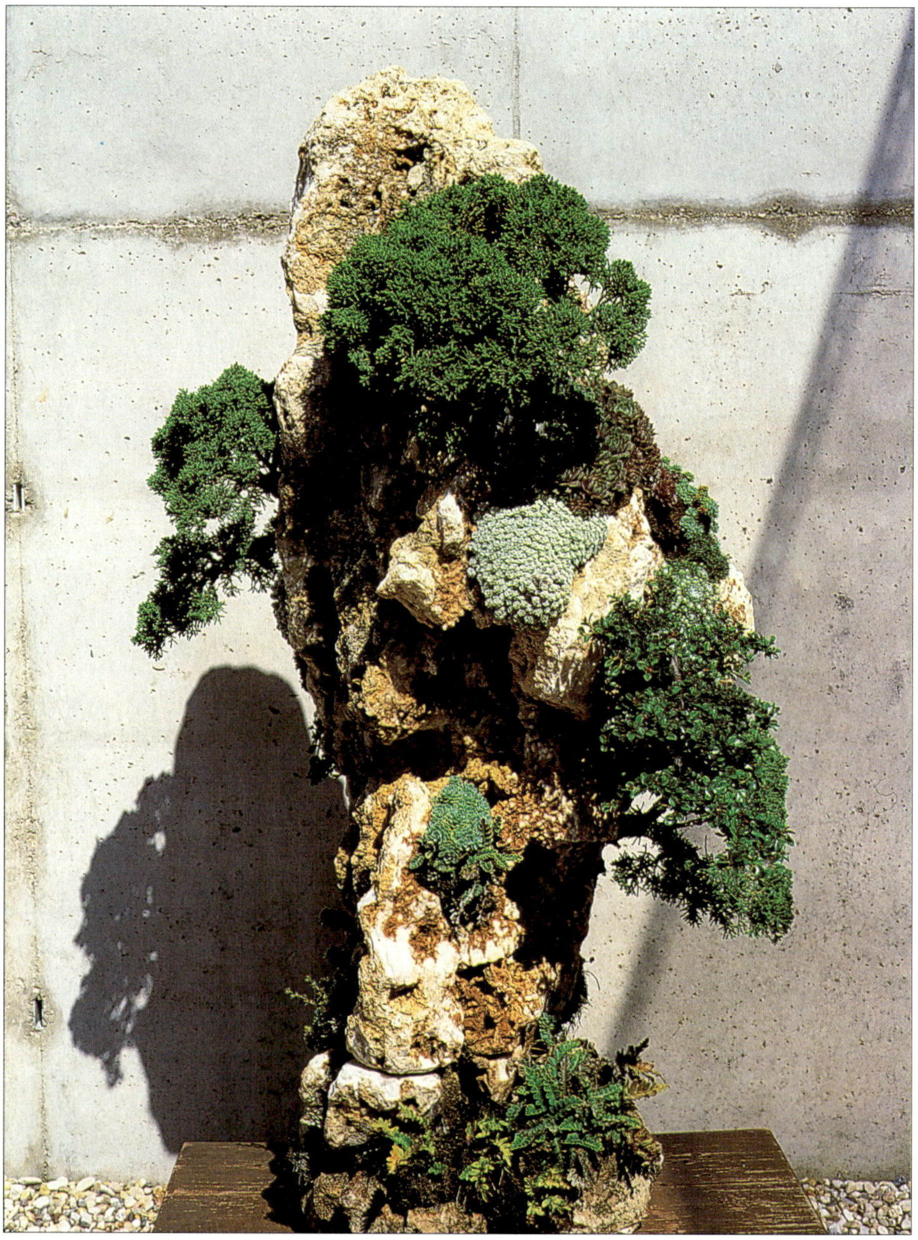

Los montajes sobre roca de varias especies de bonsais de porte arbustivo proporcionan una composición muy original.

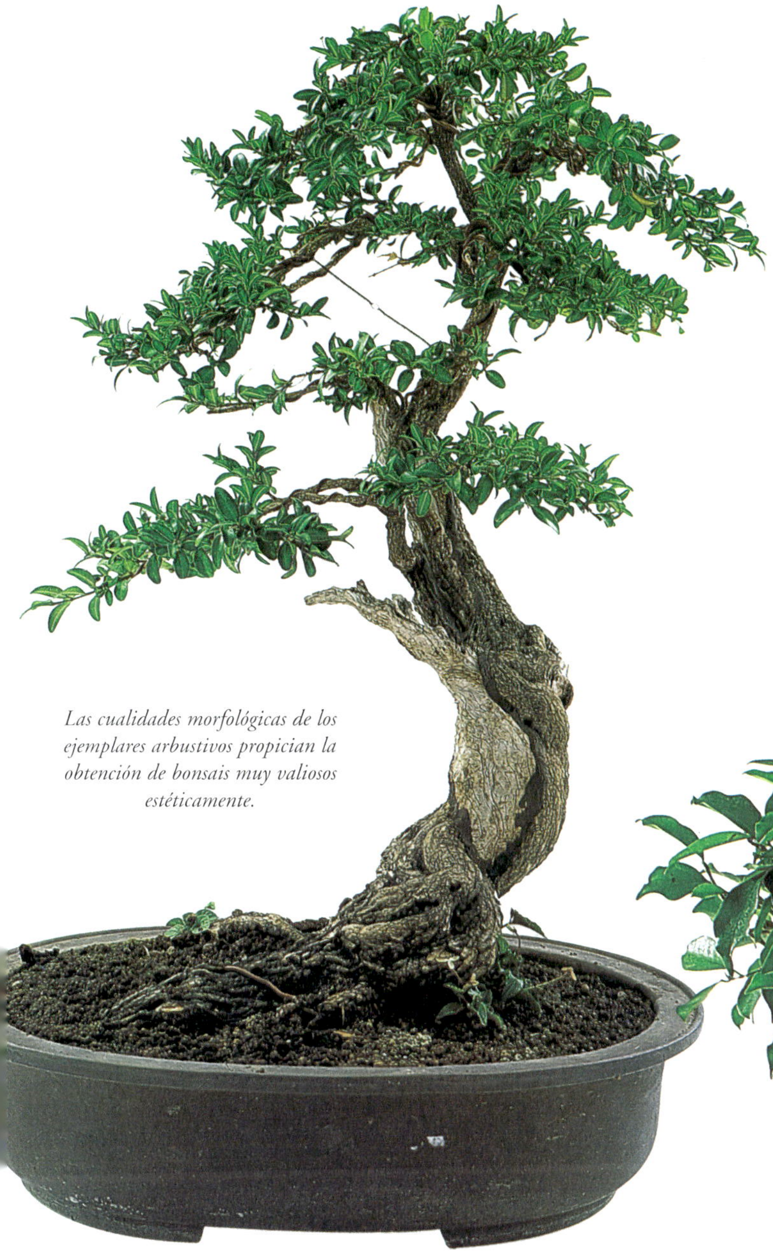

Las cualidades morfológicas de los ejemplares arbustivos propician la obtención de bonsais muy valiosos estéticamente.

a que una planta que se desarrolla en un ambiente adecuado, el cual se ajusta a sus requerimientos, posee mecanismos de defensa más eficaces que el resto.

BONSAIS DE INTERIOR

El origen de este tipo de bonsais es muy reciente, pues está ligado a la cultura occidental, por medio de la introducción de especies de climas cálidos en regiones de marcada estacionalidad, a pesar de que su cultivo no resulte demasiado ortodoxo.

Es recomendable evitar la proximidad de fuentes directas de calor artificial; así, las condiciones de un invernadero o una terraza acristalada ofrecen un ambiente idóneo para mantener singulares ejemplares de ficus (*Ficus* sp.), gardenia (*Gardenia* sp.) o Cicas (*Cyca* sp.), lo que propicia un entorno relajante y propio para el descanso.

Las labores que precisan este tipo de plantas son idénticas a las de otras especies, pero sin olvidar que en condiciones ambientales homogéneas durante todo el año, la planta no realiza reposo invernal, manteniendo un desarrollo regular. Aunque esto es cierto, en el interior del hogar siempre se produce cierto descenso de la temperatura, así como de la disponibilidad de luz, lo que provoca que, aún presentando un carácter perenne, estas plantas adquieran un determinado aclimatamiento ante las nuevas condiciones, resurgiendo cada año con el inicio de la primavera.

El apartado de plagas y enfermedades puede que sea el punto más delicado del cultivo, ya que sus tejidos suponen un exquisito manjar para todo tipo de organismos patógenos, desde pulgones hasta hongos, pasando por enfermedades de origen fúngico si el aporte de agua no es el que requiere la planta.

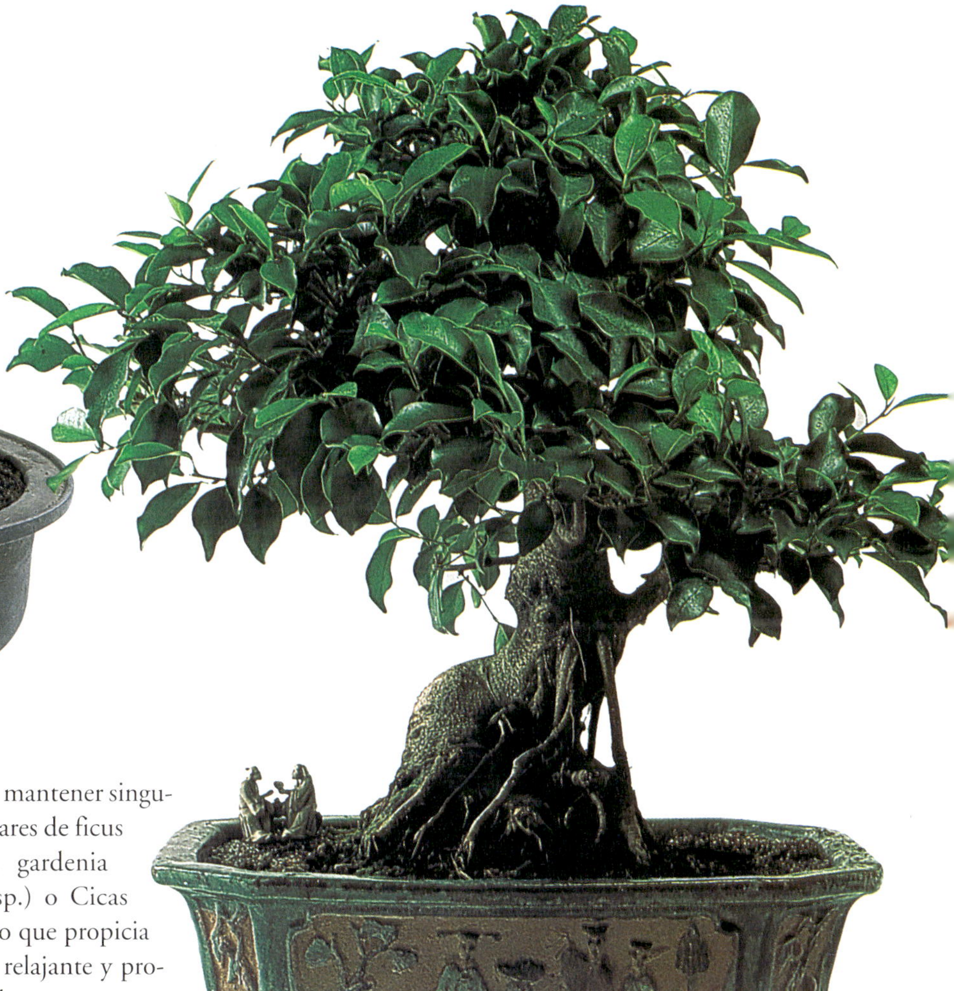

Los ejemplares procedentes de las regiones de clima tropical o subtropical deben cultivarse en el interior.

Buxus sempervirens.

Boj

Fam. Buxáceas

Este tupido arbusto es originario de las regiones templado-cálidas existentes en la cuenca mediterránea y parte del sudeste asiático, formando parte principalmente de los bosques de coníferas y árboles caducifolios que proliferan tanto en terrenos calcáreos como ácidos.

AGUA

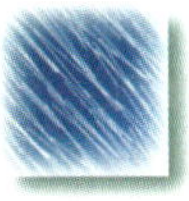

Necesita riego con frecuencia, sobre todo en verano

ATMÓSFERA

Requiere un mínimo de humedad ambiental y soporta mal el frío intenso

LUZ

Abundante, precisa semisombra en ambientes demasiado secos

El género Buxus sp. incluye varias especies, cuyos rasgos principales son dimensiones reducidas, con porte compacto y recogido, dando forma a pequeñas copas muy ramificadas y tupidas. Buxus sempervirens es oriundo de Europa, y presenta un porte más o menos irregular, así como una capacidad de adaptación a los ambientes secos y calurosos. La corteza que cubre el tronco y las ramas es rugosa y desigual, de tonalidad grisácea que contrasta considerablemente con el follaje, de un verde oscuro muy intenso. Las hojas son muy numerosas, ovaladas y diminutas, persistentes durante todo el año.

MANTENIMIENTO VEGETATIVO

Necesita abundante luz, aún cuando conviene evitar situarlo al sol directo en la época de mayor insolación. Soporta el frío invernal en cierta medida, aunque resulta recomendable protegerlo de forma adecuada en aquellas regiones donde las heladas sean una constante. Requiere ambientes cálidos pero con cierto grado de humedad, lo que significa llevar a cabo un riego frecuente, con objeto de que la superficie de cultivo se mantenga siempre húmeda. Prefiere los suelos ricos en materia orgánica, a pesar de que se desarrolla

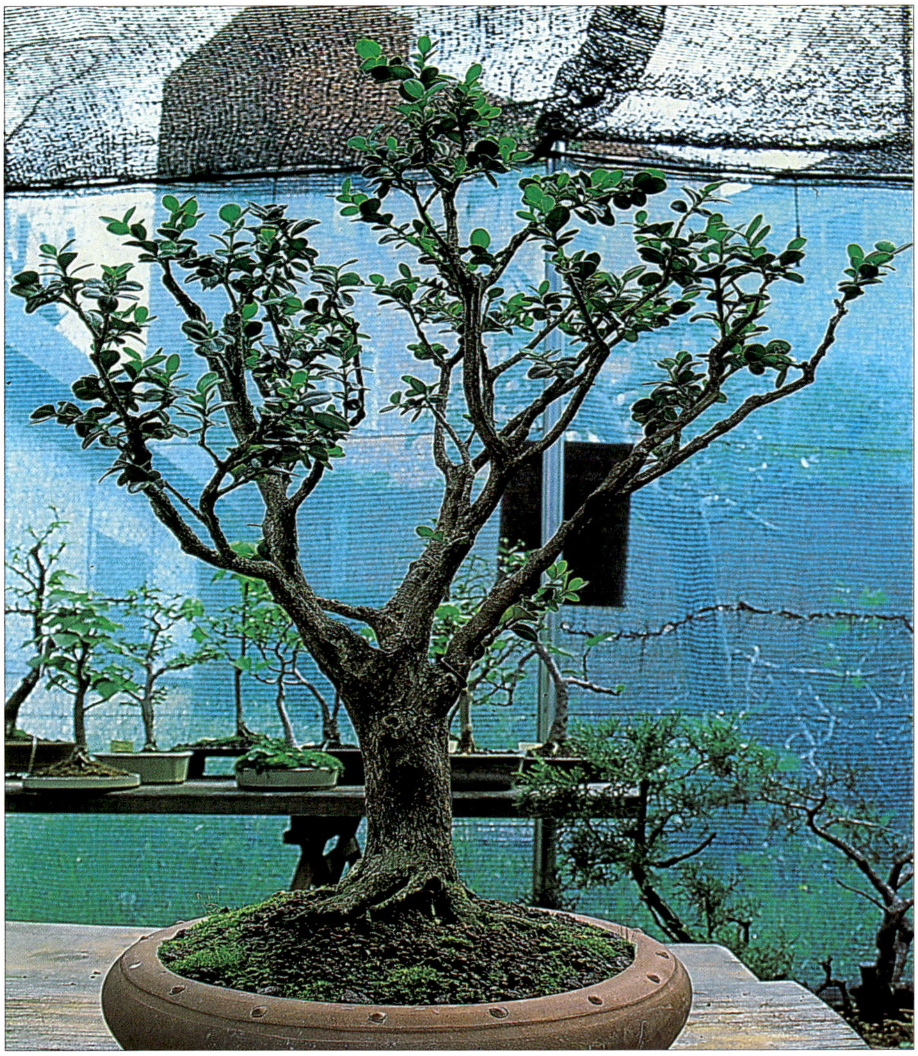

El boj necesita abundante luz y cierta regularidad en el riego para alcanzar un desarrollo apropiado.

Técnicas de mantenimiento

	Invierno	Primavera	Verano	Otoño
Trasplante		sí		
Riego	*	**	***	**
Abono		sí		sí
Poda	sí	sí	sí	
Alambrado				sí

Reproducción

	INVIERNO	PRIMAVERA	VERANO	OTOÑO
ACODO		*No es habitual*		
ESQUEJE O ESTACA	*sí*			
INJERTO		*No es habitual*		
PLANTÓN		*sí*		
SEMILLA				*sí*

sin ningún problema en terrenos arcillosos y algo pobres. El abonado resulta necesario durante la época favorable del año, con preferencia de difusión lenta, evitando aportarlo en los veranos demasiado calurosos y en el período de reposo invernal.

A principio de primavera conviene realizar el trasplante, una vez al menos cada dos años, eliminando buena parte del cepellón a fin de sanear y favorecer el desarrollo de las raíces.

MANTENIMIENTO ESTÉTICO

Debido a la enorme proliferación de ramas que le distingue, requiere unas labores de poda frecuentes; primero durante el período de desarrollo, entre primavera y verano, despuntando los brotes una vez han surgido las primeras hojas, y después eliminando las ramas que perjudiquen la estética del ejemplar, justo antes de que termine el invierno. Las labores de limpieza consisten en retirar todas las hojas que comienzan a secarse o que, ya secas, aún no se han desprendido de las ramas, así como en extraer las pequeñas ramas que por un motivo u otro se encuentran estropeadas en el interior de la copa.

Para cambiar la dirección de crecimiento del tronco y las ramas resulta necesario recurrir al alambrado, técnica que en esta especie es fácil de poner en práctica, pues el boj tiene una madera resistente pero al tiempo flexible. Sólo hay que tener cierta precaución para evitar que el alambre provoque heridas en la corteza. Por tal motivo, no conviene mantenerlo más de una estación completa, siendo el otoño la más propicia.

PLAGAS Y ENFERMEDADES

Esta es una especie resistente pero que sucumbe en ambientes demasiado húmedos y sombríos, en los que puede proliferar el oídio y la podredumbre en la base del tronco, lo que puede provocar la pérdida del follaje y del propio ejemplar.

ESPECIES CARACTERÍSTICAS

Buxus microphylla. Boj japonés. Originaria del archipiélago japonés, esta especie se caracteriza principalmente por el minúsculo tamaño de sus hojas, agrupadas formando copas muy compactas. Esta cualidad la convierte en una planta de gran valor ornamental, de la que es posible obtener originales ejemplares de bonsais en cultivos en maceta.

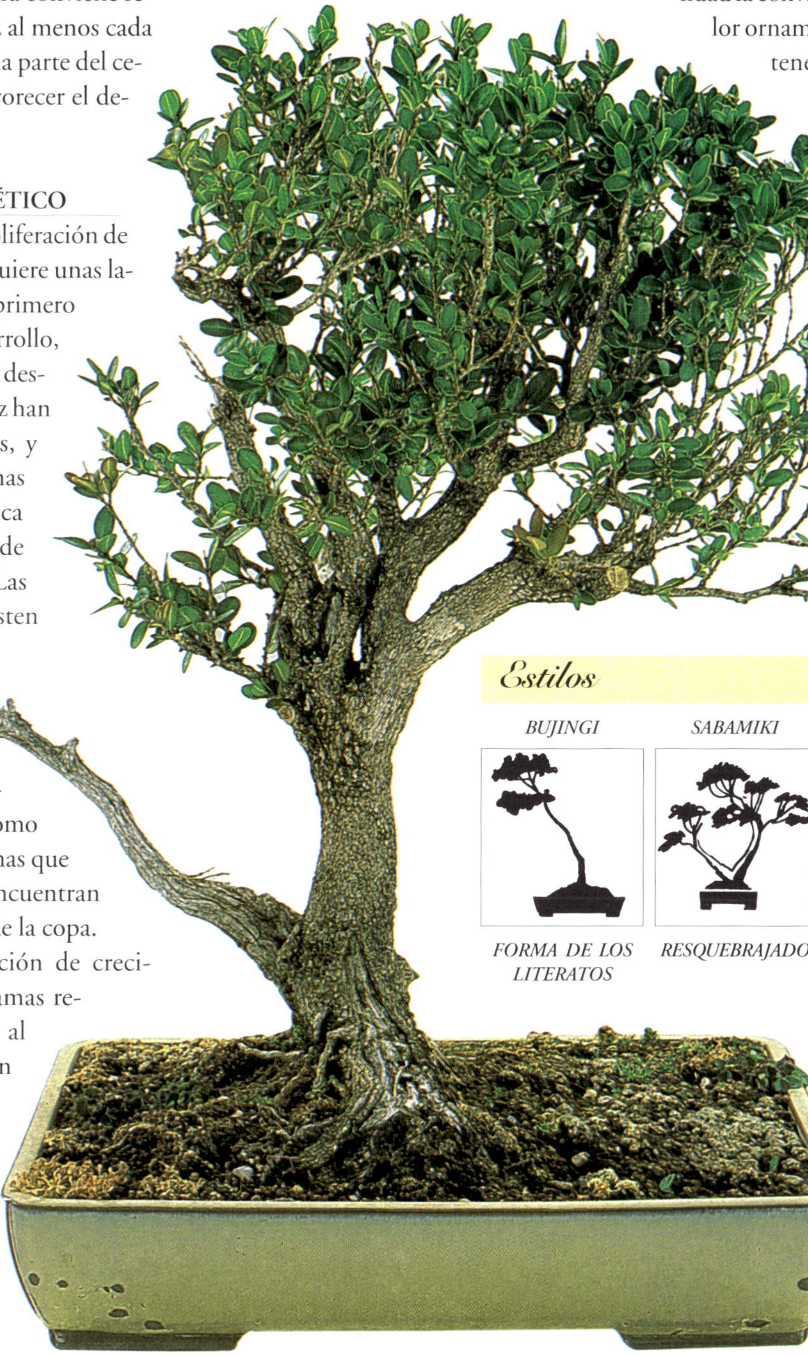

Debido al escaso crecimiento que alcanza este arbusto, es posible obtener ejemplares de gran valor estético.

Estilos

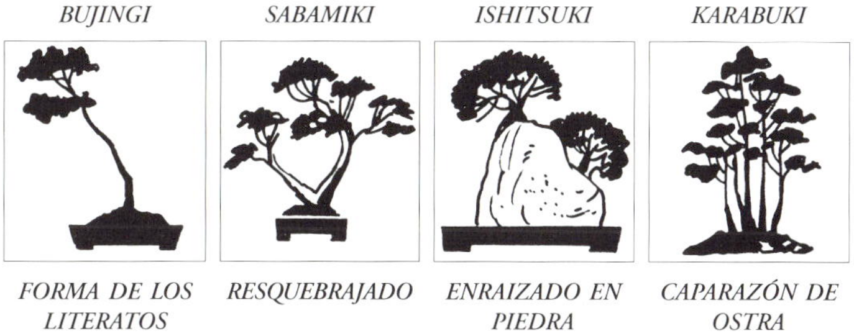

FICUS SP.

Ficus

FAM. MORÁCEAS

ADEMÁS DE LAS HIGUERAS, EL GÉNERO *FICUS SP.* ESTÁ FORMADO POR NUMEROSAS Y MUY VARIADAS ESPECIES DE PROCEDENCIA TROPICAL, DESDE EL CONTINENTE AMERICANO HASTA EL ASIÁTICO, SIN OLVIDAR AUSTRALIA NI ÁFRICA. EN LA MAYORÍA DE LOS CASOS SU DESARROLLO LLEGA A SER CONSIDERABLE, ADQUIRIENDO ENORMES ENVERGADURAS Y MAJESTUOSOS PORTES.

AGUA

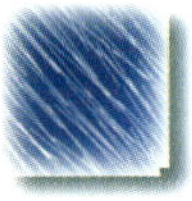

Riego regular pero no excesivo

ATMÓSFERA

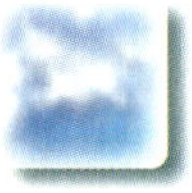

Cálida y húmeda

LUZ

Abundante pero sin sol directo

Los ejemplares procedentes de las regiones cálidas del planeta son perennes, provistos de hojas con aspecto coriáceo y cierta rigidez. El tronco y las ramas poseen una corteza con escasas irregularidades en su superficie, destacando las raíces aéreas emitidas por las ramas y que descienden hacia la base del tronco, lo que da lugar a llamativas formaciones que confieren un aspecto singular a los ejemplares más longevos. Los caracteres más particulares son la savia, un látex de color blanquecino, y los frutos, carnosos y cargados de azúcares.

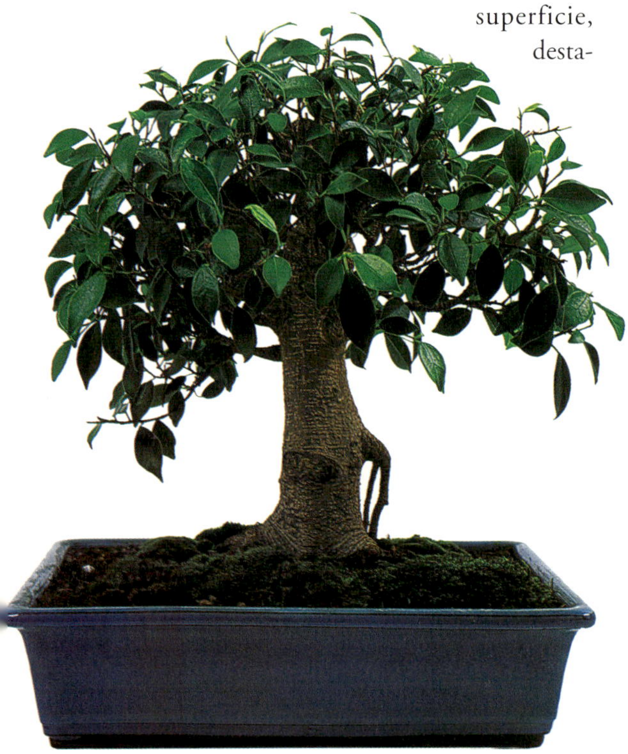

La savia de los ficus tiene una consistencia de látex, muy eficaz como defensa ante el ataque de los organismos patógenos.

MANTENIMIENTO VEGETATIVO

Requiere zonas de cultivo con mucha iluminación, aunque conviene evitar la exposición directa a los rayos de sol. Necesita temperaturas altas para sobrevivir, especialmente en invierno, lo que obliga a realizar el cultivo en el interior de un invernadero o dentro del propio hogar en regiones de marcado contraste estacional. El ambiente ha de ser húmedo en la medida de lo posible, debiendo realizar un riego regular en verano y escaso en invierno, dejando siempre que el substrato se seque antes de aportar más agua. Es preciso que se desarrolle en un suelo rico y térmico, elaborado a partir de compost vegetal y arcilla de carácter calcáreo. El abono resulta necesario cuando la producción de hojas es escasa, para lo cual hay que mantener una dosis semanal mínima durante el período de crecimiento.

Al principio de la primavera se practica el trasplante, al menos una vez cada dos años, retirando las diminutas raíces que crean una densa maraña en los extremos del cepellón.

MANTENIMIENTO ESTÉTICO

La poda de las ramas leñosas ha de realizarse en invierno, cuando la planta se encuentra en período de reposo y la pérdida de savia es mínima. El resto del año, sobre todo en la primavera y el verano, deben llevarse a cabo labores de pinzado de los nuevos brotes y de las hojas mayores, a fin de mantener controlado el desarrollo

Técnicas de mantenimiento

	INVIERNO	PRIMAVERA	VERANO	OTOÑO
TRASPLANTE	sí			
RIEGO	*	*	**	*
ABONO		sí		sí
PODA	sí	sí	sí	
ALAMBRADO	sí			sí

Reproducción

	INVIERNO	PRIMAVERA	VERANO	OTOÑO
ACODO		sí		
ESQUEJE O ESTACA		sí	sí	
INJERTO		No es habitual		
PLANTÓN		sí		
SEMILLA	sí			

Estilos

MOYOGI	NEJIKAN	NEAGARI	SEKIJOJU

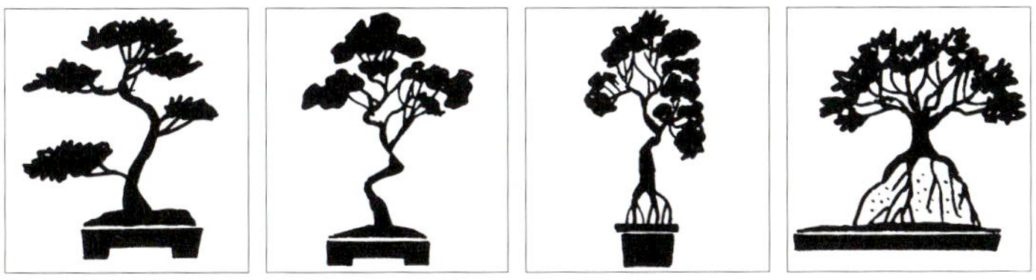

VERTICAL INFORMAL	TORTUOSO	RAÍCES VISTAS	RAÍCES SOBRE ROCA

del follaje y, al tiempo, provocar la disminución del tamaño del mismo.

Resulta necesario eliminar las hojas que comienzan a amarillear, así como cepillar la base del tronco si adquiere tonalidad verde por efecto del exceso de humedad.

La técnica del alambrado es perfectamente válida para modificar la dirección de crecimiento, tanto del tronco como de las ramas, pero hay que cerciorarse de que el crecimiento en grosor no queda obstaculizado por el alambre, ya que pueden producirse heridas que perjudicarían el valor estético del ejemplar.

PLAGAS Y ENFERMEDADES

La mosca blanca y diversos tipos de chupadores de savia son los insectos que atacan a este género, por lo que conviene vigilar frecuentemente el envés de las hojas y sus axilas, a fin de erradicarlos antes de que se conviertan en plaga.

La antracnosis es la enfermedad más perjudicial para esta planta, aunque no hay que confundirla con las quemaduras que producen los rayos de sol sobre las hojas, en caso de producirse.

ESPECIES CARACTERÍSTICAS

Ficus benjamina. Ficus. Esta especie posee unas hojas de tamaño medio en condiciones naturales, en tonalidades que van desde el verde más oscuro hasta las que presentan machas variegadas de color blanquecino o amarillo.

Ficus retusa. Ficus. Su resistencia y vigor convierten a este ficus en una de las especies más adecuadas para el cultivo en miniatura. Las hojas son más gruesas y robustas que en el caso anterior.

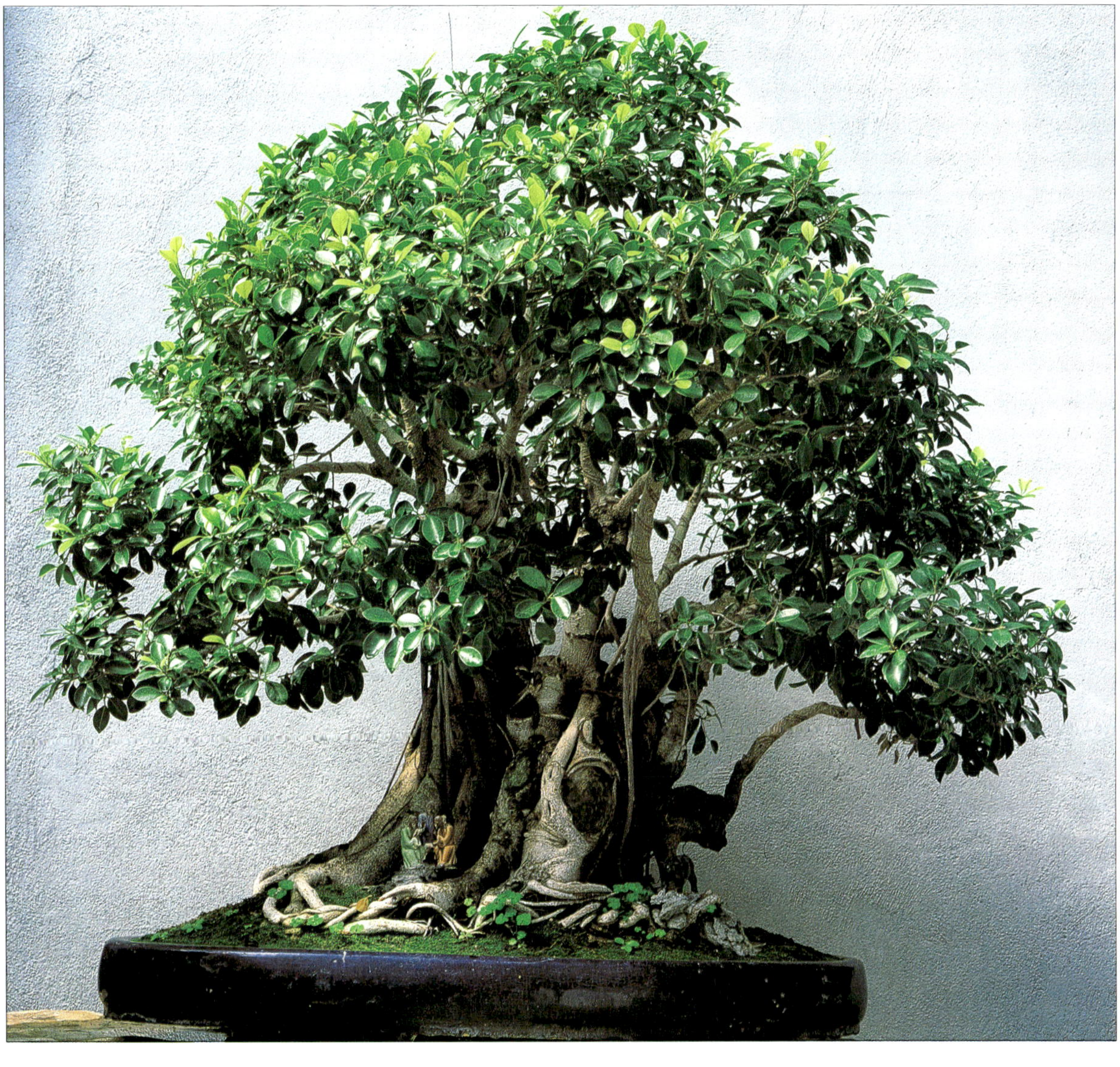

El tronco y las ramas de los ejemplares de Ficus retusa de considerable edad producen raíces aéreas.

PORTULACARIA AFRA

Portulacaria

FAM. CRASULÁCEAS

LAS PLANTAS CRASAS SON ORIGINARIAS DE LAS REGIONES CÁLIDAS Y SECAS PRESENTES EN AMBOS HEMISFERIOS, ESPECIALMENTE EN LAS FRANJAS SUBTROPICALES DE ÁFRICA, ASIA Y AMÉRICA. SU CAPACIDAD DE RETENER AGUA EN EL TRONCO Y LAS HOJAS, FACILITA SU ADAPTACIÓN PARA SOBREVIVIR LARGOS PERÍODOS DE TIEMPO CON UNA FALTA ABSOLUTA DE AGUA.

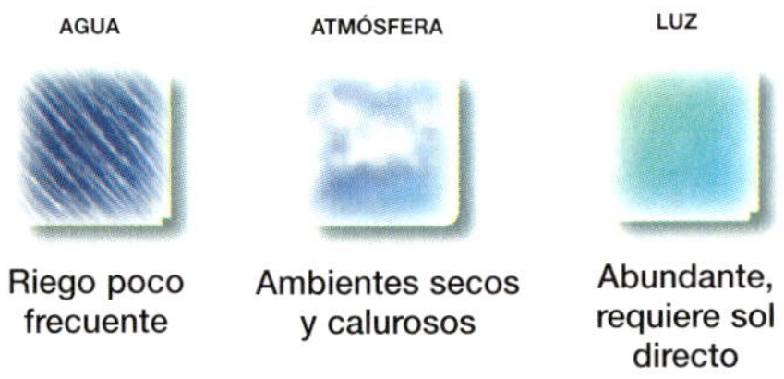

P*ortulacaria afra* es también conocida como arbusto de elefante, siendo originaria de la calurosa región de Sudáfrica, donde encuentra unas condiciones aptas para su desarrollo, formando arbustos de tamaño medio y original silueta.

Se trata de una especie perenne de escaso follaje, con tallos y ramas leñosos a medida que aumenta su desarrollo, provistos de una división muy peculiar en nudos y entrenudos. En estos últimos surgen las hojas, de considerable grosor y carnosas, con un contorno redondeado muy característico, distribuyéndose enfrentadas dos a dos y alternándose por pares en cada nudo, ofreciendo el aspecto de una especie de cruceta al contemplarlas desde una posición elevada.

Cuando las condiciones son las adecuadas, florece, brotando unas flores de reducidas dimensiones y estrelladas, en tonos cálidos o blanco.

MANTENIMIENTO VEGETATIVO

Requiere sol directo, sobre todo en invierno, cuando las temperaturas bajan varios grados centígrados. Precisa ambientes secos y calurosos, siempre por encima de los 5ºC. Es una planta de interior en las regiones de climatología estacional, aunque puede sacarse al exterior durante la época favorable del año. No soporta los lugares cerrados, donde se acumule excesiva humedad. El riego ha de ser escaso, motivo por el que hay que evitar el encharcamiento del substrato, resultando imprescindible reducir el aporte de agua al mínimo en regiones de inviernos fríos.

El suelo debe ser poroso y ligero, con una buena capacidad de drenaje. Para lograrlo, conviene mezclar compost de origen vegetal con arena de río y arcilla de origen silíceo, o bien grava de roca volcánica.

A partir de la primavera y hasta

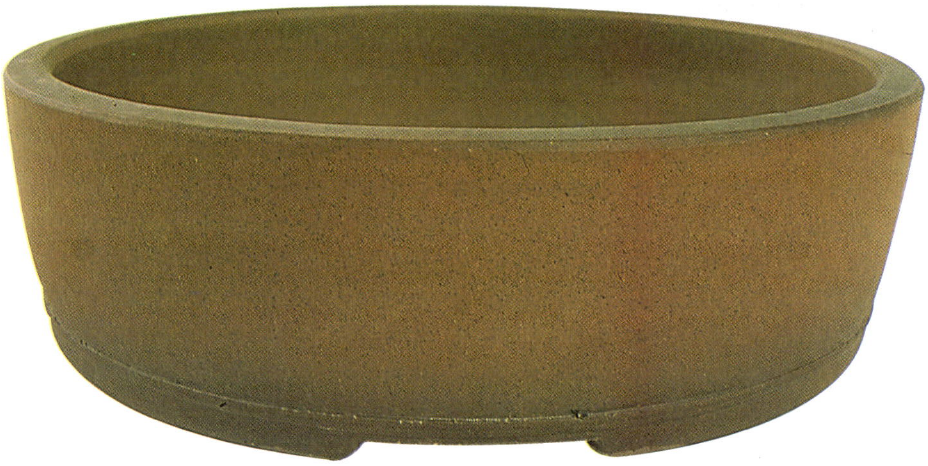

Los recipientes de contorno redondeado y algo profundo son ideales para mantener el cultivo de esta especie.

Técnicas de mantenimiento

	INVIERNO	PRIMAVERA	VERANO	OTOÑO
TRASPLANTE		*sí*		
RIEGO	*	*	**	*
ABONO		*sí*	*sí*	
PODA		*sí*	*sí*	*sí*
ALAMBRADO		*No es habitual*		

Reproducción

	INVIERNO	PRIMAVERA	VERANO	OTOÑO
ACODO			*sí*	
ESQUEJE O ESTACA		*sí*	*sí*	
INJERTO		*No es habitual*		
PLANTÓN		*No es habitual*		
SEMILLA		*No es habitual*		

Estilos

SHAKAN

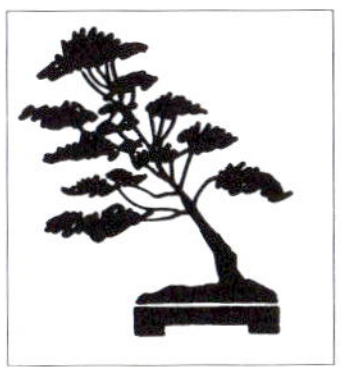

TRONCO INCLINADO

HOKIDACHI

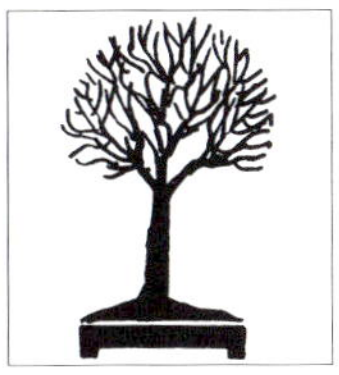

ESCOBA

MOYOGI

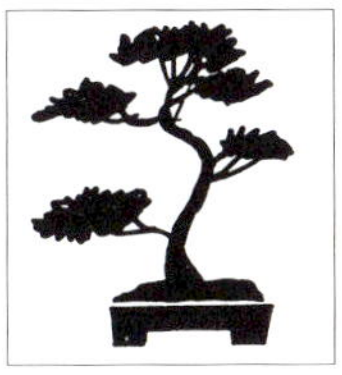

VERTICAL INFORMAL

NEJIKAN

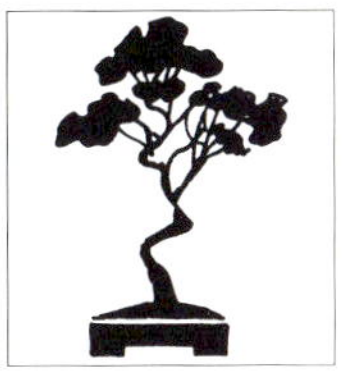

TORTUOSO

el otoño, es recomendable proporcionar fertilizantes en dosis reducidas y poco frecuentes. El año en que se ha llevado a cabo el trasplante no es preciso realizar aporte adicional de nutrientes, resultando conveniente practicar la sustitución del substrato y la poda de raíces cada dos temporadas.

MANTENIMIENTO ESTÉTICO

Cuando la planta dispone de buenas condiciones de cultivo, los nuevos brotes alcanzan considerable desarrollo, siendo preciso despuntarlos cuando hayan surgido los tres o cuatro primeros nudos, ya que en un principio se encuentran muy apretados, para después distanciarse longitudinalmente a medida que pasa el tiempo. En ocasiones, pueden aparecer hojas demasiado grandes que conviene eliminar, así como todas aquellas que presentan alguna herida o se desarrollan en la base del tronco.

A fin de modificar el porte de los ejemplares jóvenes, es necesario realizar una poda estructural al comienzo de la primavera, practicando los cortes siempre por encima de un nudo y sin dañarlo.

La técnica de alambrado no suele ser muy habitual, ya que el estilo suele lograrse sin problemas mediante poda.

PLAGAS Y ENFERMEDADES

Es una especie que ofrece gran resistencia al ataque de organismos patógenos, a pesar de que puede sufrir el ataque de chupadores de savia, como los pulgones, y la presencia de la cochinilla algodonosa en ambientes demasiado húmedos y sombríos, así como la podredumbre blanda en la base del tallo y las hojas, cuando se dan estas mismas condiciones de cultivo.

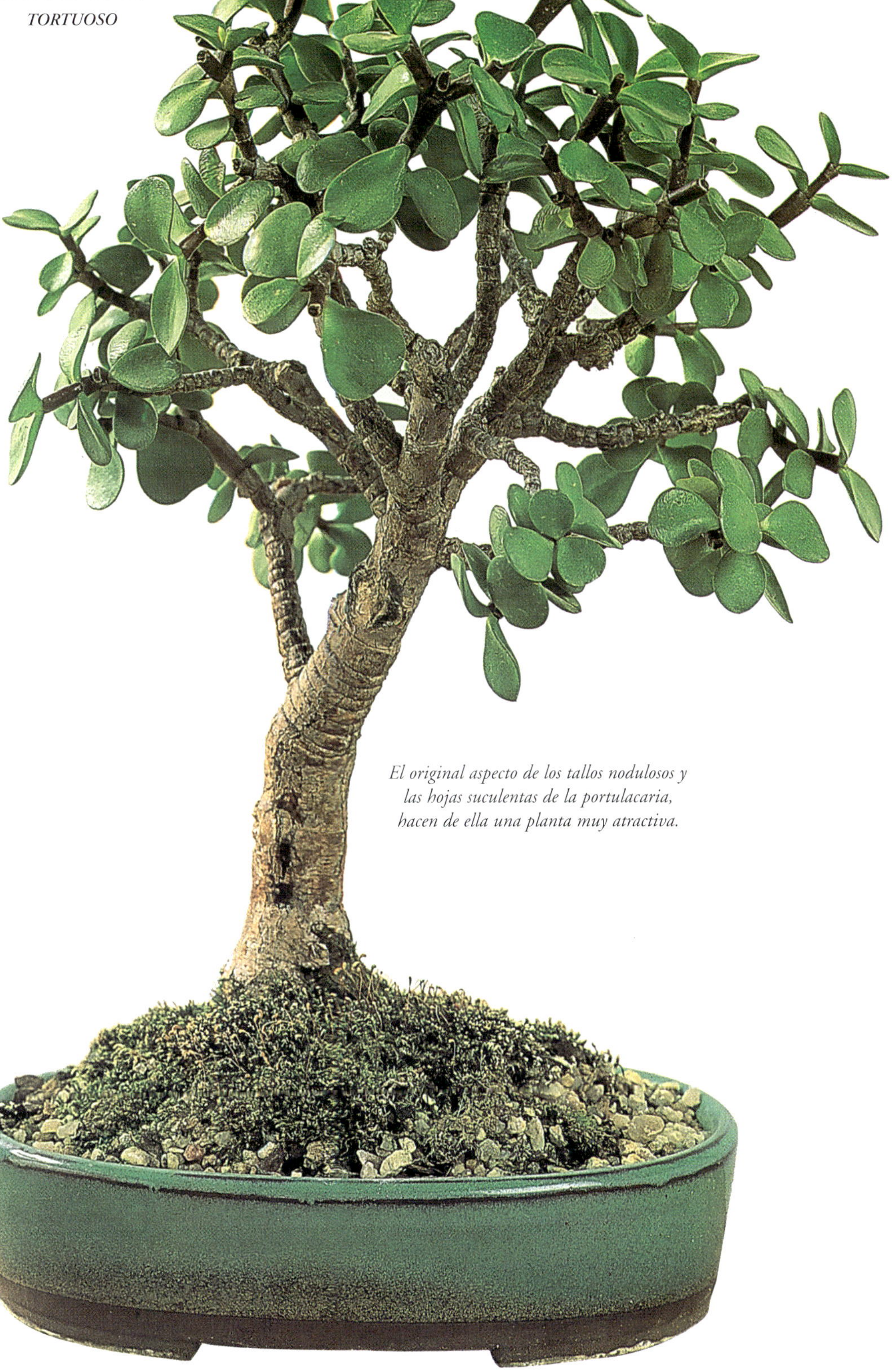

El original aspecto de los tallos nodulosos y las hojas suculentas de la portulacaria, hacen de ella una planta muy atractiva.

PYRACANTHA SP.

Espino de fuego

FAM. ROSÁCEAS

LOS EJEMPLARES DE ESPINO DE FUEGO SE DESARROLLAN EN ESTADO SILVESTRE TANTO EN EUROPA COMO EN EL SUDESTE ASIÁTICO, DONDE FORMAN DENSAS E IMPENETRABLES AGRUPACIONES DE MATAS. LA APRETADA AGRUPACIÓN DE HOJAS Y TALLOS SE CONVIERTE EN ESPECTACULAR, TANTO EN PRIMAVERA, CON SUS FLORES, COMO EN OTOÑO, AL MADURAR LOS FRUTOS.

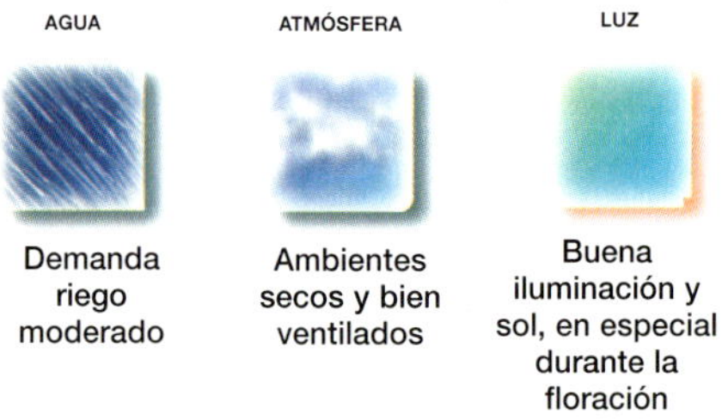

Este es un arbusto de hojas pequeñas y perennes, con tallos repletos de largas y afiladas espinas, lo que le confiere unas cualidades de gran resistencia y robustez. La vistosidad de esta especie reside en la enorme cantidad de flores blancas que produce, de reducido tamaño y agrupadas formando racimos de intenso color. Tras la fecundación, se convierten en pequeños frutos redondeados, tan numerosos como éstas, aunque de una tonalidad aún más espectacular, desde el naranja más pálido hasta el rojo más llamativo.

MANTENIMIENTO VEGETATIVO

Su considerable resistencia y el amplio abanico de hábitats que ocupa en estado natural, favorece que esta especie sea capaz de adaptarse a cualquier condición de cultivo, aunque prefiere los lugares soleados, siempre y cuando no le falte agua en los meses más calurosos del año. Sufre ligeramente si las bajas temperaturas invernales son excesivas. No soporta la falta de riego, sobre todo durante la época de floración, pero no admite los suelos encharcados, por lo que es necesario proporcionar un tipo de substrato ligero, rico en materia orgánica y que drene bien. No hay que olvidar que requiere suelos más profundos que cualquier otro tipo de arbusto.

Para que la floración sea abundante y duradera, el ejemplar ha de mantenerse en un lugar seco y soleado, y no hay que mojar las flores, pues se caerían antes de lo previsto. Resulta indicado aportar nutrientes en primavera para favorecer la aparición de las mismas, así como al concluir el verano, seleccionando un abono de difusión lenta.

El trasplante es preciso al menos una vez cada dos años, procurando no eliminar toda la tierra que queda adherida al cepellón de raíces, pues en este aspecto es una planta algo exigente.

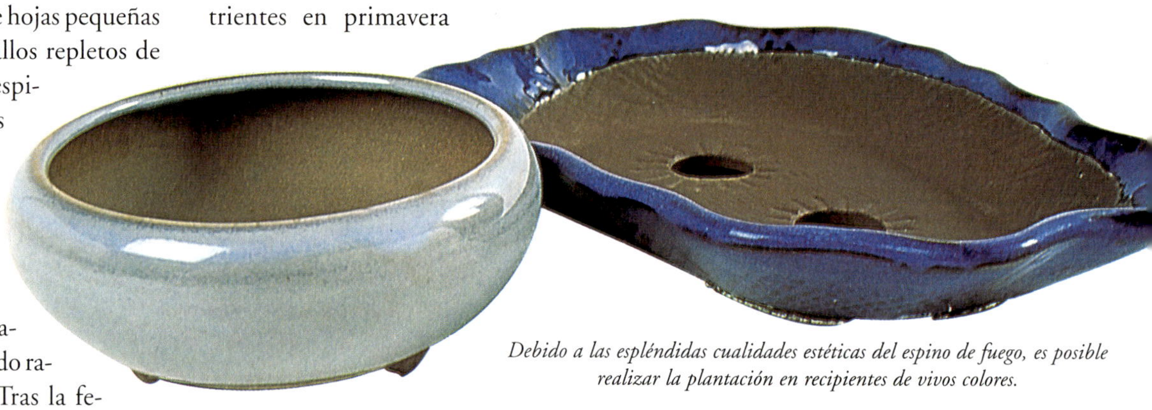

Debido a las espléndidas cualidades estéticas del espino de fuego, es posible realizar la plantación en recipientes de vivos colores.

Técnicas de mantenimiento

	INVIERNO	*PRIMAVERA*	*VERANO*	*OTOÑO*
TRASPLANTE		*sí*		
RIEGO	*	**	**	*
ABONO		*sí*		*sí*
PODA	*sí*	*sí*	*sí*	
ALAMBRADO	*sí*	*sí*	*sí*	*sí*

Reproducción

	INVIERNO	*PRIMAVERA*	*VERANO*	*OTOÑO*
ACODO		*sí*		
ESQUEJE O ESTACA		*sí*	*sí*	
INJERTO		*No es habitual*		
PLANTÓN		*sí*		
SEMILLA	*sí*			

MANTENIMIENTO ESTÉTICO

Las labores de mantenimiento estético consisten en tener controlado el lento desarrollo de los nuevos brotes, lo que hace preciso despuntarlos antes de que terminen de completar el crecimiento, tanto en verano como en otoño. Tras la pérdida de los frutos, se practica la poda de las ramas que se encuentran situadas en posiciones poco favorecedoras.

Debido a su carácter perenne, siempre existirán algunas hojas algo deterioradas o que comienzan a secarse, por lo que resulta necesario eliminarlas, al igual que aquellas que han caído sobre la superficie de cultivo. Una fructificación abundante puede provocar el agotamiento del ejemplar, motivo por el que es recomendable eliminar algunos frutos antes de que maduren por completo.

La técnica de alambrado resulta apropiada para modificar la trayectoria de algunas ramas, especialmente en ejemplares jóvenes, aunque hay que procurar no alambrar aquellas que aún no se hayan lignificado (tejidos con lignina, lo que da una consistencia leñosa).

PLAGAS Y ENFERMEDADES

Si tiene falta de agua y humedad durante la época de reposo invernal, puede surgir la presencia de la araña roja, situación que conviene rectificar lo antes posible. También puede darse el caso de la aparición de pulgones en primavera, sobre los nuevos brotes. No es habitual que sufra enfermedades provocadas por hongos si permanece en lugares bien ventilados e iluminados, cultivada sobre suelos que no retengan el agua.

ESPECIES CARACTERÍSTICAS

Pyracantha angustifolia. Espino de fuego. Arbusto originario de Asia, adquiere gran desarrollo, formando matas de considerable envergadura que se cubren completamente de flores en primavera y de frutos en otoño.

Pyracantha coccinea. Espino de fuego. Oriunda del Continente Europeo, esta especie destaca por el enorme número de variedades que posee, con frutos que van desde el tono anaranjado hasta el rojo más intenso.

Estilos

SHAKAN — *HAN-KENGAI* — *NEAGARI* — *KABUDACHI*

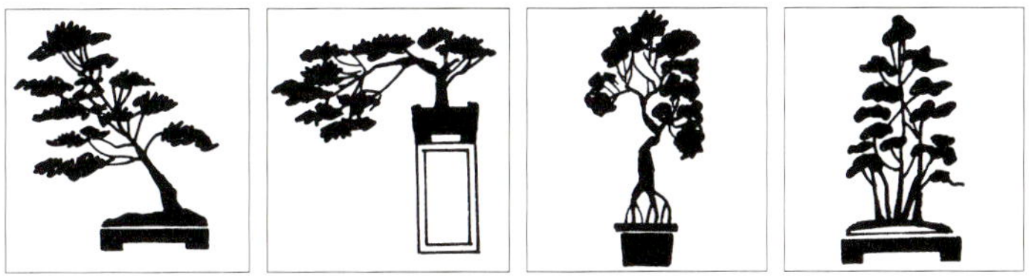

TRONCO INCLINADO — *SEMICASCADA* — *RAÍCES VISTAS* — *MATA*

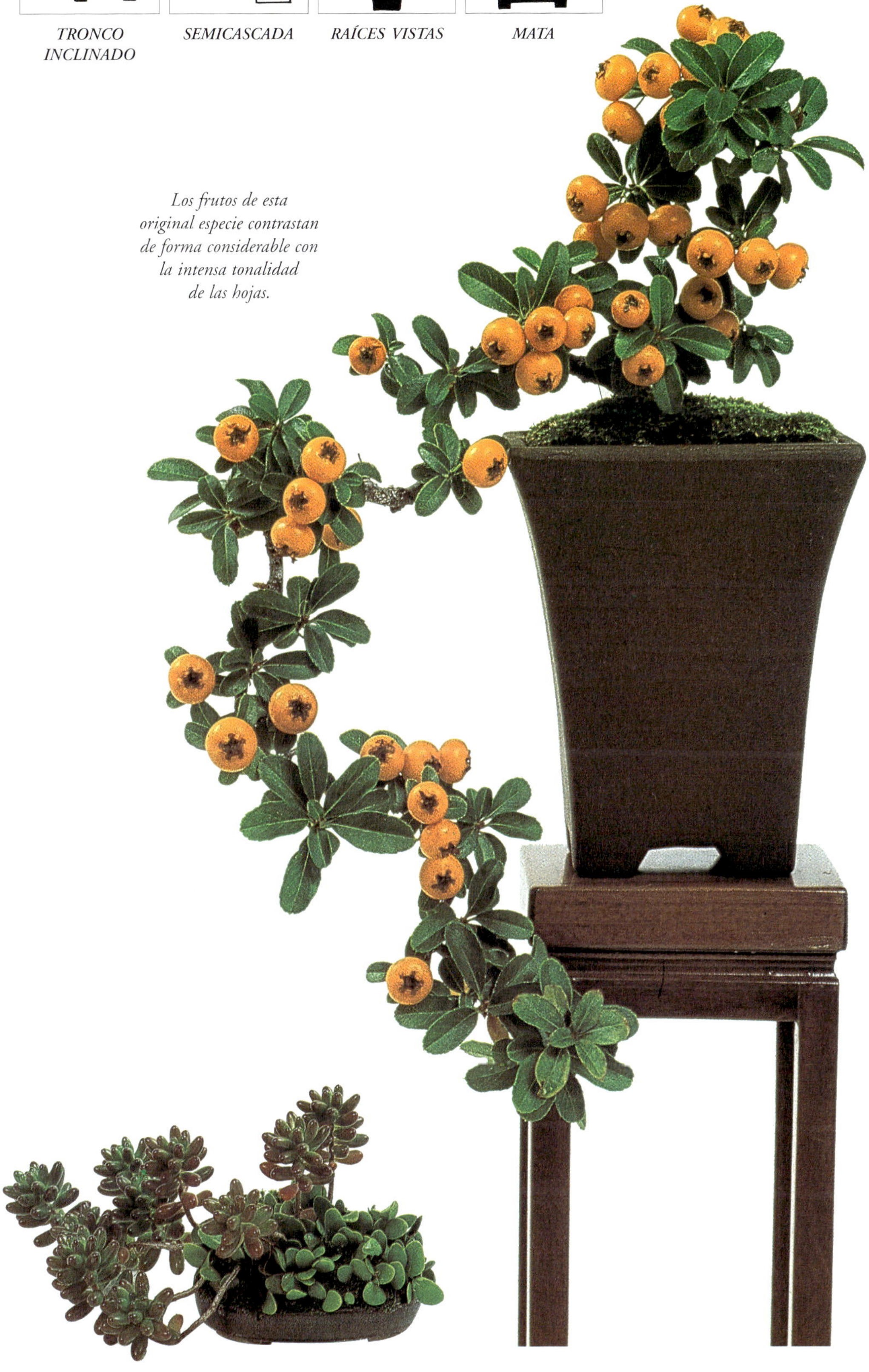

Los frutos de esta original especie contrastan de forma considerable con la intensa tonalidad de las hojas.

ROSMARINUS OFFICINALIS

Romero

FAM. LABIADAS

ESTE ARBUSTO ES TÍPICAMENTE MEDITERRÁNEO, Y OFRECE LA VENTAJA DE ESTAR PERFECTAMENTE ADAPTADO AL CLIMA ESTACIONAL, FORMANDO PARTE DE LA VEGETACIÓN DE LOS CLAROS DE BOSQUE Y LAS LADERAS ORIENTADAS AL SUR. TIENE UN AROMA CARACTERÍSTICO, Y ES MUY APRECIADO COMO CONDIMENTO EN LA COCINA TRADICIONAL.

AGUA

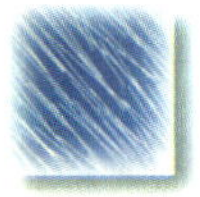

Moderada, regar una vez seco el substrato

ATMÓSFERA

Seca y cálida

LUZ

Abundante, sol directo

Rosmarinus officinalis es la especie que representa al género *Rosmarinus sp.*, destacando las enormes posibilidades que proporciona a la hora de practicar las labores de mantenimiento estético. Resulta necesario subrayar que existen variedades de porte rastrero que cuentan con un desarrollo mucho más lento, así como con mayor densidad de hojas sobre los tallos, lo que supone una inmejorable ventaja para obtener estilos tan singulares como los que producen troncos de crecimiento irregular o resquebrajados.

El romero es una planta aromática de rápido crecimiento, a pesar de que no llega a desarrollar un tamaño excesivo. La ramificación se produce muy próxima a la base, perdiéndose en los ejemplares más longevos. Su corteza es grisácea y muy delgada, provista de numerosas grietas a partir de las cuales aparecen las hojas. Éstas son lineares, muy alargadas y estrechas, recurvadas hacia el envés, que aparece cubierto de una fina vellosidad de tonalidad blanquecina.

MANTENIMIENTO VEGETATIVO

Precisa luz abundante y sol directo para favorecer el crecimiento y la floración. La atmósfera que prefiere es cálida y no demasiado húmeda, aunque se adapta perfectamente a cualquier ambiente, incluso a zonas donde se producen heladas invernales ocasionales. El riego ha de ser moderado, reduciéndolo al mínimo indispensable durante el invierno. Requiere suelo que disponga de un buen sistema de drenaje y arcilloso, independientemente de su carácter ácido o básico. El aporte de abono puede realizarse en primavera y otoño, a fin de propiciar la floración varias veces cada año.

El cambio de substrato y la poda de raíces conviene practicarlo cada uno o dos años, a principios de primavera, eliminando una tercera parte de las raíces que conforman el cepellón.

MANTENIMIENTO ESTÉTICO

El desarrollo del romero es relativamente rápido, por lo que es preciso pinzar los brotes a lo largo de toda la época favorable del año, siempre tras la floración y dejando nuevas hojas que contribuyan a incrementar el volumen del ejemplar. Si se ha elegido una formación de copa repleta de ramas, hay que eliminar aquellas que con el paso del tiempo se sequen, así como retirar todas las hojas que hayan perdido parte de su color verde, especialmente las más viejas y las situadas en las zonas inferiores de la mata.

La limpieza de la superficie de cultivo es imprescindible, pues por un lado la abundante floración produce al concluir numerosos pétalos marchitos, y por otro existe la lenta pero constante caída de las hojas, debido a la renovación habitual que sufren las especies perennes.

Durante la época de desarrollo es posible aprovechar para modificar la dirección del tallo principal y las ramas, ya que el flujo de savia permite que los tejidos

Técnicas de mantenimiento

	INVIERNO	PRIMAVERA	VERANO	OTOÑO
TRASPLANTE	sí			
RIEGO	*	*	**	*
ABONO		sí		sí
PODA	sí	sí	sí	
ALAMBRADO	sí	sí	sí	sí

Reproducción

	INVIERNO	PRIMAVERA	VERANO	OTOÑO
ACODO		No es habitual		
ESQUEJE O ESTACA	sí			
INJERTO		No es habitual		
PLANTÓN		sí		
SEMILLA	sí			

Estilos

KENGAI	BUJINGI	SABAMIKI	SEKIJOJU
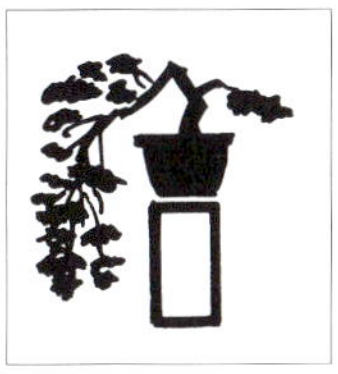	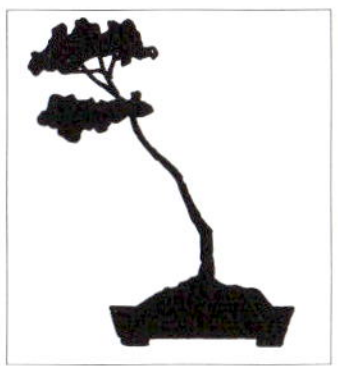	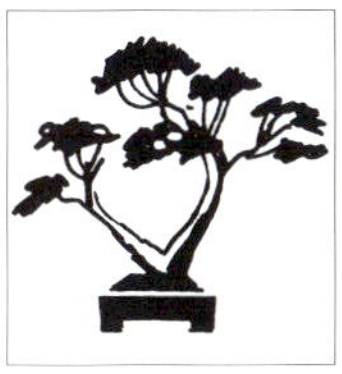	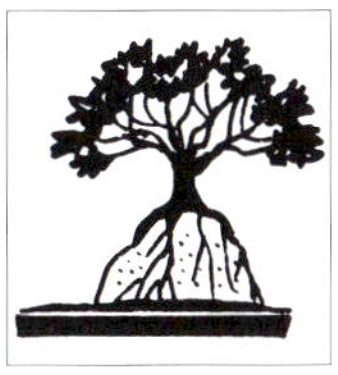
CASCADA	FORMA DE LOS LITERATOS	RESQUEBRAJADO	RAÍCES SOBRE ROCA

quebradizos durante el invierno adquieran mayor flexibilidad. El alambrado y las técnicas de tensión con torniquete y separadores resultan los mecanismos más eficaces.

PLAGAS Y ENFERMEDADES

Como planta aromática, en ambientes secos y calurosos no es habitual que sufra el ataque de plagas ni enfermedades de origen fúngico, aunque conviene vigilar la posible aparición de los siempre presentes pulgones, así como de las cochinillas algodonosas, que en situaciones de poca ventilación y exceso de humedad pueden encontrar una oportunidad de proliferación.

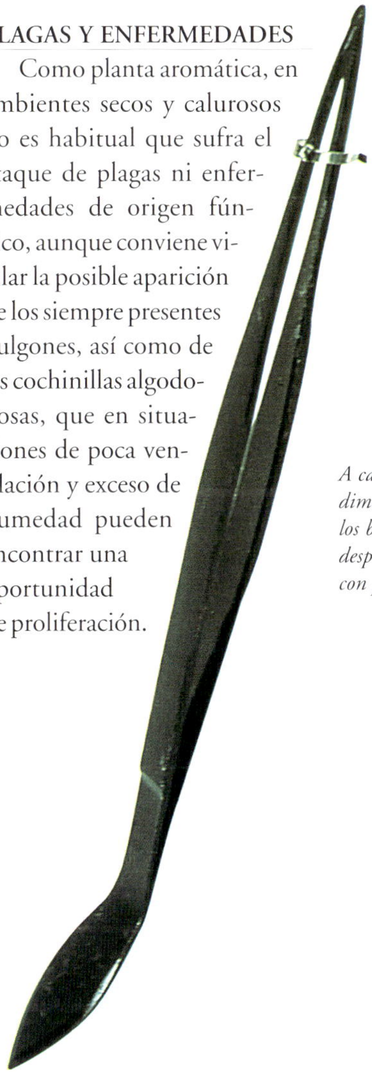

A causa de las diminutas dimensiones de las hojas y los brotes del romero, el despunte hay que realizarlo con pinzas.

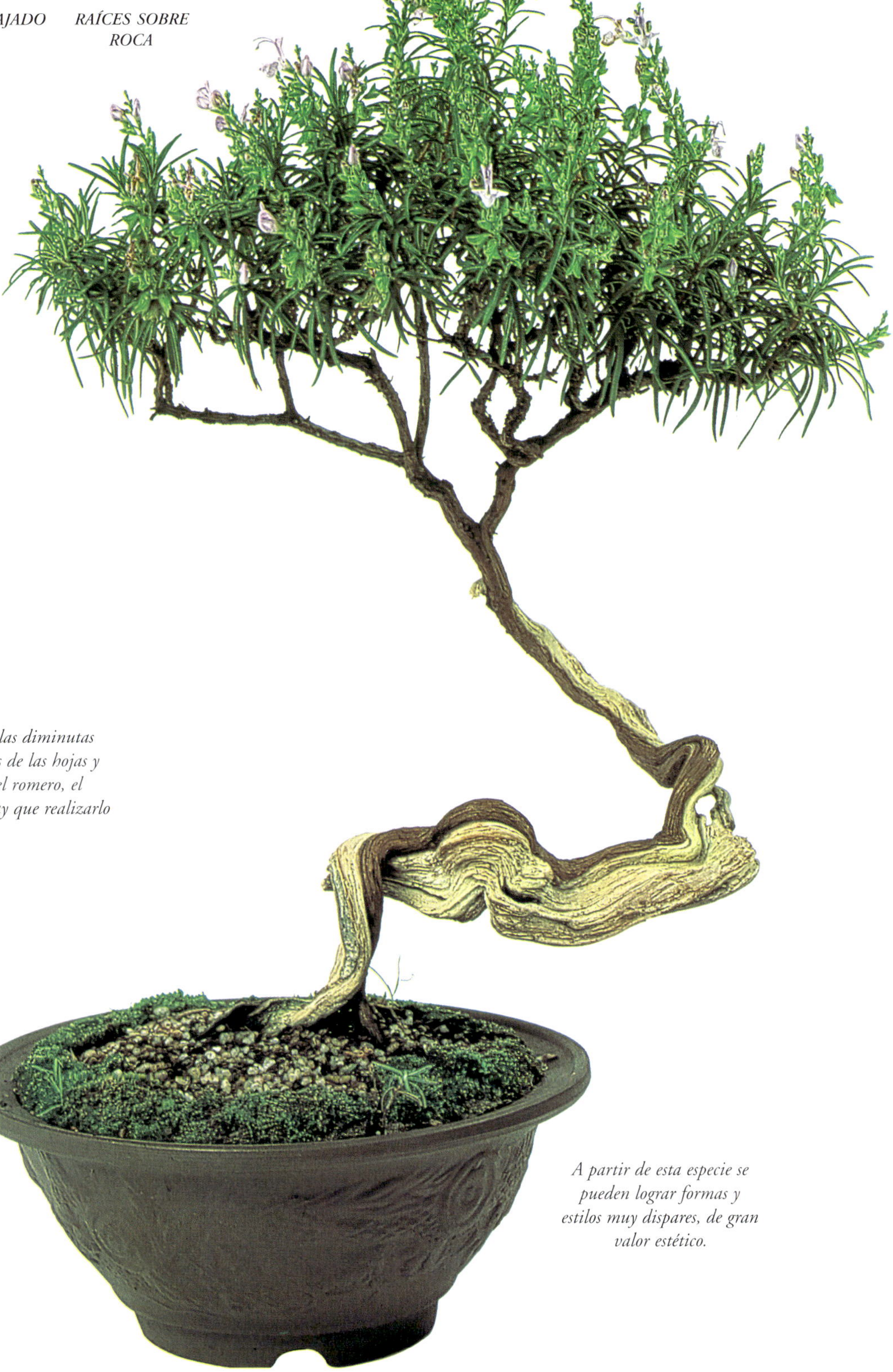

A partir de esta especie se pueden lograr formas y estilos muy dispares, de gran valor estético.

SAGERETIA THEEZANS

Sageretia

FAM. RAMNÁCEAS

LAS ESPECIES PERTENECIENTES A ESTE GÉNERO PROCEDEN DE LOS CONTINENTES AMERICANO Y ASIÁTICO, DONDE CRECEN FORMANDO DENSAS AGRUPACIONES ARBUSTIVAS, LOCALIZADAS SIEMPRE EN AMBIENTES CÁLIDOS Y CON UNA CLIMATOLOGÍA SIN CAMBIOS BRUSCOS DE TEMPERATURA A LO LARGO DE LAS DIFERENTES ESTACIONES.

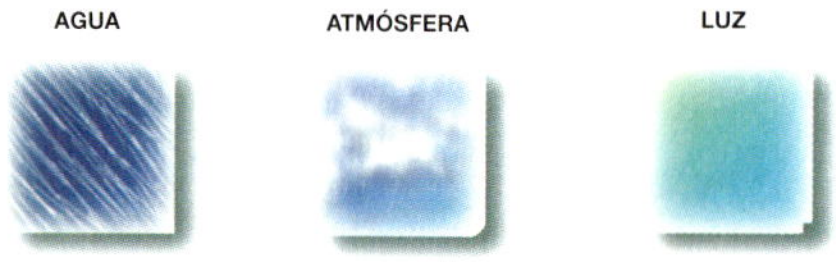

AGUA	ATMÓSFERA	LUZ
Riego frecuente y pulverizado del follaje.	Húmeda y cálida.	Precisa buena iluminación.

La sageretia es originaria de Asia, donde se inició su cultivo tanto ornamental convencional como siguiendo las técnicas para su transformación en bonsai.

Presenta generalmente un porte arbustivo, aunque a veces puede alcanzar tallas bastante desarrolladas. El tronco y las ramas tienen una corteza muy delicada y fina de tonalidad parda, que contrasta con sus hojas de color verde claro. Estas son perennes, de muy pequeño tamaño, y disponen de contorno dentado, agrupadas en las ramas formando apretadas copas.

La floración pasa prácticamente desapercibida, pues produce una florecillas de pequeño tamaño y tonalidad blanquecina.

MANTENIMIENTO VEGETATIVO

Demanda una posición muy iluminada, siempre protegida de las bajas temperaturas, las corrientes de aire y los rayos directos del sol. El riego ha de ser abundante, de modo que las raíces dispongan de agua de forma continua durante todo el año, aun cuando en las regiones donde existe cierta diferenciación entre la época favorable y la desfavorable conviene reducir la frecuencia en invierno. En ambientes demasiado cálidos, acepta de buen grado permanecer unos minutos sumergida en agua para lograr una hidratación completa del substrato. Es recomendable mantener el recipiente de cultivo sobre una bandeja repleta de guijarros y agua, así como realizar diariamente el pulverizado sobre el follaje.

Precisa suelos ácidos, esponjosos y ricos en materia orgánica, aunque se recomienda aplicar fertilizantes a partir de la primavera hasta el inicio del verano, para después reanudarlo en la estación otoñal.

La poda de raíces y la sustitución del suelo hay que practicarla cada uno o dos años, procurando renovar parte del cepellón para que se produzca un desarrollo más vigoroso cada temporada.

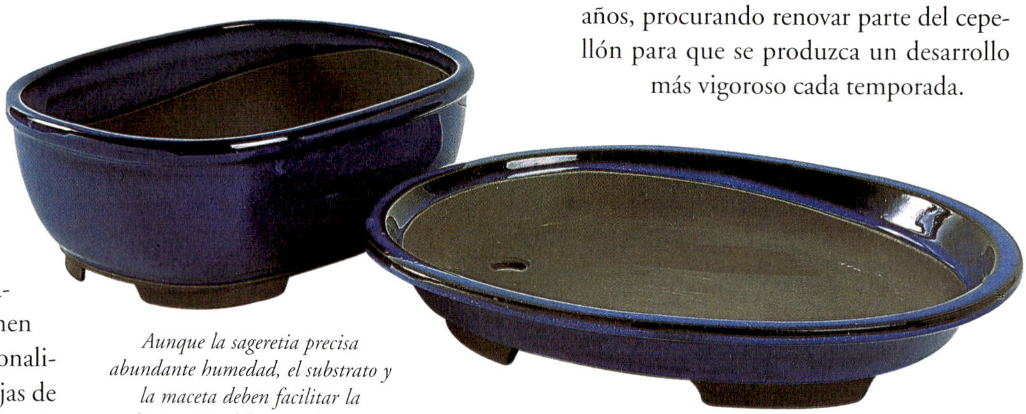

Aunque la sageretia precisa abundante humedad, el substrato y la maceta deben facilitar la eliminación del exceso de agua.

Técnicas de mantenimiento

	INVIERNO	PRIMAVERA	VERANO	OTOÑO
TRASPLANTE		sí		
RIEGO	**	***	***	**
ABONO		sí		sí
PODA		sí	sí	
ALAMBRADO	sí			sí

Reproducción

	INVIERNO	PRIMAVERA	VERANO	OTOÑO
ACODO			sí	
ESQUEJE O ESTACA		sí	sí	
INJERTO		No es habitual		
PLANTÓN		sí		
SEMILLA	sí			

Estilos

SHAKAN	*FUKINAGASHI*	*NEJIKAN*	*SABAMIKI*

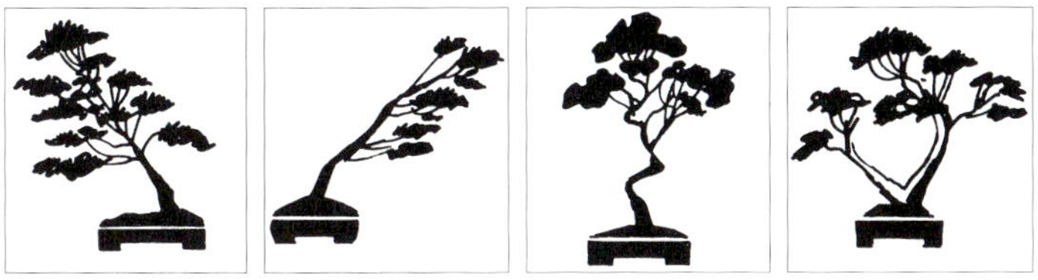

TRONCO INCLINADO	*AZOTADO POR EL VIENTO*	*TORTUOSO*	*RESQUEBRAJADO*

MANTENIMIENTO ESTÉTICO

Como consecuencia del rápido crecimiento que caracteriza a esta especie, resulta imprescindible mantener un exhaustivo control del desarrollo de los nuevos brotes, seccionándolos antes de que los entrenudos adquieran una longitud desmesurada. En ocasiones surgen brotes en el tronco que hay que eliminar, del mismo modo que se deben podar las pequeñas ramas que van secándose y quedan en el interior de la copa, perjudicando el aspecto ornamental del ejemplar y propiciando, en algunas circunstancias, la proliferación de parásitos.

A fin de cambiar la dirección de crecimiento de las ramas y el tronco, es posible recurrir a la técnica de alambrado en cualquier época del año, siendo preferible iniciarla en otoño y mantener el alambre instalado hasta la primavera.

PLAGAS Y ENFERMEDADES

Entre las plagas más habituales, conviene destacar la presencia de la araña roja en los brotes más tiernos y en las axilas de las hojas, que se produce cuando el ambiente es demasiado seco. Para eliminar este parásito resulta necesario pulverizar agua diariamente, eliminar las telas de seda y los ejemplares que se descubran, y aplicar un acaricida en las dosis recomendables para este tipo de plantas.

La pérdida de coloración verde en el follaje no tiene por qué estar asociada al ataque de ningún hongo, ya que esta situación suele ser habitual cuando el ejemplar ha estado sometido a un excesivo aporte de agua o al carácter calcáreo de la misma, así como por la falta de nutrientes.

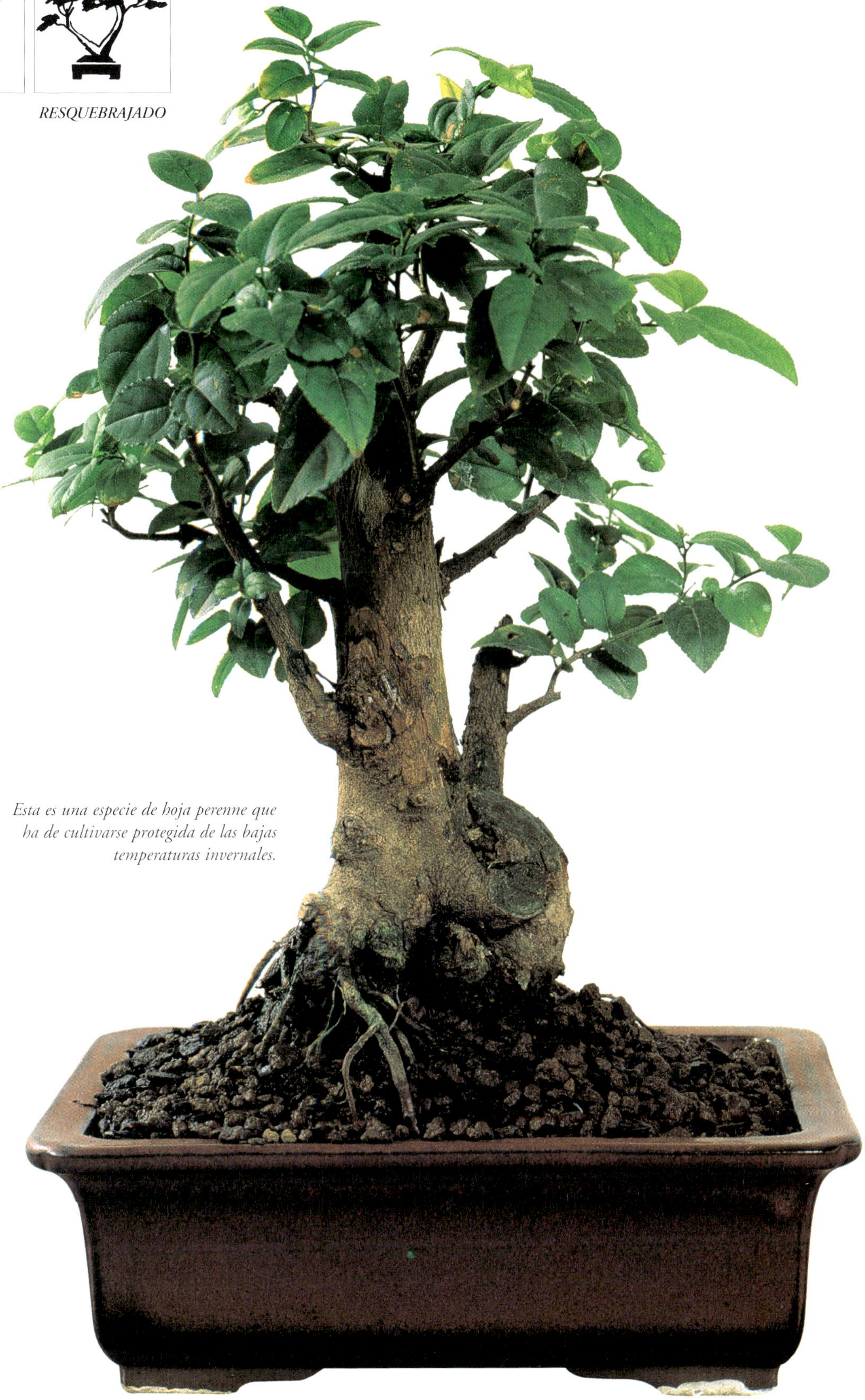

Esta es una especie de hoja perenne que ha de cultivarse protegida de las bajas temperaturas invernales.

THYMUS SP.

Tomillo

FAM. LABIADAS

PROVIENE DE LA CUENCA MEDITERRÁNEA, DONDE CRECE SOPORTANDO LAS CONDICIONES MÁS ADVERSAS, TANTO EN VERANO COMO EN INVIERNO. EL INTENSO AROMA DE ESTA ROBUSTA PLANTA AROMÁTICA, PROPORCIONA AL ENTORNO DE CULTIVO UNA SUAVE FRAGANCIA, ADEMÁS DE LAS CUALIDADES MEDICINALES PRESENTES EN SUS HOJAS Y FLORES.

AGUA ATMÓSFERA LUZ

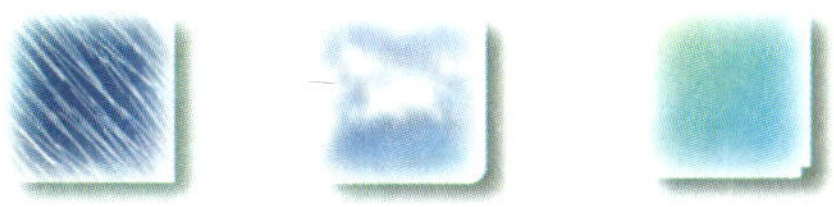

Aporte escaso — Seca y calurosa — Abundante, sol directo

El tomillo es una pequeña mata de tallos leñosos que ofrece varios caracteres de gran valor desde el punto de vista ornamental. Su corteza grisácea es muy irregular y dispone de numerosas y profundas grietas. Tiene hojas ovaladas y diminutas, que crecen agrupadas en anillos alrededor de los tallos, que pueden presentar diferentes matices de color, aunque los tonos grisáceos son los predominantes. Al ser manipuladas, las numerosas glándulas que poseen sus tejidos se rompen, desprendiendo un aroma intenso y natural. En primavera y otoño, de los extremos de cada rama brotan cabezuelas repletas de pequeñas florecillas, en tono rosado o blancas, cargadas al igual que el resto de la planta de preciadas fragancias.

MANTENIMIENTO VEGETATIVO

Requiere una situación de cultivo a pleno sol y orientada hacia el sur. Soporta sin problemas los ambientes secos y calurosos, así como los fríos en que existe riesgo de helada. El riego ha de ser escaso tanto en invierno como en verano, a pesar de que durante la época estival hay que aportar agua cuando el substrato se haya secado por completo. Requiere suelos arcillosos, no demasiado ricos en materia orgánica y que drenen de forma adecuada. El abonado es recomendable durante la primavera, aunque en dosis muy bajas, pudiendo eludirse en la temporada en que se realizó el trasplante. La sustitución del substrato debe practicarse cada dos o tres años, procurando eliminar escasas raíces en el proceso, así como hacerla coincidir con días de intenso frío en invierno.

MANTENIMIENTO ESTÉTICO

Las labores de poda en los tallos jóvenes deben llevarse a cabo tras la floración, siendo preciso eliminar algunas ramas durante el otoño o el invierno para contri-

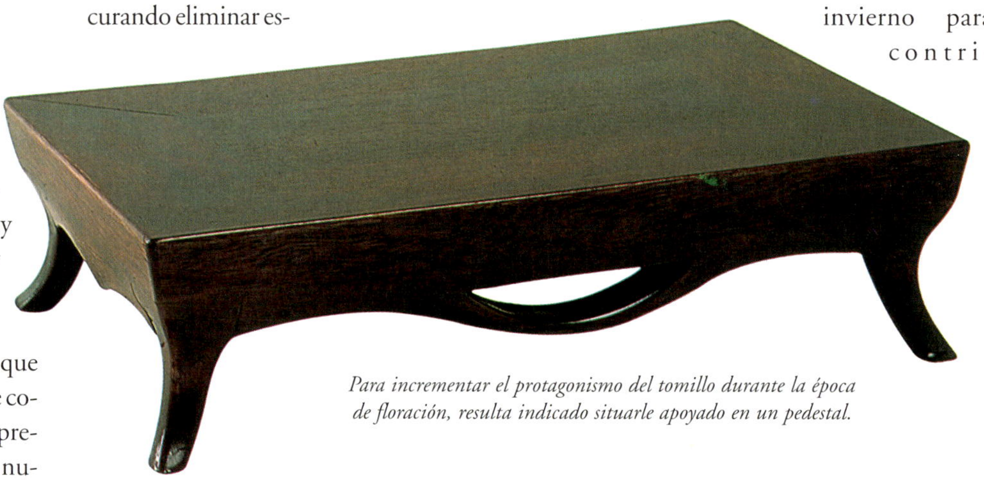

Para incrementar el protagonismo del tomillo durante la época de floración, resulta indicado situarle apoyado en un pedestal.

Técnicas de mantenimiento

	INVIERNO	PRIMAVERA	VERANO	OTOÑO
TRASPLANTE	sí			
RIEGO	*	*	**	*
ABONO		sí		
PODA			sí	sí
ALAMBRADO		sí	sí	

Reproducción

	INVIERNO	PRIMAVERA	VERANO	OTOÑO
ACODO		No es habitual		
ESQUEJE O ESTACA	sí			
INJERTO		No es habitual		
PLANTÓN		sí		
SEMILLA				sí

Estilos

BUJINGI	NEJIKAN	SABAMIKI	ISHITSUKI

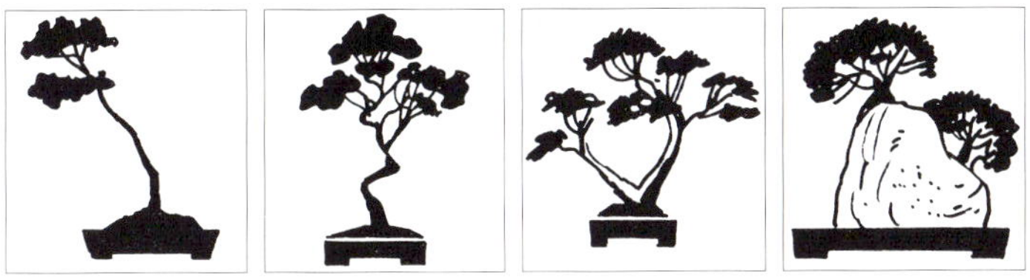

FORMA DE LOS LITERATOS	TORTUOSO	RESQUEBRAJADO	ENRAIZADO EN PIEDRA

buir a la formación de una copa estéticamente compensada. Mediante esta técnica es posible lograr el estilo deseado gracias al lento crecimiento que presenta este género, aún cuando por medio del alambrado, que se practica en primavera y verano, o la presión y la tensión ejercida por el torniquete o los cordeles y separadores, los logros pueden resultar espectaculares. Su carácter perenne obliga a eliminar las hojas que se desprenden, así como las flores y los tallos florales que se secan al final del verano.

PLAGAS Y ENFERMEDADES

Se trata de una planta que posee gran resistencia al ataque de plagas y enfermedades, aunque es recomendable evitar ambientes y superficies de cultivo excesivamente húmedas, pues podrían surgir enfermedades de origen fúngico.

Los insectos chupadores de savia y los comedores de hojas no encuentran demasiado agradable la enorme cantidad de sustancias aromáticas que poseen sus tejidos.

ESPECIES CARACTERÍSTICAS

Thymus vulgaris. Tomillo común. Su hábitat natural se encuentra en Europa Meridional, donde crece como parte de la vegetación en zonas expuestas a los rayos de sol directos y con cambiante climatología estacional. Forma matas compactas y de reducido tamaño y la floración es rosada o blanca.

Thymus zygis. Tomillo. Originaria de la cuenca mediterránea, se caracteriza por su porte rastrero, formando pequeñas matas de crecimiento muy irregular. Prefiere los suelos calizos, aun cuando soporta perfectamente los ácidos.

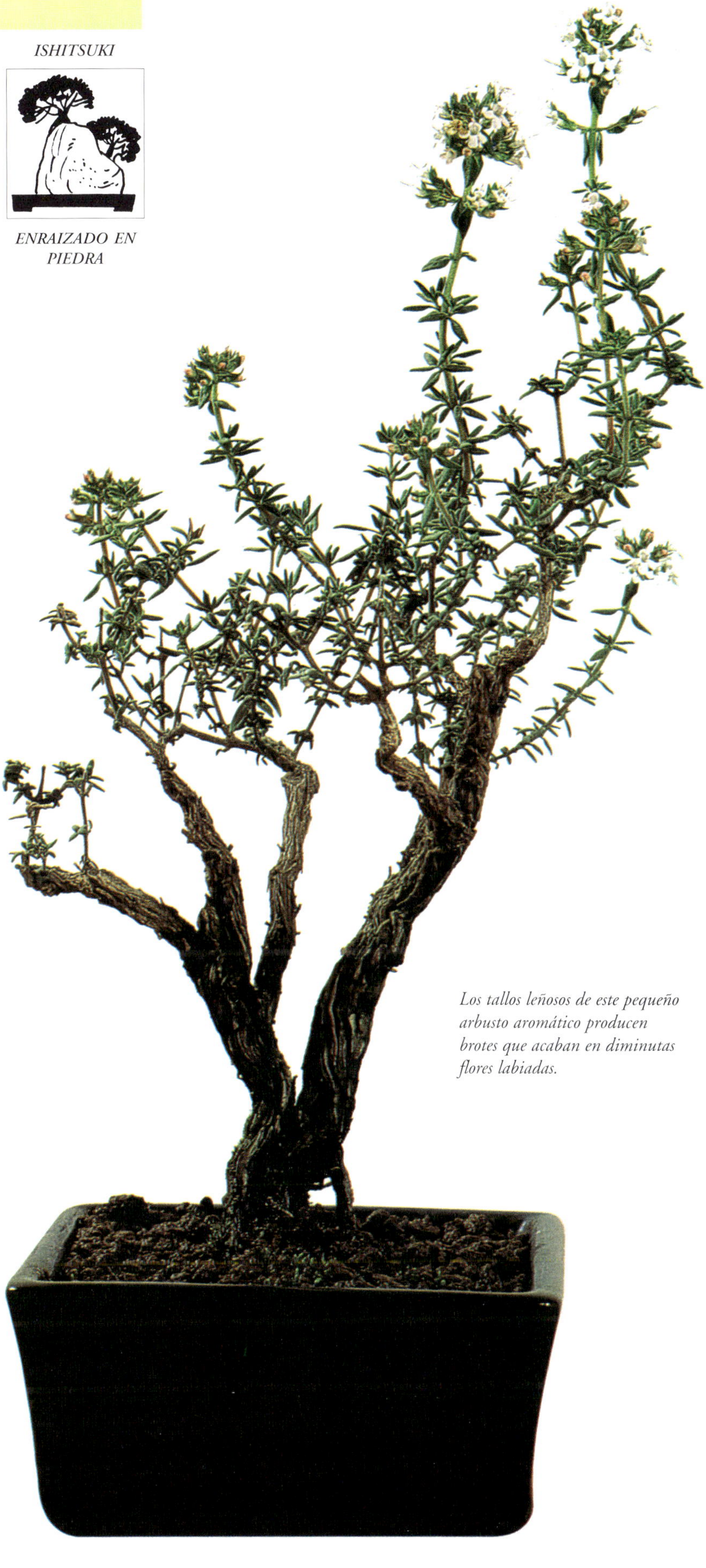

Los tallos leñosos de este pequeño arbusto aromático producen brotes que acaban en diminutas flores labiadas.

Índice alfabético de plantas